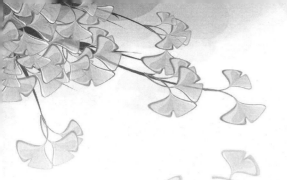

# 《神农本草经》 十家注

主　编　李成文　相宏杰

副主编　付　钰　李　强　申旭辉

编　委　黄静麟　刘文瑞

人民卫生出版社

**图书在版编目（CIP）数据**

《神农本草经》十家注/李成文,相宏杰主编.—北京:人民卫生出版社,2018

ISBN 978-7-117-25919-4

Ⅰ.①神⋯ Ⅱ.①李⋯②相⋯ Ⅲ.①《神农本草经》-注释 Ⅳ.①R281.2

中国版本图书馆 CIP 数据核字（2018）第 014147 号

| | | |
|---|---|---|
| **人卫智网** | **www.ipmph.com** | 医学教育、学术、考试、健康,<br>购书智慧智能综合服务平台 |
| **人卫官网** | **www.pmph.com** | 人卫官方资讯发布平台 |

**《神农本草经》十家注**

主　　编：李成文　　相宏杰
出版发行：人民卫生出版社（中继线 010-59780011）
地　　址：北京市朝阳区潘家园南里 19 号
邮　　编：100021
E - mail：pmph @ pmph.com
购书热线：010-59787592　010-59787584　010-65264830
印　　刷：北京铭成印刷有限公司
经　　销：新华书店
开　　本：710×1000　1/16　　印张：26
字　　数：467 千字
版　　次：2018 年 7 月第 1 版　2018 年 7 月第 1 版第 1 次印刷
标准书号：ISBN 978-7-117-25919-4
定　　价：68.00 元

打击盗版举报电话：010-59787491　E-mail：WQ @ pmph.com
（凡属印装质量问题请与本社市场营销中心联系退换）

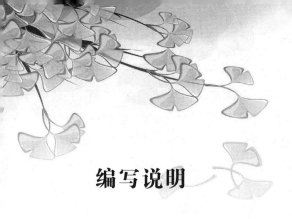

# 编写说明

　　中华民族在生存繁衍和疾病作斗争的过程中，发现许多具有防病治病功效的植物、动物与矿物，经过长期反复的验证与再实践，终于在汉代编纂成我国第一部中药学专著《神农本草经》（简称《本经》），首次总结了汉以前数千年单一本草/单方治病用药经验，不仅为卫生保健事业做出了巨大的贡献，而且还奠定了中药学的基础，成为中医四大经典之一。《本经》问世后，受到众多医家青睐，但由于战乱频繁，传抄受限，以致原书失传。然而其内容却被两晋、南北朝、唐、两宋、金、元时期许多医药著作所引用，为明清学者挖掘整理注释《本经》提供了宝贵的文献资料。明清时期著名医家缪希雍、卢复、卢之颐、徐彦纯、张志聪、姚球、徐大椿、黄钰、陈修园、邹澍、叶志诜、顾观光等，基于《本经》成书秦汉，文辞古奥，内容简略，义理难窥，在挖掘文献的基础上，结合自己的临床实践，辑佚《本经》药物，进行专门发挥，纂集《神农本草经疏》《本草发挥》《本草乘雅半偈》《本草崇原》《神农本草经百种录》《神农本草经读》《本草经解》《本经疏证》《本经续疏》《神农本草经赞》《本草经便读》等，深入阐发药性、归经、功效、主治、适应证、方药配伍、使用禁忌、别名、产地、药材特征、种植或养殖技巧、采收时机、加工炮制、保藏方法、鉴别辨伪等，为后世学习研究应用《本经》，掌握药效，更好地指导临床用药提供了极大的帮助，同时也补充了目前《中药学》教材的不足。

　　明代缪希雍于 1605 年编撰《神农本草经疏》三十卷，卷一、卷二相当于总论，有中药专论 33 篇，阐述临床用药原则，并提出治吐血三要法（宜降气不宜降火，宜行血不宜止血，宜补肝不宜伐肝）。各论二十八卷，收录近 500 种中药。药分三项："疏"乃阐发药性功治之理，"主治参互"乃述配伍及实用方，"简误"提示用药易混之处。重在阐述临床用药，学术价值仅次于《本草纲目》。卢之颐在其父卢复《本草纲目博议》基础上，增补撰成《本草乘雅》，分为核、参、衍、断四项，阐述药理为主，四数为乘，诠释为雅。书稿因兵燹亡佚，于 1616 年复凭追忆重写核、参两部分，为原稿之半，故书名《本草乘雅半偈》。核即核对、考察，阐述中药别名、释名、产地、形态、采收、贮存、炮制、畏恶等，并引用卢复、缪希雍、李时珍诸家论述。参即参考、研究，阐述该药功效、形态等新见解。徐彦纯于 1638 年撰《本草发挥》四卷，分为金石、草、木、人、兽、虫、鱼、果、米谷和菜十类，卷四阐发药性与用药原则。是书多取张元素、李杲、王好古、成无己、朱震亨等诸家论述，颇有参考价值。清代张志聪于 1674 年撰《本草崇原》三卷，运用五运六气之理，从药物性味、生成、阴阳五行属性、形色等入手，结合主治疾病病机，阐明功效，对徐大椿、陈修园等影响颇大。姚球于 1724 年撰《本草经解》四卷，分为九部，选录《本经》药物百十七种，详尽阐发性味、归经、功效、主治及所治病证机理，末附制方以诠释各药配伍运用，指导临床。徐大椿于 1736 年撰《神农本草经百种录》，选录《本经》药物百种，分为三品。审形辨味，明析药性，阐发义蕴，知所当然，用古方不失古人之意，知所以然，则可自己制方，方药不致误用。陈修园于 1803 年撰《神农本草经读》（简称《本草经读》），选取《本经》药物百二十种，以《伤寒》《金匮》之法，并参考《内经》之旨，引用名家高论，辨别药性，阐发归经，明正功效，兼说配伍。邹澍于 1837 年撰写《本经疏证》《本经续疏》，以明代刘若金《本草述》为基础，述潜江语，并芟改所余，选药三百余，取《伤寒论》《金匮要略》《备急千金要方》《外台秘要方》等古方，交互参证，逐味疏解。"凡某证宜用某药，某药适于某病，均以经方解释本经的主治，以本经分析古方的应用。""凡六易寒暑，克成是编。"叶志诜于 1850 年撰《神农本草经赞》，取孙星衍与孙冯翼所辑《本经》，物物而为之赞。赞各四言四韵，音节之古，不可名言。又自为之注，简而且明，使读本草者，浏览讽诵，不能释手，而其药之本性治用，了然于目。黄钰有感陈修园《神农本草经读》经文词旨简奥，语句参差，读者每以艰于记诵为恨，取《本经》编辑之，补断截长，叶以韵语，于 1869 年纂成《本草经便读》。原为初学而设，便于诵读，引人入胜，但其中不无倒乱割裂之处。

由于以上诸家论述分见多书，查找阅读不便，严重地影响《本经》学术价值的发挥。为响应"健康中国 2030 规划纲要"重视中医药经典医籍研读及发掘、全面系统继承历代各家学术理论的号召与措施，我们精选顾观光本《神农本草经》临床常用中药 100 种，本草名称均用现代正名，依原书上中下三品分类，按原顺序排列，同时编制音序目录，将各家注疏按历史年代勒成一编，仿《神农本草经三家注》，名曰《神农本草经十家注》，为深入学习理解掌握《本经》内涵，同时也为改善当今重方剂、轻本草，重《中药学》教材、略各种本草专著之劣习，提供有益的借鉴。

另外，有云《本经》不止是本草专著，而且还是临床专著，因其内容除少数药提到功效外，大多为所主治病证，此说应引起应有的重视。这或许对研究《本经》单一药物功效或特殊功效，指导临床用药，提高疗效，尤其是开发特效新药就像是依据青蒿汁液治疗疟病开发出青蒿素一样，有所启发。

限于作者水平，不当之处敬请斧正。

**李成文丁酉年仲夏于郑州，时年五十有八**

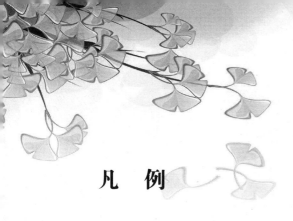

# 凡　例

　　本书根据临床实际需要并考虑多方面因素，选录《本经》中最常用本草百种。

　　本草名称均用当今规范正名，主要依据是《中国药典》及《中药大辞典》《中华本草》《中医大辞典》等工具书、辞书、《中药学》教材。异名附于正名之后的括号内。

　　本书目录仍按三品分类法，药物按照《本经》原顺序排列。

　　正文先录《本经》原文，标注出处。各注家首引《本经》原文内容删除不录。

　　各注家按历史顺序排列，依次为缪希雍、卢之颐、徐彦纯、张志聪、姚球、徐大椿、陈修园、邹澍、叶志诜、黄钰。每家注释标注出处，便于参考原书。

　　各家注释并非全文照录，其内容与前人重复者不录，冗杂者不录，非密切相关者不录。

　　各家注释中所涉禁用药，因系古籍整理，不便改动，如需应用，当代以他药。

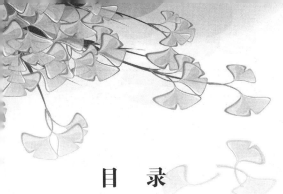

# 目　录

## 中　品

## 下　品

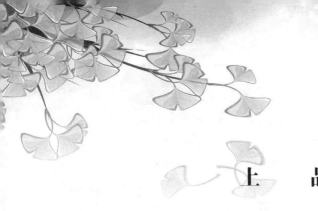

# 上 品

## 滑 石

【原文】滑石，味甘，寒。主身热泄澼，女子乳难，癃闭；利小便；荡胃中积聚寒热；益精气。久服轻身，耐饥长年。生山谷。（《神农本草经·上品·滑石》）

【注释】

### 1. 明·缪希雍注

通九窍六府津液，去留结，止渴，令人利中。久服轻身耐饥长年。石韦为之使，恶曾青。

疏：滑石，石中之得冲气者也。故味甘淡，气寒而无毒。入足太阳膀胱经，亦兼入足阳明，手少阴、太阳、阳明经。用质之药也。滑以利诸窍，通壅滞，下垢腻；甘以和胃气，寒以散积热。甘寒滑利以合其用，是为祛暑散热，利水除湿，消积滞，利下窍之要药。

《本经》用以主身热泄澼，女子乳难，荡胃中积聚寒热者，解足阳明胃家之热也。利小便癃闭者，通膀胱，利阴窍也。其曰：益精气，久服轻身，耐饥长年，此则必无是理矣。

《别录》：通九窍津液，去留结，止渴，令人利中者，湿热解则胃气和而津液自生，下窍通则诸壅自泄也。

丹溪用以燥湿，分水道，实大肠，化食毒，行积滞，逐瘀血，解燥渴，补脾胃，降心火，偏主石淋，皆此意耳。

主治参互：

和甘草为益元散，又名天水散、六一散、太白散。解中暑、伤寒、疫疠，并汗后遗热劳复诸疾，兼解两感伤寒，百药酒食邪热毒，烦满短气，腹胀闷痛，淋闷涩痛，疗身热呕吐泄泻，肠澼下痢赤白，除烦热，胸中积聚寒热，止消渴蓄水，妇人催生下乳，治吹乳，乳痈，牙疮，齿疳。此药大养脾胃之气，通九窍六腑，去留结，通经脉，消水谷，安魂定魄，乃神验之仙药也。

刘河间《伤寒直格》本方：白滑石（水飞过）六两，粉甘草一两，为末。每服三钱，蜜少许，温水调下。实热则用新汲水调下，解利则用葱豉汤下，通乳用猪肉面汤调下，催生用香油浆水调下。凡难产或死胎不下，皆由风热燥涩，结滞聚敛，不能舒缓故也，此药力至，则结滞顿开而瘥矣。如用以治痢，照雷公炮制：用牡丹皮同煮过，加丹砂水飞细末，每两一钱，名辰砂六一散。治心经伏暑，下痢纯血，烦躁口渴，神昏不爽。

《圣惠方》治膈上烦热多渴，利九窍，滑石二两捣，水三大盏，煎二盏，去滓，入粳米煮粥食。《千金方》治女劳黄疸，日晡发热恶寒，少腹急，大便溏黑，额黑。滑石、石膏等分，研末。大麦汁服方寸匕，日三，小便大利，愈。腹满者难治。

《圣惠方》治乳石发动，烦热烦渴。滑石粉半两，水一盏，绞白汁，顿服。

《广利方》：气壅关格不通，小便淋急，脐下妨闷兼痛。滑石粉水调服一两。

杨氏《产乳》：小便不通。滑石末一升，车前汁和涂脐之四畔，方四寸，干即易之。冬月水和。

《圣惠方》治妇人转脬，因过忍小便而致。滑石末，葱汤服二钱。

《普济方》：伏暑水泄。白龙丸：滑石（火煅过）一两，硫黄四钱，为末，面糊丸绿豆大。每用淡姜汤随大小服。

又方：治伏暑或吐，或泻，或疟，小便赤，烦渴。

玉液散：用桂府滑石（烧）四两，藿香一钱，丁香一钱，为末，米汤服二钱。亦治霍乱。

王氏《痘疹方》治痘疮狂乱，循衣摸床，大渴引饮。用益元散一两，加朱砂二钱，冰片三分，麝香一分，用灯心汤调二三钱服。

《普济方》治风毒热疮，遍身出黄水。桂府滑石末傅之，次日愈。先以虎杖、豌豆、甘草等分，煎汤洗后乃搽。

《集简方》治脚指缝烂。滑石一两，石膏（煅）半两，枯矾少许，研掺之。

夏子益《奇疾方》，载白矾石条内。

简误：滑石本利窍去湿，消暑除热，逐积下水之药。若病人因阴精不足内热，以致小水短少赤涩或不利，烦渴身热，由于阴虚火炽水涸者，皆禁用。脾肾俱虚者，虽作泄，勿服。（《神农本草经疏·玉石上品·滑石》）

### 2. 明·卢之颐注

核曰：出赭阳山谷，及太山始安之阴，广之桂林各邑，及猺峒中皆出，即古之始安也。山东蓬莱县桂府村所出者亦佳。初取柔软，久渐坚强，冰白如凝脂，滑而且腻。根即不灰木，中有光明黄子，即石脑芝也。若理粗质硬，色青有黑点者，谓之斑石，或乌色、绿色、黄色、苍色五色者，皆可作器，不堪入药。修治：竹刀剖净，研极细用。牡丹皮同煮一伏时，去牡丹皮，取出，以东流水飞过数次，晒干用。

绍隆王先生云：滑从水，从骨，故能散精于肾，淫气于骨，以助髓液流通之用。

参曰：洁白如水体之湛，性滑禀水用之动流，气寒具水化之捍格，奇方之滑剂重剂也。主身热泄澼，乳难癃闭，荡胃中积聚寒热者，滑可去着也。益精气，轻身耐饥长年者，重可去怯也。先人评药云：助精运用，益彼空大，水流而不盈，行险而不失其正者也。（《本草乘雅半偈·滑石》）

### 3. 明·徐彦纯注

成聊摄云：滑石之清，以利水道。

洁古云：气寒味甘，治前阴窍涩不利。性沉重，能泄气，上令下行，故曰滑则利窍，不比与渗淡诸药同。色白者佳。水飞细用。

海藏云：入足太阳经。滑能利窍，以通水道，为至燥之剂。滑石、木通、猪苓、阿胶，同为滑剂，以利水道。葱、豉、生姜同煎去滓，澄清服之，淡味渗泄为阳，以解表利小便也。若小便少利，则不宜以此解之。

丹溪云：滑石属金，而有土与水。无甘草以和之，勿用。能燥湿，分水道，实大肠，化食毒，行积滞，逐凝血，解烦渴，补脾胃，降心火之要药也。（《本草发挥·滑石》）

### 4. 清·张志聪注

滑石一名液石，又名膋石，始出赭阳山谷及太山之阴，或掖北白山，或卷山，今湘州、永州、始安、岭南近道诸处皆有。初取柔软，久渐坚硬，白如凝脂，滑而且腻者佳。

滑石味甘属土，气寒属水，色白属金。主治身热泄澼者，禀水气而清外内之热也。热在外则身热，热在内则泄澼也。女子乳难者，禀金气而生中焦之汁，乳生中焦，亦水类也。治癃闭，禀土气而化水道之出也。利小便。所以治癃闭也。荡胃中积聚寒热，所以治身热泄澼也。益精气，所以治乳难也。久服则土生金而金生水，故轻身耐饥，长年。（《本草崇原·本经上品》）

### 5. 清·姚球注

滑石气寒，禀天冬寒之水气，入足太阳寒水膀胱经、手太阳寒水小肠经；

味甘无毒，得地中正之土味，入足太阴脾经。气味降多于升，阴也。

其主身热肠澼者，盖太阳行身之表，为诸经主气者也，暑伤太阳则气化失职，水谷不分，身热泄利肠澼矣；滑石，甘以益气，寒以清暑，所以主之也。

其主女子乳难者，乳汁不通也；甘寒有益脾土，脾湿行则脾血化乳也。膀胱热则癃闭，甘寒滑渗，故主癃闭而利小便也。脾者为胃行津液者也，脾湿则困，不行胃中津液，渣秽则积聚于胃而寒热生焉；滑石入膀胱利小便，则湿去脾健，而胃中积聚皆行矣。益精气者，滑石入小肠，则心火有去路，火不刑金，肺金旺生水也。

久服湿行脾健，所以轻身耐饥。脾为后天，脾旺谷充，自然长年也。

制方：滑石同甘草末，治暑邪小便闭，水飞，治湿热恶疮。同石膏末，大麦汁服，治女劳疸。同藿香、丁香末，治霍乱。（《本草经解·金石部·滑石》）

### 6. 清·徐大椿注

此以质为治，凡石性多燥，而滑石体最滑润，得石中阴和之性以成，故通利肠胃，去积除水，解热降气。石药中之最和平者也。（《神农本草经百种录·上品·滑石》）

### 7. 清·陈修园注：

按：滑石气寒，得寒水之气入手足太阳；味甘入足太阴；且其色白兼入手太阴。所主诸病，皆清热利水之功也。益精延年，言其性之循不比他种石药偏之为害也。读者勿泥。（《神农本草经读·上品·滑石》）

### 8. 清·邹澍注

仲景于"阳明病，脉浮，发热，渴欲饮水"，猪苓汤中用滑石，则诚所谓"胃中积聚，寒热，身热，口渴，小便不利"矣。其治他病，不能若是之备也，亦有说以通之欤？夫亦惟细意较量其证，而可得之矣。

猪苓汤证在少阴，即不云有身热，然曰心烦不得眠，则虽不热于表，其里之热不可谓不剧，况兼下利而渴，尚非身热、泄澼耶？风引汤治"热瘫，痫纵，无身热"，亦不能谓非热证。

滑石代赭汤与百合同用，夫百合固"主邪气、腹胀、心痛"者，亦焉能因病体之如寒无寒，如热无热，而谓既遭攻下必不得有热哉！矾皮水"脉浮，胕肿，按之没指，不恶风"，其中岂得无热？中有热而四肢复厥，其为热能不更甚耶！其治小便不利，观其或合蒲灰，或合乱发、白鱼，均非温热之品，则必谓无热所不能矣。大抵仲景之书词简意深，故有反复推明病候不出方者，则令人循证以识方；有但出方不推究病源者，则令人由方以求病。如枳实薤白桂

枝汤之与人参汤并主"胸痹，心中痞，留气结在胸，胸满，胁下逆抢心"，则必一虚而一实。(《本经疏证·滑石》)

**9. 清·叶志诜注**

荡秽涤瑕，滑为滞导，上合三焦，两之九窍，可以乐饥，使我高蹈，白山卷山，鲜结皓耀。(《神农本草经赞·上经》)

**10. 清·黄钰注**

甘寒。寒热积聚，身热泄澼，小便癃闭，女子乳难，兼益精气。(《本草经便读·神农本草经·上品》)

# 菖　蒲

【原文】菖蒲，味辛，温。主风寒湿痹，咳逆上气；开心孔，补五脏；通九窍，明耳目，出音声。久服轻身，不忘，不迷惑，延年。一名昌阳。生池泽。(《神农本草经·上品·菖蒲》)

【注释】

**1. 明·缪希雍注**

温肠胃，止小便利，四肢湿痹不得屈伸，小儿温疟，身积热不解。可作浴汤。久服轻身，聪明耳目，不忘，不迷惑，延年，益心智，高志不老。一寸九节者良，露根者不可用。忌饴糖、羊肉。不可犯铁，令人吐逆。

疏：菖蒲君，正禀孟夏六阳之气，而合金之辛味以生者也。其味苦辛，其气大温。阳精芳草故无毒。阳气开发，外充百骸。辛能四达以散邪结，此通利心脾二经之要药也。盖苦可燥湿，温能辟寒，辛可散结，风寒湿三者合而成痹，去此三邪痹自愈矣。阳气开发，芬芳轻扬。气重于味，辛兼横走，故能下气开心。咳逆者，气逆之候也。下气则咳逆上气可去。五脏之壅遏既彻，则九窍应之而通，故聪明耳目，出音声，主耳聋。辛以散之，故治痈疮。气味辛温，气厚发热，故温肠胃。膀胱虚寒则小便不禁，肠胃既温则膀胱兴焉，故止小便。脾主四肢，脾湿既祛，则四肢湿痹不得屈伸自利。山岚瘴气最能使小儿发疟，寒湿之甚莫过山岚。既散其邪则病本已拔，疟焉得而不已焉？作浴汤，及久服轻身者，除湿之验也。不迷惑，益心智，高志者，心窍开利也。其曰补五脏延年者，单指岩栖修炼之士，辟谷服饵之用，以其助发阳气，辟除阴岚。兼可参合养性诸药，如黄精、青粘、地黄、天门冬之属，资其宣导，臻乎太和，故亦为《仙经》要药。至于世俗之人，五欲炽然，六淫迭至，讵可穷年卒岁，久饵偏燥之物乎！

主治参互：

菖蒲同熟地黄、黄柏作丸，治肾虚耳聋。若中年预服，可使老而听聪。

同二术、木瓜、薏仁、石斛、萆薢、黄柏，为除湿强步之要药。兼治下部脓窠湿疮如神。佐人参、麦门冬、酸枣仁、茯神、远志、生熟地黄，为补心之剂。如心气郁结者，加沉香，能益火以开心。兼辟蚤虱。（《神农本草经疏·草部上品之上·菖蒲》）

**2. 明·卢之颐注**

核曰：菖蒲，一名昌阳、尧韭、水剑草。运斗枢云：玉衡星散为菖蒲。典术云：尧时天降精于庭为韭，感百阴之气为菖。生上雒石涧间，池州、戎州蛮谷中者亦佳，所在亦有。月令云：冬至后五旬七日，菖始生，百草之先生者也，于是始耕。喜生逆水，根茎络石，略无少土，稍有泥泽，即便凋萎。叶心有脊如剑，四时长青，新旧相代。新者从茎端抽发，旧者从茎末退去。一叶一节，节稀茎长，节密茎短，茎昂者茎端生叶，茎仆者节旁分枝，洁白下生者为根，翠碧有节者为茎，有以根为须，茎为根者，因茎枝延蔓布石故尔。望夏作花黄色、紫色者尤善。以茎瘦节密折之中心微赤，嚼之辛香少滓者，入药最良。以砂石栽之，旦暮易水则易茂，春夏愈摘则愈细，叶仅长寸许，甚有短至一二分者，别有香苗、挺秀、金钱、台蒲诸种甚奇。而香苗之最细者，曰虎须，尤可娱目。东坡云：凡草生石上者，必须微土以附其根，唯石菖蒲，濯去泥土，渍以清水置盆中，可数十年不枯不死。节叶转坚瘦，根须转连络，忍冬淡泊，苍然几案，延年之功，信非虚语。神隐书云：石菖蒲，置几案间，夜坐诵读烟收其上，不致损目。或置星月下，每旦取叶尖珠露洗目，不月功能明目，久之白昼可见星斗。修治：以铜刀刮去黄黑皮，及硬节，同嫩桑枝相拌蒸熟，日中曝干，勿得误用形如竹鞭及色黑气臭味腥者。秦皮、秦艽为之使。恶地胆、麻黄。忌饴糖、羊肉。勿犯铁器，令人吐逆。

绍隆王先生云：菖蒲得道种智，不似人心，随境即变，清心寡欲人。饵之莫不仙去，可比琴瑟，妙音指发。

参曰：水土合和，抽为草木。唯菖蒲全得生阳之气，吮拔水液，盘络砂石，不假地土之力，昌美溪浦之间，故名菖蒲。以治病之用言，当号昌阳。以发生之体言，当号阳昌。痹者，闭塞不通，风寒湿三种，相合而成。咳逆上气者，此毫窍固拒，肺气壅遏，两相搏击，以致喘咳。菖蒲味辛气温，宣通开发，使一身之气，起亟旋展，郁痹喘咳，当自舒矣。痹证有五，菖蒲独宜脉痹。取象形从治，则易于分解。又观菖叶两歧，菖茎盘络，悉从中心透发，故能开人心孔，而心孔为诸脉络之宗主，其挛结屈曲之状俨似之。背阳喜阴，臭之爽朗，当补五脏之用，非补五脏之体，以用行则窍通也。明耳目者，通九窍之验。出音声，不忘，不迷惑者，开心孔之验。蒲性幽洁，挺秀长生，故为延年之药。（《本草乘雅半偈·菖蒲》）

### 3. 清·张志聪注

菖蒲处处有之，种类不一。其生流水中，根茎络石，略无少土，稍有泥滓即易凋萎，此种入药为良。李时珍曰：菖蒲凡五种，生于水石之间，根细节密者，名石菖蒲，可入药，余皆不堪。此草新旧相代，四时常青。《罗浮山记》言：山中菖蒲一寸二十节。抱朴子言：服食以一寸九节、紫花者尤善。苏东坡曰：凡草生石上者，必须微土，以附其根，唯石菖蒲濯去泥土，渍以清水置盆中，可数十年不枯。

太阳之气，生于水中，上与肺金相合而主表，与君火相合而主神。菖蒲生于水石之中，气味辛温，乃禀太阳寒水之气，而上合于心肺之药也。主治风寒湿痹，咳逆上气者，太阳之气，上与肺气相合而出于肌表也。开心孔者，太阳之气，上与心气相合而运其神机也。五脏在内，九窍在外，肝开窍于二目，心开窍于二耳，肺开窍于二鼻，脾开窍于口，肾开窍于前后二阴。菖蒲禀寒水之精，能濡五脏之窍，故内补五脏，外通九窍，明耳目，出音声，是通耳目口鼻之上窍也。又曰：主耳聋、痈疮者，言耳不能听而为耳痈、耳疮之证。菖蒲并能治之。温肠胃，止小便利，是通前后二阴之下窍也。菖蒲气味辛温，性唯上行，故温肠胃而止小便之过利。久服则阳气盛，故轻身。心气盛，故不忘；寒水之精，太阳之阳，标本相合，故不迷惑而延年。益心智者，菖蒲益心，心灵则智生，高志不老者，水精充足，则肾志高强，其人能寿而不老。（《本草崇原·本经上品》）

### 4. 清·姚球注

菖蒲气温，禀天春和之木气，入足厥阴肝经；味辛无毒，得地西方之金味，入手太阴肺经。气味俱升，阳也。

风寒湿三者合而成痹，痹则气血俱闭；菖蒲入肝，肝藏血，入肺，肺主气，气温能行，味辛能润，所以主之也。辛润肺，肺润则气降，而咳逆上气自平。辛温为阳，阳主开发，故开心窍。辛润肺，肺主气，温和肝，肝藏血，血气和调，五脏俱补矣。通九窍者，辛温开发也，辛温为阳，阳气出上窍，故明耳目。肺主音声。味辛润肺，故出音声，主耳聋，即明耳目之功也。治痈疮者，辛能散结也。肠胃属手足阳明经，辛温为阳，阳充则肠胃温。膀胱寒，则小便不禁；菖蒲辛温，温肺，肺乃膀胱之上源，故止小便利也。

久服轻身，肝条畅也；不忘不迷惑，阳气充而神明也；延年，阳盛则多寿也；益心智、高志，辛温为阳，阳主高明也；不老，温能活血，血充面华也。

制方：菖蒲同熟地、黄柏，丸，治肾虚耳聋。

同白术、苍术、木瓜、苡仁、石斛、萆薢、黄柏，治湿痿及湿疮。

同人参、麦冬、枣仁、茯神、远志、生地，治心虚气郁。

专为水，搽湿疮。（《本草经解·草部上·菖蒲》）

### 5. 清·徐大椿注

菖蒲能于水石中横行四达，辛烈芳香，则其气之盛可知，故入于人身，亦能不为湿滞痰涎所阻。凡物之生于天地间，气性何如，则入于人身，其奏效亦如之。盖人者得天地之和气以生，其气血之性，肖乎天地，故以物性之偏者投之，而亦无不应也。余可类推。（《神农本草经百种录·上品·菖蒲》）

### 6. 清·陈修园注

菖蒲性用略同远志，但彼苦而此辛，且生于水石之中，受太阳寒水之气。其味辛合于肺金而主表，其气温合于心包络之经，通于君火而主神。其主风寒湿痹、咳逆上气者，从肺驱邪以解表也。开心窍至末句，皆言补心之效，其功同于远志。声音不出，此能宁之。心火下济而光明，故能温肠胃而止小便利也。但菖蒲禀水精之气，外通九窍，内濡五脏，其性自下以行于上，与远志自上以行于下者有别。（《神农本草经读·上品·菖蒲》）

### 7. 清·叶志诜注

一阳来复，昌本先萌，百阴感气，九节敷荣，飨宜菹醢，候纪催耕，灵台清畅，悦耳流声。（《神农本草经赞·上经》）

### 8. 清·黄钰注

辛温。风寒湿痹，开心通窍，咳逆上气，明目出声，耳聋便利，兼主痈疮，亦温肠胃。久服不忘，补脏益智，轻身延年，不老高志。（《本草经便读·神农本草经·上品》）

# 菊花（鞠华）

【原文】鞠华，味苦，平。主诸风，头眩，肿痛，目欲脱，泪出；皮肤死肌，恶风湿痹。久服利血气，轻身耐老，延年。一名节华。生川泽及田野。（《神农本草经·上品·鞠华》）

【注释】

### 1. 明·缪希雍注

疗腰痛去来陶陶，除胸中烦热，安肠胃，利五脉，调四肢。久服利血气，轻身耐老延年。

疏：菊花生发于春，长养于夏，秀英于秋，而资味乎土。历三时之气，得天地之精，独禀金精，专制风木，故为去风之要药。苦可泄热，甘能益血，甘可解毒，平则兼辛，故亦散结。苦入心、小肠，甘入脾胃，平辛走肝胆，兼入肺与大肠。其主风头眩肿痛，目欲脱，泪出，皮肤死肌，恶风湿痹者，诸风掉眩皆属肝木。风药先入肝，肝开窍于目。风为阳邪，势必走上。血虚则热，热则生风，风火相搏故也。腰痛去来陶陶者，乃血虚气滞之候。苦以泄滞结，甘以益血脉，辛平以散虚热也。其除胸中烦热者，心主血，虚则病烦，阴虚则热收于内，故热在胸中，血益则阴生，阴生则烦止。苦辛能泄热，故烦热并解。安肠胃，利五脉，调四肢，利血气者，即除热祛风益血，入心、入脾、入肝之验也。久服轻身耐老延年者，物久则力专，力专则气化，化则变常，其酿酒延龄，和药变白，皆服饵专气之功，故亦为《仙经》所录矣。生捣最治疔疮，血线疔犹为要药。疔者，风火之毒也。三、六、九、十二月，采叶、茎、花、根四物，并阴干百日，等分捣末，酒调下钱许。又可蜜丸如桐子大，每七丸，日三服，皆酒吞。一年变白，二年齿生，三年返老。仙人王子乔方也。

主治参互：

甘菊花祛风要药。风本通肝，肝开窍于目，故为明目之主。

同地黄、黄柏、枸杞子、白蒺藜、五味子、山茱萸、当归、羚羊角、羊肝，治肝肾俱虚目痛；加决明子、木贼草、谷精草、柴胡，可以去外翳。

同黄连、玄参、甘草、生地黄、荆芥穗、决明子、连翘、桔梗、柴胡、川芎、羌活、童便，可治风热目痛。

君川芎、细辛、藁本、当归、生熟地黄、天麦门冬、白芍药、甘草、童便，治血虚头痛。亦主头眩晕，因痰结而作者，无痰，药不效。

与枸杞子相对蜜丸久服，则终身无目疾，兼不中风及生疔疽。

连根生用为君，加紫花地丁、益母草、金银花、半枝莲、贝母、连翘、生地黄、栝楼根、白芷、白及、苍耳子、夏枯草，可治疔疮。甚者以蟾酥丸发汗。

大便闭者，汗后以玉枢丹下之。如无玉枢丹，以大戟加蚤休、枣肉丸，服三钱必下矣。忌甘草，犯之则死，为大戟也。（《神农本草经疏·草部上品之上·菊花》）

### 2. 明·卢之颐注

核曰：出川泽田野间，雍州南阳山谷者最胜。宿根再发，亦可子种。茎叶花实，种种不同。即菊谱所载：龙脑、新罗、都胜、御爱、玉球、玉铃、金万铃、银台、棣棠、蜂铃、鹅毛、桃花顺圣、浅紫红二色、邓州黄、邓州白等，亦不能尽收也。茎有株蔓紫赤青绿之殊；叶有大小浓薄尖秃之异；花有千叶单瓣，有心无心，有子无子，黄白红紫，浅色间色，大小之别。味有甘苦酸辛之辨。又有夏菊、秋菊之分。唯以单叶味甘者入药，即菊谱中名邓州黄、邓州白者是矣。其花细碎，品不甚高，蕊若蜂窠，中有细子。正月采根，三月采叶，五月采茎，九月采花，十一月采实。修治唯阴干。术、枸杞、桑根白皮为之使。无子者，谓之牡菊，烧灰撒地中，能死龟鼋，说出《周礼》。《风俗通》云：郦县有菊潭，饮其水者，皆得上寿。又吴末朱孺子，入玉笥山，餐菊英，乘云上升。康生亦服甘菊而仙。终南五老洞碑，载汉永寿出墨菊，其色如墨，用其汁以书。背萌国有紫菊，谓之日精，一茎一蔓，延及数亩，味甘，食者永不饥渴。一种名薏者，茎青肥大，形似蒿艾，味萦苦涩，误服则泄人气，又不可不辨。

参曰：饱霜不陨，草中松柏也。苗春花秋，色黄气烈，秉秋金之制，以制为用，故字从匊，言在掌握间也。风头头眩、目欲脱、泪出，此肝木变眚，摧拉陨坠，能节制之，则无三者之病矣。皮肤死肌、恶风湿痹，二者风木失制，亢害所胜，菊得木体之柔，顺受金制，自然木平风息也。芳香疏畅，故利气。柔润阴成，故利血。凡力之能持者则物轻，性之不媚者则耐久。更生延年，名实相副，夫奚疑。

承乃制，则不亢。亢则害，无承制矣。从来以热极似水者，引亢则害承乃制作证，自不知其背谬耳。能持物轻，不媚耐久，真堪警世。（《本草乘雅半偈·菊花》）

### 3. 明·徐彦纯注

洁古云：甘菊花，味甘、苦，养目血。

东垣云：甘菊花，治头风头眩，明目。

丹溪云：甘菊花，属金而有水与土，大能补阴。须是味甘茎紫者。若山野间味苦茎青者勿用，大伤胃气，谨戒之。（《本草发挥·甘菊花》）

### 4. 清·张志聪注

菊花《本经》名节华，以其应重阳节候而华也。《月令》云：九月菊有黄花，茎叶味苦，花味兼甘，色有黄白，禀阳明秋金之气化。主治诸风头眩肿痛，禀金气而制风也。目欲脱泪出，言风火上淫于目，痛极欲脱而泪出，菊禀秋金清肃之气，能治风木之火热也。皮肤死肌，恶风湿痹，言感恶风湿邪而成风湿之痹证，则为皮肤死肌。菊禀金气，而治皮肤之风，兼得阳明土气，而治肌肉之湿也。周身血气，生于阳明胃腑，故久服利血气轻身，血气利而轻身，

则耐老延年。(《本草崇原·本经上品》)

### 5. 清·姚球注

甘菊气平，禀天秋平之金气，入手太阴肺经；味苦无毒，得地南方之火味，入手少阴心经。气味俱降，阴也。味苦清火，火抑金胜，发花于秋，其禀秋金之气独全，故为制风木之上药也。诸风皆属于肝，肝脉连目系上出额，与督脉会于巅，肝风炽则火炎上攻头脑而眩，火盛则肿而痛；其主之者，味苦可以清火，气平可以制木也。

肝开窍于目，风炽火炎，则目胀欲脱；其主之者，制肝清火也。手少阴之正脉，上走喉咙，出于面，合目内眦，心为火，火甚则心系急而泪出；其主之者，苦平可以降火也。

皮肤乃肺之合，肌肉乃脾之合，木火刑肺金脾土，则皮肤肌肉皆死；甘菊禀金气，具火味，故平木清火而主皮肤死肌也。其主恶风湿痹者，风湿成痹，风统于肝；甘菊气平，有平肝之功，味苦有燥湿之力也。

久服利血气者，肺主气，气平益肺，所以有利于气；心主血，味苦清心，所以有利于血。利于气，气充身自轻；利于血，血旺自耐老。气血皆利，其延年也必矣。

制方：甘菊捣汁，治疔疮。

重九采花末服，治酒醉不醒。

同杞子丸服，终身无目疾疮痍。

同谷精草、绿豆皮等分末，治目翳。(《本草经解·草部下·甘菊花》)

### 6. 清·徐大椿注

菊花晚开晚落，花中之最寿者也，故其益人如此。

凡芳香之物，皆能治头目肌表之疾。但香则无不辛燥者，惟菊得天地秋金清肃之气，而不甚燥烈，故于头目风火之疾，尤宜焉。(《神农本草经百种录·上品·菊花》)

### 7. 清·邹澍注

菊古作鞠(《大戴记·夏小正》"荣鞠"，《小戴记·月令》"鞠有黄华"，《释文》"鞠，本又作菊")。鞠，穷也(《尚书·盘庚中》"尔惟自鞠自苦"传，又《诗·南山》"曷又鞠止"传)。菊曷为其义为穷，将无以花事之尽耶！则不可为木芙蓉、款冬等花言矣。得无以其不结实耶！则不可为宿根繁生言矣。然则穷果安在，盖穷于上者必反下。"剥"固九月之卦，菊正以九月花，过是即为"复"矣。而婆娑剥尽之在上者，纵枯且萎，仍无所谓零与落焉，则谓能使穷于上之风，若火自熄，而反其胁从之津液于根柢，讵不可欤！此

《本经》主"风，头眩，肿痛，目欲脱，泪出"之义也。菊虽宿根重生，然至三月以后，新根既成，旧根遂烂，则谓其因新根坚固枯萎自脱不可欤！此《本经》主皮肤死肌之义也。菊之苗，烈日暴之则萎，潦水渍之则萎，最喜风为之疏荡，湿为之滋养，则谓能使风与湿之相侵者反成相养不可欤！此《本经》主恶风湿痹之义也。菊之气无间茎叶根花，菊之津尤能上通下达，此久服之所以能利血气。而仲景于侯氏黑散以之为君，治大风，四肢烦重，心中恶寒不足，则风之穷于外而不归，与穷于上而不归者，其旨固不殊也，即一端而扩充之，其用不可量矣。（《本经疏证·菊花》）

### 8. 清·叶志诜注

女节女华，是生女儿。采周四时，德包五美，自叶流根，抗茎敷蕊，饮杂芳醪，精调琼靡。（《神农本草经赞·上经》）

### 9. 清·黄钰注

苦平，无毒。诸风头眩，目痛泪出，去死肌而除湿痹，利血气而宜久服。耐老轻身，延年可卜。（《本草经便读·神农本草经·上品》）

## 人　参

【原文】人参，味甘，微寒。主补五脏，安精神，定魂魄，止惊悸，除邪气，明目，开心益智。久服轻身延年。一名人衔，一名鬼盖。生山谷。（《神农本草经·上品·人参》）

【注释】

### 1. 明·缪希雍注

疗肠胃中冷，心腹鼓痛，胸胁逆满，霍乱吐逆，调中止消渴，通血脉，破坚积，令人不忘。久服轻身延年。茯苓等为之使。

疏：人参得土中清阳之气，禀春升少阳之令而生。故味甘微寒而无毒，气味均齐，不厚不薄，升多于降。洁古谓：其气味俱薄，浮而升，阳中之阳也。又曰：阳中微阴，盖亦指其生长真元之气而言欤。《神农》：微寒；《别录》：微温。二义相蒙，世鲜解者，盖微寒者，春之寒也；微温者，亦春之温也。《神农》直指所禀，故曰：微寒。《别录》兼言功用，故又曰：微温。既云微矣，寒不甚寒，则近于温，温不甚温，则近于寒，故知寒温虽别，言微则一也。以言乎天，则得其生生升发之气，以言乎地，则得其清阳至和之精。状类人形，上应瑶光，故能回阳气于垂绝，却虚邪于俄顷。功魁群草，力等丸丹矣。其主治也，则补五脏。盖脏虽有五，以言乎生气之流通则一也。益真气则五脏皆补矣。其曰：安精神，定魂魄，止惊悸，开心益智者，以心藏神，肝藏魂，肺藏魄，肾藏精与志，脾藏意与智故也。心肾虚则精神不安矣，肝肺虚则魂魄不定矣。惊悸者，心脾二经之病也。心脾虚则惊悸。心脾之气强则心窍通利，能思而智益深矣。邪气之所以久留而不去者无他，真气虚则不能敌，故留连而不解也。兹得补而真元充实，则邪自不能容。譬诸君子当阳，则小人自退。清阳之气下陷，则耳目不聪明。兼之目得血能视，阳生则阴长，故明目。真气内虚，故肠胃中冷。气旺阳回则不冷矣。心腹鼓痛者，心脾虚故也。二脏得补，其痛自止，所谓按之快然者是也。故《经》曰：可按者虚也，不可按者实也。不可按者勿用。胸胁逆满者，气不归元。得补则气实而归元也。脾胃俱虚则物停滞而邪客之，故霍乱吐逆也。补助脾胃之元气，则二证自除。调中者，脾治中焦，脾得补则中自调矣。消渴者，津液不足之候也。气回则津液生，津液生则渴自止矣。通血脉者，血不自行。气壮则行，故通血脉。破坚积者，真气不足则不能健行而磨物，日积月累遂成坚积。譬夫磨管纳物无力则不转，不转则停积矣。脾主消化，真阳之气回则脾强而能消，何坚积之不磨哉？令人不忘者，心主记，脾主思，心脾二脏之精气满，则能虑而不忘矣。久服轻身延年者，纯阳则充举，气积则身轻，五脏皆实，延年可知矣。斯皆敦本之论也。

主治参互：

人参，补五脏阳气之君药，开胃气之神品。同大枣、白芍药、龙眼肉、甘草、酸枣仁，补脾阴。肾气衰阳痿，以之为君，加鹿茸、肉苁蓉、巴戟天、五味子、麦门冬、菟丝子、山茱萸、地黄、枸杞、杜仲、柏子仁，乃扶衰之要剂，兼令人有子。君藿香、木瓜、橘红，治胃虚弱，呕吐反胃。如妊娠呕吐，加竹茹、枇杷叶。同白术、吴茱萸，治脾泄久不止。君五味子、吴茱萸、补骨脂、肉豆蔻，治肾泄。同白芍药、炙甘草，治血虚腹痛鼓痛。同干姜、白术、炙甘草，治中寒泄泻，下利清谷，甚则加肉桂、附子。同附子、干姜、肉桂，治寒厥指爪青黯，便清蜷卧。同附子、五味子，治阳气脱，温肠胃中冷。君五味子、麦门冬，治肺虚气喘。夏月服之，益气除热止消渴，名生脉散。加白术，又治中暑伤气倦怠。同沉水香、白芍药，治真气虚，气不归元，因而胸胁逆满。同茯苓、远志、益智、枣仁、麦门冬，治精神恍惚，魂魄不定惊悸。同沉水香、茯神，治心虚邪客之作痛。同鹿角胶、杜仲、续断、当归、地黄、苏木，治负重努力、内伤失血。去苏木，加生地黄，治胎漏不安。同黄芪、白芍药、五味子，治汗多亡阳。同苏木、麦门冬，治产后气喘。在白虎汤，治劳伤元气人，患热病渴甚并头疼。在败毒散，治气虚人，患四时不正伤寒。在参苏饮，治肺虚人伤风。同鳖甲、青皮、干漆、䗪虫、肉桂、牡蛎、射干，消疟母。同甘菊花、当归、地黄、枸杞子、蒺藜、甘草、柴胡，则明目。同黄连、红曲、白芍药、滑石末、升麻，治带下腹痛赤色。同黄连、乌梅、莲肉、升麻、滑石末、肉豆蔻，治滞下久不止。同白术、木瓜、茯苓、藿香、炙甘草，止虚烦躁。同牛黄、犀角、天竺黄、钩藤钩、丹砂、雄黄、真珠、茯神、远志，治惊痫。同地黄、阿胶、麦门冬、山茱萸、五味子、续断、杜仲，治血崩。加牛膝、大蓟、鹿角胶，治血淋。同橘皮、紫苏、木瓜、白术、竹茹，治恶阻安胎。热多者去术、紫苏，加麦门冬。同五加皮、白鲜皮、石南叶、石斛、秦艽、木瓜、薏苡仁、草薢、牛膝、沉香、菖蒲、二术，治痹。同黄柏、黄芪、白术、五味子、麦门冬、木瓜、白芍药、薏苡仁、白茯苓，治痿。同附子、白术、芍药、甘草、茯苓，治慢惊慢脾风。同白术、黄芪、芍药，治自汗。同生姜皮各两许，水煎露一宿，五更温服，治气虚久疟不止。同苏木、当归、童便，治产后血晕。同石菖蒲、莲肉等分水煎，治产后不语。同乳香、丹砂、鸡子白、姜汁三匙调匀，别用当归两许煎浓，同吞，治横生倒养难产，神效。同附子、肉桂、麦门冬、五味子，治房劳过度，脱阳欲绝，下部虚冷。同黄芪、天门冬、五味子、牛膝、枸杞子、菖蒲，治中风不语。

简误：人参论其功能之广，俱如《本经》所说，信非虚语。第其性亦有所不宜，世之录其长者，或遗其短；摘其瑕者，并弃其瑜。是以或当用而后时，或非宜而妄设，不蒙其利，徒见其害。二者之误，其失则一，遂使良药不见信于世。粗工互胜其口说，惜哉！岂知人参本补五脏真阳之气者也。若夫虚羸尪怯，劳役饥饱所伤，努力失血，以致阳气短乏，陷入阴分，发热倦怠，四肢无力；或中热伤暑，暑伤气，无气以动；或呕吐泄泻，霍乱转筋，胃弱不能食，脾虚不磨食；或真阳衰少，肾气乏绝，阳道不举，完谷不化，下利清水，中风失音，产后气喘，小儿慢惊，吐泻不止，痘后气虚，溃疡长肉等证，投之靡不立效。惟不利于肺家有热咳嗽，吐痰吐血，衄血齿衄，内热骨蒸，劳瘵阴虚火动之候。盖肺者，华盖之脏也。位乎上，象天属金，喜清肃而恶烦热。真气无亏则宁谧清净，以受生气之熏蒸而朝百脉。苟纵恣情欲，亏损真阴，火空则发，热起于下，炎烁乎上，则肺先受之。火乃肺之贼邪。邪气胜则实，实则肺热郁结为痰，喉痒而发嗽，血热妄行，溢出上窍。王好古所谓肺热还伤肺是已。又有痧疹初发，身虽热而斑点未形；伤寒始作，形证未定而邪热方炽，若误投之，鲜克免者。斯皆实实之害，非药可解。经曰：实实虚虚，损不足而益有余。如是者，医杀之耳。可不戒哉，可不慎哉！（《神农本草经疏·草部上品之上·人参》）

### 2. 明·卢之颐注

核曰：人参，一名人薇、人衔、人微、黄参、地精、土精、神草、海腴、皱面还丹，摇光星所散也。《运斗枢》云：人君废山渎之利，根则摇光不明，人参不生。生上党，及百济、高丽。多于深山，背阳向阴，及漆树下。下有人参，则上有紫气。春生苗，四五相对，一茎直上，三桠五叶，四月作花紫色，细小如粟。秋后结子，或七八枚，如大豆，生青熟红，秋冬采根，坚实堪用，如人形者有神。出上党者，形长黄白，状似防风，坚润而甘。百济者，形细坚白，气味稍薄。高丽者，形大虚软，气味更薄，唯以体实有心，味甘微苦，多余味者最胜。收纳新器中密封，可经年不坏，频见风日则易蛀。生用㕮咀，熟用隔纸焙之，或醇酒润透。忌铁器、咸卤，用童便润制者谬矣。恶皂荚；反藜芦；畏五灵脂；为茯苓马蔺之使。

先人云：参赞天地，奠安神理，精腴在握，还丹可期，形山之秘宝，帝王之仁泽也。又云：人参功力，安定精神魂魄意志，于仓忙纷乱之际，转危为安。定亡为存，如武有七德，一禁暴，二戢乱，三保大，四定功，五安民，六和众，七丰财。又云：生处背阳向阴，当入五脏，以类相从也。人身卫气，日行于阳道则寤，夜入于五藏则寐。则凡病剧张惶，不能假寐者，人参入口，便得安寝，此即入脏养阴，安精神，定魂魄之外征矣。

参曰：参，参也。设作生训，未尽本旨。盖三才并立，方成世谛。故天资万物之始，地资万物之生，人则参天两地，禀万物之灵，人参虽质依于草，而克肖乎人，是具足三才，乃精英之气，融结所成也。色白属金，气寒喜阴，属水，花色纯紫，及生处上有紫气属火，三桠属木，味甘五叶属土，五行周备，是补五脏，而奠安神舍，则邪僻自除，窍穴明彻，济弱扶倾，运用枢纽者也。顾彼命名之义，功德作用可知。

参天两地，则人为天地枢纽，天地为人躯壳矣。无躯壳，则种性无依；无枢纽，则世界不立。彼此交互，不相舍离，而此种性，能生诸缘。和合六尘，应现根身之相，即以根身为亲相分，器界为疏相分。有器界，便有败坏；有根身，便有疾疢。有疾疢，便有药石，而药石又分优劣醇暴。及得气味之全与偏者，人参天两地，沦结所成，功德真无量矣。（《本草乘雅半偈·人参》）

### 3. 明·徐彦纯注

调中，止消渴，通血脉。

《药性》云：患人虚而多梦，加而用之。

成聊摄云：脾欲缓，急食甘以缓之，人参之甘，以缓脾气。

洁古云：人参治脾肺阳气不足，及肺气喘促，短气少气。补中缓中，泻脾肺胃中火邪。善治短气少气，非升麻为引用，不能补上升之气。升麻一分，人参三分，可为相得。若补下焦元气，泻肾中火邪，茯苓为之使，甘草梢子生用为君，去茎中病，或加苦楝，酒煮玄胡索为主，尤佳。《主治秘诀》云：性温，味甘。气味俱薄，浮而升阳也。其用有三：补元气，止渴，生津液也。肺虚者用之，又能补胃。治喘嗽则勿用，短气则用之。

东垣云：人参甘温，能补肺中之气。肺气旺则四藏之气皆旺，肺主诸气故也。仲景以人参为补血者，盖血不自生，须得生阳气之药乃生，阳生则阴长，血乃旺矣。若阴虚单补血，血无由而生，无阳故也。又云：补气须用人参。又云：安胃和中。又云：人参补元气不足，而泻肺气。甘温补阳，利止而脉不足者，是亡血也，人参补之。益脾气，与干姜同用。补气，里虚则腹痛，此药补之，是补其不足也。又云：人参，补气之药，如气短、气不调及喘者加之。

海藏云：味既甘温，调中益气，即补肺之阳，泻肺之阴也。若但言补肺，而不论阴阳寒热何气不足，则误矣。若肺受寒邪，宜此补之。肺受火邪，不宜用也。肺为天之地，即手太阴也。为清肃之藏，贵凉而不贵热，则其寒象可知。若其伤热，则宜沙参。沙参味苦，微寒，无毒，主血积惊气，除寒热，补中，益肺气，治胃痹，心痛结热，邪气头痛，皮间邪热，安五藏。人参味甘，微温，补五藏之阳也。沙参味苦，微寒，补五藏之阴也，安得不异？易老取沙参以代人参，取其苦也，苦则补阴，甘则补阳。《本经》虽云补五藏，亦须各用本藏药相佐使，随所引而相补一藏，岂可不知。

丹溪云：人参，入手太阴经而能补阴火，甚与其芦相反。若服参一两，于内入芦一钱，则一两之参徒虚费矣。戒之。（《本草发挥·人参》）

### 4. 清·张志聪注

人参，一名神草，一名地精。《春秋运斗枢》云：瑶光星散，而为人参。生上党山谷、辽东幽冀诸州，地土最厚处，故有地精之名。相传未掘取时，其茎叶夜中隐隐有光。其年发深久者，根结成人形，头面四肢毕具，谓之孩儿参，故又有神草之名。

人参，气味甘美，甘中稍苦，故曰微寒。凡属上品，俱系无毒。独人参禀天宿之光华，钟地土之广厚，久久而成人形，三才俱备，故主补人之五脏。脏者藏也。肾藏精，心藏神，肝藏魂，肺藏魄，脾藏智。安精神，定魂魄，则补心肾肺肝之真气矣。夫真气充足，则内外调和，故止惊悸之内动、除邪气之外侵。明目者，五脏之精上注于目也。开心者，五脏之神皆主于心也。又曰益智者，所以补脾也。上品之药，皆可久服，兼治病者，补正气也，故人参久服，则轻身延年。（《本草崇原·本经上品》）

### 5. 清·姚球注

人参气微寒，禀天秋令少阴之气，入手太阴肺经；味甘无毒，禀地中正之土味，入足太阴脾经，气厚于味，阳也。

肺为五脏之长，百脉之宗，司清浊之运化，为一身之囊籥，主生气；人参气寒清肺，肺清则气旺，而五脏俱补矣。精者，阴气之英华；神者，阳气之精灵也。微寒清肺，肺旺则气足而神安。脾属血，人身阴气之原；味甘益脾，脾血充则阴足而精安。随神往来者谓之魂，并精出入谓之魄，精神安，魂魄自定矣。气虚则易惊，血虚则易悸；人参微寒益气，味甘益血，气血平和，惊悸自止。邪之所凑，其气必虚；人参益气，正气充足，其邪自不能留，故能除邪气。五脏藏阴者也，五脏得甘寒之助，则精气上注于目而目明矣，心者神之处也，神安所以心开，开者朗也。肾者精之舍也，精充则伎巧出而智益。久服则气足，故身轻；气足则长生，故延年也。

制方：人参同五味子、麦冬，名生脉散，补阴生津液；同辰砂，治惊；同炮姜，则补气温中；同白术、炮姜、甘草，名理中汤，治胸中寒邪痞塞。同白茯、白术、甘草，名四君子汤，治脾湿不思饮食。同半夏、陈皮，治脾湿生痰。同附子，名一气汤，追散失元阳。同半夏、生姜，治食入即吐。同陈皮、生姜，治霍乱吐泻，烦躁不宁。同炮姜等分末，生地汁丸，治妊娠吐水。同苏木，治产后发喘。加童便，治血晕。同归身，治产后诸虚。同甘草、归身、五味、麦冬，治血虚发热。同炮姜、北味、白术、甘草、白芍，治中气虚喘。同黄芪、甘草、天冬、麦冬、生地、熟地、北味、苁蓉，治肾虚水泛成痰。同乳香各一钱，丹砂五分末，鸡蛋清和姜汁调服，治横生倒产。同归身、麦冬、五味，治闻雷即晕。同赤茯、龙齿、辰砂，治离魂。同陈皮，治房后困倦。同柴胡、大枣、生姜，治虚劳发热。同赤茯、麦冬，治齿缝出血。同莲肉、川连，治噤口痢。同白术、吴萸，治脾泄。同五味、吴萸、肉果，名四神丸，治肾泄。同白芍、甘草，治血虚腹痛。同附子、肉桂、炮姜，治寒厥。同附子、北味，治气脱中寒。同白术、麦冬、五味，治中暑倦怠。同白芍、沉香，治气虚胸满。同升麻，补上焦元气，泻肺中伏火。同白茯，补下焦元气，泻肾中伏火。同沉香、茯神，治心虚邪客作痛。同黄芪、白芍、北味，治汗多亡阳。同知母、石膏、粳米、甘草，名人参白虎汤，治气虚伤暑。同附子、白芍、白术、白茯、甘草，治小儿慢惊。同菖蒲、莲肉，治产后不语。同附子、肉桂、麦冬、五味，治下虚寒而上大热。同黄芪、天冬、北味、牛膝、杞子、菖蒲，治中风不语。同大枣、白芍、甘草、枣仁、圆肉，治脾阴虚。同木瓜、藿香、橘红，治气虚反胃。同姜皮各两许，水煎露服，治气虚疟久不止。（《本草经

解·草部上·人参》)

### 6. 清·徐大椿注

人参气盛而不滞，补而兼通，故能入心孔而益神明也。久服轻身延年。补气之功。

人参得天地精英纯粹之气以生，与人之气体相似，故于人身无所不补。非若他药有偏长而治病各有其能也。

凡补气之药皆属阳，惟人参能补气，而体质属阴，故无刚燥之病，而又能入于阴分，最为可贵。然力大而峻，用之失宜，其害亦甚于他药也。

今医家之用参救人者少，杀人者多。盖人之死于虚者，十之一二，死于病者，十之八九。人参长于补虚，而短于攻疾。医家不论病之已去未去，于病久或体弱，或富贵之人，皆必用参。一则过为谨慎，一则借以塞责，而病家亦以用参为尽慈孝之道。不知病未去而用参，则非独元气不充，而病根遂固，诸药罔效，终无愈期。故曰杀人者多也。或曰仲景伤寒方中病未去而用参者不少，如小柴胡、新加汤之类，何也？曰：此则以补为泻之法也。古人曲审病情，至精至密，知病有分有合。合者邪正并居，当专于攻散；分者邪正相离，有虚有实。实处宜泻，虚处宜补。一方之中，兼用无碍，且能相济，则用人参以建中生津，拓出邪气，更为有力。若邪气尚盛而未分，必从专治，无用参之法也。况用之亦皆入疏散药中，从无与熟地、萸肉等药同入感证方中者。明乎此，而后能不以生人者杀人矣。

人参亦草根耳，与人殊体，何以能骤益人之精血。盖人参乃升提元气之药，元气下陷，不能与精血流贯，人参能提之使起，如火药藏于炮内不能升发，则以火发之。若炮中本无火药，虽以炮投火中不能发也，此补之义也。（《神农本草经百种录·上品·人参》）

### 7. 清·陈念祖注

《本经》止此三十七字。其提纲云：主补五脏，以五脏属阴也。精神不安、魂魄不定、惊悸不止、目不明、心智不足，皆阴虚为阳亢所扰也。今五脏得甘寒之助，则为定之、安之、止之、明之、开之、益之之效矣。曰邪气者，非指外邪而言，乃阴虚而壮火食气，火即邪气也。今五脏得甘寒之助，则邪气除矣。余细味经文，无一字言及温补回阳。故仲景于汗、吐、下阴伤之证，用之以救津液。而一切回阳方中，绝不加此阴柔之品，反缓姜、附之功。故四逆汤、通脉四逆汤为回阳第一方，皆不用人参。而四逆加人参汤，以其利止亡血而加之也；茯苓四逆汤用之者，以其在汗、下之后也。今人辄云以人参回阳。此说倡自宋、元以后，而大盛于薛立斋、张景岳、李士材辈，而李时珍《本草纲目》尤为杂沓。学人必于此等书焚去，方可与言医道。

仲景一百一十三方中，用人参者只有一十七方：新加汤、小柴胡汤、柴胡桂枝汤、半夏泻心汤、黄连汤、生姜泻心汤、旋覆代赭石汤、干姜黄芩黄连人参汤、厚朴生姜半夏人参汤、桂枝人参汤、四逆加人参汤、茯苓四逆汤、吴茱萸汤、理中汤、白虎加人参汤、竹叶石膏汤、炙甘草汤，皆是因汗、吐、下之后，亡其阴津，取其救阴。如理中、吴茱萸汤以刚燥剂中阳药太过，取人参甘寒之性，养阴配阳，以臻于中和之妙也。

又曰：自时珍之《纲目》盛行，而神农之《本草经》遂废。即如人参，《本经》明说微寒，时珍说生则寒，熟则温，附会之甚。盖药有一定之性，除是生捣取汁冷服，与蒸晒八九次，色味俱变者，颇有生熟之辨。若入煎剂，则生者亦熟矣。况寒热本属冰炭，岂一物蒸熟不蒸熟间，遂如许分别乎？尝考古圣用参之旨，原为扶生气安五脏起见。而为五脏之长，百脉之宗，司清浊之运化，为一身之橐龠者，肺也。人参惟微寒清肺，肺清则气旺，气旺则阴长而五脏安。古人所谓补阳者，即指其甘寒之用不助壮火以食气而言，非谓其性温补火也。

陶弘景谓：功用同甘草，凡一切寒温补泻之剂，皆可共济成功。然甘草功兼阴阳，故《本经》云：主五脏六腑。人参功专补阴，故《本经》云：主五脏。仲景于咳嗽病去之者，亦以形寒饮冷之伤，非此阴寒之品所宜也。（《神农本草经读·上品·人参》）

### 8. 清·邹澍注

人参春生苗，多于深山背阴近椴漆树下湿润处，初生小者三四寸许，一桠五叶，四五年后生两桠，尚未有花茎，至十年后方生三桠，年深者生四桠，各五叶，中心生一茎，三月、四月开花，细小如粟，蕊如丝，紫白色，秋后结子，或七八枚如豆，生青熟红，自落。根如人形者有神。（《图经》）

有表证者不得用人参，既知之矣。白虎加人参汤证，一则曰时时恶风，再则曰背微恶寒，独非表证耶？然此亦可以分合言也。在小柴胡证云："渴者，去半夏加人参半倍。"夫表证不渴，渴则风寒已化，邪正分矣。刿往来寒热，但恶热不恶寒，较之发热恶寒者，本自有间，焉得不为邪正分。故曰："伤寒，脉浮，发热，无汗，其表不解者，不可与白虎汤。渴欲饮水，无表证者，白虎加人参汤主之。"可见白虎加人参汤之治，重在渴也。时时恶风，则非常常恶风矣。背微恶寒，则非遍身恶寒矣。常常恶风，遍身恶寒者，谓之表证；时时恶风，背微恶寒者，表邪已经化热，特尚未尽耳，谓之无表证可也。然据此则热邪充斥，津液消亡，用栝楼根生津止渴可也，何得必用人参？《灵枢·决气篇》：“腠理发泄，汗出溱溱，是谓津。”津为水，阴属也，能外达上通，则阳矣。夫是之谓阴中之阳，人参亦阴中之阳，惟其入阴故能补阴，惟其为阴中之阳，故能入阴，使人阴中之气化为津，不化为火，是非栝楼根可为力矣。

用人参之道，非特表邪不分者不可用，凡表证已罢，内外皆热，虚实难明者，尤不可用。在《伤寒论》中，三阳合病用白虎汤证及小柴胡汤胸中烦而不呕两条，可按也。夫人参于热盛而虚者可用，实者不可用，“腹满，身重，难以转侧，口不仁而面垢”，则非虚矣，故但用白虎不用人参。烦者，邪聚于上；呕者，邪得泄越。邪聚于上而得泄越，不可谓实；邪聚于上不得泄越，乌可谓虚？故用小柴胡汤必去半夏、人参，加栝楼实矣。要之，凡用人参必究病之自表自里，病自表者，避忌之旨如上。其不由表者，若霍乱之寒多，用理中丸，腹痛更加之，虽头身疼痛、发热，无所顾忌。如胸痹之心中痞气，气结在胸，胸满，胁下逆抢心，亦绝不惧补益。此仲景深明《本经》除邪之妙奥，学者可不深体之乎！

辛卯夏初，予治两人病，一人脾肾本虚，动辄气逆痰涌而厥，是时偶感寒湿，微热恶寒，他医与九味羌活汤，遂厥，厥苏后，下利，呃逆，烦躁不得眠。予与茯苓四逆汤三剂，后转为阳明证，壮热，烦渴，腹满，得大便而解。一人肾亦虚，得风湿相搏，遍身疼痛证，医与搜风补肾，痛益剧。予与桂枝附子汤二剂，痛已而形候大虚，气才相属，重与理中汤加附子，得大汗而解。门人问此二病，始皆治表非法致变，其后既得温通，又何一传阳明，一从太阳解也。予谓此即汗后、下后之别。从太阳解者，其先本未尝误，特调剂未得当耳，故恃温托之力，邪复外越矣。其一本感寒湿，以生地、黄芩、栀子更益其寒，乌能不下利？既已下利，则表邪已从之陷，表邪既陷，焉能复出于表，不传阳明如何得解。是本不得用人参，但其人过虚，不藉人参，不能禁附子之辛烈走窜，然所以传阳明者，实人参有以致之也。不当用之中有当用焉如此者。

新加汤、白虎加人参汤、小柴胡汤、桂枝人参汤、半夏泻心汤、生姜泻心汤、吴茱萸汤、干姜黄芩黄连人参汤、理中丸、竹叶石膏汤证，因有表证而用人参三两，甚者加至四两半。旋覆花代赭石汤、黄连汤、炙甘草汤、附子汤，用人参二两。柴胡加龙骨牡蛎汤、柴胡桂枝汤，一两半。厚朴生姜甘草半夏人参汤、茯苓四逆汤、四逆加人参汤，一两。柴胡加龙骨牡蛎汤及柴胡桂枝汤，以小柴胡之半者不论，其余皆虚多于邪，用之反少者。少用壅滞，多用宣通之说，岂诚有所本耶！是殆不然。邪盛则开解药亦多，人参若少则不足以驾驭，此所以多也。在补剂中，止欲其与他物相称，偏重则必有所壅遏，谓之宣通可乎！藉人参之宣通，在《伤寒论》中莫过于通脉。试观炙甘草汤治脉结代，通脉四逆汤治利止脉不出，四逆加人参汤治脉微，皆不尚多，概可知矣。虽然白通汤、白通加猪胆汁汤不用人参，则以下利故。下利何以不用人参？则以通脉四逆汤、白通汤、白通加猪胆汁汤证，皆阴气内盛为下利，格阳于外为面赤，是因阴逆而阳衰，较之中阳自衰者有间，故利止旋即加参，若早用人参，正恐其入阴，化阴中之阳为津，如止小柴胡证之渴者，岂不正相反耶？

干姜黄连黄芩人参汤、半夏泻心汤，呕者用人参多，欲呕者用人参少，是人参之治呕有专长矣。故凡呕而胸满者（吴茱萸汤证），呕而肠鸣心下痞者（半夏泻心汤证），呕而发热者（小柴胡汤证），胃反呕吐者（大半夏汤证），皆用人参，抑皆不少（用至三两）。况旋覆代赭汤、生姜泻心汤以干噫而用，橘皮竹茹汤以干哕而用，吴茱萸汤以干呕而用。何独甘草泻心汤证，有干呕不用人参？是许氏《内台方》甘草泻心汤中有人参，为不赘矣。呕家不用人参，有表邪方实者（葛根汤证），里热正盛而不渴者（黄芩加半夏生姜汤证），饮在膈上者（小半夏汤、猪苓汤等证）。且阳明证及妊娠，例不用人参，惟呕则用之（吴茱萸汤、干姜半夏人参丸证）。盖呕者，脾胃虚弱，更触邪气也。人参色黄气柔，味甘微苦，惟甘故补益中宫，唯苦故于虚中去邪，呕之必用人参以此。"服桂枝汤，大汗出后，大烦渴不解，脉洪大者，白虎加人参汤主之。""少阴病，身体痛，手足寒，骨节疼，脉沉者，附子汤主之。"则寒邪热邪之盛，皆可用人参矣。"大病差后，喜唾，久不了了者，胃上有寒，当以丸药温之，宜理中丸。""伤寒解后，虚羸少气，气逆欲吐者，竹叶石膏汤主之。"则病后阴虚阳虚，皆可用人参矣。盖惟其气冲和而性浑厚，能入阴化阳，故入寒凉队中，则调中止渴，入温热队中则益气定逆也。乃偏执一见者，或以谓肺热还加伤肺，则必不可用，或以谓养正邪自除，则无不可用，左右之者，入主出奴，使人无可适从，或者调停其间，谓人参能治虚热，不能治虚火，仍是模棱之说。岂知在上病之动者，寒热皆治之，如白虎加人参汤、理中丸、竹叶石膏汤等证，有渴、吐及唾，皆动也。在下病之静者亦治之，如附子汤证之不动是也。在上病之静者不治，如诸在表当发汗解肌证，及结胸、痞气、停饮等候是也（如半夏泻心、旋覆花代赭石汤等证，以呕、噫而用）。在下病之动者亦不治，如诸下利证是也（四逆、白通、赤石脂禹余粮、桃花、白头翁、黄芩、真武等汤，四逆散证，皆不用，唯通脉四逆汤下加减云："利止，脉不出者，加人参。"乃其证也）。惟既吐且痢者多治之（如四逆加人参、理中、吴茱萸汤等证）。则以上下不守，属中宫溃败，须急急用参，不可以上下动静一概论

也。(《本经疏证·人参》)

**9. 清·叶志诜注**

摇光散采，涓涓蒙蒙，三桠颖擢，五叶阴浓，紫云团盖，明月当空，迎年佩结，求我婴童。(《神农本草经赞·上经》)

**10. 清·黄钰注**

甘寒。开心益智，补五脏而安精神，定魂魄而止惊悸。久服则轻身延年，兼明目而除邪气。(《本草经便读·神农本草经·上品》)

# 甘　草

【原文】甘草，味甘，平。主五脏六腑寒热邪气；坚筋骨，长肌肉，倍力；金疮𬪩；解毒。久服轻身、延年。生川谷。(《神农本草经·上品·甘草》)

【注释】

**1. 明·缪希雍注**

温中下气，烦满短气，伤脏咳嗽，止渴，通经脉，利气血，解百药毒。为九土之精，安和七十二种石，一千二百种草。久服轻身延年。二月、八月除日采根，暴干十日成。术、苦参为使。反大戟、芫花、甘遂、海藻，恶远志。忌猪肉，令人阴痿。

疏：甘草味甘，气平无毒，正禀土中冲和之阳气以生，故《别录》称之为九土之精。可升可降，阴中阳也。主五脏六腑寒热邪气，坚筋骨者，以其得土中冲阳之气，味甘平，性和缓，故能解一切毒气，安脏腑，除邪热也。五脏之寒热邪气既解，则脏气和而真气生，气日以盛，故筋骨坚。长肌肉倍力者，甘能益脾，脾主肌肉，兼主四肢，脾强则四肢生力，故长肌肉倍力也。主金疮肿者，甘入血分而能缓中，且伤则热，热而后肿，甘温益血而除热，烦热解，故肿散也。温中下气者，甘味属土，土位乎中，故温中。甘能缓中散结，故下气。烦满短气者，是劳伤内乏，阳气不足，故虚而烦满短气。甘温能益血，除大热助气，故烦满短气并除也。甘平且和，和能理伤，故治伤脏。肺苦气上逆，嗽乃肺病。甘以缓之，故治咳嗽。血不足则内热，内热则津液衰少而作渴。甘能入脾益血，故止渴。血虚则经脉不通，能益血则经脉自通矣。甘能益血而温气分，故利血气。其解一切金石草木虫鱼禽兽之毒者，凡毒遇土则化。甘草为九土之精，故能解诸毒也。久服轻身延年者，为其益血安和五脏也。

主治参互：

诸毒遇土则化，甘草为土精，故能化毒解一切邪气。佐黄芪、防风，能运毒走表，为痘疹气血两虚者，首尾必资之剂。得白芍药则补脾，甲己化土故也。

同人参、黄芪、白术、大枣、当归身、麦门冬，加升麻、柴胡，为补中益气药，专理饥饱劳役内伤，阳气下陷发热。同人参、干姜、肉桂，则温中。同麦门冬、苏子、枇杷叶，则下气。同黄连、芍药、升麻、滑石，解热毒滞下。同桔梗、玄参、鼠粘子、栝楼根，清利咽喉虚热。同人参、菖蒲、益智、龙眼肉、远志，治健忘。同麦门冬、石膏、竹叶、知母，除烦闷躁渴头痛，解饥。同紫花地丁、金银花、甘菊、夏枯草、贝母、白及、白芷，消一切疔肿。同川黄连，止小儿胎毒惊痫。同黄连、木通、赤芍药、生地黄，泻心经有余之火。同预知子、贯众，解一切蛊毒。单用水炙百遍，煎熬斤许，治悬痈如神。炙则补伤寒病瘥后血虚。

简误：甘能缓中，故中满者忌之。呕家忌甘，酒家亦忌甘。诸湿肿满，及胀满病咸不宜服。（《神农本草经疏·草部上品之上·甘草》）

### 2. 明·卢之颐注

核曰：甘草，一名蕗草、灵通、国老、美草。出陕西河东州郡，及汶山诸夷处。春生苗，高五六尺，叶如槐，七月开花，紫赤如柰，冬结实作角如毕豆，根长三四尺，粗细不定，皮亦赤，上有横梁，梁下皆细根也。以坚实断理者佳，轻虚纵理，细韧者不堪用。凡使去头尾，及赤皮，切作三寸长，劈为六七片，入瓷器中，好酒浸蒸，从巳至午，取出曝干，锉细入药。苦参、干漆为之使。恶远志。反大戟、芫花、甘遂、海藻。忌猪肉。

先人云：甘具生成，路通能所，草从柔化，和协众情。又云：和具四义，一合，二纯，三分苤明，四接续，甘草四德备焉。又云：青苗紫花，白毛槐叶，咸出于黄中通理之，土具四行，不言而喻矣。又云：土贯四旁，通身该治，是以土生万物，而为万物所归。

参曰：《尚书》云：土爰稼穑，稼穑作甘，言土以能生为性，而所生草木，唯稼穑最得土气之和，即拈以征土性，及土味耳。有云：土位乎中。又云：土贯四旁。难者曰：设标竿于中，东观则西，南观成北，中亦难定，予谓中当竖论，四当横论。《内经》云：地何凭乎，大气举之也。固知上下唯气，而土独居其中，四即在中之土，横贯四旁，离四无中。统言之也，甘草色味性情，含章土德，为五味之长，故治居中之腑脏。为邪所薄，而寒热外见，与在内之筋骨，在外之肌肉，悉以横贯之力，坚固长养，气聚于形，形全则力倍，形败则气亡，金疮成靡，如掘土剥地，以致腠理断绝，此属九土之精，行土之用，接续地脉，仍相连合，毒性杀厉即以幽静平和之土缓解之，毒自降心而退舍焉。形全则身轻，形固则延年。中央内外，左右四旁，皆土贯之。若因土致病，因病及土者宜用，设四行借用，另须体会。

土爰稼穑，金曰从革等语，直指五行真性，若能生之能所生之所，又指五行体用。（《本草乘雅半偈·甘草》）

### 3. 明·徐彦纯注

温中下气，烦满短气，伤藏咳嗽，止渴，通经脉，利血气，解百药毒。

《药性》云：病人虚而多热者加用之。

成无己云：甘草甘平以除热。又云：脾欲缓，急食甘以缓之，用甘补之。人参、白术之甘，以缓脾气，调中。

洁古云：甘草性平，味甘。生用之，则大凉泻热；火炙之，则能补三焦元气，调和诸药，相协力共，为而不争。性缓，善解诸急，故有国老之称。《主治秘诀》云：性寒，味甘，气薄味厚。可升可降，阴中阳也。其用有五：和中，补阳气，调和诸药，能解其太过，去寒邪，此为五也。腹胀则忌之。又能养血补肾。生甘草梢子去肾茎之痛，胸中积热非梢子不能除。又云：补血不足，用甘草。凡用纯寒纯热之药，必用甘草，以缓其力也。寒热相杂药，亦用甘草，调和其性也。中满者禁用。《经云》：中满者，勿食甘。

东垣云：生甘草补脾胃不足，大泻心火。又云：甘草味甘，生寒炙温，纯阳。阳不足者，补之以甘。又云：炙之以散表寒，除邪热，去咽痛，除热，缓正气，缓阴血，润肺。

海藏云：经云：脾欲缓，急食甘以缓之。甘以补脾，能缓之也。故汤液用此以建中。经曰：甘者令人中满。又曰：中满者勿食甘。则知非中满之药也。甘入脾，归其所喜故也。或问：附子理中汤、调胃承气汤皆用甘草者，如何是调和之意？曰：附子理中用甘草者，恐其大僭也；调胃承气用甘草者，恐其速下也。三药用之，非调和也，皆缓之也。小柴胡汤有柴胡、黄芩之寒，人参、半夏之温，其中用甘草者，即有调和之意。凤髓丹用甘草者，缓肾湿而生元气，亦甘补之意。经曰：以甘补之，以甘缓之，以甘泻之。本草云：治七十二种石毒，一千二百般草木毒。调和诸药有功，故名国老。虽非君而为君所宗，所以安和草石而解诸毒也。于此可见调和之意者。夫五味之用，苦直行而泄，辛横行而散，酸束而收敛，咸止而软坚，甘上行而发，如何本草言下气？盖甘之味有升降浮沉，可上可下，可内可外，有和有缓，有补有泻，居中之道尽矣。入足太阴、足厥阴、足少阴三经，能治肺痿之脓血。若作吐剂，能消五发之痈疽。每用甘草二两，水三碗，慢火熬至半碗，去滓服之，消疮肿，与黄芪同功，黄芪亦能消诸肿痈疽，修治之法与甘草同。

丹溪云：生甘草大缓诸火邪。下焦药宜少用，恐大缓不能自达。（《本草发挥·甘草》）

### 4. 清·张志聪注

甘草始出河西川谷、积沙山，及上郡，今陕西河东州郡皆有之。一名国老，又名灵通。根长三四尺，粗细不定，皮色紫赤，上有横梁，梁下皆细根也，以坚实断理者为佳。调和脏腑，通贯四旁，故有国老、灵通之名。

甘草味甘，气得其平，故曰甘平。《本经》凡言平者，皆谓气得其平也。主治五脏六腑之寒热邪气者，五脏为阴，六腑为阳。寒病为阴，热病为阳。甘草味甘，调和脏腑，通贯阴阳，故治理脏腑阴阳之正气，以除寒热阴阳之邪气也。坚筋骨，长肌肉，倍气力者，坚肝主之筋、肾主之骨，长脾主之肉，倍肺主之气、心主之力。五脏充足，则六腑自和矣。金疮乃刀斧所伤，因金伤而成疮。金疮𤸷，乃因金疮而高𤸷也。解毒者，解高𤸷无名之毒，土性柔和，如以毒物埋土中，久则无毒矣。脏腑阴阳之气皆归土中，久服则土气有余，故轻身延年。（《本草崇原·本经上品》）

### 5. 清·姚球注

甘草气平，禀天秋凉之金气，入手太阴肺经；味甘无毒，禀地和平之土味，入足太阴脾经。气降味升，阳也。

肺主气，脾统血，肺为五脏之长，脾为万物之母；味甘可以解寒，气平可以清热；甘草甘平，入肺入脾，所以主五脏六腑寒热邪气也。

肝主筋，肾主骨，肝肾热而筋骨软；气平入肺，平肝生肾，筋骨自坚矣。脾主肌肉，味甘益脾，肌肉自长；肺主周身之气，气平益肺，肺益则气力自倍也。

金疮热则𤸷，气平则清，所以治𤸷；味甘缓急，气平清热，故又解毒。久服肺气清，所以轻身；脾气和，所以延年也。

制方：甘草佐黄芪、防风，治气虚痘症。同白芍、黄芩，名黄芩汤，治痢。同白芍，名甲己汤，治泄。同人参、炮姜、肉桂，则温中。同麦冬、枇杷叶、苏子，则下气。同川连、白芍、升麻、滑石，治热痢。同人参、菖蒲、益智、圆肉、枣仁、远志，治健忘。同桔梗、元参、牛蒡、花粉，利咽喉。同麦冬、石膏、竹叶、知母，名竹叶石膏汤，治烦闷燥渴。同川连、木通、赤茯、生地，泻心火。同桂枝、人参、生地、麦冬、阿胶、麻仁、姜、枣、酒，名复脉散，治心脾血枯。甘草一味，水炙熬膏，治悬痈如神。（《本草经解·草部上·甘草》）

### 6. 清·徐大椿注

此以味为治也，味之甘，至甘草而极。甘属土，故其效皆在于脾。脾为后

天之主，五脏六腑皆受气焉。脾气盛，则五脏皆循环受益也。(《神农本草经百种录·上品·甘草》)

### 7. 清·陈修园注

物之味甘者，至甘草为极。甘主脾，脾为后天之本，五脏六腑皆受气焉。脏腑之本气，则为正气；外来寒热之气，则为邪气，正气旺则邪气自退也。筋者，肝所主也；骨者，肾所主也；肌肉者，脾所主也；气者，肺所主也；力者，心所主也；但使脾气一盛，则五脏皆循环受益，而得其坚之、长之、倍之之效矣。金疮者，为刀斧所伤而成疮，疮甚而瘇。脾得补而肉自满也。能解毒者，如毒物入土，则毒化也。土为万物之母，土健则轻身延年也。(《神农本草经读·上品·甘草》)

### 8. 清·邹澍注

甘草春苗夏叶，秋花冬实，得四气之全。其色之黄，味之甘，迥出他黄与甘之上，以是协土德，和众气，能无处不到，无邪不祛，此所谓主五脏六腑寒热邪气也。土为万物母，凡物无论妍媸美恶，莫不生于土，及其败也，又莫不归于土，化为生生之气，则所谓能解百药毒，安和七十二种石，千二百种草也。人之气犹物之气，和顺者，其妍美也；急疾者，其媸恶也。尽化急疾为和顺，经脉自然通调，血气自然滑利，于是肌骨坚，肌肉长，气力倍矣。特甘性缓，甘弥甚者，缓亦弥甚。凡一身之气因急疾为患者能调之，纵弛而阻滞者，非所宜也。

《伤寒论》《金匮要略》两书中，凡为方二百五十，用甘草者至一百二十方。非甘草之主病多，乃诸方必合甘草，始能曲当病情也。凡药之散者，外而不内(如麻黄、桂枝、青龙、柴胡、葛根等汤)。攻者，下而不上(如调胃承气、桃仁承气、大黄甘草等汤)。温者，燥而不濡(四逆、吴茱萸等汤)。清者，洌而不和(白虎、竹叶石膏等汤)。杂者，众而不群(诸泻心汤、乌梅丸等)。毒者，暴而无制(乌梅汤、大黄䗪虫丸等)。若无甘草调剂其间，遂其往而不返，以为行险侥幸之计，不异于破釜沉舟，可胜而不可不胜，讵诚决胜之道耶！

甘草中黄皮赤，入脾而兼入心，此泻火之说所由来也。泻火之说，在仲景书有二端。一者，"发汗、吐、下后，虚烦不得眠，若剧者，必反复颠倒，心中懊憹，少气，栀子甘草豉汤主之。"一者，"少阴病，二三日，咽痛者，可与甘草汤。不差者，与桔梗汤。"夫太阳病懊憹者，宜栀子豉汤，少气则加甘草，然何以知少气之不为虚乎？其说在东垣书，所谓心火急而乘脾者，虽不得为实，亦不可谓虚。譬如饥极，则胸中热且懵烦，欲动作不得，此之谓少气，其用甘草，竟可谓之补虚。喉咙，少阴直脉所循也。少阴病，仅二三日即咽痛，明其急疾之至，谓非少阴之热，循直脉之从肾贯肝膈，入肺中，循喉咙，挟舌本而上者，不可。其用甘草，即可谓之缓中，甘草缓之至，而治急疾之病，著效甚速，故虽实为缓中补虚，而谓之泻火也可。即如《别录》所谓温中下气，治烦满短气也，亦无不可。或谓甘草解毒，恐即是和药性之一端，虽亦有是理，然其中别有精妙，非和药性所能尽者，如前所谓，凡物无论美恶，入土即化者，此其一也。《金匮要略》云："凡诸毒多是假毒以损元，知时，宜煮甘草荠苨汁饮之，通治诸药毒。"忠可徐氏谓："一线之毒，何能杀人，乃假些微毒气渗入，元气反为毒气作使，至不可疗，所谓星星之火，势极燎原也。"虽然补元气之物多矣，必取甘草者，则以上文云："凡煮药饮汁以解毒，虽云救急，不可热饮，诸毒病得热更甚，宜冷饮之。"既欲其甘缓元气之急，又欲其凉不使助毒，舍甘草其何从，此又其一矣。予尝治一人暑月烦懑，以药搐鼻，不得嚏，闷极，遂取药四五钱匕服之，烦懑益甚，昏不知人，不能语言，盖以药中有生南星、生半夏等物也。予谓南星、半夏之毒，须得姜汁乃解，盛暑烦懑，乌可更服姜汁？势必以甘草解之。但甘草味极甘，少用则毒气不解，服至一二钱，即不能更多，因以甘草一斤蒸露饮之，饮尽而病退。是知孙真人云："甘草解百药毒如汤沃雪。"不我欺也。

　　金创之为病，既伤则患其血出不止，既合则患其肿壅为脓。今曰金创肿，则金创之肿而未脓，且非不合者也。《千金方》治金创，多系血出不止，箭镞不出，故所用多雄黄、石灰、草灰等物，不重甘草。惟《金匮要略》王不留行散，王不留行、蒴藋细叶、桑东南根皆用十分，甘草独用十八分，余皆更少，则其取意正与《本经》吻合矣。甘草所以宜于金创者，盖暴病则心火急疾赴之，当其未合则迫血妄行，及其既合则壅结无所泄，于是自肿而脓，自脓而溃，不异于痈疽，其火势郁结，反有甚于痈疽者。故方中虽已有桑皮之续绝合创，王不留行之贯通血络者，率他药以行经脉贯营卫，又必君之以甘草之甘缓解毒泻火和中。浅视之，则曰："急者制之以缓。"其实泄火之功为不少矣。金创血病，血病不多用血药，反以气药为君，则以气固血之帅，血去气随，则阳随阴壅，阴为阳溃而死矣。方下血而用王不留行，则血遂不可止，已成脓而用川椒、干姜，则痛不可忍。不后不先，正当金创肿时而用是方，此仲景深入《本经》，非他人所能及者也！

　　甘草之用生、用炙确有不同，乃两书百二十方，《伤寒论》用生甘草者不及十之一，《金匮要略》用炙甘草者亦不及十之一，甚有同一方在《伤寒论》则炙用，在《金匮要略》则生用者，是知古书传讹者多矣。如《本经》《别录》主治，大率"除邪气、治金创、解毒"，皆宜生用；"缓中、补虚、止渴"，宜炙用。消息意会之可矣。炙甘草之任莫重于复脉汤，其用在通经脉，利血气，可无论矣，而《金匮要略》附《千金翼方》，治"虚劳不足，汗出则闷，脉结悸，行动如常"，非所谓烦满、短气乎！又附《外台方》，治"肺痿，涎唾多，心中温温液液者"，非所谓伤脏咳嗽乎！特脉之动而中止，不能自还，因而复动者有三，曰代、曰结、曰促。解之者曰："脉数而止，谓之促；缓而止，谓之结；止有定时，谓之代。"乃炙甘草汤但治结，而不治代、促，其义何居？曰："此非甘草不治代、促，乃非治代、促之汤也。"观论中桂枝去芍药汤证（脉促胸满），葛根黄连黄芩汤证（脉促下痢），下后欲解证（脉促不结胸），皆不忌甘草，即可知其旨不在甘草矣。

首次则甘草干姜汤、芍药甘草汤，一和脾，一和肝。和脾者，安中宫阳气之怫乱；和肝者，通木脏阴气之凝结。虽系干姜、芍药之力，然此重彼轻，则又可见中央之病，中央药主之。干姜、芍药力虽大，然保泰定功，不能不归于甘草也。故两汤之治，曰："便厥，咽中干，烦躁，吐逆，两胫拘急。"是阳明内结也。与甘草干姜汤，厥愈足温，重与芍药甘草汤，尔乃胫伸。夫阳结为厥，阴结为拘，干姜能破阳，芍药能破阴，破阴破阳，能愈拘愈厥，不能愈咽干，止烦躁，此保泰定功之所在矣。夫中者，上下之枢。《金匮要略》云："肺痿，吐涎沫而不咳者，其人不渴，必遗尿、小便数。所以然者，上虚不能制下也。此为肺中冷，甘草干姜汤以温之。"是由中以益上制下也。一变而为理中汤，治上吐下利，是由中以兼制上下矣。再变而为桂枝人参汤，治外热内寒，表里不解，是由中以兼制内外矣。又一变而为四逆汤，治下利清谷，是由中以制下矣。再变而为通脉四逆汤，治下利面赤，内寒外热，是由中及下，兼制内外矣。甘草干姜汤制上中以及下，能扩充以至外；芍药甘草汤则制中下以及外，能扩充以至内。如桂枝汤之治风，黄芩汤之治热，芍药甘草附子汤之治寒，莫不连类及者，亦可悟甘草居中安土之大凡矣。

其次，则甘草泻心汤与半夏泻心汤同，因甘草分两重，遂别出方名也。柯韵伯曰："泻心汤即小柴胡去柴胡加黄连、干姜汤也。小柴胡汤七味，五味皆可加减，惟柴胡、甘草无可加减，以安内攘外，不容偏废也。其变为泻心汤多由误下，误下则内益不安，此泻心汤中甘草可加而不可减所取义矣。而泻心汤三方，又有来自三阳之别，曰："柴胡汤症具，以他药下之，心下遂满而不痛者，从少阳来者也。"曰："汗出解后，心下痞鞕，干噫，下利者，从太阳来者也。"曰："医反下之，下利日数十行，心下痞鞕而满，干呕，心烦，不得安，从阳明来者也。"从太阳、少阳来者，用甘草本未尝轻；从阳明来，既心下痞鞭矣，乃以为病不尽而复下之，致痞益甚，其为胃虚何疑？是知甘草治胃虚之的药，胃愈虚用之愈重。成无己曰："汗后胃虚，是外伤阳气，故于泻心汤加生姜；下后胃虚，是内损阴气，故于泻心汤加甘草。"是知甘草补胃，为补胃中之阴矣。

治血痹，用桂枝黄芪五物汤，治黄汗，用桂枝加黄芪汤，相去仅一味，所治之病大有不同，斯可悟《素问》制方之旨，仲景得之为最深矣。曰："血痹，阴阳俱微，寸口关上微，尺中小紧，外证身体不仁，如风痹状。"微者虚之所在，紧者病之所在，不治其病，虚无由复，是则治下制方宜急，急则去甘草而多其分数，此桂枝黄芪五物汤分数较之桂枝加黄芪汤为多也。曰："黄汗为病，两胫自冷，从腰已上汗出，下无汗，腰髋弛痛，如有物在皮中状，剧者不能食，身疼重，烦躁，小便不利。"在上汗，在下痛，不治其汗，痛无由复（以汗非寻常之汗也），是则治上制方宜缓，缓则加甘草而减其分数也。矧血痹之源，因尊荣人骨弱肌肤盛，疲劳汗出，卧不时动摇，加被微风，皆伤下之候，故其治曰："宜针引阳气，令脉和紧去则愈。"则谓其治下不谬。黄汗，身体肿，不恶风，小便通利，为上焦有寒，其口多涎，能不谓病在上哉！是故两方之相去虽以甘草，然其义实有非甘草所能尽者。《至真要大论》曰："急则气味厚，缓则气味薄。"适其至所，此之谓也。王太仆云："治上补上，方迅急则止不住而迫下；治下补下，方缓慢则滋道路而力又微。制急方而气味薄，则力与缓等；制缓方而气味厚，则势与急同。如是为缓不能缓，急不能急，厚而不厚，薄而不薄，则大小非制，轻重无度，虚实寒热，脏腑纷挠，无由致治，是知分数不可不定也。"（《本经疏证·甘草》）

### 9. 清·叶志诜注

春仲秋仲，蠲吉除疴，名符甘美，义致中和，草木芜秽，乳石偏颇，虽固必解，国老皤皤。（《神农本草经赞·上经》）

### 10. 清·黄钰注

甘平。功擅解毒，主治五脏与六腑，倍气力而坚筋骨，除寒热之邪气，解疮疡而长肌肉。（《本草经便读·神农本草经·上品》）

# 生地黄（干地黄）

【原文】干地黄，味甘，寒。主折跌绝筋，伤中，逐血痹，填骨髓，长肌肉，作汤除寒热积聚，除痹，生者尤良。久服轻身不老。一名地髓。生川泽。（《神农本草经·上品·干地黄》）

【注释】

## 1. 明·缪希雍注

主男子五劳七伤，女子伤中胞漏下血，破恶血，溺血，利大小肠，去胃中宿食，饱力断绝，补五脏内伤不足，通血脉，益气力，利耳目。生者尤良。

生地黄，大寒。主妇人崩中血不止，及产后血上薄心闷绝，伤身胎动下血，胎不落，堕坠踠折，瘀血吐血，鼻衄吐血，皆捣饮之。久服轻身不老。采得即用者为生，晒干收者为干，以法制过者为熟。

疏：干地黄禀仲冬之气以生。黄者，土之正色，兼禀地之和气，故味甘气寒而无毒。《别录》又云苦者，以其兼入心脾也。此乃补肾家之要药，益阴血之上品。《本经》主折跌绝筋伤中，逐血痹者，肝藏血而主筋，补肝则荣血调，荣血调则伤自去。痹者血分之病，因虚而风寒湿邪客之，故筋拘挛而痛，养血和肝，痹必瘳矣。作汤除寒热积聚除痹者，血和则结散，故诸证自除也。其曰填骨髓，长肌肉，主男子五劳七伤者，地黄为至阴之药，正补肾水真阴而益血，血王则髓满，阴足则肌肉自长。五劳七伤皆阴虚内热，真阴不足之候。甘寒能除内热而益精髓，故劳伤自除也。女子伤中胞漏下血者，阴虚则火炽而血热，火能销物，造化自然之道也。凉血益血则胞漏自止矣。下血者，血热也。凉血则下血自愈。荣血滞则为恶血。生地黄能行血，故破恶血。溺血者，肾与小肠热也。益阴凉血则溺血自止，二便自利矣。胃为足阳明，胃家湿热盛则食不消。生地黄能泻脾胃中湿热，湿热去而脾胃安，则宿食自去。饱而努力则肠胃筋脉有绝伤之患。形属血，故行血益血则诸伤自理矣。五脏咸属阴，阴即精血。补精血，则五脏内伤不足自愈矣。通血脉，益气力，利耳目者，皆脏安之验也。又主妇人崩中血不止，及产后血上薄心闷绝，伤身胎动下血，胎不落，堕坠踠折，瘀血留血，衄血吐血，生者捣汁饮之，皆凉血行血之功也。久服轻身不老，则益阴填髓补五脏之能事毕矣。

又按：《日华子》云：助心胆气，强筋骨，长志安魂定魄，除惊悸者，胆为五脏六腑之首，行春升之气，故十一脏皆取决于胆，为中正之官。地黄入手足少阴，亦入足厥阴。心与肝为子母之脏，胆为肝之腑，肝主筋，肾主骨，肾藏精与志，肝藏魂，肺藏魄，心胆二经虚则病惊悸。生地黄为手少阴之要药，能凉心助胆补肝。心凉则热不薄肺，肝肺清宁则魂魄自定，胆气壮则惊自除，肝肾足则筋骨自强，心肾交济则志自长矣。

主治参互：

生地黄同大小蓟各半，俱捣取自然汁，和童便饮，治一切血热妄行，吐血，齿、鼻衄，神效。取汁和面作坏托冷淘，治虫心痛。同苎麻根捣汁碗许，加炒砂仁末三钱，治胎动下血。同麦门冬，治产后烦闷。同当归、赤芍药、乳香、没药、肉桂、炒黄荆子末，治一切跌打折伤，瘀血作痛。同金银花、甘草、荆芥穗、玄参、连翘、黄柏、地榆、白芷、木通，治血分湿热生脓疮痛甚者，浓煎恣饮，立差。入琼玉膏，为阴阳两补之要剂。干地黄同沙苑蒺藜、肉苁蓉、鹿茸、山茱萸、五味子，能益男子精。同人参、枸杞、五味子、麦门冬、鹿茸、车前子、覆盆子、菟丝子，多服令人有子。得青蒿子、鳖甲、银柴胡、沙参、天麦二冬、黄柏、甘草、地骨皮、牡丹皮、白芍药、牛膝能治骨蒸劳热。同人参、远志、麦门冬、酸枣仁、柏子仁、茯神、甘草，治心虚惊悸怔忡健忘。同黄芪、黄连、黄柏、酸枣仁、五味子、白芍药、麦门冬、龙眼肉、牡蛎粉，治盗汗久不止。得麦门冬、五味子、牛膝、枸杞子、车前子、阿胶、天门冬，治溺血。同人参、麦门冬、五味子、牛膝、渍酒，能益气力，逐及奔马。同当归、白芍药、川芎、阿胶、鹿角胶，能益母安胎。同砂仁，治胎动下血腰痛。同青蒿、地骨皮、麦门冬、白芍药、山茱萸、枇杷叶，治妇人月事先期。同生姜，治产后中风。同当归、川芎、蒲黄、黑豆、炒炮姜、泽兰、益母、牛膝、续断、杜仲、鹿角胶，治一切产后血虚发热。得肉桂及乳香、没药、五灵脂，治儿枕痛；夏月去桂。同芍药、当归、川芎、阿胶、蕲艾、香附，治经事不调。同甘菊花、女贞实、枸杞子、白蒺藜，能明目益精。同黄连、连翘、薄荷、甘草、甘菊花、木通，治目暴赤痛。同鹿茸、五味子、人参、人乳粉、白茯苓等，能生齿。同何首乌、桑椹、甘菊、鳢肠、蜀椒，能乌须发。

简误：生地黄，性大寒。凡产后恶食作泻，虽见发热，恶露作痛，不可用。误用则泄不止。

胃气者，后天元气之本也。胃困则饮食不运，精血不生，虚热何自而退，故并当归忌之。凡见此证，宜多加炮姜、桂心、人参，必自愈。凡阴虚咳嗽，内热骨蒸，或吐血等候，一见脾胃薄弱，大便不实，或天明肾泄，产后泄泻，产后不食，俱禁用生地黄、当归，误则同于前辙。慎之！凡胸膈多痰，气道不利，升降窒塞，药宜通而不宜滞，汤液中禁入地黄。（《神农本草经疏·草部上品之上·甘草》）

## 2. 明·卢之颐注

核曰：地黄，一名芐，名芑，名地髓。罗愿曰：芐以沉下者为珍，故字从下。先人云：天玄而地黄，天上而地下，阳戊而阴巳，阳浮而阴沉，则地黄、地髓、芐、芑之义，与情性为用之方，可以想见。古取咸阳川泽，及渭城彭城，同州诸处，今唯怀庆者为上。诸处随时兴废不同耳。江浙壤地者，受南方阳气，质虽光润而力微，不及怀庆山产者，禀北方纯阴，皮有磊砢而力大也。古人种子，今唯种根。二月生苗，初生塌地，高者不及尺许，叶如山白菜而毛涩，又似小芥叶而颇厚，中心皱纹如撮，茎上有细毛，梢头开花，如小筒子而色红紫。亦有黄色白色者，结实作房如连翘，中子甚细而色沙褐。根如人指，长短粗细不常，甚有一枝重数两者。汁液最多，虽暴焙极燥，顷则转润。二月八月采者，未穷物性，八月残叶犹在茎中，精气未尽归根。二月新苗已生，根中精气已滋于叶。不如正月九月，采者气全也。种植甚易，入土即生，大宜肥壤，根肥多汁，法以土壤作坛，如浮屠数级，寸段莳灌，根长滋盛也。但种植之后，其土便苦，次年止可种牛膝。再二年，可种山药。足十年，土味转甜，始可复种地黄。否则味苦形瘦，不堪入药也。作干地黄法，去皮，入柳木甑内，置瓷锅上蒸之；蒸透取出，摊令气歇，拌酒再蒸。又出令干，勿犯铜铁器，恐令人肾消发白，男损营，女损卫也。作熟地黄法，取肥大者三十斤，洗净晒干，更以三十斤捣汁相拌蒸之。又曝又蒸，汁尽为度，则光黑如漆，味甘如饴者始佳。若入丸散，止可入砂盆内，隔汤荡燥，勿用火焙，以伤药力。

先人《博议》云：地黄别名地髓，又名芐，名芑。苗不能高，生意在根，味甘色黄，沉重多汁，当入脾，为脾之肾药，以名髓多汁而气寒也。熟之则色黑，能入肾填髓，反为肾之脾药，以名芐名芑，味甘色黄，而填为土入之象，然土为水之用神，似土堤所以防水也。形如血脉，本经用逐血痹。盖血者，取中焦水谷之汁，变化赤色以行经隧，如中，如汁，如经隧，皆象其形。痹者，闭而不通，随其血之不通而为病。如在目则赤，在齿则痛，在肉理则痛肿，在心则昏烦，在肺则咳血。壅遏而为身热，枯耗而为燥涩痿软，泛滥而为吐衄崩漏。血痹颇广，各以类推。逐者，俾其流通之义也。观其入土易生可知矣。须发为血脉之余，血痹则黄赤易见，可使之黑者？痹去而血华也，性惟润下，功力到时，二便通利，以为外征。《千金方》黑膏，用治热积所成之斑。《肘后方》拌鸡蒸汁，用治寒积所成之疝，咸从血痹之所生耳，血中有痹，则骨髓不满，肌肉不长，筋脉断绝，均谓伤中。若填满，若生长，若接续，皆克成血液之流通者也。所云寒热积聚，惟从痹字中生，第加一转语耳。因彼不通，所以积聚，若作五积六聚，用地黄以除之，未有不反益其积聚者。如寒中虚人，在所必忌。否则腻膈滑肠，中满减食矣。

参曰：苗叶布地，高不及尺，随地逶迤，生机偏向根荄者也。根截入土，横穿直竖，绝不以坚碍妨活泼，真得色空者耳。其汁深黄，染手不落；其味甘美，着舌不散。吮拔地髓，性颇贪狼，故种植之地，土便憔苦，十年后方得转甜，功德力量，可望而知矣。先人判干者为脾之肾药，熟者为肾之脾药，明显

的确。及释《本经》《别录》，精详深邃，读之可比类旁通，颐不更参。(《本草乘雅半偈·干地黄》)

### 3. 明·徐彦纯注

熟干地黄，味甘、苦，日干者平，火干者温，无毒。

洁古云：熟地黄，酒洒九蒸，假酒力则微温，补血虚不足。虚损血衰之人须用。善黑须发。忌莱菔。《主治秘诀》云：性温，味苦、甘，气薄味厚。沉而降，阴也。其用有五；益肾水真阴，一也；和产后血气，二也；去腹脐急痛，三也；养阴退阳，四也；壮水之源，五也。治外治上，以酒浸之。

东垣云：地黄生则性大寒而凉血，熟则性微温而补肾。又云：熟地黄、当归身、牡丹皮，此三味诸经中和血、生血、凉血。

海藏云：生地黄治手足心热及骨蒸热。入手足少阴、手足厥阴。能益肾水而凉血。其脉洪实者宜用生地黄。若脉虚者，则宜熟地黄。假火力蒸九次，故能补肾中元气。仲景制八味丸，以熟地黄为诸药之首者，天一所生之源也。汤液四物汤，以治藏血之脏，亦以熟地黄为君者，癸乙同归一治也。蒸捣不可犯铁器，若犯之，令人肾消。陈藏器云：蒸干则温补，生干则平宣。《机要》云：熟地黄治脐下发热者，肾经病也，非地黄不能除，补肾也，益阴之剂。二宜丸加当归，为补髓煎。(《本草发挥·熟干地黄》)

### 4. 清·张志聪注

地黄色黄，味甘性寒，禀太阴中土之专精，兼少阴寒水之气化。主治伤中者，味甘质润，补中焦之精汁也。血痹，犹脉痹，逐血痹者，横纹似络脉，通周身之经络也。得少阴寒水之精，故填骨髓。得太阴中土之精，故长肌肉。地黄性唯下行，故字从苄。借汤饮，则上行外达，故曰作汤除寒热积聚。除积聚，上行也。除寒热，外达也。又曰除痹，言不但逐血痹，更除皮肉筋骨之痹也。除皮肉筋骨之痹，则折跌绝筋，亦可疗矣。久服则精血充足，故轻身不老。生者尤良，谓生时多津汁而尤良，惜不能久贮远市也。后人蒸熟合丸，始有生地、熟地之分。熟地黄功力与生地黄相等，性稍减，补肾相宜，所以然者，蒸熟，则甘中之苦味尽除，故寒性稍减，蒸熟则黑，故补肾相宜。

愚按：地黄入土最深，性唯下行，作汤则助其上达。《日华子》有天黄、地黄、人黄之分，谬矣。(《本草崇原·本经上品》)

### 5. 清·姚球注

地黄气寒，禀天冬寒之水气，入足少阴肾经；味甘无毒，得地中正之土味，入足太阴脾经。气味重浊，阴也。

阴者中之守也，伤中者，守中真阴伤也；地黄甘寒，所以主之。痹者血虚不运，而风寒湿凑之，所以麻木也；地黄味甘益脾，脾血润则运动不滞，气寒益肾，肾气充则开合如式，血和邪解而痹瘳矣。肾主骨，气寒益肾，则水足而骨髓充；脾主肌肉，味甘润脾，则土滋而肌肉丰也。

作汤除寒热积聚者，汤者荡也，或寒或热之积聚，汤能荡之也，盖味甘可以缓急，性滑可以去着也。其除痹者，血和则结者散，阴润则闭者通，皆补脾之功也。其疗折跌绝筋者，筋虽属肝，而养筋者脾血也，味甘益脾，脾血充足，则筋得养而自续也。

久服气寒益肾，肾气充所以身轻，味甘益脾，脾血旺则华面，所以不老，且先后二天交接，元气与谷气俱纳也。

制方：地黄同大蓟、小蓟各半，捣取自然汁，和童便服，治血热吐衄症。同麦冬，治产后烦闷。同沙蒺藜、苁蓉、鹿茸、山萸、北味，治男子精寒。同白茯、丹皮、泽泻、山萸、山药，名六味汤丸，治一切阴虚证。同人参、远志、麦冬、枣仁、柏仁、茯神、甘草，治心虚怔忡悸忘。同黄芪、川连、黄柏、枣仁、五味、麦冬、圆肉、牡蛎，治盗汗不止。同麦冬、五味、牛膝、杞子、车前、阿胶、天冬，治尿血。同麦冬、五味、牛膝，治下部无力。同砂仁，治胎动下血腰痛。同生姜，治产后中风。同醋炒黄芪，治肠风不止。同肉桂、山药、山萸、丹皮、泽泻、白茯，名七味汤丸，治命门火衰。同肉桂、附子、山萸、白茯、丹皮、泽泻、山药丸，名肾气丸，治命门虚寒。（《本草经解·草部上·地黄》）

### 6. 清·徐大椿注

地黄色与质皆类血，故入人身则专于补血。血补则阴气得和，而无枯燥拘牵之疾矣。

古方只有干地黄、生地黄，从无用熟地黄者。熟地黄乃唐以后制法，以之加入温补肾经中药颇为得宜。若于汤剂及养血、凉血等方，甚属不合。盖地黄专取其性凉而滑利流通，熟则腻滞不凉全失其本性矣。

又，仲景《伤寒》一百十三方，惟复脉用地黄。盖伤寒之病，邪从外入，最忌滋滞。即使用补，必兼疏拓之性者，方可入剂。否则邪气向里，必有遗害。今人一见所现之证，稍涉虚象，便以六味汤为常用之品，杀人如麻，可胜长叹。（《神农本草经百种录·上品·干地黄》）

### 7. 清·陈修园注

地黄气寒，入足少阴肾经。味甘无毒，入足太阴脾经。气味重浊，阴也；阴者，中之守也；伤中者，守中真阴伤也。地黄甘寒，补中焦之精汁，所以主之。血痹者，血虚闭而不运也。地黄味甘以滋脾血，气寒以益肾气，气血行而闭者开矣。肾主骨，益肾则水足而骨髓充；脾主肌肉，润脾则土滋而肌肉丰也。作汤除寒热积聚者，汤者荡也，或寒或热之积聚，汤能荡之也。盖味甘可以缓急，性滑可以去着也。又曰：除痹者，言不但逐血痹，更除皮肉筋骨之痹也。除皮肉筋骨之痹，则折跌绝筋亦可疗矣。久服轻身不老，以先后二天交换，元气与谷气俱纳也。生者尤良，谓其本性俱在也。

陈修园曰：地黄，《本经》名地髓，《尔雅》名芐，又名芑。唐以后九蒸九晒为熟地黄，苦味尽除，入于温补肾经丸剂，颇为相宜；若入汤剂及养血凉血等方，甚属不合。盖地黄专取其性凉而滑利流通，熟则腻滞不凉，全失其本性矣。徐灵胎辨之甚详，无何若辈竟执迷不悟也。

又曰：百病之极，穷必及肾。及肾，危证也。有大承气汤之急下法，有桃花汤之温固法，有四逆汤、白通汤之回阳法，有猪苓汤、黄连鸡子黄汤之救阴法，有真武汤之行水法，有附子汤之温补法，皆所以救其危也。张景岳自创邪说，以百病之生，俱从肾治。误以《神农本经》上品服食之地黄，认为治病之药。《内经》云：五谷为养，五果为助，五菜为充，毒药攻邪。神农所列上品，多服食之品，即五谷、五果、五菜之类也。玩"久服"二字可见。圣人药到病瘳，何以云久服？凡攻邪以去病，多取毒药。滋润胶粘，反引邪气敛藏于少阴而无出路，以后虽服姜、附不热，服芩、连不寒，服参、术不补，服硝、黄不下，其故何哉？盖以熟地黄之胶粘善着。女人有孕服四物汤为主，随症加入攻破之药而不伤，以四物汤中之熟地黄能护胎也。知其护胎之功，便可悟其护邪之害。胶粘之性最善着物，如油入面，一着遂不能去也。凡遇有邪而误用此药者，百药不效。病家不咎其用熟地黄之害，反以为曾用熟地黄而犹不效者，定为败症，岂非景岳之造其孽哉？（《神农本草经读·上品·地黄》）

### 8. 清·叶志诜注

药之膏油，莫如地髓，露咽甘滋，光存夜视，枥马驹生，颔丝儿喜，安用金芝，内热一洗。（《神农本草经赞·上经》）

### 9. 清·黄钰注

甘寒。绝筋折跌，填髓长肌，伤中逐血。生者作汤而除痹，兼除积聚之寒热。不老轻身，久服始益。（《本草经便读·神农本草经·上品》）

# 白术（术）

【原文】术，味苦，温。主风寒湿痹、死肌，痉、疸；止汗；除热；消食，作煎饵。久服轻身延年，不饥。一名山蓟。生山谷。（《神农本草经·上

品·术》）

【注释】

**1. 明·缪希雍注**

白术，味苦、甘，温，无毒。主风寒湿痹，死肌痉疸，止汗除热消食。主大风在身面，风眩头痛，目泪出，消痰水，逐皮间风水结肿，除心下急满，及霍乱吐下不止，利腰脐间血，益津液，暖胃消谷嗜食。作煎饵久服，轻身延年不饥。茅山者为胜。忌蛤、雀、桃、李、菘菜、青鱼。

疏：术禀初夏之气以生。其味苦，其气温，从火化也。正得土之冲气，故《别录》益之以甘，表土德也，故无毒。其气芳烈，其味甘浓，其性纯阳，为除风痹之上药，安脾胃之神品。

《本经》主风寒湿痹，死肌痉疸者，正以风寒湿三者合而成痹，痹者拘挛而痛者是也。经曰：地之湿气，感则害人皮肉筋骨。死肌者，湿毒侵肌肉也。痉者，风寒乘虚容于肝脾肾所致也。疸者，脾胃虚而湿热瘀滞也。如上诸病，莫不由风寒湿而成。术有除此三邪之功，故能祛其所致之疾。止汗除热消食者，湿热盛则自汗，湿邪客则发热。湿去而脾胃燥，燥则食自消，汗自止，热自除也。又主大风在身面者，术气芳烈而悍，纯阳之物也。风为阳邪，发于阳部，故主之也。风眩头痛目泪出者，阳虚则风客之而眩，痰厥则头痛，风热壅则目泪出也。消痰水，逐皮间风水结肿，除心下急痛，及霍乱吐下不止者，湿客干胃则滞而生痰，客于脾则生水，脾虚湿胜则为水肿，湿客中焦则心下急满，脾胃俱虚则中焦不治，而湿邪客之则为霍乱吐下不止也。利腰脐间血者，血属阴，湿为阴邪，下流客之，使腰脐血滞而不得通利，湿去则诸证无不愈矣。益津液、暖胃、消谷嗜食者，湿去则胃强而津液自生，寒湿散则胃自暖，邪去而脾胃健则消谷而嗜食矣。煎饵久服，轻身延年不饥者，术为阳药，故善除阴湿，湿去则脾胃之气旺；阳主气，气盛则身轻，脾主四肢，湿去则脾健，健则四肢利，故能涉险负重也。《仙经》云：气满不思食，是以延年而不饥也。

主治参互：

术为阳草，气胜黄精。除湿祛寒，疏风辟恶，其功能也。单饵则延年，轻身不饥。兼济则观所从何道，故同人参、茯苓、白芍药、甘草、橘皮、莲肉、缩砂，则健脾开胃消饮食，为壮脾胃之要剂，调中之正法。

同藿香、橘皮、茯苓、人参、木瓜、猪苓、泽泻、缩砂，则治霍乱吐泻转筋。同干葛、防风、茯苓、炙甘草、车前子、猪苓、泽泻，则治湿胜作泄若雷奔。同秦艽、萆薢、木瓜、薏苡仁、桑寄生、石斛、黄芪、地黄、石菖蒲、桂枝、甘草、晚蚕砂，则治一切痛痹及关节不利；热者去桂枝、加黄柏。得黄柏、牛膝、木瓜、石斛，能健步潜行。得苦参、牡蛎，治小儿胃家湿热，饮食不生肌肉。君人参、芍药、木瓜、薏苡、茯苓、桑白皮、赤小豆、车前、橘皮，佐以猪苓、泽泻，能治一切水肿。日重倍人参，夜重则加地黄、芍药，俱与术倍。君枳实、橘皮、砂仁、半夏、人参，则除心腹胀痛，消宿食，开胃，去痰涎，除伤食发寒热及泄泻。同人参、橘红、白茯苓、木瓜、藿香，治反胃吐逆；因于寒则加生姜；因于热则加竹茹、枇杷叶、逆水芦根。君黄芪、生地黄，佐以黄柏，治一切臁疮，湿毒攻注足胫成疮久不愈，作丸饵良。倍茯苓，修事如《经验方》，能乌须驻颜。同麦门冬、石斛、黄柏、白芍药、木瓜、薏苡仁、五味子，为治痿要药。同生姜、藿香、槟榔，能治山岚瘴气。同四物汤、麦门冬、荆芥、防风、地榆，能治肠风下血。同雄羊肝，治雀盲。同补骨脂、川椒、茴香、青盐、川楝子、黄柏，治疝。同熟地、桑椹，修事采日精月华，干则蜜丸，日三服，可变白；为末，和芝麻研烂，入水搅匀，绞汁滤净，曝干，每三钱空心酒服，能滋脾肾。

简误：术，《本经》无分别，陶弘景有赤白二种。近世乃有苍白之分，其用较殊。要之，俱为阳草，故祛邪之功胜而益阴之效亏。药性偏长，物无兼力，此天地生物自然之道也。凡病属阴虚血少，精不足，内热骨蒸，口干唇燥，咳嗽吐痰，吐血、鼻衄，齿衄，咽塞，便秘，滞下者，法咸忌之。术燥肾而闭气，肝肾有动气者勿服。刘涓子《痈疽论》云：溃疡忌白术，以其燥肾而闭气，故反生脓作痛也。凡脏皆属阴，世人但知术能健脾，此盖指脾为正邪所干，术能燥湿，湿去则脾健，故曰补也。宁知脾虚而无湿邪者用之，反致燥竭脾家津液，是损脾阴也，何补之足云。此最易误，故特表而出之。（《神农本草经疏·草部上品之上·术》）

### 2. 明·卢之颐注

核曰：出嵩山、茅山者良。杭、越、舒、宣诸州亦有。唯湖州、津山者最佳，多生高冈上。叶颇大，叶叶相对，方茎有毛，茎端有花，有紫碧红色，根歧生，紫色块大者为胜。或大如指如拳，或至数斤者。剖暴，谓之片术。《尔雅疏》云：生山中者，曰山蓟，曰白术。平地者，曰蓟，曰赤术。赤者苗高二三尺，叶亦抱茎，梢间叶略似棠梨，脚下叶各有叉，三五出，边作锯齿，及小刺，根如人指，及老姜状，色黑褐，而气味辛烈。古人用术不分赤白，自宋人始指赤术曰苍术，但气味有和暴之殊，则施治亦有缓急阴阳之别。修治白术，人乳润之，制其性也。亦取易入阳明，阳明燥金，从乎中治太阴之湿化故也。若疗脾疾，先用米泔浸透，次以山黄土拌蒸九次，晒九次，窃土气以助脾，及宣胃府酝酿敷布之用耳。赤术亦用米泔浸透，更以陈壁土水，浸润一二日，取出，去皮，晒干，切片，每术四两，先用脂麻六两，微火拌炒，以濡其燥，缓其暴。更用粳米糠衣四两，微火拌炒，则不染湿作霉矣。忌桃李，及松菜、雀肉、青鱼、蛤蜊。

先人云：术字从木，别名多山，行脾土用，曰木，曰肝。又云：死肌，脾体不灵，黄瘅脾色外见，肢痉脾用不行，食停脾气不转，不饥脾精自固矣。

参曰：术从木，观叶叶相对，抱茎生，俨似木字。茎方，叶附四旁，合土大寄旺四季，当判脾之肝药用药也。又可判肝之脾药父药也。以木必基土，吮拔水液，方条达发生。故以木为母，土为父耳。风寒湿合成痹者，此先因于风，寒湿后之。风为百病长故也。痹则闭塞不通，故死肌痉疸。死肌者，土顽颓。痉者，土震动；而疸者，土色见也。缘土无用神，受木所侮，木无制抑，败乱所胜。土不堤防，泛滥为汗。土不宁静，火胜地热。土无风力，饮食停积。术行土用，大土力，妄泄者既已归源，疏漏者宁不固密。如是火热顿消，凉生风畅，酝酿宣布，脾土展舒矣。

既药有雌雄子母兄弟，则水土之抽为草木，宜哉水母而土父矣。土为水之堤防，有知之者，饮食之仗风力，以为酝酿宣布，人所未知。须解一脏具五脏用者始得。(《本草乘雅半偈·术》)

### 3. 明·徐彦纯注

白术，味甘、辛，无毒。消宿食，去痰涎，除寒热，止下泄，治水肿胀满，止呕逆，腹内冷痛，及胃气虚而冷痢。

成聊摄云：脾恶湿，甘先入脾。茯苓、白术之甘，以益脾逐水。

洁古云：白术除湿益燥，和中益气，利腰脐间血，除胃中热。

《主治秘诀》云：气温，味甘微苦，气味俱薄，浮而升阳也。其用有九：温中一，去脾胃湿二，除脾胃热三，强脾胃进饮食四，和脾胃以生津液五，主肌热六，治四肢困倦，目不欲开，怠惰嗜卧不思饮食七，止渴八，安胎九也。又云：脾胃受热湿，沉困无力，怠惰嗜卧，并去痰，须用白术。饮水多因致伤脾，须用白术、茯苓、猪苓。水泻，须用白术、茯苓、芍药。又云：非白术不能去湿。

东垣云：白术味苦而甘，性温，味厚气薄，阳中阴也。去诸经中湿而理脾胃。洁古云：温中去湿，除热强胃。苍术亦同，但味颇厚耳，下行则用之。甘温补阳益脾，逐水，寒淫所胜。甘以缓脾，生津去湿，渴者用之。又云：白术佐黄芩以安胎，君枳实以消痞。

海藏云：本草本条下无苍与白之名，近代多用白术。治皮间风，止汗消痞，补胃补中，利腰脐间血，利水道。上而皮毛，中而心胸，下而腰脐之间。在气主气，在血主血。入手太阳、足阳明、手少阴、足太阴、足厥阴。

洁古云：非白术不能去湿，非枳实不能消痞。除湿利水，如何是益津液？

丹溪云：白术有汗则止，无汗则发，与黄芪同功。味亦有辛，大能消虚痰也。（《本草发挥·白术》）

#### 4. 清·张志聪注

白术气味甘温，无毒……术始出南郑山谷，今处处有之，以嵩山、茅山及野生者为胜，其根皮黄、肉白，老则苍赤。质多膏液，有赤白二种。《本经》未分，而汉时仲祖汤方始有赤术、白术之分，二术性有和暴之殊，用有缓急之别。

按：《本经》单言曰术，确是白术一种，苍术固不可以混也，试取二术之苗、叶、根、茎、性味察之，种种各异。白术近根之叶，每叶三歧，略似半夏，其上叶绝似棠梨叶，色淡绿不光。苍术近根之叶，作三五叉，其上叶则狭而长，色青而润。白术茎绿，苍术茎紫。白术根如人指，亦有大如拳者，皮褐色，肉白色，老则微红。苍术根如老姜状，皮色苍褐，肉色黄，老则有朱砂点。白术味始甘，次微辛，后乃有苦。苍术始甘，次苦，辛味特胜。白术性和而不烈，苍术性燥而烈，并非一种可知。后人以其同有术名，同主脾胃，其治风寒湿痹之功亦相近，遂谓《本经》兼二术言之，盖未尝深辩耳。观《本经》所云止汗二字，唯白术有此功，用苍术反是，乌得相混耶！白术之味，《本经》云苦，陶弘景云甘，甄权云甘辛，张杲云味苦而甘，今取浙中所产白术尝之，实兼甘辛苦三味。夏采者，辛多甘少；冬采者，甘多辛少，而后皆归于苦。是知诸说各举其偏，而未及乎全也。隐庵于《本经》原文定苦字为甘字，爰以白术为调和脾土之品，甘是正味，苦乃兼味，故采弘景之说，以订正之耳。

白术气味甘温，质多脂液，乃调和脾土之药也。主治风寒湿痹者，《素问·痹论》云：风寒湿三气杂至，合而为痹。白术味甘，性温，补益脾土，土气运行，则肌肉之气外通皮肤，内通经脉，故风寒湿之痹证皆可治也。夫脾主肌肉，治死肌者，助脾气也。又脾主四肢，痉者，四肢强而不和。脾主黄色，疸者，身目黄而土虚。白术补脾，则痉疸可治也。止汗者，土能胜湿也。除热者，除脾土之虚热也。消食者，助脾土之转运也。作煎饵者，言白术多脂，又治脾土之燥，作煎则味甘温而质滋润，土气和平矣。故久服则轻身延年不饥。

愚按：太阴主湿土而属脾，为阴中之至阴，喜燥恶湿，喜温恶寒。然土有湿气，始能灌溉四旁，如地得雨露，始能发生万物。若过于炎燥，则止而不行，为便难脾约之证。白术作煎饵，则燥而能润，温而能和，此先圣教人之苦心，学者所当体会者也。

苍术（附），气味苦温，无毒。主治风寒湿痹、死肌、痉疸，除热，消食，作煎饵。久服轻身延年不饥。白术性优，苍术性劣，凡欲补脾，则用白术，凡欲运脾，则用苍术，欲补运相兼，则相兼而用。如补多运少，则白术多而苍术少。运多补少，则苍术多而白术少。品虽有二，实则一也。

《本经》未分苍白，而仲祖《伤寒》方中皆用白术，《金匮》方中又用赤术；至陶弘景《别录》则分而为二，须知赤白之分，始于仲祖，非弘景始分之也。赤术，即是苍术，其功用与白术略同，故仍以《本经》术之主治为本，但白术味甘，苍术兼苦，白术止汗，苍术发汗，故止汗二字，节去不录。后人谓：苍术之味苦，其实苍术之味，甘而微苦。（《本草崇原·本经上品》）

### 5. 清·徐大椿

术者，土之精也。色黄，气香，味苦而带甘，性温，皆属于土，故能补益脾土。又其气甚烈，而芳香四达，故又能达于筋脉肌肤，而不专于建中宫也。（《神农本草经百种录·上品·术》）

### 6. 清·陈修园注

仲景有赤术，即苍术也。功用略同，偏长于消导。汗多者大忌之。

陈修园曰：此为脾之正药。其曰：风寒湿痹者，以风寒湿三气合而为痹也。三气杂至，以湿为主。死肌者，湿浸肌肉也；痉者，湿流关节也；疸者，湿郁而为热，热则发黄也；湿与热交蒸，则自汗而发热也；脾受湿则失其健运之常，斯食不能消也；白术功在除湿，所以主之。"作煎饵"三字另提。先圣大费苦心，以白术之功用在燥，而所以妙处，在于多脂。张隐庵云：土有湿气，始能灌溉四旁，如地得雨露，始能发生万物。

今以生术削去皮，急火炙令熟，则味甘温而质滋润，久服有延年不饥之效。可见今人炒燥、炒黑、土蒸、水漂等制，大失经旨。（《神农本草经读·上品·白术》）

### 7. 清·姚球注

术性温，禀天阳明之燥气，入足阳明胃经；味甘无毒，禀地中正之土味，入足太阴脾经。气味俱升，阳也。

风寒湿三者合成痹，痹者拘挛而麻木也。盖地之湿气，感则害人皮肉筋骨也。死肌者，湿邪侵肌肉也；痉者，湿流关节而筋劲急也；疸者，湿乘脾土，肌肉发黄也，皆脾胃湿证。术性甘燥，所以主之。胃土湿，则湿热交蒸而自汗发热；术性燥湿，故止汗除热也。

脾者为胃行其津液者也，脾湿则失其健运之性而食不消矣；术性温益阳，则脾健而食消也。煎饵久服，则胃气充足，气盛则身轻，气充则不饥，气纳则延年，所以轻身延年不饥也。

制方：术同枳实作汤，治水饮，作丸，名枳术丸，治面黄、食不化。同人参，治脾肺俱虚。同白芍、白茯、甘草，治脾虚肌热。同泽泻，治心下有水。同牡蛎、浮麦、石斛，治脾虚盗汗。同姜酒煎，治产后呕逆。同陈皮，治脾虚胀满。同谷芽、猪肚，丸，治脾虚少食而瘦。同白芍、肉果，丸，治脾虚泄泻。同茯苓、糯米、枣肉，丸，治久泻肠滑。同熟地，丸，治泻血色黄。同熟地、炮姜、北味，丸，名黑地黄丸，治下血。同半夏、丁香，治小儿久泄。同泽泻、车前，治水泻暑泻。同苦参、牡蛎、猪肚，丸，治胃湿热而瘦。同麦冬、石斛、黄柏、白芍、木瓜、苡仁、北味，治痿。（《本草经解·草部上·术》）

### 8. 清·邹澍注

术气温味甘苦而辛，甘能补中，苦能降泄，辛能升散，于人身脾与胃皆具稼穑作甘之德。脾主升举清阳，胃主通降浊阴，皆属土而畏湿。术之为物，开花于初夏，结实于伏时，偏于湿气弥漫之际，显其有猷有为，确可知其入脾胃，能内固中气，外御湿侮矣。风寒湿痹、死肌、痉、疸不得尽谓脾病，而以术为主剂者，则以湿为脾所主，湿能为患，固属脾气不治，一也。脾主肌肉，介在皮毛筋骨中，痹与痉病在肌肉内，死肌及疸病在肌肉外，旁病则当取中，二也。筋骨皮毛均非驻湿之所，惟肌肉间为可驻湿，三也。知此，则凡痹、死肌、痉、疸之系乎风寒湿者，皆术主之矣。

仲景治风寒湿痹，方多有不用术者，则用术者当必有故矣。《痹论》："风寒湿三气杂至合而成痹，其风气胜者为行痹，寒气胜者为痛痹，湿气胜者为着痹。"白术之效，于风胜、湿胜者为最宜，寒胜者为差减，何以知之？盖风胜必烦，湿胜必重，检《金匮要略》中治痹诸方，其用术者非兼烦必兼重。如麻黄加术汤，下云身烦疼；防己黄芪汤，下云身重；桂枝附子汤去桂加白术汤，下云身体疼烦；甘草附子汤，下云骨节烦疼，掣痛或身微肿；甘姜苓术汤，下云腹重如带五千钱；桂枝芍药知母汤，下云肢节疼痛，脚肿如脱；附《近效方》术附汤，下云头重。其他若麻黄杏仁薏苡甘草汤、乌头汤、抵当乌头桂枝汤、大乌头煎等方，何尝不治痛治痹，绝不用术，虽然谓术功擅于风与湿则可，谓于寒有所忌则不可。《伤寒·少阴篇》附子汤治身体疼，手足寒，骨节痛，不烦不重，亦用白术。盖湿流关节，云骨节痛则未有不兼湿者。矧风湿二者，必挟寒始成痹，不然则否，《素问》之旨可验也。

　　或问理中丸以吐多去术，乃五苓散、猪苓散、茯苓泽泻汤偏有吐而用术，以下多而还用术，乃桂枝附子去桂枝加白术汤偏以大便鞕而用术，其义何居？夫亦当察其所因也。《金匮要略·呕吐篇》云："先呕却渴者，此为欲解；先渴却呕者，为水停心下，此属饮家。"今云："中风，发热，六七日，不解而烦，有表里证，渴欲饮水，水入则吐者，名曰水逆，五苓散主之。"曰："呕吐而病在膈上，后思水者解，急与之。思水者，猪苓散主之。"曰："胃反，吐而渴欲饮水者，茯苓泽泻汤主之。"三证皆有渴，皆欲饮水，而理中丸条则曰："霍乱，头痛，发热，身疼痛，热多，欲饮水者，五苓散主之。寒多，不欲水者，理中丸主之。"夫热多欲水而用五苓，中仍有术；寒多不欲水而用理中，亦不离乎术。惟因吐多而去之，可见呕吐之于术，渴是一大关键，必持是定其用舍，不然同为霍乱证，何以五苓散下不曰吐多去术耶！即理中丸下亦云："渴欲得水者加术。"可验也。虽然用术治渴，为呕吐者言之耳，术究非治渴之物也。如桂枝附子去桂加白术汤曰："伤寒，八九日，风湿相搏，身体疼烦，不能自转侧，不呕，不渴，脉浮虚而涩者，桂枝附子汤主之。若其人大便鞕，小便自利者，去桂加白术汤主之。"独提不呕不渴二者，与呕而渴者，恰相对照。柯韵伯曰："风寒湿三气杂至，合而成痹，故身体烦疼，不能转侧，病只在表者，用桂枝附子汤驱风散寒，三气自平，营卫自和。若其人又兼里气不和，大便反鞕，小便反利，此非胃家实，乃脾家虚也。盖脾家实，腐秽当自去，此湿流肌肉，因脾土失职不能制水，故大便反见燥化，不呕不渴是上焦之化源清，故小便自利耳。病本在脾，法当培土以胜湿，故以白术代桂枝。"夫脾虚则湿胜而不运，湿流于内，能使大便不实，湿流于表，更能使大便不濡，脾健则能制水，水在内能使下输膀胱而大便实，水在外能使还入胃中而大便濡，此理中丸所以下多还用术，而桂枝附子汤以大便鞕小便自利而将术易桂也。

　　白术治眩，非治眩也，治痰与水耳。有痰与水何以能使人眩？盖眩者神之动，神依于心，心恶水，水盛则心神摇曳为眩，譬如人在舟中能发眩也。虽然人在舟中未必尽眩，不在舟中未必不眩，所以眩证不必尽用术，用术之饮证、水证，亦未必尽眩，夫亦各因乎其人耳。饮证、水证之兼眩者，在《伤寒论》有"心下逆满，气上冲胸，起则头眩"之苓桂术甘汤证，有"汗出不解，仍发热，心下悸，头眩，身𣊅动，振振欲擗地"之真武汤证。在《金匮要略》有"胸胁支满，目眩"之苓桂术甘汤证，有"支饮，眩冒"之泽泻汤证，有"瘦人脐下悸，吐涎沫而颠眩"之五苓散证。其有饮、有水，不眩而用术者，则指不胜屈。其有饮，眩而不用术者，亦多。则系证与术有忌耳。即如"卒呕吐，心下痞，膈间有水，眩悸者，小半夏加茯苓汤主之。"则以心下痞故，正与理中丸下注云："腹满者去术。"同一理也。

白术之止汗除热，非如桂枝汤之治中风，能止汗除热也。亦多系风湿相搏之证，发热汗出体痛身重者，得白术而悉蠲耳。夫中风证，有汗出、发热，无身体重痛。伤寒证，有发热、身体重痛，而不汗出。三者相兼，惟风湿有之。故"伤寒，汗出而渴者"用五苓散，"风湿，风水，身重，汗出，恶风者"用防己黄芪汤，"风湿相搏，骨节烦疼，汗出，短气者"用甘草附子汤。方中皆有术，是白术止汗除热之明验也。然仍有"汗出而渴，身痛，发热"，为湿温之候者，又不得用术。是必验其恶风、恶寒与否，若不恶寒反恶热者，则术在所忌矣。

五苓散、理中丸皆有白术，则白术执霍乱之两端，为必用之物矣。而去术，还用术，更加术，纷纷无定。统而观之，其用术、加术之意，总在使脾气散精，上归于肺，通调水道，下输膀胱而已。吐多者胃病，胃既作吐，则不能游溢精气，上输于脾，脾无所受精，于何输肺。下多者脾病，脾既下陷，不能循其上朝之职，若非有以扶之，则枢机何转。于此见术能举脾之陷，不能定胃之逆也。渴者胃之虚，渴必多饮，饮多则纵使吐逆，亦能波及于脾，脾有所受而不能举，则下必更甚。腹满者脾实，脾实不能上输，即下泄，而不减其满，势必由下逆上，自腹及胸，吐更加甚。于此见术能治脾胃虚，不能治脾胃实也。为上为下，为实为虚，情势不同，而既吐且利则一。既吐且利，渴欲饮水，斯术为必需，故《霍乱篇》治法凡六，为方亦六，除吐利已止用桂枝汤和表者不论外，惟理中、五苓二方有"渴欲得水"之文，其余不脉微则厥冷，均是沉寒痼冷之候，其所用四逆、四逆加人参、通脉四逆加猪胆汁多不用术，可见既吐且利，有属太阴者，有属少阴者。属太阴者，术在可用、可不用之列，在少阴则无用术之理，故于脉微、厥冷二者最宜着眼，不可以《别录》"霍乱，吐下不止"一语，而无所分析也。

刘潜江曰："术以除湿益气为功。"然则凡湿皆可用术乎？曰："否。"夫湿当分寒热，属于寒者，是阳郁阴中而不升；属于热者，是阴困阳中而不降。阳郁于阴，是气之虚；阴困于阳，是气之实。气虚即阳虚，气实即阳盛，是虚实皆属气，而气之虚实皆化湿也。夫湿者，地气也，阳郁于阴，是地气因天气之郁而不化；阴困于阳，是地气受天气之并而不化，皆能为湿。为湿者皆阴，阴所以化湿者，皆本于阳不能化，故一虚一实，投治迥殊。虚者，补正以益气，白术、茯苓是也；实者，除邪以益气，连、柏、栀、黄是也。夫气者水谷所生，液者气所化，当生而生，当化而化，何湿之有？如气虚而不能化，补其阳而液自化；气实而不能化，必先除其所伤之邪。故抑阳则阴化，阴化则液行，液行则湿除，湿除则气已受益矣。是气与湿不能相离，而除湿益气亦不能相离，特益气除邪，贵于适事为故耳。是言也，与《别录》益津液，暖胃，消谷，嗜食之旨，适相吻合。

《灵枢·决气篇》："中焦受气，变化取赤是为血。"术为中焦之药，切之有膏液而色赤，是术虽气分补中除湿之剂，又确有功于血分，且治湿治血，初无二理，盖术能益津液者，血胜正同湿胜，而脾不能举其职，则气之清浊何由别，气之清浊无所别，则津于何上腾，血于何受气。世之人动辄称白术、黄芩安胎圣药，而疏其义者，不过谓白术健脾，黄芩泄热，殊不知健脾泄热之物，岂特白术、黄芩。夫妇人之病多半涉血，矧妊娠尤赖血气之调，方得母子均安。初妊之时，胎元未旺，吸血不多，则下焦血旺，致气反上逆，是为恶阻。恶阻，则中焦之气不变赤而为水，是白术在所必需矣。血盛能致气盛，气盛能生火，黄芩泄气分之火而不伤血者也。厥后胎气日充，吸血渐多，血自盘旋而下，气亦随之盘旋于下。胎之所吸，乃血之精者，而其余与气相搏，能仍化为水，阻于腰脐之间，故妊娠至五六月时，多有子肿之证，是白术又为必需之剂，而无所事黄芩于其间，《别录》所谓"利腰脐间血者"此也。考仲景书桂枝去桂加茯苓白术汤、真武汤、附子汤、桂枝芍药知母汤、薯蓣丸皆与芍药同用，皆治胸腹间有水气。则于《妇人妊娠篇》之白术散，与芎䓖同用，当归芍药散、当归散，与芍药、当归、芎䓖同用者，不可知其为除水气，而利腰脐间血哉！又仲景每出治法，必先指其所治何病，其病因何而致，尚恐后人误用，又必反复申明所以然之故。惟此数方则概之曰："妊娠宜常服。"曰："妊娠养胎。"曰："妇人腹中诸疾痛。"仅于当归芍药散标之曰："妇人怀妊，腹中疠痛。"则凡白术散、当归散，皆有病可服，无病亦可服。总之，血分之源不清，则血气不能和，而附血之湿，血盛之火，皆为胎前所有之常患，故出此不必甚为别择之常方，学者尤当会意而用之也。（《本经疏证·术》）

### 9. 清·叶志诜注

子欲绝谷，当服山精，紫花标色，绿叶抽萌，朝烟夜火，悟拙激清，余香满室，空甑尘生。（《神农本草经赞·上经》）

### 10. 清·黄钰注

甘温入脾。风寒湿痹，痉疸死肌，止汗除热，煎饵消食。久服轻身，延年不饥。（《本草经便读·神农本草经·上品》）

# 菟　丝　子

【原文】菟丝子，味辛，平。主续绝伤；补不足，益气力，肥健人；汁去面䵟。久服明目，轻身延年。一名菟芦。生川泽。(《神农本草经·上品·菟丝子》)

【注释】

**1. 明·缪希雍注**

菟丝子……汁去面䵟，养肌，强阴，坚筋骨。主茎中寒，精自出，溺有余沥，口苦燥渴，寒血为积。久服明目，轻身延年。得酒良，宜丸不宜煮。

疏：菟丝子君，禀春末夏初之气以生，凝乎地之冲气以成，感秋之气而实。故《本经》言其味辛平，《别录》益之以甘者，正雷公所谓禀中和凝正阳之气而结者也。其为无毒明矣。五味之中，惟辛通四气，复兼四味。经曰：肾苦燥，急食辛以润之。菟丝子之属是也。与辛香燥热之辛，迥乎不同矣。学者不以辞害义可也。为补脾肾肝三经要药。主续绝伤，补不足，益气力。肥健者，三经而俱实，则绝伤续而不足补矣。脾统血，合肌肉而主四肢，足阳明、太阴之气盛则力长而肌健。补脾故养肌。益肝肾故强阴、坚筋骨。暖而能补肾中阳气，故主茎中寒，精自出，溺有余沥。口苦燥渴者，脾肾虚而生内热，津液因之不足也。二脏得补则二病自愈。寒血为积者，劳伤则血瘀，阳气乏绝则内寒，血随气行，气弱不能统血以行，久而为积矣。凡劳伤皆脾肾肝三脏主之。肝脾气王则瘀血自行也。久服明目轻身延年者，目得血而能视，肝开窍于目，瞳子神光属肾，肝肾实则目自明，脏实精满则身自轻，延年可必矣。

主治参互：

君莲实、山药、人参，能实脾止泄嗜食；加五味子、肉豆蔻、砂仁，能治肾泄。同五味子、沙苑蒺藜、覆盆子、莲须、山茱萸、巴戟天、车前子、没食子、枸杞子，能益脾肾，固精种子。同甘菊花、沙苑蒺藜、甘枸杞子、熟地黄、羚羊角、谷精草、决明子，能明目。君术、人参、牛膝、胡麻仁，治丈夫腰膝积冷痛，或顽麻无力。单服偏补人卫气，能助人筋脉。王好古云：能补肝脏虚，故去风，专主腰膝。腰膝者，肝肾之所治也。苗生研涂面斑，神效。

简误：肾家多火，强阳不痿者，忌之。大便燥结者，亦忌之。(《神农本草经疏·草部上品之上·菟丝子》)

**2. 明·卢之颐注**

核曰：出朝鲜川泽田野间。今近道亦有，以冤句者为胜。夏生苗，如细丝，遍地不能自起。得他草木，则缠绕而上，其根即渐绝于地，寄生空中。无叶有花，白色微红，香亦袭人。结实如秕豆而细，色微黄，久则黑褐。勿用天碧草子，形真相似，只是味酸涩，并粘手也。修治，去壳，用苦酒浸一宿。取出，再以黄精汁相对浸一宿。至明，微火煎焙干燥。入臼中，烧热铁杵，杵之成粉。

　　参曰：菟从兔，性相类也。服月魄以长生。阴，阳体；阴，阳用也。《尔雅》云：唐蒙菟丝，菟丝女萝，注曰，别四名，则是谓一物。《广雅》云：女萝，松萝也。菟丝，菟丘也。则是一物二名矣。癸酉七月，过烟霞，望林树间，有若赤网笼幂者；有若青丝覆罩者；又有青赤相间者。以讯山叟，曰：赤网即菟丝，青丝即女萝，因忆古乐府所谓"南山幂幂菟丝花，北陵青青女萝树"者是矣。青赤相间者，即萝菟交互，唐乐府所谓菟丝故无情，随风任颠倒，谁使女萝枝，而来强萦抱者是矣。但女萝藤类，细长而无杂蔓，故《山鬼》歌云：被薜荔兮带女萝。言如带也，菟丝蔓类，初夏吐丝，不能自举，随风倾倒。萦草者，则不经久，若傍松柏，及他树，则延蔓四布，宛如经纬，根或绝地，亦寄生空中，质轻扬，不损本树之精英，反若得之而花叶倍繁于昔。夏末作花，赤色而无叶，随亦结实。实或着树间，次年随吐丝，不下引也。雷公谓禀中和，以凝正阳之气得其性矣。《内经》云：阳在外阴之使也；阴在内阳之守也。互交之机，惟兔丝有焉。设内无阴，则纤微之物，安能受气以生。诚得阴阳内外之枢纽，故主阴阳之气不足，以着绝伤，益气之力，致肌肉若一，成肥健人矣。《别录》主强阴，此即阳无内守。《局方》主真阴不固，此即阴无外使。更主心肾不交，佐以茯苓、莲实，谓菟丝虽具内外上下之机，其所专精，则外与上相亲切。而茯苓者，其精气旋伏于踵，则内与下相亲切。更借莲实之坎满，填离中之虚位，则内外上下及中，各有凭持。佐以玄参，潜消痘毒，方名玄菟，痘乃受胎之毒，包含至阴之内，仗玄参之玄端，从子半至阴之中，逗破端倪，交互菟丝阳外之阴使，默相化育，内守之阴，不期清净而清净。在外之阳，不期轻升而轻升。只须内外及上下，不必从中之枢键也。乃若磁朱之会心肾，亦即内外上中及下之机。朱上火，磁下水，非神曲在中之枢，上下不交矣。曲乃肝谷之麦，但木得水浮，肝得水沉，先以半生曲，反佐从下之水，更以半熟曲，越沉而浮，以肝得煮而浮，仍从木相也。然则上下之交，全从中枢互济。故上下及中，各有所专。唯在熟思精审，以一推十，十推百耳。大都病机不离升降，升降不离上下，上下不离开阖，开阖不离阴阳，阴阳不离内外，其名虽异，总归一元。经云阴内阳守，阳外阴使，能会阴阳之元始，则上下内外，左右前后，一言而终。（《本草乘雅半偈·菟丝子》）

### 3. 清·张志聪注

菟丝子，《尔雅》名玉女，《诗》名女萝。始出朝鲜川泽田野，盖禀水阴之气，从东方而生，今处处有之。夏生苗，如丝遍地，不能自起，得他草梗则缠绕而上，其根即绝于地，寄生空中，无叶有花，香气袭人，结实如秕豆而细，色黄。法当温水淘去沙泥，酒浸一宿，曝干捣用。又法，酒浸四五日，蒸曝四五次，研作饼，焙干用。

凡草木子实，得水湿清凉之气后能发芽。菟丝子得沸汤火热之气，而有丝芽吐出，盖禀性纯阴得热气而发也。气味辛甘，得手足太阴天地之气化，寄生空中，丝茎缭绕，故主续绝伤。续绝伤，故能补不足，补不足，故能益气力。益气力，故能肥健人。兔乃明月之精，故久服明目。阴精所奉其人寿，故轻身延年。（《本草崇原·本经上品》）

### 4. 清·姚球注

菟丝子气平，禀天秋平之金气，入手太阴肺经；味辛甘无毒，得地金土二味，入足太阴脾经、足阳明燥金胃经。气味升多于降，阳也。

其主续绝伤者，肺主津液，脾统血；辛甘能润，润则绝伤续也。肺主气，脾主血，胃者十二经之本；气平而味辛甘，则气血俱益，故补不足也。气力者得于天，充于谷；辛甘益脾胃，则食进而气力充也。脾胃为土，辛甘能润，则肌肉自肥也。

制方：菟丝子单服，补血。同熟地丸，治阴损。同杜仲丸，治阳虚。同白茯、石莲，治白浊。同麦冬丸，治心肾不足，口干怔忡。同牛膝，治腰膝痛。（《本草经解·草部上·菟丝子》）

### 5. 清·徐大椿注

子中之最有脂膏者，莫如菟丝。且炒熟则芳香又润而不滑，故能补益肝脾也。

凡药性有专长，此在可解不可解之间，虽圣人亦必试验而后知之。如菟丝子之去面，亦其一端也。以其辛散邪，则辛散之药甚多；以其滑泽耶，则滑泽之物亦甚多，何以他药皆不能去而独菟丝能之？盖物之生，各得天地一偏之气，故其性自有相制之理。但显于形质气味者，可以推测而知，其深藏于性中者，不可以常理求也。故古人有单方及秘方，往往以一二种药治一病而得奇中。及视其方，皆不若经方之必有经络奇偶配合之道，而效反神速者，皆得其药之专能也。药中如此者极多，可以类推。（《神农本草经百种录·上品·菟丝子》）

### 6. 清·陈修园注

菟丝气平禀金气，味辛得金味，肺药也；然其用在肾而不在肺。子中脂膏最足，绝类人精，金生水也。主续绝伤者，子中脂膏，如丝不断，善于补续也。补不足者，取其最足之脂膏，以填补其不足之精血也。精血足，则气力自长，肥健自增矣。汁去面野者，言不独内服得其填补之功，即外用亦得其滑泽之效也。久服，肾水足则目明，肾气壮则身轻。华元化云，肾者，性命之根也。肾得补则延年。(《神农本草经读·上品·菟丝子》)

### 7. 清·叶志诜注

求系求援，旋于松柏，金线垂黄，琼花间白，感气传形，辞根成魄，下有茯苓，千秋薮泽。(《神农本草经赞·上经》)

### 8. 清·黄钰注

辛平。主补不足，益气健人，绝伤可续，汁去面野。久服明目。(《本草经便读·神农本草经·上品》)

# 牛　膝

【原文】牛膝，味苦，酸，平，主寒湿痿痹，四肢拘挛，膝痛不可屈伸；逐血气；伤热火烂；堕胎。久服轻身耐老。一名百倍。生川谷。(《神农本草经·上品·牛膝》)

【注释】

### 1. 明·缪希雍注

疗伤中少气，男子阴消，老人失溺，补中续绝，填骨髓，除脑中痛及腰脊痛，妇人月水不通，血结，益精利阴气，止发白，久服轻身耐老。忌牛肉、牛乳。

疏：牛膝君禀地中阳气以生，气则兼乎木火之化也，故其味苦酸平无毒。味厚气薄，走而能补；性善下行，故入肝肾。主寒湿痿痹，四肢拘挛，膝痛不可屈伸者，肝脾肾虚，则寒湿之邪客之而成痹，及病四肢拘挛，膝痛不可屈伸。此药既禀地中阳气所生，又兼木火之化，其性走而下行，其能逐寒湿而除痹也必矣。益补肝则筋舒，下行则理膝，行血则痛止。逐血气，犹云能通气滞血凝也。详药性，气当作痹。伤热火烂，血焦枯之病也。血行而活，痛自止矣。入肝行血，故堕胎。伤中少气，男子阴消，老人失溺者，皆肾不足之候也。脑为髓之海，脑不满则空而痛；腰乃肾之腑，脊通髓于脑。肾虚髓少，则腰脊痛。血虚而热则发白，虚羸劳顿则伤绝。肝藏血，肾藏精，峻补肝肾则血足而精满，诸证自瘳矣。血行则月水自通，血结自散。久服轻身耐老，悉如上说，不复具疏。

主治参互：

君术、仙茅、木瓜、石斛、茯苓、石南叶、五加皮、萆薢、生地黄、黄芪、芍药、虎骨、沉香、桂，治诸痹。同甘菊花、石斛、木瓜、何首乌、生地黄、虎骨、沉水香、人参、术、黄芪、天门冬、麦门冬、杜仲、续断、芍药、橘皮、黄柏、桑寄生、白鲜皮，治一切痿痹，四肢拘挛，筋骨疼痛。君当归、地黄，能下死胎；加朴硝，立下胞衣。君木瓜、石斛、萆薢、生地黄、黄柏、五加皮、骨碎补、续断、金银花、白及、芍药、甘草、甘菊根、紫花地丁、茜草、连翘，治鹤膝风。根苗同用二三两，浓煎，调鳖甲末三钱，空心服，治疟在阴分久不瘥者，三剂必已；胃虚者加人参两许，橘皮去白五钱。君青蒿、生地黄、麦门冬、甘枸杞子，熬膏治妇人血虚发热，内热口干舌苦。治小便不利，茎中痛欲死，兼治妇人血结腹坚痛，鲜牛膝三四两，白酒煎浓，服之立愈。金疮作痛，生捣傅之立瘥。

简误：误用伤胎，经闭未久疑似有娠者勿用。上焦药中勿入。血崩不止者，忌之。（《神农本草经疏·草部上品之上·牛膝》）

### 2. 明·卢之颐注

核曰：出河内川谷及临朐，今江淮、闽越、关中亦有，不及怀庆者佳。深秋收子，初春排种其苗，方茎暴节，叶叶对生，颇似苋叶。六七月节上生花作穗，遂结实如小鼠负虫，有涩毛，贴茎倒生。根柔润而细，一直下生，长者约三五尺。九月采根，茎叶亦可单用。修治去头芦，用黄精汁浸一宿，取出，锉细，焙干。

参曰：读牛膝经年不得其解，偶忆风马牛不相及句，比类推之。牛喜风顺，马喜风逆，故知经隧从头走足，其逆流而上，与不得顺流而下者，当百倍其力，故一名百倍。更观实若鼠负，根直下行，宛如甲拆，盖牛为土畜，在卦曰坤，从土解孚，以行脾用，是以禀土气之平，兼木火之味，是主寒湿成痹，溜于肢节，酝酿成热，遂致四肢拘挛，膝痛不可屈伸。经云：湿热不攘，大筋软短，小筋弛长，软短为拘，弛长为痿。重言膝痛不可屈伸者，以湿伤在下，偏此更甚故尔。或痹于血，或痹于气，并可逐而通之。如《别录》之治胸中痛，腰脊痛，茎中痛，五淋癃闭，下痢喉痹，此正痹于气，如癥瘕血结，恶血血晕，此正痹于血，咸成有余之证形也。如伤中少气，失溺绝阳，此亦痹于气。如阴消阴痿，精涸水涸，及《金匮要略》之治血痹虚劳，此亦痹于血，咸成不足之证形也。如痎疟之暑伤营舍，风并卫居，此则痹于血，复痹于气，成虚实更作之证形也。盖痹者，失其流通之谓，若伤热火烂之上炎，使其旋顺乎下，若堕胎之就下，与得其平，以全甲力，此不循伦次，越甲拆之解乎，先抽乎乙木之轧出耳。气宣则形驻，故轻身耐老。

纤细之质，径直下生三四五尺，非百倍其力者，那能如是。盖直者为经，合入经隧明矣。手足十二经，合两手足，廿有四经矣。十二自上走下，十二自下走上，则牛膝合入自上走下十二经隧矣。

痿痹者，阴阳相移，上下交争。牛膝妙用，使下者仍顺乎下，则上者仍安乎上矣。

牛，性顺之物也，亦大力之物也。膝之为用，承上以接下，如坤之承乾，盖顺而健矣。此药根下行，而能引伸，力之大而健可知。膝司承接，力怯而弗任，则不可屈伸。用体性之至顺极健者疗之，自无不济。膝名既同，药治最合。土用衰，则寒湿侵。惟乘气旺者，能出淏泞，故痿痹以之。通理失则四肢勿畅，惟居体下者能致缓和，故拘挛以之。盖人身下体，屈伸之大者莫如膝。举要而言，力效易见，若其顺承天施，而气得上行，不止及踵，而且至腕矣。逐血气义，参语备妙，然详味逐字，更纠有辟山驱水之力。热因湿蒸，火为寒变，皆愤腾于上者也，非顺德深至，曷能降伏哉。可身受田单之爇炬，自旋灭燕师之爇烽，即怒攻而顺性未尝失也。又其力能下持，非下走者。坤为子母牛，故胎可弗堕。顺相因而极浓；载华岳而不重，故身能轻，顺守柔而永贞，比松柏之后凋，故老能耐。（《本草乘雅半偈·牛膝》）

### 3. 明·徐彦纯注

男子消阴，老人失溺，妇人月水不通，补肾填精，逐恶血留结，助十二经脉，壮阳。

洁古云：牛膝强筋。

丹溪云：牛膝之用，能引诸药下至于足。凡用土牛膝，春夏用茎叶，秋冬用根，惟叶汁之效尤速。（《本草发挥·牛膝》）

### 4. 清·张志聪注

牛膝《本经》名百倍。如出河内川谷及临朐，今江淮闽粤关中皆有，然不及怀庆川中者佳。春生苗，枝节两两相对，故又名对节草，其根一本直下，长二三尺，以肥阔粗大者为上。

《本经》谓：百倍气味苦酸，概根苗而言也。今时所用，乃根下之茎，味甘臭酸，其性微寒。《易》曰：乾为马，坤为牛，牛之力在膝，取名牛膝者，禀太阴湿土之气化，而能资养筋骨也。主治寒湿痿痹，言或因于寒，或因于湿，而成痿痹之证也。痿痹则四肢拘挛，四肢拘挛则膝痛不可屈伸。牛膝禀湿土柔和之化，而资养筋骨，故能治之。血气伤热火烂，言血气为热所伤，则为火烂之证。牛膝味甘性寒，故可逐也。根下之茎，形如大筋，性唯下泄，故堕

胎。久服则筋骨强健，故轻身耐老。（《本草崇原·本经上品》）

### 5. 清·姚球注

牛膝气平，禀天秋降之金气，入手太阴肺经；味苦酸无毒，得地木火之味，入足厥阴肝经、手厥阴心包络。气味俱降，阴也。

肺热叶焦，发为痿痹；牛膝苦平清肺，肺气清则通调水道，寒湿下逐，营卫行而痿痹愈矣。湿热不攘，则大筋软短而四肢拘挛，膝痛不可屈伸矣；牛膝苦酸，酸则舒筋，苦除湿热，所以主之也。

逐血气者，苦平下泄，能逐气滞血凝也。伤热火烂者，热汤伤、火伤疮也；苦平清热，酸能收，敛则止，而疮愈也。苦味伐生生之气，酸滑伤厥阴之血，所以堕胎。久服则血脉流通无滞，所以轻身而耐老也。

制方：牛膝同生地，治下元虚。专用五两酒煎，治女人阴痛。同当归、生地，下死胎。用三两同鳖甲三钱，治疟在阴分久不愈。胃虚加人参一两，陈皮去白五钱。同青蒿、生地、麦冬、杞子，治血虚发热。（《本草经解·草部上·牛膝》）

### 6. 清·徐大椿注

此乃以其形而知其性也。凡物之根皆横生，而牛膝独直下，其长细而韧，酷似人筋，所以能舒筋通脉，下血降气，为诸下达药之先导也。筋属肝，肝藏血，凡能舒筋之药，俱能治血，故又为通利血脉之品。（《神农本草经百种录·上品·牛膝》）

### 7. 清·陈修园注

牛膝气平，禀金气而入肺；味苦，得火味而入心包；味酸，得木味而入肝。唯其入肺，则能通调水道而寒湿行，胃热清而痿愈矣。唯其入肝，肝藏血而养筋，则拘挛可愈，膝亦不痛而能屈伸矣。唯其入心包，苦能泄实，则血因气凝之病可逐也。苦能泻火，则热汤之伤与火伤之烂可完也。苦味本伐生生之气，而又合以酸味，而遂大申其涌泄之权，则胎无不堕矣。久服轻身耐老者，又统言其流通血脉之功也。（《神农本草经读·上品·牛膝》）

### 8. 清·邹澍注

《痿论》曰："肝气热则胆泄，口苦，筋膜干。筋膜干则筋急而挛。"以是知"四支拘挛，膝痛不可屈伸"，细体之原有分别，概目之则固有因同者在矣。牛膝之治此，妙在不必问其已化未化，但执定其病在筋节间，痛而不可屈伸者，皆能已之。盖其体柔韧似筋，而一线直下，上生之茎有节，下达之根无节，不用其茎但用其根，是可知筋节间病，凡自下而上者，则以此自上而下，长于下短于上者。因其上行转而下达，且柔则可屈，直则可伸，安在其有不合也。然则曰："逐血气，伤热，火烂。"何也？夫热火烁烙肌肉，血气沸腾。其应自上而下者，必为之阻，反逆而上出；其应自下而上者，遂为之吸引，以入于其中。上出者遇筋节亦能停留，上引者在下遂由是干涸。停留者，可致四肢拘挛；干涸者，能得膝痛不可屈伸。以是知"血气，伤热，火烂"，亦四肢拘挛，膝痛不可屈伸之源，与因寒湿为痿痹者，所伤虽殊，然推类至尽，原有不异者在矣。牛膝之治此，妙在其味苦，本系火化，其体柔润中有白汁，上短下长，又协水形，是为纳火气于水中，化炎上为润下。火者受伤之本，水者制火之资，能使火随水而下，水抑火而平，则血气被热火伤烂，又安有不除也。况胎者原系火养水中，水澄而不流，火定而不摇者也。驱其水使流，引其火使随，水又焉有不堕者哉！然则《别录》续增所主，皆融会《本经》之旨而扩充者也。大率强者使柔，槁者使润，上者使下，断者使连，阻者使通，尽抑火令就水，助水令充行之治，独"老人失溺"一语正相背，此无他，不过火不入水，而气不摄溺，仍是苗短根长，凝阳于阴之治耳（详见秦艽下）。惟茎色青紫，叶皆对出，开花节间，又有涩毛帖茎倒生，当明其赖水火之交混，始不阂于关节，就关节之阻挠，为收成之所自，即欣荣以向长，睹逆折已具形，于是牛膝之功能性味，尽在隐约中呈露其天真矣。（《本经续疏·上品》）

**9. 清·叶志诜注**

膝以形似，本赤茎方，枝枝相对，叶叶相当，四支美畅，百倍坚强，功资注下，合散扶伤。（《神农本草经赞·上经》）

**10. 清·黄钰注**

苦酸，气平无毒。痿痹肢挛不可伸屈，伤热火烂，血气能逐，又主堕胎。孕妇忌服。（《本草经便读·神农本草经·上品》）

# 麦门冬

【原文】麦门冬，味甘，平。主心腹结气伤中，伤饱胃络脉绝，羸瘦短气。久服轻身，不老，不饥。生川谷及堤阪。（《神农本草经·上品·麦门冬》）

【注释】

**1. 明·缪希雍注**

麦门冬，主……身重目黄，心下支满，虚劳客热，口干燥渴，止呕吐，愈痿蹶，强阴益精，消谷，调中，保神，定肺气，安五脏，令人肥健，美颜色，有子。久服轻身，不老不饥。

疏：麦门冬在天则禀春阳生生之气，在地则正感清和稼穑之甘。《本经》：

甘平。平者，冲和而淡也。《别录》：微寒，著春德矣。入足阳明，兼入手少阴、太阴。实阳明之正药，主心腹结气者，邪热之气结于心腹间也，以其清和微寒而平缓，故能散热结而下逆气也。伤中伤饱，以致胃络脉绝者，脾主肌肉，五脏之气皆禀于胃，胃病则脾无所禀，故羸瘦而短气也。身重目黄者，脾胃湿热也。心下支满者，脾虚而湿滞中焦也。虚劳客热，口干燥渴者，因虚劳而热客中焦，故口干而燥渴，阳明之热上冲则兼呕吐也。痿蹶者，阳明湿热病也。阳明湿热盛则上熏蒸于肺，而为痿蹶。治痿独取阳明，治本之道也。阴精生于五味，五味先入脾胃，脾胃得所养，则能散精于各脏，而阴精充满，故能强阴益精也。中焦者，脾胃之所治也。脾胃安则中焦治，故能消谷而调中也。保神定肺气，则兼润乎心肺矣。胃气盛，则五脏之气皆有所禀而安。脾胃俱实则能食而肥健。脾统血，心主血，五脏之英华皆见于面。血充脏安则华彩外发而颜色美矣。脾胃强则后天之元气日盛。下气则阳交于阴，交则虚劳愈而内热不生，内热去则阴精日盛，故有子。断谷固著于《仙经》，却乃已疾之良药，故久服延年轻身，而不老不饥也。

主治参互：

同人参、五味子，为生脉散，能复脉通心，夏月暑伤气服之良，酒后饮之解酒毒；肺热者，去人参；加甘枸杞子作饮，治一切虚劳客热。同五味子、枸杞、地黄、牛膝、鳖甲、酸枣仁、天冬，治五劳七伤；胃强者，可加当归；火盛者，可入黄柏、砂仁、甘草，三物俱递减。治阳明疟，大渴引饮烦躁，或呕吐，麦门冬、石膏、知母、竹叶各数两；病人虚者，加人参两许；痰多者，加贝母、橘红各两许。

《药性论》云：麦门冬止烦渴，主大水，面目肢节浮肿，下水。治肺痿吐脓，宜同天门冬、薏苡仁、黄柏、芍药、茯苓、石斛、桑根白皮、五味子、牛膝，煮饮弥佳。止泄精，宜兼覆盆、蒺藜、黄柏、五味子。

同茯苓、车前、黄连、石斛、猪苓、泽泻，疗心腹结气，身重目黄。

《日华子》治五劳七伤，安魂定魄，止渴，肥人，时疾热狂头痛，止嗽。故同石膏、知母、竹叶、粳米，专疗时气头痛，大渴烦躁，及发狂甚者，须各数两浓煎，顿饮乃佳；虚羸人因作劳内伤而发者，可量加人参，名人参白虎汤；有肺热者勿入人参。

崔元亮《海上方》同黄连治消渴。《衍义》治心肺虚热，虚劳客热，入沙参、五味子。

同青蒿、鳖甲、牛膝、地黄、芍药、天门冬、枸杞子、五味子、胡黄连、山药、茯苓、山茱萸，蜜丸。治骨蒸劳热。

简误：麦门冬性寒，虽主脾胃，而虚寒泄泻及痘疮虚寒作泄，产后虚寒泄泻者，咸忌之。（《神农本草经疏·草部上品之上·麦门冬君》）

## 2. 明·卢之颐注

核曰：出函谷川谷，及堤坡肥土石间者，多野生。出江宁、新安及仁和笕桥者多种莳。古人唯用野生者。细皱香美，宛如麦粒，功力殊胜也。四季不凋，秋冬根叶转茂、丛生如韭，青似莎草，长尺余，多纵理，四月开花如蓼，结实翠碧如珠，根须冗猬，贯须连结，俨若琅玕，色白如玉，中心坚劲，最多脂液也。修治：瓦上焙热，即迎风吹冷，凡五七次便易燥，且不损药力。或以竹刀，连心切作薄片，醇酒浸一宿，连酒磨细，入布囊内，揉出白浆，点生姜汁、杏仁末各少许，频搅数百下，久之澄清去酒，晒干收用。入汤膏，亦连心用，方合上德全体。今人去心，不知何所本也。地黄、车前为之使。恶款冬、苦瓠。畏苦参、青葙、木耳。伏石钟乳。绍隆王先生云：麦门冬，具稼穑甘，禀春和令当入足阳明，为阳明之体用药，故《本经》所陈诸证，皆属阳明之上为病。若痿蹶，又属阳明之下为病。经云：阳明为阖，阖折，则气无所止息而痿疾起矣。是以治痿独取诸阳明。阳明为五脏六腑之本，五脏六腑皆受气于阳明故尔。

先人《博议》曰：心腹脉络，皆心所主。胃络肌肉，皆心所生。美颜吐衄，唯心所现，结者能使之不结，绝者能使之不绝。唯从容润泽，潜滋暗长，沦结成形者也。

又云：麦门冬，叶色尝青，根须内劲外柔，连缀贯根上，凌冬不死，随地即生。以白色可入肺，甘平可入脾，多脉理可入心，凌冬可入肾，长生可入肝，虽入五脏，以心为主，心之肾药也。其气象生成，及命名之义，能转春为夏，使肾通心，但力量不阔大，如有守有养，贞静宁谧，和润舒徐之君子也。仓皇之际，虽自愦愦，然躁进表露者，不及其久而不变也。其根俨似脉络，故《本经》以之治心腹结气，伤中伤饱，胃络脉绝。盖心腹中央，皆心之部分，脉络亦心之所主，悉属象形对待法耳。若脉络之绝，伤中之绝，伤饱之绝，羸瘦肉理之绝，气结使然者，咸可使之复生。《别录》所云：皆结气伤中伤饱之所生，盖强阴益精，消谷保神，安脏美色，皆复脉通心，润经益血之力也。盖心主血脉，脉溃血溢，脉伤则咳；经水已枯，乳汁不下，脉气欲绝者，皆克成效。如水入干经，而血乃成，不入于经，以致浮肿者，潜滋之妙，赖有此耳。惟阴形缓性人，及脾慢中寒有湿者，不相宜也。

参曰：金水主时，则根苗茂盛，有继绝续乏之义。三冬闭藏，而阴阳互根之妙。麦则独贞其窍，故处秋冬之时，能行春夏之令，以降入为升出者也，故名麦门冬。四季长生，中央坚劲，气味甘平，具土德性，当判入脾，脾之脾药也。色白属金，脾之肺药也。似脉属火，脾之心药也。不凋属水，脾之肾药也。长生属木，脾之肝药也。所谓一脏之内，具五脏焉。故五脏六腑位于内，十二经脉见于外，莫不资始于脾，资生于胃，互为枢纽者也。盖心腹结气，中央所司，伤中伤饱，胃络脉绝，羸瘦短气，象形对治，故继绝续乏之义，悉从中字起见耳。广推研释，隽永可思，盖土主中宫，长养后天，必须德全之品，相为匹配，其唯麦冬乎。至若保心之神，定肺之气，安肝之魂，补肾之精，因脾转属者，无所不宜。若脉伤则咳，经络断绝，致血液妄行，经水枯竭，变生烦热焦渴者，求其因而借用之亦可。大抵象形对治，更相宜也。先人有议，辄加推广如此。(《本草乘雅半偈·麦门冬》)

### 3. 明·徐彦纯注

主虚劳客热，口干燥渴，定肺气，治心肺虚热。

成聊摄云：肺燥气热，以酸收之，以甘缓之。门冬之甘，润肺除热。

洁古云：麦门冬治肺中伏火。脉气欲绝，加五味子、人参二味，名之生脉散。补肺中元气不足须用之。又治经枯乳汁不行，汤润去心。用引经，须以酒浸。

东垣云：麦门冬，味甘，平，阳中之阴。主心腹结气，肠中伤饱，虚劳客热。保定肺气，止烦渴。又云：补心气不足，及治血妄行。甘平，补不足。

海藏云：入手太阴经。《衍义》云：治心肺虚热，及虚劳客热。苗可作熟水饮之。(《本草发挥·麦门冬》)

### 4. 清·张志聪注

麦门冬，门古字从虋。虋，藤蔓不绝也。始出函谷、川谷，叶如细韭，凌冬不死，根色黄白，中心贯通，延蔓相引，古时野生，宛如麦粒，故名麦冬，今江浙皆莳植矣。一本横生，根颗连络，有十二枚者，有十四五枚者。所以然者，手足三阳、三阴之络共有十二，加任之尾翳，督之长强，共十四，又加脾之大络，共十五，此物性之自然而合于人身者也。唯圣人能体察之，故用麦冬以通络脉，并无去心二字，后人不详经义，不穷物理，相沿去心久矣，今表正之。

麦门冬气味甘平，质性滋润，凌冬青翠，盖禀少阴冬水之精，上与阳明胃土相合。主治心腹结气者，麦冬一本横生，能通胃气于四旁，则上心下腹之结气皆散除矣。伤中者，经脉不和，中气内虚也。伤饱者，饮食不节，胃气壅滞也。麦门禀少阴癸水之气，上合阳明戊土，故治伤中、伤饱。胃之大络，内通于脉，胃络脉绝者，胃络不通于脉也。麦冬颗分心贯，横生土中，连而不断，故治胃络脉绝。胃虚则羸瘦，肾虚则短气，麦冬助胃补肾，故治羸瘦、短气。久服则形体

强健，故身轻，精神充足，故不老不饥。(《本草崇原·本经上品》)

### 5. 清·姚球注

麦冬气平，禀天秋平之金气，入手太阴肺经；味甘无毒，得地中和之土味，入足太阴脾经。气降味和，阴也。

心腹者，肺脾之分；结气者，邪热之气结也。其主之者，麦冬甘平，平能清热，甘缓散结也。

中者阴也，伤中者阴伤也；甘平益阴，故主伤中。

脾为胃行津液者也，脾血不润，则不能为胃行津液，而伤饱之症生矣；味甘而润，滋养脾血，故主伤饱。脉者血之府，胃与脾合，胃络脉绝者，脾血不统，脉络不与胃相接也；甘润养阴，所以续脉。脾主肌肉，而禀气于胃，脾阴不润，则肌肉不长，而胃气上逆，肺亦能呼不能吸，而气短促矣；麦冬味甘益脾，故主羸瘦，气平益肺，故主短气也。久服肺气充，所以身轻，脾血润，所以不老不饥也。

制方：麦冬同川连，治消渴饮水。同甘草、粳米、大枣、竹叶，治劳气欲绝。同乌梅，治下利口渴。同人参、北味、杞子，治虚热病暑。同沙参、北味，治心肺虚热。(《本草经解·草部上·天门冬》)

### 6. 清·徐大椿注

麦冬甘平滋润，为纯补胃阴之药。后人以为肺药者，盖土能生金，肺气全恃胃阴以生。胃气润肺自资其益也。(《神农本草经百种录·上品·麦门冬》)

### 7. 清·邹澍注

麦门冬质柔而韧，色兼黄白，脉络贯心，恰合胃之形象。

《伤寒论》《金匮要略》用麦门冬者五方，惟薯蓣丸药味多，无以见其功外，于炙甘草汤，可以见其阳中阴虚，脉道泣涩。于竹叶石膏汤，可以见其胃火尚盛，谷神未旺。于麦门冬汤，可以见其气因火逆。于温经汤，可以见其因下焦之实，成上焦之虚。虽然下焦实证，非见"手掌烦热，唇口干燥"不可用也。上气因于风，因于痰，不因于火，咽喉利者，不可用也。虚羸气少，不气逆欲吐，反下利者，不可用也。脉非结代，微而欲绝者，不可用也。盖麦门冬之功在提曳胃家阴精，润泽心肺，以通脉道，以下逆气，以除烦热。若非上焦之证，则与之断不相宜，故脉微欲绝，是四逆汤证。少气下利，是理中汤证。风痰上气，是小青龙汤证。有瘀血而不烦热，是下瘀血汤、大黄䗪虫丸证也。(《本经疏证·麦门冬》)

### 8. 清·叶志诜注

佳隶阶除，凌冬丛碧，贯磊珊珠，麸苞穬麦，乌韭西秦，羊蓍东越，一枕

清风，手煎灵液。(《神农本草经赞·上经》)

**9. 清·黄钰注**

甘平。心腹气结，伤中伤饱，胃络脉绝，又主羸瘦短气。久服轻身可得。不必去心。(《本草经便读·神农本草经·上品》)

# 独　活

【原文】独活，味苦，平。主风寒所击，金疮止痛，贲豚，痫痓，女子疝瘕。久服轻身耐老。一名羌活，一名羌青，一名扩羌使者。生川谷。(《神农本草经·上品·独活》)

【注释】

**1. 明·缪希雍注**

疗诸贼风百节痛风无久新者。久服轻身耐老。一名羌活。

疏：独活禀天地正阳之气以生，故味苦、甘平。甄权、洁古，益之以辛，微温无毒。气味俱薄，浮而升，阳也。足少阴引经气分之药。

羌活性温，辛、苦。气厚于味，浮而升，阳也。手足太阳行经风药，并入足厥阴、少阴经气分。

羌活气雄，独活气细。故雄者治足太阳风湿相搏，头痛肢节痛，一身尽痛者，非此不能除，乃却乱反正之主君药也。细者治足少阴伤风头痛，两足湿痹不能行动，非此不能除，而不治太阳之证。名列君部之中，非比柔懦之主。小无不入，大无不通，故能散肌表八风之邪，利周身百节之痛。其主风寒所击，金疮止痛者，金疮为风寒之所袭击，则血气壅而不行，故其痛愈甚。独活之苦甘辛温，能辟风寒，邪散则肌表安和，气血流通，故其痛自止也。贲豚者，肾之积。肾经为风寒秉虚客之则成贲豚。此药本入足少阴，故治贲豚。痫与痓，皆风邪之所成也。风去则痫痓自愈矣。女子疝瘕者，寒湿乘虚中肾家所致也。苦能燥湿，温能辟寒，辛能发散，寒湿去而肾脏安，故主女子疝瘕，及疗诸贼风，百节痛风无久新也。轻身耐老，定非攻邪发散之药所能，乌可久服哉？《本经》载之误矣！二药本一种，第质有虚实老嫩，气有厚薄之不同耳。

主治参互：

君麻黄、甘草，主冬月即病伤寒，太阳经头疼，发汗解表。君麦门冬、前胡、黄芩，佐以甘草，治春时瘟疫，邪在太阳头痛。入葛根汤，治太阳阳明头痛，兼遍身骨痛，口渴，烦热不得眠；若渴甚，烦热甚，头痛甚，则加石膏、知母、竹叶各两许。疟发太阳经头痛者，于治疟药中加之，痛止则去之。同白术、苍术、秦艽、生地黄、薏苡仁、木瓜、石斛、黄柏，治下部一切风湿、湿热。同生地黄、赤芍药、生甘草、牡丹皮、石膏等，水煎治风热上攻牙肿痛。同莱菔子炒香，只取羌活为末，每服二钱，温酒调下，一日一服，二日二服，三日三服，治妊娠浮肿由于风湿，出许学士《本事方》。人睛忽垂至鼻，如黑角塞痛不可忍，或时时大便血出痛，名曰肝胀，羌活一味煎汁，服数盏自愈，出夏子益《夺疾方》。

简误：独活、羌活，阳草中之风药也。本为祛风散寒除湿之要品。风能胜湿，以其性燥故也。《本经》《别录》并载主中风及诸风。不知真中风惟西北边塞高寒之地，风气刚猛。虚人当之往往猝中，或口眼歪斜，或口噤不语，或手足瘫痪，左右不仁，或刚痉柔痉，即角弓反张，此药与诸风药并用可也。若夫江南、吴、楚、越、闽、百粤、鬼方、梁州之域，从无刚劲之风，多有湿热之患，质脆气虚，多热多痰，其患中风，如前等病，外证虽一一相似，而其中实非，何者？此皆刘河间所谓将息失宜，水不制火。丹溪所谓中湿、中痰、中气是也。此则病系气血两虚，虚则内热煎熬津液，结而为痰；热则生风，故致猝倒亦如真中风状。而求其治疗之方，迥若天渊。外邪之气胜则实，实则泻之，祛风是已；内而真气不足则虚，虚则补之，调气、补血、生津、清热是已。倘误用风药，反致燥竭其津液，血愈不足而病愈沉困，命曰虚虚。攻补既谬，死生遂殊。粗工懵昧，执迷不悟，兹特表而明之。又有血虚头痛，及遍身疼痛骨痛，因而带寒热者，此属内证，误用反致作剧。(《神农本草经疏·草部上品之上·独活》)

### 2. 明·卢之颐注

核曰：出蜀汉、西羌者良。春生苗，如青麻状。一茎直上，有风不动，无风自摇。六月开花作丛，或黄或紫。生砂石中者，叶微黄。生浓土中者，叶青翠。有两种，一种形大有臼，如鬼眼者，今人呼为独活；一种蚕头鞭节，色黄紫，臭之作蜜蜡香，今人呼为羌活。近以老宿前胡，及土当归，黑皮白肉，臭如白芷者，用充独活，不可不辨。采得锉细，以淫羊藿拌浥二日，曝干，去藿用，免人心烦。

先人评药云：自行其意，独得嘉名。

参曰：动摇万物者莫疾乎风。故万物莫不因风以为动摇，唯独活不然。有风，独立不动；无风，独能自摇。在蜀名蜀活，在羌名羌活，随地以名，亦随地有差等。但可互为兄弟，不可强别雌雄，其从治不能独立不动，而为风寒刀刃之所击，及奔豚痛痉之因风以为动摇，复因风而反乎上下开阖者。若女子疝瘕，此不能自摇耳。不能自摇，即阖而不开，不能独立不动，即开而不阖。唯独活则阖而能开，开而能阖；当入肝之经，厥阴之阖，具备风木化气之体用者欤。

参合赤箭生成主治彼此功力昭然。但合赤箭不为物移之体，能立力，能独运之用，能行，故仅可强御外侮，而少逊驻形。以其无森卫旋返之力故耳。（《本草乘雅半偈·独活》）

### 3. 明·徐彦纯注

疗诸贼风，百节痛，诸风湿冷，皮肌苦痒，手足挛痛。

洁古云：独活，足少阴肾经行经药也。若与细辛同用，治少阴经头痛，如神。《主治秘诀》云：性温，味苦。气厚味薄，沉而升，阴中阳也。治风须用，反能燥湿。经云：风能胜湿，头晕目眩，非此不能除。

东垣云：独活治足少阴伏风，而不治太阳。故两足寒痹，不能动履，非独活不能治。（《本草发挥·独活》）

### 4. 清·叶志诜注

面风独立，顾盼中摇，蚕头奋簇，鞭节垂梢，护关紫艳，缘栈黄娇，石壁壤沃，易叶同条。（《神农本草经赞·上经》）

## 车　前　子

【原文】车前子，味甘，寒。主气癃，止痛，利水道小便；除湿痹。久服轻身耐老。一名当道。生平泽。（《神农本草经·上品·车前子》）

【注释】

### 1. 明·缪希雍注

车前子……男子伤中，女子淋沥不欲食，养肺强阴益精，令人有子，明目疗赤痛。久服轻身，耐老。

叶及根：味甘，寒。主金疮止血，衄鼻瘀血，血瘕下血，小便赤，止烦下气，除小虫。

疏：车前子禀土之冲气，兼天之冬气以生，故味甘寒而无毒。《别录》兼咸，故走水道，其主气癃止痛，通肾气也。小便利则湿去，湿去则痹除。伤中者必内起烦热。甘寒而润下则烦热解，故主伤中。女子淋沥不欲食，是脾肾交病也。湿去则脾健而思食，气通则淋沥自止，水利则无胃家湿热之气上熏而肺得所养矣。男女阴中俱有二窍，一窍通精，一窍通水。命门真阳之火即系先天之元气，道家谓之君火，后天之精气亦与之合而系焉。膀胱者，湿热浊阴之水渗出下窍为小便，道家谓之民火是也。二窍不并开，故水窍常开，则小便利而湿热外泄，不致鼓动真阳之火，则精窍常闭而无漏泄。久久则真火宁谧而精用益固，精固则阴强，精盛则生子。肾气固即是水脏足，故明目及疗赤痛。轻身耐老，即强阴益精之验。肝肾膀胱三经之要药也。

附：叶及根，味甘寒。金疮必发热，热则痛极，甘寒能凉血除热，故主金疮。血热则妄行溢出上窍，故主吐衄，及尿血便赤，止烦下气。《明医杂录》云：根叶治鼻衄，尿血，热痢，捣汁饮之。子主气癃，利水道，疗肝中有风热冲目。若人服固精药久，服此一泄即有子。

主治参互：

同木通、沉香、橘皮、升麻，治气癃。同二术、宣木瓜、石斛、川草薢、茯苓、五加皮，治湿痹。独用为末，米饮下二钱匕，治暴泻神效。君白芍药、白扁豆、炙甘草，治水泄。同生地黄、牛膝、天门冬、麦门冬、黄柏、五味子、甘枸杞子、人参、白胶，治尿血及妇人血淋。入十子衍宗丸，为生精种子要药。入金匮肾气丸，则固精益阴。独用炒为末，专治湿胜水泻。同五味子、覆盆子、莲子、莲须、山茱萸肉、没食子、沙苑蒺藜、人参、麦门冬、牛膝、白胶、鱼胶，能强阴固精种子。同生地黄、甘菊花、决明子、玄参、密蒙花、连翘、黄连、柴胡、生甘草，治暴赤目痛。

简误：车前子性走下窍，虽有强阴益精之功，若遇内伤劳倦，阳气下陷之病，皆不当用。肾气虚脱者忌，与淡渗药同用。（《神农本草经疏·草部上品之上·车前子》）

### 2. 明·卢之颐注

核曰：出真定平泽、丘陵阪道中。今江湖、淮甸、近汴、北地，处处有之。《诗疏》云：车前好生道旁，及牛马足迹中。《韩诗外传》云：直曰车前，瞿曰苤苢，瞿乃生于两旁者。春初生苗，绿叶布地如匙面，累年者长尺许，中抽数茎，作穗如鼠尾。花甚细密，色青微赤。实如葶苈，色正黑。五六月采苗，七八月采实。圃人或种之，蜀中尤尚也。修治：淘洗去泥沙，晒干用。入汤液，宜炒过。入丸散，宜酒浸一宿，蒸熟，捣烂做饼，晒干焙研。常山为之使。

先人题药云：车前好生道旁，及牛马足迹中，古人以敝车作薪，谓之劳薪。道路之土，得不谓之劳土乎。以劳所生之物，喜通行而好动作者，故治湿土之化，致伤水大之用。为气癃为水道停止者，莫不精良。一云：雷之精，服之神化；雷，震木也，前阴亦属肝木，疏泄二便，须气化以出，形化反不易之乎。且车行而前，孰不开让，疏泄之义显然。无子者，子路不疏泄也，其间必有隐曲，车前开道，病去而路通矣。妇人乐有子，薄言采之，良有以也。

参曰：引重致远曰：车，不行而进曰前。春生苗叶，翠碧可观，行肝之用，肝之气分药也。癃则肝气疲罢，致水道小便，失于转输，遂成湿痹矣。车前当道，则前阴疏泄，更主泪出之从流而上，与淋沥之从流而下者，各返于所当止也。利而不泄，故益精用，壮气化，但气味甘寒，须以辛佐，不可独往耳。

肝主疏泄二便，故云癃则肝气疲罢，能使逆流而上者，顺流而下，顺流而下者，溯流而上，不但作车，又堪作楫。（《本草乘雅半偈·车前子》）

### 3. 明·徐彦纯注

治肝中风热，衡目赤痛，障翳，脑痛泪出。其叶通五淋，治尿血。

海藏云：能利小便，而不走精气，与茯苓同功。（《本草发挥·车前子》）

### 4. 清·张志聪注

《诗》名芣苢，好生道旁及牛马足迹中，故有车前当道，及牛遗马舄之名。江湖淮甸处处有之，春生苗叶，布地中，抽数茎作穗如鼠尾，花极细密，青色微赤，结实如葶苈子，赤黑色。

乾坤皆有动静，夫坤，其静也翕，其动也辟。车前好生道旁，虽牛马践踏不死。盖得土气之用，动而不静者也。气癃，膀胱之气癃闭也。气癃则痛，痛则水道之小便不利。车前得土气之用，土气行则水道亦行，而膀胱之气不癃矣。不癃则痛止，痛止则水道之小便亦利矣。土气运行，则湿邪自散，故除湿痹。久服土气升而水气布，故轻身耐老。《神仙服食经》云：车前，雷之精也。夫震为雷，为长男。《诗》言：采采芣苢，亦欲妊娠而生男也。（《本草崇原·本经上品》）

### 5. 清·姚球注

车前气寒，禀天冬寒之水气，入足太阳寒水膀胱经；味甘无毒，得地中正之土味，入足太阴湿土脾经。气降味和，阴也。

膀胱者州都之官，津液藏焉，气化则能出矣，出气不化，闭塞下窍，而为癃闭；其主之者，寒能化热，甘能化气也。小便者，心火之去路也，火结于膀胱，则小便痛矣；其止痛者，气寒能清火也。

饮入于胃，游溢精气，上输于脾，脾气散精，上归于肺，肺乃下输膀胱；车前味甘，甘能益脾，脾气散精，则肺气通行，故水道通，小便利也。益脾利水，则湿下逐，故又除湿痹也。

久服轻身耐老者，指有病者而言也。人身有湿则身重，湿逐则身轻，湿逐脾健，脾主血，血充故耐老也。不然，滑泄之品，岂堪久服者哉。

制方：车前同木通、沉香、陈皮、升麻，治气癃。同二术、木瓜、石斛、草薢、白茯、五加皮，治湿痹。同白芍、白茯、扁豆、甘草，治水泄。同生

地、牛膝、天冬、麦冬、黄柏、五味、杞子、人参、白胶，治尿血及女子血淋。专末服，治暴泄。(《本草经解·草部下·车前子》)

**6. 清·徐大椿注**

凡多子之药皆属肾，故古方用入补肾药中。盖肾者，人之子宫也。车前多子，亦肾经之药。然以其质滑而气薄，不能全补，则为肾府膀胱之药。膀胱乃肾气输泄之道路也。(《神农本草经百种录·上品·车前子》)

**7. 清·陈修园注**

乾坤有动静，夫坤其静也翕，其动也辟。车前好生道旁，虽牛马践踏不死，盖得土气之用，动而不静者也。气癃，膀胱之气闭也；闭则痛，痛则水道不利；车前得土气之用，土气行则水道亦行而不癃，不癃则不痛，而小便长矣。土气行则湿邪散，湿邪散则湿痹自除矣。久服土气升而水气布，故能轻身耐老。(《神农本草经读·上品·车前子》)

**8. 清·叶志诜注**

当道轮旋，如匙薄有，穗结鼠拖，迹遗牛后，精化仙衣，春盈女手，作药天中，宜男相友。(《神农本草经赞·上经》)

**9. 清·黄钰注**

甘寒。通便利水，湿痹能除，气癃痛止。(《本草经便读·神农本草经·上品》)

# 木　香

【原文】木香，味辛温。主邪气，辟毒疫温鬼；强志；主淋露。久服不梦寤魇寐。生山谷。(《神农本草经·上品·木香》)

【注释】

**1. 明·缪希雍注**

疗气劣肌中偏寒，主气不足，消毒杀鬼精物，温疟，蛊毒，行药之精。久服不梦寤寐魇，轻身致神仙。

疏：青木香，味辛温无毒。是禀夏秋之阳气以生，兼得土之阳精，故无毒。性属纯阳，故主邪气，辟毒疫温鬼。阳主清明开发，故强志及不梦寤魇寐。行药之精，皆阳盛气烈之功也。

主治参互：

同延胡索，治一切女人血气刺心，痛不可忍。

同牵牛、雷丸、槟榔，杀一切虫。佐黄连、芍药，治一切滞下。惟身热作呕逆口渴者，勿用。

同橘皮、砂仁、白豆蔻、紫苏叶，调一切气不通顺，及冷气攻痛作泄，大怒后气逆，胸隔胀满，两胁作痛。

简误：详其治疗，与今白木香当是两种。按《图经》谓：生永昌。又云：今惟广州舶上有来者。一云出大秦国，一云产昆仑，则所出地土各异，是名同而实异可知已。《药性论》云：当以昆仑来者为胜，此绝不可得。又云：西胡来者劣。今市肆所有，正白木香也。其味辛，其气温，专主诸气不顺，求其能辟毒疫温鬼，杀鬼精物，恐或未然也。肺虚有热者，慎毋犯之。元气虚脱，及阴虚内热，诸病有热，心痛属火者禁用。《伤寒类要》所载：治天行热病，若发赤豆斑，用青木香水煮服者，盖指昆仑来者一种，定非坊间所市广州舶上世所常用之白木香也。（《神农本草经疏·草部上品之上·木香》）

### 2. 明·卢之颐注

核曰：木香，草类也。出天竺，及昆仑、南番诸国，今惟广州舶上来。广州一种，类木类藤，似是而非；滁鬼海州一种，是马兜铃根，市肆以此相混不可不慎也。《三洞珠囊》云：五香者，木香也。一株五根，一茎五枝，一枝五叶，叶间五节，故名五香。烧之上彻九天也。根形如枯骨而味苦辛，粘牙者为良。凡修事，入理气药，只生用，不可见火。欲实大肠，面裹煨熟用。

先人云：上为木象，彻具春宣。

参曰：木香，香草也。名木者，当入肝，故色香气味，各具角木用。亦入脾，故根枝节叶，亦各具宫土数。入脾则夺土郁，入肝则达木郁。经云：木郁则达之，土郁则夺之。夺土即所以达木，达木即所以夺土；土以木为用，木以土为基也。邪气毒疫，温鬼淋露，梦寤魇寐，致郁土郁木者，咸可达之夺之。强志者，即强木土之用，得以行其志耳。

土大具体无用，吐生草木以为用也。木以土为基，又超出体用之外，以言能生之源。（《本草乘雅半偈·木香）

### 3. 明·徐彦纯注

治九种心疼，积年冷气，痃癖癥块胀痛，治霍乱吐泻，心腹疼痛，治心腹一切气，止痢疾，安胎，健脾消食，及膀胱冷痛，呕逆翻胃。

洁古云：除肺中滞气。若疗中下焦气结滞，须用槟榔为使。《主治秘诀》云：气热，味辛、苦。气味俱厚，沉而降，阴也。其用调气而已。又云：辛，纯阳以和胃气。

东垣云：木香味苦辛，纯阳，治腹中气不转运，助脾。又云：辛温，升降滞气。

海藏云：木香治血气刺心痛，冷积气，疬癖癥瘕，腹胀，通行一切气，安胎健脾，膀胱冷痛，呕逆反胃，霍乱，吐泻，九种心疼，痢疾。《本经》云：主气劣、气不足，补也。《衍义》云：专泄决胸腹间滞寒冷气，破也。安胎健脾，补也。除疬癖块，破也。与本条言补不同，何也？易老以为调气之剂，不言补也。

丹溪云：木香行肝经气。火煨用，可实大肠。（《本草发挥·木香》）

### 4. 清·张志聪注

木香始出永昌山谷，今皆从外国舶上来，昔人谓之青木香，后人呼马兜铃根为青木香，改呼此为广木香，以别之。《三洞珠囊》云：五香者，木香也。一株五根，一茎五枝，一枝五叶，叶间五节，故名五香。根条左旋，采得二十九日方硬，形如枯骨，烧之能上彻九天，以味苦粘牙者为真。一种番白芷伪充木香，皮带黑而臭腥，不可不辨。

木香其臭香，其数五，气味辛温，上彻九天，禀手足太阴天地之气化，主交感天地之气，上下相通。治邪气者，地气四散也。辟毒疫温鬼者，天气光明也。强志者，天一生水，水生则肾志强。主淋露者，地气上腾，气腾则淋露降。天地交感，则阴阳和，开合利，故久服不梦寤魇寐。梦寤者，寤中之梦。魇寐者，寐中之魇也。（《本草崇原·本经上品》）

### 5. 清·姚球注

木香气温，禀天春和之木气，入足厥阴肝经；味辛无毒而香燥，得地燥金之正味，入足阳明胃经。气味俱升，阳也。

辛温益胃，胃阳所至，阴邪恶毒鬼气皆消，所以主邪气毒疫温鬼也。辛温之品，能益阳明，阳明之气，能强志气。

淋露者，小便淋沥不止，膀胱气化，津液乃出，淋露不止，阳气虚下陷也，阳者胃脘之阳也。辛温益胃，胃阳充而淋露止也。

久服则阳胜，阳不归于阴，故不梦寤；阳气清明，阴气伏藏，故不魇寐也。

制方：木香同延胡索，治女人血气刺心，痛不可忍。同牵牛、雷丸、槟榔，治虫积。佐川连、白芍，治痢。同陈皮、砂仁、白蔻、苏叶，治气不通顺。（《本草经解·草部上·木香》）

### 6. 清·徐大椿注

木香以气胜，故其功皆在乎气。《内经》云：心主臭。凡气烈之药皆入心。木香，香而不散，则气能下达，故又能通其气于小肠也。（《神农本草经百种录·上品·木香》）

### 7. 清·邹澍注

强志之义，具见远志。木香气温味辛苦，其气芳郁，宜乎性刚而散发者，岂亦能凝神于精，摄阳于阴耶？夫灯烛之譬，在于远志原喻以芯，剔翳沁膏，厥功懋矣，然膏中有故，独不能使灯不明乎！即膏中有故，系滓厚而沉浊者，犹非木香能为力也。灯既张矣，飞蛾青虫集焉，溃于膏而难出，将死未死，宛转蠕动，膏荡摇，灯亦为之不明，非刚者挑而去之不可，此木香所为强志也。夫木香之首功为主邪气，则明非膏中所自有矣，曰毒曰鬼，皆阴也，必丽于阴。然毒而曰疫，鬼而曰温，不犹么么之类，虽属夜出，然能飞扬者乎！是木香之治，治阴厉之气，反受质于阳。善飞扬而著人身之阴者，则导而出之于阳，以成其神，不摇于精，阳自摄于阳而不耗夫阴之功。能入于阴，以其似枯骨也。能去阴中之客阳为累，以其气温味辛也。能不耗阴，以其质粘牙也。故夫淋露者，火在水中，致水流涩；梦寐魇寐者，神归阴分，为热所扰，皆阴中不靖，栖阳不稳之病，与远志之使阳归阴，而阳不受翳累者，原大相径庭。至于《别录》所增治疗，若主气不足，致毒鬼温邪之伏于阴；气劣不行，致阳之不得遍于外，皆注《本经》而推广之词，独"行药之精"一语，他味不常有。(《本经续疏·上品》)

### 8. 清·叶志诜注

形符地数，香达天垂，五叶五节，五根五枝，魇惊夜靖，瘴毒朝披，尝余挂齿，分割蜜脾。(《神农本草经赞·上经》)

### 9. 清·黄钰注

辛温。主辟邪气，毒疫温鬼，淋露强志。久服则阴阳气和，不至梦寐而魇寐。(《本草经便读·神农本草经·上品》)

# 山药（薯蓣）

【原文】薯蓣，味甘，温。主伤中，补虚羸，除寒热邪气，补中，益气力，长肌肉。久服耳目聪明，轻身，不饥，延年。一名山芋，生山谷。(《神农本草经·上品·薯蓣》)

【注释】

### 1. 明·缪希雍注

主头面游风，头风眼眩，下气，止腰痛，补虚劳羸瘦，充五脏，除烦热，强阴。久服耳目聪明，轻身不饥延年。

疏：薯蓣得土之冲气，兼禀春之和气以生，故味甘，温平无毒。观其生捣傅痈疮，能消热肿，是微寒之验也。甘能补脾，脾统血而主肌肉，甘温能益血，脾治中焦，故主伤中，补虚羸，补中益气力，长肌肉，充五脏，除烦热，强阴也。其主寒热邪气，及头面游风，头风眼眩，下气，止腰痛者，正以其甘能除大热，甘能益阴气，甘能缓中，甘温平能补肝肾。

《药性论》云：薯蓣臣，能补五劳七伤，去冷是也。盖寒热邪气者，阴不足则内热，内虚则外邪客之。热则生风，缓则下气，下气则阳交于阴。五劳既去，五脏既充，则久服耳目聪明，轻身延年之效自著矣。

主治参互：

同地黄、枸杞、牛膝、甘菊花、白蒺藜、五味子，则补肝肾，益阴气，治一切虚羸，强阴，长肌，增力，明目。同莲肉、白扁豆、人参、白芍药、茯苓、炙甘草、橘皮，则补脾健胃止泄泻；加木瓜、藿香，安吐逆。同羊肉、肉苁蓉作羹，可扶衰补虚羸。

简误：薯芋、薯蓣，确系两种。譬诸米谷，其种有禾、糯、秈、黍、稷之不同是也。入药必以冀州所产者为胜。总之，南方不迨北地，《图经》并载入四明则误矣。不宜与面同食。（《神农本草经疏·草部上品之上·薯蓣》）

### 2. 明·卢之颐注

核曰：薯蓣，古名也。避唐代宗讳，改作薯药；又避宋英宗讳，改作山药。后世惟名山药，不知薯蓣名矣。生嵩山山谷，及临朐、钟山、南康、蜀道、北都、四明、江南、怀庆诸处。入药野生者为胜。供馔，家种者为良。春生苗，蔓延篱落。紫茎绿叶。叶有三尖，似白牵牛叶，更厚而光泽。五六月开花成穗，淡红色。结荚成簇，三棱合成，坚而无仁。其子别结叶旁，状似雷丸，大小不一，皮色土黄，内肉清白，煮食甘滑。春冬采根，生时掷地如粉，干则内实不虚，其色洁白如玉。青黑者不堪入药，种植甚易。截作薄片者亦生，随所杵之窍而像之也。南中一种，生山中，根细如指，极紧实，刮磨入汤煮之，作块不散，味更甘美，食之尤益于人，胜于家种者。江中闽中一种，根如姜芋，皮紫，极大者重数斤。煮食虽美，但气寒于北地者。修治勿用平田生二三纪者，须要山中生经十纪者。其皮赤，四面有须者良。采得以铜刀刮去赤皮，洗去涎，蒸过，曝干用。六芝为之使。恶甘遂。

参曰：效所杵之窍以赋形，如预备署所，故称薯蓣。假微薄之种，充气沦结，建立中央，故治伤中。以致虚羸，而为寒热邪气者，乃若益气力，长肌肉，即治伤中虚羸之验也。而伤中之因，皆因阴气萎靡。薯蓣入土便生，阴森肥遁，宁不强阴，且其赋形效窍，则有窍处，宁不周到，虽假故物为胎，亦属气化所钟，是与六芝交相为使。（《本草乘雅半偈·薯蓣》）

### 3. 明·徐彦纯注

强筋骨，补五劳七伤，心气不足，治泄精、健忘。

海藏云：入太阴之药。润皮毛之燥，凉而能补，与二门冬同。

东垣云：仲景八味丸用干山药者，以其凉而能补也。亦治皮肤干燥，以此物润之。

丹溪云：山药属土而有金与水火，补阳气。生者能消肿硬。经云虚之所在，邪必凑之，着而不去，其病为实，非肿硬之谓乎？故补其气则留滞，自不容于不行矣。（《本草发挥·薯蓣》）

### 4. 清·张志聪注

薯蓣即今山药，因唐代宗名预，避讳改为薯药，又因宋英宗名曙，避讳改为山药。始出嵩高山谷，今处处有之，入药野生者为胜。种薯蓣法，以杵打穴，截块投于杵穴之中，随所杵之窍而成形，如预备曙，所因名薯蓣也。今时但知山药，不知薯蓣矣。

山药气味甘平，始出中岳，得中土之专精，乃补太阴脾土之药，故主治之功皆在中土。治伤中者，益中土也。补虚羸者，益肌肉也。除寒热邪气者，中土调和，肌肉充足，则寒热邪气自除矣。夫治伤中，则可以补中而益气力。补虚羸，则可以长肌肉而强阴。阴强，则耳目聪明。气力益，则身体轻健。土气有余，则不饥而延年。

凡柔滑之物，损即腐坏，山药切块，投于土中，百合分瓣种之，如种蒜法，地黄以根节多者，寸断埋土中，皆能生长。所以然者，百合得太阴之天气，山药、地黄得太阴之地气也。（《本草崇原·本经上品》）

### 5. 清·姚球注

山药气温平，禀天春升秋降之和气，入足厥阴肝经、手太阴肺经；味甘无毒，禀地中正之土味，入足太阴脾经。气升味和，阳也。

脾为中州而统血，血者阴也，中之守也；甘平益血，故主伤中。脾主肌肉，甘温益脾，则肌肉丰满，故补虚羸。

肺主气，气虚则寒邪生；脾统血，血虚则热邪生；气温益气，味甘益血，血气充而寒热邪气除矣。脾为中州，血为中守；甘平而益脾血，所以补中。脾主四肢，脾血足，则四肢健；肺气充，则气力倍也。阴者宗筋也，宗筋属肝；气温禀春升之阳，所以益肝而强阴也。

久服，气温益肝，肝开窍于目，目得血则明。气平益肺而生肾，肾开窍于耳，耳得血则聪。味甘益脾，脾气充则身轻，脾血旺则不饥，气血调和，故延年也。

制方：山药同生地、杞子、牛膝、甘菊、白蒺藜、五味，治肝肾虚怯。同莲肉、扁豆、人参、白芍、白茯、甘草、陈皮，治脾虚泄泻。同羊肉、肉苁蓉作羹，治虚羸。（《本草经解·草部上·山药》）

### 6. 清·陈修园注

此药因唐代宗名蓣，避讳改为山药。山药气平入肺，味甘无毒入脾。脾为中州而统血，血者阴也，中之守也；唯能益血，故主伤中。伤中愈，则肌肉丰，故补虚羸。肺主气，气虚则寒邪生；脾统血，血虚则热邪生；血气充而寒热邪气除矣。脾主四肢，脾血足则四肢健；肺主气，肺气充则气力倍也。且此物生捣，最多津液而稠粘，又能补肾而填精，精足则强阴。目明、耳聪、不饥，是脾血之旺；轻身是肺气之充；延年是夸其补益之效也。

凡上品，俱是寻常服食之物，非治病之药，故神农另提出"久服"二字。可见今人每服上品之药，如此物及人参、熟地、葳蕤、阿胶、菟丝子、沙苑蒺藜之类，合为一方，以治大病，误人无算。盖病不速去，元气日伤，伤及则死。凡上品之药，法宜久服，多则终身，少则数年，与五谷之养人相佐，以臻寿考。若大病而需用此药，如五谷为养脾第一品。脾虚之人，强令食谷，即可毕补脾之能事，有是理乎？然操此技者，未有不得盛名。薛立斋、张景岳、冯楚瞻辈倡之于前。而近日之东延西请日诊百人者，无非是术，诚可慨也！（《神农本草经读·上品·薯蓣》）

### 7. 清·邹澍注

予家有薯蓣一本，茎长至三四丈，春夏绿叶扶疏，届秋垂实累累者，有年矣。会辟地治室，乃掘去之，根大如臂，攀砖附石至三四尺，究未穷其所止，蒸而茹之，甚甘美，因是悟古人所谓种薯蓣者，先杵地作孔，则薯蓣随孔之大小以为大小，是欲其肥不欲其长也。若野生者，随地下之隙而直下焉，迨年月深久，仍能横扩为肥，入药取此，即以其入土深，善附砖石耳。其为物也，有皮有筋，而肉最胜，又皮黄肉白，筋即仿其肉之色，又可悟其致厚肉之气于皮，以为之体而合皮（本为肺主而属金，色黄则土金相生而和合矣）与肉（本为脾之所主属土，色白亦为金土和合）之气，致之于筋，以为之用。肺者气之所由行，肝者力之所由作，气与力之受益，其端皆系于能补中，而肉最厚之物，此不可谓"补中，益气力，长肌肉"乎！或曰："主伤中，补虚羸，即补中，益气力也。"而《本经》复言之何故？此盖当连下句读，"主伤中，补虚羸，除寒热，邪气"云者，犹云补伤中而致之虚羸，除伤中而受之寒热邪气也。夫虚必有一处为先，他处乃连类及之者，邪所凑虽云其气必虚，然亦有阴阳之分，五脏六腑之异，譬之水决，定因其地洼下而灌之，乃泛滥及于他所。薯蓣所主之虚之邪，须审定其由，伤中伤气，方得无误。不然，伤血及他伤亦能致虚羸，成寒热，又何别焉。《别录》所主"补虚劳羸瘦，充五脏，除烦热"，正与《本经》相印，惟"下气，止腰痛，强阴"三项为特出，此则以野生者益善下行，最喜攀附砖石也。至于头面游风、头风、眼眩，唐以来医家不甚用此味，故无从参其底里，然质之仲景治风气百疾，《本经》除寒热邪气，亦可默会其旨矣。

仲景书中凡两用薯蓣，一为薯蓣丸，一为肾气丸。薯蓣丸，脾肺之剂也；肾气丸，肺肾之剂也。观《经脉别论》，食气者先归肝心，乃及于肺，饮气则先归脾，而亦及于肺，至肺而后布其精，泻其粗，惟不言至于肾，盖肾固藏精泄浊之总汇也。风气百疾者，心肝脾之气懈于朝肺，肺遂不能输精于皮毛，斯外邪乘而客之，是其责虽在肺，而其咎究在脾，故薯蓣丸以薯蓣帅补气药为君，补血药为臣，驱风药为佐使。少腹有故，小便不调者，肺之气怠输精于皮毛，毛脉不能合精以行气于腑，斯清浊两者，或泛其源，或塞其流，是其责虽在肺家输泻之不肃，而其咎实当归于肾家翕受之不咸，故肾气丸以薯蓣随地黄、茱萸、牡丹、附子、桂枝，以拨正其翕受之机，又以薯蓣帅茯苓、泽泻以开通其输泻之道。曰肾气丸者，明肾之气固当留其精而泻其粗也。曰薯蓣丸者，明脾之气固当散其精而归于肺也。是薯蓣丸虽谓之脾气丸也可，肾气丸虽谓之地黄丸也亦无不可，是皆谷气、谷精不充畅流动之咎也。

薯蓣体滑多涎，黏稠色白，其似肉中之脂液耶，不然何以生捣可消热肿也。其似肾所藏之精耶！不然何以能强阴也。凡物功能固莫不由形色性味而发，然能此复能彼，又莫不有一贯之理存乎其间，消肉中热肿之与强阴，其义非可相直也，何哉？夫肿非一端而曰热肿，则固当得阴济乃能解矣。矧不在皮肤，不在血脉，不在筋骨而在肉，斯固为肉中之气运掉不灵，致有所壅也。得厚肉多脂不爽生气之物，其壅何能不解，且强阴非益精也，玩《金匮》之用薯蓣，盖可以得其概矣。夫以阴中所由而言，则精自精，溺自溺，其源不同，其所由化亦异，何以肾气一丸，在虚劳、在转胞则治小便不利，在消渴则治小便过多，然惟此方可见溺能阆精，精亦能阆溺也。（《本经疏证·薯蓣》）

### 8. 清·叶志诜注

景山升山，紫藤蕃秀，云腻香酥，虹晴春透，白玉能延，黄金共寿，小劚顷筐，鼎烹察候。（《神农本草经赞·上经》）

### 9. 清·黄钰注

甘平，入肺归脾。除寒热邪气，主伤中虚羸，补中益力，强阴长肌。久服

则耳目聪明，轻身延年而不饥。(《本草经便读·神农本草经·上品》)

# 薏 苡 仁

【原文】薏苡仁，味甘，微寒。主筋急拘挛不可屈伸，风湿痹；下气；久服轻身益气。其根，下三虫。一名解蠡。生平泽及田野。(《神农本草经·上品·薏苡仁》)

【注释】

### 1. 明·缪希雍注

除筋骨邪气不仁，利肠胃，消水肿，令人能食。久服轻身益气。

疏：薏苡仁正得地之燥气，兼禀乎天之秋气以生，故味甘淡，微寒无毒。阳中阴，降也。经曰：地之湿气，感则害人皮肉筋脉。又曰：风寒湿三者合而成痹。此药性燥能除湿，味甘能入脾补脾，兼淡能渗泄，故主筋急拘挛，不可屈伸及风湿痹，除筋骨邪气不仁，利肠胃，消水肿，令人能食。久服轻身。总之，湿邪去则脾胃安，脾胃安则中焦治，中焦治则能荣养乎四肢，而通利乎血脉也。甘以益脾，燥以除湿，脾实则肿消，脾强则能食，湿去则身轻，如是则以上诸疾，不求其愈而自愈矣。

主治参互：

同木瓜、石斛、萆薢、黄柏、生地黄、麦门冬，治痿厥。同五加皮、牛膝、石斛、生地黄、甘草，主筋拘急；加二术、菖蒲、甘菊花，可治痹。佐以附子，能治胸痹偏缓。独用数两，淘净煮浓汤，顿饮，可治肺经因湿火所伤吐脓血，一切肺痿、肺疽、咳嗽、涕唾上气。经曰：治痿独取阳明。阳明者，胃与大肠也。二经湿热盛则成痿；熏蒸于肺则发肺痈，及吐血咳嗽涕唾秽浊。盖肺与大肠为表里，腑热必传于脏，大肠与胃家之湿热散则痿自愈，吐脓血咳嗽亦并止矣。

简误：薏苡乃除湿燥脾胃之药。凡病人大便燥，小水短少，因寒转筋，脾虚无湿者忌之。妊娠禁用。(《神农本草经疏·草部上品之上·薏苡仁》)

### 2. 明·卢之颐注

核曰：出真定，及平泽田野间，所在亦有。今用梁汉者，但气劣于真定耳；交趾者最良，彼土呼为竿珠。三月宿根自发。高四五尺，叶如初生芭茅。五月抽茎，开红白花，五六月结实重累，壳青绿，坚薄而锐，中仁如珠，味甘美，咬着粘齿，可以作粥酿酒。一种形圆壳浓者，即菩提子。一种大而无味者，即粳也。修治：每一两，以糯米二两，同拌炒熟，去糯米，更以盐汤煮片刻，晒干用。

参曰：薏谐意。意者，脾藏之神用，故主脾脏失用，致肝木萎厥，遂成筋急拘挛，不可屈伸耳。即经所谓：有伤于筋，欲以吾意纵之屈伸，其若不容，及土失留碍，致己所不胜之风，吸引同类之湿，相合而成痹闭不通者，仁唯解孚，下行生气而甲拆之。似与乙木之轴轧而上行者，不可同日而语矣。（《本草乘雅半偈·薏苡仁》）

### 3. 明·徐彦纯注

除筋骨邪气不仁，肺痿吐脓血，治干湿脚气，治肺痈心胸甲错。

丹溪云：寒则筋急，热则筋缩。急因于坚强，缩因于短促，若受湿则弛，弛因于宽长。然寒与热未尝不挟湿，三者皆因于湿。然外湿非内湿，有以启之，不能成致湿之病。盖因酒面为多，而鱼与肉继以成之。若甘滑陈久，烧炙香辛干硬之物，皆致湿之因也。戒之慎之。（《本草发挥·薏苡仁》）

### 4. 清·张志聪注

薏苡其形似米，故俗名米仁。始出真定平泽及田野，今处处有之。春生苗叶如黍，五六月结实，至秋则老。其仁白色如珠，可煮粥，同米酿酒。

薏苡仁，米谷之属，夏长秋成，味甘色白，其性微寒，禀阳明金土之精。主治筋急拘挛，不可屈伸者，阳明主润宗筋，宗筋主束骨而利机关，盖宗筋润，则诸筋自和。机关利，则屈伸自如。又，金能制风，土能胜湿，故治久风湿痹。肺属金而主气，薏苡禀阳明之金气，故主下气。治久风湿痹，故久服轻身，下气而又益气。（《本草崇原·本经上品》）

### 5. 清·姚球注

苡仁气微寒，禀天秋金之燥气，入手太阴肺经；味甘无毒，得地中平之土味，入足太阴脾经。气降味和，阴也。

《经》云，湿热不攘，则大筋软短而拘挛。苡仁气微寒，清热利湿，所以主筋急拘挛不可屈伸也。久风，长久之风也，风淫则末疾，所以手足麻木而湿痹生焉。苡仁甘寒，其主之者，甘以行之，寒以清之也。

微寒，禀秋金之燥气而益肺，肺气治则下行，故主下气。久服轻身益气者，湿行则脾健而身轻，金清则肺实而气益也。

制方：苡仁同木瓜、石斛、草薢、黄柏、生地、麦冬，治痿厥。同五加皮、牛膝、石斛、生地、甘草，治筋拘急。专一味多服久服，治湿火伤肺，肺痈、肺痿及痿证。（《本草经解·草部上·薏苡仁》）

### 6. 清·徐大椿注

薏苡仁甘淡冲和，质类米谷，又体重力厚，故能补益胃气，舒筋除湿中虚，故又能通降湿热使下行。盖凡筋急痹痛等疾，皆痿证之类。《内经》治痿，独取阳明。薏苡为阳明之药，故能已诸疾也。（《神农本草经百种录·上品·薏苡仁》）

### 7. 清·陈修园注

薏苡仁夏长秋成，味甘色白，禀阳明金土之精。金能制风，土能胜湿，故治以上诸证。久服轻身益气者，以湿行则脾健而身轻，金清则肺治而气益也。（《神农本草经读·上品·薏苡仁》）

### 8. 清·邹澍注

玩《本经》"久风湿痹"，"久"字正与是义相孚，何者？夫筋急拘挛不可屈伸，焉知其不缘被寒而收引，乃可更用微寒之薏苡。惟筋急拘挛不能屈伸之属于久风湿痹者，方见其不因于寒，以始传寒中，末传热中，原外感之常理耳。虽然以从容不迫之薏苡，而主筋急拘挛不能屈伸之久风湿痹，得毋贻养痈之咎欤？夫物性亦各有当矣。薏苡作穗结实于插禾之前，而采掇必于获稻之后，冲冒湿热，以成其体，饱吸秋肃，以炼其质，惟其久而成就，是以专治积渐而致之病。积渐之病，决难速愈，又岂得以贻患诮之。比之天门冬治暴风湿偏痹，所谓各行其是，功足相侔者也。夫胜湿以燥，驱热以凉，敛胀以肃，且筋属于肝，筋病则肝病，肝病者必以肺胜之，是薏苡之色白气凉性降者，可不谓非肺之象形，惟其象肺，是以又能下气耳。

论者谓益气除湿，和中健脾，薏苡与术略相似，而不知其有毫厘之差，千里之谬也。盖以云乎气，则术温而薏苡微寒；以云乎味，则术甘辛而薏苡甘淡，且术气味俱厚，薏苡气味俱薄为迥不相侔也。此其义盖见于《金匮要略·痉湿暍篇》曰："湿家，身烦疼，当与麻黄加术汤发其汗为宜，慎勿以火攻之。"曰："病者一身尽疼，发热，日晡所剧者，此名风湿，此病伤于汗出当风，或久伤取冷所致也，可与麻黄杏仁薏苡甘草汤。"夫身烦疼者，湿而兼寒；一身尽疼者，湿而兼风。寒从阴化，风从阳化。故身烦疼者属太阳，发热日晡所剧者属阳明。属太阳者，宜发汗；属阳明者，宜清热。发汗所以泄阳邪，清热所以折阳邪，质之以用术用桂者为发汗，薏苡则为清热矣。虽然薏苡既治风湿，又主筋急拘挛不能屈伸，彼"风湿相搏，骨节疼烦，不得屈伸"，"风湿相搏，身体疼烦，不能自转侧"，独不用薏苡何耶？夫适固言之矣。薏苡是治久风湿痹，非治暴风湿痹者也，然则麻黄杏仁薏苡甘草汤证，非暴病耶？玩"汗出当风，久伤取冷"之因，决知其似暴病，实非暴病也。发热，日晡所剧，风与湿势将化热，故以薏苡合麻黄、杏仁、甘草迎其机而夺之，彼"风湿相搏"者上既冠以"伤寒，八九日已"，可知其非久病，下出所治之方，或有取乎附子、生姜，或有取乎附子、桂枝，且俱用术，其不能杂入薏苡决矣。术与薏苡非相反相恶也，既用此即不用彼者无他，术性急薏苡性缓，合而用之，恐其应速，则嫌于缓，应迟又伤于躁也。（《本经疏证·薏苡仁》）

#### 9. 清·叶志诜注

名称解蠡，掷米如珠，津液渴解，身健衰扶，玉匙流滑，金井秋初，奇才勿弃，后载盈车。（《神农本草经赞·上经》）

#### 10. 清·黄钰注

甘寒。久风湿痹，筋急拘挛，轻身益气（《本草经便读·神农本草经·上品》）

## 远　志

【原文】远志，味苦，温。主咳逆伤中，补不足；除邪气，利九窍，益智慧，耳目聪明，不忘，强志，倍力。久服轻身不老。叶，名小草，一名棘菀，一名葽绕，一名细草。生川谷。（《神农本草经·上品·远志》）

【注释】

#### 1. 明·缪希雍注

茎名小草，主益精补阴气，止虚损梦泄。

疏：远志感天之阳气，得地之芳烈而生，故无毒，亦阳草也。其菖蒲之流乎？其味苦温，兼微辛。为手少阴经君药，兼入足太阴经。苦能泄热，温能壮气，辛能散郁，故主咳逆伤中，补不足。养性全神明。故除邪气。阳主发散，故利九窍，心气开通则智慧自益。经曰：心为君主之官，神明出焉。天君既定，五官自明，故耳目聪明，不忘强志。阳气盛则力增长，男子属阳，故利丈夫。定心气，止惊悸者，心脏得补而实，故心气定而惊悸止也。心火不妄动则阳不妄举，精不摇矣，故益精。心下膈气是心气郁而不舒也；皮肤中热面目黄者，湿热在上部也；苦以泄之，温以畅之，辛以散之，则二证自去矣。久服轻身不老，好颜色，延年者，心主血，心气足则血色华于面，君主强明则十一官皆得职，故延年不老，阳气日积故身轻也。人之心肾，昼夜必交，心家气血旺盛，则肾亦因之而实，肾藏精与志，肾实故志强也。

茎名小草，性味略同，功用相近。故亦主益精补阴气，止虚损梦泄。

主治参互：

同茯神、人参、地黄、酸枣仁、丹砂，为镇心定惊要药。同人参、白芍药、酸枣仁、茯神、炙甘草、天竺黄、钩藤钩，治儿心虚易惊；加白檀香，治一切惊及慢惊。同茯神、天竺黄、钩藤钩、丹砂、金箔、真珠、琥珀、胆星、犀角，治小儿急惊。同人参、柏子仁、酸枣仁、麦冬、五味子、当归身、茯神、茯苓、益智仁、生地黄、甘草、沉香，治心气弱，心血少，馁怯易惊，梦寐多魇，神不守舍，怔忡健忘，失志阳痿。同茯神、人参、白术、龙眼、酸枣仁、木香、炙甘草，能归脾益智。入当归六黄汤，能止阴虚盗汗；加甘草，治妇人口噤失音，小儿客忤。

《古今录验》及《范汪方》治胸痹心痛，逆气膈中饮不下，小草丸：小草、桂心、蜀椒（去目）、干姜、细辛各三两，附子二分（炮，去皮脐），共为末，蜜丸如梧子大。先食米汁，下三丸，日三。不知稍增，以知为度。禁猪肉、冷水、生葱菜。远志一味煎酒，治一切痈疽发背，病从七情忧郁恼怒而得者，服之皆愈。

陈言《三因方》：用远志酒，治一切痈疽发痛，恶候浸大，有死血阴毒在中则不痛，傅之即痛；有忧怒等气积怒攻则痛不可忍，傅之即不痛；或蕴热在内，热逼人手不可近，傅之即清凉；或气虚冷，溃而不敛，傅之即敛。此本韩大夫宅用以救人方，极验。若七情内郁，不问虚实寒热，治之皆愈。用远志不拘多寡，米泔浸洗，捶去心，为末。每服三钱，温酒一盏调，澄少顷，饮其清，以滓傅患处。

简误：心经有实火为心家实热，应用黄连、生地黄者，禁与参、术等补阳气药同用。（《神农本草经疏·草部上品之上·远志》）

### 2. 明·卢之颐注

核曰：出泰山，及宛句川谷，宛句属兖州济阴郡，今从彭城北兰陵来。河、陕、雒西州群亦有之。有大叶、小叶二种。俱三月开花，四月采根。大者叶大、花红、根亦肥大；小者叶小、花白、苗似麻黄而青。叶似大青而小，根形如蒿而黄色。苗即小草也。修治：去心，否则令人烦闷。仍用甘草汤浸一宿，曝干，或焙干。得茯苓、冬葵、龙骨良。畏珍珠、藜芦、蜚蠊、齐蛤。绍隆王先生云：气味芳烈，阳草也。菖蒲之流乎，入手少阴经。盖心为君主之官，神明出焉。天君既定，五官自明，百体从令矣。先人云：识深志远，出处咸宜。苗短根长，司肾之物。

参曰：志，意也。心之所之，心之所向也。藏于肾而用于心，故处则为意，出则为志也。意居六根之六，志居五神之五，可谓远也已矣。维尔之远，乃可裨神明之欲动欲流，圆通无碍，令根身聪慧轻安也。如是则何有于器界六淫，潜入根身之中，而为填塞奔逆者哉。（《本草乘雅半偈·远志》）

### 3. 清·张志聪注

远志始出太山及冤句川谷，今河洛陕西州郡皆有之。苗名小草，三月开红花，四月采根晒干，用者去心取皮。李时珍曰：服之主益智强志，故有远志之称。

远志气味苦温，根荄骨硬，禀少阴心肾之气化。苦温者，心也。骨硬者，肾也。心肾不交，则咳逆伤中。远志主交通心肾，故治咳逆伤中。补不足者，补心肾之不足。除邪气者，除心肾之邪气。利九窍者，水精上濡空窍于阳，下行二便于阴也。神志相通，则益智慧。智慧益，则耳目聪明。心气盛，则不忘。肾气足，则强志倍力。若久服，则轻身不老。抱朴子云：陵阳子仲服远志二十七年，有子三十七人，开书所视，记而不忘，此轻身不老之一征也。（《本草崇原·本经上品》）

### 4. 清·姚球注

远志气温，禀天春和之木气，入足厥阴肝经；味苦无毒，得地南方之火味，入手少阴心经；气温味苦，入手厥阴心包络。气升味降，阳也。

中者脾胃也，伤中，脾胃阳气伤也；远志味苦下气，气温益阳，气下则咳逆除，阳益则伤中愈也；补不足者，温苦之品，能补心肝二经之阳不足也。除邪气者，苦温之气味，能除心肝包络三经郁结之邪气也。

气温益阳，阳主开发，故利九窍，九窍者，耳目鼻各二，口大小便各一也。味苦清心，心气光明，故益智慧。心为君主，神明出焉，天君明朗，则五官皆慧，故耳目聪明不忘也。心之所之谓之志，心灵所以志强。肝者敢也，远志畅肝，肝强故力倍。久服轻身不老者，心安则坎离交济，十二官皆安，阳平阴秘，血旺气充也。

制方：远志同茯神、人参、生地、枣仁、丹砂，镇心定惊。同木香、归身、枣仁、人参、白术、茯神、甘草、圆肉，名归脾汤，治脾虚健忘。同人参、枣仁、柏仁、麦冬、五味、归身、茯神、茯苓、益智、生地、甘草、沉香，治心虚神不守舍。专酒煎，治郁症痫疽。（《本草经解·草部上·远志》）

### 5. 清·徐大椿注

远志气味苦辛，而芳香清烈，无微不达，故为心家气分之药。心火能生脾土，心气盛，则脾气亦和，故又能益中焦之气也。（《神农本草经百种录·上品·远志》）

### 6. 清·陈修园注

按：远志气温，禀厥阴风木之气，入手厥阴心包；味苦，得少阴君火之味，入手少阴心。然心包为相火，而主之者心也。火不刑金，则咳逆之病愈；

火归土中，则伤中之病愈。主明则下安，安则不外兴利除弊两大事，即"补不足，除邪气"之说也。心为一身之主宰，凡九窍利，智慧益，耳聪目明，善记不忘，志强力壮，所谓天君泰，百体从令者此也。又云"久服轻身不老者"，即《内经》所谓"主明则下安"，以此养生则寿之说也。夫曰养生，曰久服，言其为服食之品，不可以之治病，故经方中绝无此味。今人喜用药丸为补养，久则增气而成病。唯以补心之药为主，又以四脏之药为佐。如四方诸侯，皆出所有以贡天子，即乾纲克振，天下皆宁之道也。诸药皆偏，唯专于补心，则不痛。抱朴子谓：陵阳子仲，服远志二十七年，有子三十七人。开书所视，记而不忘，著其久服之效也。若以之治病，则大失经旨矣。（《神农本草经读·上品·远志》）

**7. 清·邹澍注**

远志有大叶、小叶二种，大叶者似大青而小，小叶者似麻黄而青，亦似毕豆叶，三月开花，亦有红白二色。红者属大叶也，根长及一尺，色黄黑，去心用。（参《图经》《纲目》）

古今注本草家，类以远志《本经》有不忘强志之文，《别录》有益精之文，遂互相牵合，谓惟能益精，故有不忘强志之效，不知味苦气温性燥之物，岂是益精之品，必也精本不亏，而运精之神有翳累，故拨去其翳累而神自清，神清而精自融液，谓为益精可也。《本神篇》曰："肾藏精，精舍志。"又曰："肾盛怒而不止则伤志，志伤则喜忘其前言。"明明因暴怒引火上浮，致神离于精耳，精亦何从骤亏，惟引其火使归于精，精与神相合而自复，又何必益精。《千金·杂补门》治阴痿精薄而冷方，后注"欲多房室，倍蛇床。欲坚，倍远志。欲大，倍鹿茸。欲多精，倍钟乳"，亦可见用远志者为坚志意，非益其精之谓也。远志何以能坚其志，盖房室之事源发于心，心有所忆谓之意，意之所存谓之志，其志不回，则其火不散，而阴不泄，此即与不忘、强志、倍力之经文一贯矣。于此见善忘即志不坚，志之不坚即神之注于精不纯，一其取义仍在远志之苗短根长，自上下下，苦温以醒发其火耳，益精云乎哉！（《本经续疏·上品》）

**8. 清·叶志诜注**

喻志决远，出处何差，近洛玉槮，浮泗丹葩，根疑鹿食，苗杂龙沙，醒心月朗，倍力风加。（《神农本草经赞·上经》）

**9. 清·黄钰注**

苦温。伤中咳逆，聪耳明目，强志倍力，除邪气而补不足，利九窍而志慧益。（《本草经便读·神农本草经·上品》）

# 龙胆草（龙胆）

【原文】龙胆，味苦，寒。主骨间寒热，惊痫邪气；续绝伤；定五脏；杀蛊毒。久服益智不忘。轻身耐老。一名陵游。生山谷。（《神农本草经·上品·龙胆》）

【注释】

### 1. 明·缪希雍注

除胃中伏热，时气温热，热泄下痢，去肠中小虫，益肝胆气，止惊惕。久服益智不忘，轻身耐老。

疏：草龙胆禀天地纯阴之气以生，故其味大苦涩，其性大寒而无毒，足厥阴、足少阴、足阳明三经药。入足少阴，除本经之热，肾主骨，故主骨间寒热。热极生风则发惊搐，重则变为痫病。湿热邪气之在中下二焦者，非此不去，热去则诸证自解。五脏有热则不安，热除则五脏自定。苦涩而寒，故杀蛊毒。大苦大寒，故能涤除胃中所伏实热，及时气温热，热泄下痢，去肠中小虫。热清则肝胆之气亦清，故益肝胆气而止惊惕也。久服益智不忘，轻身耐老，则非其任矣。

主治参互：

草龙胆同白芍药、甘草、茯神、麦门冬、木通，主小儿惊痫入心，壮热骨热，时疾热黄，口疮。同苦参、牛胆治谷疸。同苦参、蛆虫灰、青黛，治小儿一切疳热狂语及疮疥。治蛔虫攻心如刺，吐清水。龙胆二两，去头锉，水二盏，煎取一盏，去滓。隔宿勿进食，平旦时顿服之即瘥。同生地黄等分，治湿热伤血分，浸大肠，以致卒下血，多服必效。

简误：草龙胆味既大苦，性复大寒，纯阴之药也。虽能除实热，胃虚血少之人不可轻试。凡病脾胃两虚，因而作泄者忌之。凡病虚而有热者勿用。亦勿空腹服。饵之令人溺不禁，以其太苦则下泄太甚故也。《炮炙论》以铜刀切去须上头，锉碎，甘草汁中浸一宿，漉出，曝干用。（《神农本草经疏·草部上品之上·龙胆》）

### 2. 明·卢之颐注

核曰：处处有之，吴兴者为胜。宿根黄白，直下抽根一二十条，类牛膝而短。直上生苗，高尺余，类嫩蒜而细。七月开花，类牵牛，作铃铎状；茎类竹枝，冬后结子，茎便焦枯。一种味极苦涩，经冬不凋，名石龙胆，类同而种别。修治，取阴干者，铜刀切，去须、土、头了，锉细，甘草汤浸一宿，漉出曝干。

参曰：细详名义，合甲胆之体用。宜入肝之府，少阳之枢药也。其气寒，逆治热为本，阳为标，相火为化者也。其味苦，苦曰炎上，苦性走下，苦能入骨，故主骨间寒热，及惊则气上，痫则气下，不循枢象者也。续绝伤者，胆主解孚拆甲故也。定五脏者，五脏取决于胆，决而后能定也。蛊者死阴之属，胆者生阳之属，生阳之侧，岂容死阴久据乎哉。（《本草乘雅半偈·龙胆》）

### 3. 明·徐彦纯注

益肝胆气，止惊惕，明目，止烦，小儿惊痫。

洁古云：治两目赤肿睛胀，瘀肉高起，痛不可忍。以柴胡为主，龙胆为使，治眼中之病必用药也。《主治秘诀》云：性寒，味苦、辛。气味俱厚，沉而降阴也。其用有四，除下部风湿一也，除湿热二也，脐以下至足肿痛三也，寒湿脚气四也。其用与防己同。酒浸，上行及外行。（《本草发挥·龙胆》）

### 4. 清·张志聪注

龙胆草根味极苦，气兼涩，性大寒。茎如竹枝，花开青碧，禀东方木气，故有龙胆之名。龙乃东方之神，胆主少阳甲木，苦走骨，故主治骨间寒热。涩类酸，故除惊痫邪气。胆主骨，肝主筋，故续绝伤。五脏六腑皆取决于胆，故定五脏。山下有风曰虫，风气升而蛊毒自杀矣。（《本草崇原·本经中品》）

### 5. 清·徐大椿注

药之味涩者绝少，龙胆之功皆在于涩，此以味为主也。涩者，酸辛之变味，兼金木之性者也，故能清敛肝家之邪火。人身惟肝火最横，能下挟肾中之游火，上引包络之相火，相持为害。肝火清，则诸火渐息，而百体清宁矣。（《神农本草经百种录·上品·龙胆》）

### 6. 清·邹澍注

龙胆至苦极寒，论其性体，定能逢热则清，遇火则折，宜乎降泄无余，堪与大黄斗技争捷矣，乃其功效不曰荡涤，不曰推逐，而曰："主骨间寒热，惊痫，邪气，续绝伤，安五脏。"一若自内达外者何？夫无平不陂，无往不复，惟其苦寒届至极，斯不泄不降已寓其间，盖苦本主发，龙胆苦之至而兼涩，涩者至苦之中有至酸也。酸禀春之发育，苦禀夏之畅达，乃相连属焉，则其寒非极泄而为极入矣。味阴而气阳，阳唱则阴随，故味之畅发不能违气之深入，然进锐者退必速，气寒既引味苦以深入，而寒力先退苦力方优，能不谓其功为畅发极内之火邪耶！极内者何？在躯体为骨，在五志为神，则龙胆之用，在躯体为除骨间寒热，在五脏为除惊痫邪气，又何疑焉。极内所藏自极精微，其行止动作皆暗相输灌，默相交会，而有邪气干于其间，则有形者为断绝，无形者为不安，曰："续绝伤，安五脏者。"即"骨间寒热除，惊痫邪气散"之效验也。虽然深中有浅，浅中亦有深，皮毛血脉固不得为深矣。在躯体之内，岂无舍五脏间神志外，亦有深焉者乎！（《本经续疏·上品》）

### 7. 清·叶志诜注

茹苦若饴，味宜尝胆，葵叶阳倾，竹枝露泫，银蒜菀垂，金铃孰撼，夏茂冬藏，宿根勿蕲。（《神农本草经赞·上经》）

### 8. 清·黄钰注

苦涩，大寒。定五脏而杀蛊毒，主寒热之在骨间，筋骨之绝伤可续，惊痫之邪气能安。（《本草经便读·神农本草经·上品》）

# 石 斛

【原文】石斛，味甘，平。主伤中，除痹下气，补五脏虚劳羸瘦，强阴。久服厚肠胃；轻身延年。一名林兰。生山谷。（《神农本草经·上品·石斛》）

【注释】

### 1. 明·缪希雍注

平胃气，长肌肉，逐皮肤邪热痱气，脚膝疼冷痹弱。久服厚肠胃，轻身延年，定志除惊。

疏：石斛禀土中冲阳之气，兼感春之和气以生，故其味甘平而无毒。气薄味厚，阳中阴也。入足阳明、足少阴，亦入手少阴。甘能除热，甘能助脾，甘能益血，平能下气，味厚则能益阴气，故主伤中，下气，补五脏虚劳羸瘦，强阴益精，补内绝不足，平胃气，长肌肉，久服厚肠胃，轻身延年。定志除惊者，以其入胃，入肾，入心、脾，补益四经，则四经所生病皆得治疗。盖皆益脾、益胃、益肾、益心之功力也。又主除痹逐肌肤邪热痱气，脚膝疼冷痹弱者，兼能除脾胃二经之湿故也。

主治参互：

同麦门冬、白茯苓、橘皮、甘草，则益胃强四肢。同麦门冬、五味子、人参、炙甘草、白芍药、枸杞、牛膝、杜仲，则理伤中，补五脏虚劳羸瘦，强阴益精。同枇杷叶、麦门冬、橘皮，则下气。得木瓜、牛膝、桑白皮、石南叶、白鲜皮、黄柏、茯苓、菖蒲，则主诸痹及逐皮肤邪热痱气冷痹弱。夏月一味酒蒸，泡汤代茶，顿健足力。

简误：宜入汤酒，不宜入丸。其味不苦而带甘，其形长而细，中坚实者良。酒洗蒸晒干用，慎毋误用木斛，味太苦，饵之损人，亦不入上焦药。

（《神农本草经疏·草部上品之上·石斛》）

### 2. 明·卢之颐注

核曰：出六安山谷，及荆襄、汉中、江左、庐州、台州、温州诸处，近以温、台者为贵。

先人《博议》云：石止而不动，斛受而量满。黄色甘味平气，具土德化，有杜而不出，受而不施，成而不生，及遂事之义，故有杜兰、禁生、石蓫之名。盖五中之伤，外出形骸之痹，内以伏匿之气，故外消肌肉，而内乏阴精，此能去内外之因，而致内外之益，则五中不伤，是为之补。久之则中脏既盛，外腑自厚矣。

参曰：不藉水土，缘石而生。一名禁生，虽禁犹生也。一名杜兰，此以形举，亦处杜塞之境，犹若光风泛兰也。顾山之有石，若人之有骨，盘结之状，亦若筋膜之聚络骨节也。斛，量名，象其能入能出也。故石斛功力，宛如胃府，运化精微，散精于肾，淫气于骨，散精于肝，淫气于筋膜，以及从脾淫肌肉，从心淫血脉，从肺淫皮毛，何莫非水谷之源，次第敷布于神脏，次第满溢于形脏者。设痹塞则中伤，致令胃失所司，不能下精与气，遂成神脏之虚劳，形藏之羸瘦耳。久服则量而满，故肠胃厚。满而溢，故虚劳补，羸瘦充。设非强益谷精，安能逐除痹塞，以续伤中乎。禁生、杜兰，深可味也。（《本草乘雅半偈·石斛》）

### 3. 清·张志聪注

石斛始出六安山谷水旁石上，今荆襄、汉中、庐州、台州、温州诸处皆有。一种形如金钗，谓之钗石斛。

愚按：今之石斛，其味皆苦，无有甘者，须知《本经》诸味，皆新出土时味也，干则稍变矣。善读圣经，当以意会之。

石斛生于石上，得水长生，是禀水石之专精而补肾。味甘色黄，不假土力，是夺中土之气化而补脾。斛乃量名，主出主入，治伤中者，运行其中土也。除痹者，除皮脉肉筋骨五脏外合之痹证也。夫治伤中则下气，言中气调和，则邪气自下矣。除痹则补五脏虚劳羸瘦，言邪气散除，则正气强盛矣。脾为阴中之至阴，故曰强阴。肾主藏精，故曰益精。久服则土气运行，水精四布，故厚肠胃。

《本经》上品，多主除痹，不曰风寒湿，而但曰痹者，乃五脏外合之痹也。盖皮者，肺之合。脉者，心之合。肉者，脾之合。筋者，肝之合。骨者，肾之合。故除痹即所以治五脏之虚劳羸瘦，是攻邪之中而有补益之妙用。治伤中即所以下气，是补益之中而有攻邪之神理云。（《本草崇原·本经上品》）

### 4. 清·姚球注

久服厚肠胃。

石斛气平，禀天秋降之金气，入手太阴肺经；味甘无毒，得地中正之土味，入足太阴脾经；甘平为金土之气味，入足阳明胃、手阳明大肠经。气降味和，阴也。

阴者中之守也，阴虚则伤中。甘平益阴，故主伤中。痹者闭也，血枯而涩，则麻木而痹。甘平益血，故又除痹。肺主气，肺热则气上。气平清肺，所以下气。

五脏藏阴者也，阴虚则五脏俱虚，而不胜作劳，劳则愈伤其真气矣。五脏之阴，脾为之原，脾主肌肉，故五脏虚劳，则肌肉消瘦也。甘平益阴，所以主虚劳而生肌肉也。

阴者宗筋也，太阴阳明之所合也；石斛味甘益脾胃，所以强阴。精者阴气之英华也，甘平滋阴，所以益精。肠者手阳明大肠也，胃者足阳明胃也，手足阳明属燥金，燥则肠胃薄矣；久服甘平清润，则阳明不燥，而肠胃厚矣。

制方：石斛同麦冬、五味、人参、白芍、甘草、杞子、牛膝、杜仲，理伤中，补虚劳，强阴益精。同麦冬、白茯、陈皮、甘草，治胃热四肢软弱。专一味，夏月代茶，健足力。（《本草经解·草部上·石斛》）

### 5. 清·徐大椿注

凡五味各有所属，甘味属土，然土实无味也。故《洪范》论五行之味，润下作咸，炎上作苦，曲直作酸，从革作辛，皆即其物言之。惟于土则曰稼穑作甘，不指土而指土之所生者，可知土本无味也，无味即为淡，淡者五味之所从出，即土之正味也，故味之淡者，皆属土。石斛味甘而实淡，得土味之全，故其功专补脾胃，而又和平不偏也。（《神农本草经百种录·上品·石斛》）

### 6. 清·陈修园注

叶天士曰：石斛气平入肺，味甘无毒入脾。甘平为金土之气味，入足阳明胃、手阳明大肠。阴者，中之守也；阴虚则伤中，甘平益阴，故主伤中。痹者，脾病也；风、寒、湿三气而脾先受之，石斛甘能补脾，故能除痹。上气，肺病也；火气上逆则为气喘，石斛平能清肺，故能下气。五脏皆属于阴，而脾名至阴，为五脏之主。石斛补脾而荫及五脏，则五脏之虚劳自复，而肌肉之消瘦自生矣。阴者宗筋也；精足则阴自强。精者，阴气之精华也；纳谷多而精自储。肠者，手阳明大肠也；胃者，足阳明胃也；阳明属燥金，久服甘平清润，则阳明不燥，而肠胃厚矣。《新订》（《神农本草经读·上品·石斛》）

### 7. 清·邹澍注

一名林兰，一名禁生，一名杜兰，一名石遂。生六安山谷水傍石上，七月、八月采茎，阴干。陆英为之使，恶凝水石、巴豆，畏僵蚕、雷丸。

凡水土媾乃生木。草，木类也。未有草藉水石而生，不资纤土者，有之则石斛是。凡水石相渍，纵千百年，水不烂石，石不耗水，惟既生斛，则若石挹水以灌斛，斛因石以引水。石属金，内应乎肺，水则内应乎肾，是石斛者，引肾阴以供肺，通调下降者也。斛以五月生，其时则阴姤于下而势浸长，阳拔队而浮于土。以十月实，其时则阳复于下而力颇厚，阴连引而际于天。是其功用究竟为助肺降，而泄阳使下，引肾升而交阴于天。夫阴沉于下而不动，阳痹于中而不散，气结于上而不降，其中之伤为何如？但使阴济于上，相和而下交，阳归于下，成化而上济，斯可谓主伤中、除痹、下气否耶！脾肺肾既受益，则心与肝自不能不受益，五脏皆受益，斯虚劳羸瘦何能不复，而其归着则尽由于强阴，盖斛固得金水之专精，而茎生青干黄，花红，原具五脏之全也。"益精，补内绝不足，除脚膝冷疼痹弱"，此其故皆在肺肾不连。"平胃气，长肌肉，逐皮肤邪热，痱气，定志，除惊"，此其故皆在热气中痹。得《别录》一证，《本经》益明，而用者遂有可遵循，此古人用意深处所宜细绎者也。要之石斛，自是补剂，然其调处阴阳，交联上下，有扶危定倾之概，遂不得但目为补剂，故施之于外感，凡火痹于中，气结于上，阴伏于下者，尤见收功莫测，以意消息而用之也可。(《本经续疏·上品》)

### 8. 清·叶志诜注

幽谷薰风，敷芬布畅，整插金钗，攒丛翠障，林窈兰名，节如竹状，润说千年，神恬津藏。(《神农本草经赞·上经》)

### 9. 清·黄钰注

甘平。伤中除痹，虚劳羸瘦，补脏下气，强阴益精，兼厚肠胃。(《本草经便读·神农本草经·上品》)

# 巴　戟　天

【原文】巴戟天，味辛，微温。主大风邪气；阴痿不起；强筋骨。安五脏，补中；增志，益气。生山谷。(《神农本草经·上品·巴戟天》)

【注释】

### 1. 明·缪希雍注

巴戟天，味辛，甘，微温，无毒。主大风邪气，阴痿不起，强筋骨，安五脏，补中，增志，益气。疗头面游风，少腹及阴中相引痛，下气，补五劳，益精，利男子。

疏：巴戟天禀土德真阳之精气，兼得天之阳和。阳主发散，散则横行，是当木之令而兼金之用也，故其味辛。《别录》益之以甘，而《本经》又曰：微温无毒，宜其然也。其主大风邪气，及头面游风者，风为阳邪，势多走上。经曰：邪之所凑，其气必虚。巴戟天性能补助元阳而兼散邪，况真元得补，邪安所留？此所以愈大风邪气也。主阴痿不起，强筋骨，安五脏，补中增志益气者，是脾肾二经得所养而诸虚自愈矣。其能疗少腹及阴中引痛，下气并补五劳，益精利男子者，五脏之劳肾为之主，下气则火降，火降则水升，阴阳互宅，精神内守，故主肾气滋长。元阳益盛，诸虚为病者，不求其退而退矣。

主治参互：

得黄柏、橘核、荔枝核、牛膝、川草薢、木瓜、金铃子、怀生地黄，治疝气因于肾虚。得五味子、肉苁蓉、鹿茸、山茱萸、柏子仁、补骨脂、枸杞子，治阴痿；去鹿茸、肉苁蓉，加黄柏、牛膝、麦门冬、生地黄、车前子，治阴虚白浊久不愈。得鹿角、柏子仁、天门冬、远志、莲须、覆盆、黄柏，治夜梦鬼交泄精。同甘菊花、石菖蒲、何首乌、刺蒺藜、黑豆、山茱萸、天门冬，治头面上风。得熟大黄，治饮酒人脚弱。

简误：巴戟天性温属阳，故凡病相火炽盛，思欲不得，便赤口苦，目昏目痛，烦躁口渴，大便燥闭，法咸忌之。（《神农本草经疏·草部上品之上·巴戟天》）

### 2. 明·卢之颐注

核曰：出蜀中，今江淮、河东州郡亦有，不若蜀中者佳，多生山林内。叶似茗，经冬不枯；又似麦门冬叶而浓大，秋深结实。根如连珠，宿根青色，嫩根紫白，以连珠多肉者为胜。土人采根，同黑豆煮紫，殊失气味。

参曰：深秋结实，经冬不凋，反地之阳杀阴藏，得天之阳生阴长，可判属肝。而以戟、以辛，又可判属肺矣。诚肺肝秉制为用之用药也。故主天有八风，不从乡来者之外所因。与经有五风，触五脏之内所因，或肝失用而阴痿不起；或形失生而筋骨不强；或志从阴脏而颓；或气从阳杀而损，靡不因风入中虚，戟以击之。雷公法秉制之宜，阅杞菊生成，斯义自见。

不曰巴戟地，而曰巴戟天，虽似弄巧，实出至理。如是乃可合天有八风，经有五风，御五位，触五脏也。（《本草乘雅半偈·巴戟天》）

### 3. 清·张志聪注

巴戟天一名不凋草，始出巴郡及下邳山谷，今江淮河东州郡亦有，然不及川蜀者佳。叶似茗，经冬不凋，根如连珠，白紫色，以连珠多、肉厚者为胜。

巴戟生于巴蜀，气味辛甘，禀太阴金土之气化。其性微温，经冬不凋，又禀太阳标阳之气化。主治大风邪气者，得太阴之金气，金能制风也。治阴痿不起，强筋骨者，得太阳之标阳，阳能益阴也。安五脏，补中者，得太阴之土气，土气盛，则安五脏而补中。增志者，肾藏志而属水，太阳天气，下连于水也。益气者，肺主气而属金，太阴天气，外合于肺也。（《本草崇原·本经上品》）

### 4. 清·姚球注

巴戟天气微温，禀天春升之木气，入足厥阴肝经；味辛甘无毒，得地金土二味，入足阳明燥金胃经。气味俱升，阳也。

风气通肝，巴戟入肝，辛甘发散，主大风邪气，散而泻之也。

阴者宗筋也，宗筋属肝，痿而不起，则肝已全无鼓动之阳矣；巴戟气温益阳，所以主之。盖巴戟治阳虚之痿，淫羊藿治阴虚之痿也。肝主筋，肾主骨；辛温益肝肾，故能强筋骨也。胃者五脏之原、十二经之长；辛甘入胃，温助胃阳，则五脏皆安也。胃为中央土，土温则中自补矣，肾统气而藏志；巴戟气温益肝，肝者敢也，肝气不馁，则不耗肾，而志气增益也。

制方：巴戟天同五味、苁蓉、山萸、鹿茸、柏仁、杞子、补骨脂，治阴痿。同鹿角、柏仁、天冬、远志、莲须、覆盆、黄柏，治夜梦鬼交泄精。同熟大黄，治饮酒人脚软。（《本草经解·草部上·巴戟天》）

### 5. 清·陈修园注

巴戟天气微温，禀天春升之木气而入足厥阴肝；味辛甘无毒，得地金土二味入足阳明燥金胃。虽气味有木土之分，而其用则统归于温肝之内。《佛经》以风轮主持大地，即是此义。《本经》以"主大风"三字提纲两见：一见于巴戟天，一见于防风。阴阳造化之机，一言逗出。《金匮》云："风能生万物，亦能害万物。"防风主除风之害，巴戟天主得风之益，不得滑口读去。盖人居大块之中，乘气以行，鼻息呼吸不能顷刻去风。风即是气，风气通于肝，和风生人，疾风杀人。其主大风者，谓其能化疾风为和风也。邪气者，五行正气不得风而失其和。木无风则无以遂其条达之情，火无风则无以遂其炎上之性，金无风则无以成其坚劲之体，水无风则潮不上，土无风则植不蕃。一得巴戟天之用，则到处皆春而邪气去矣。邪气去而五脏安，自不待言也。况肝之为言敢也，肝阳之气，行于宗筋而阴痿起；行于肾脏，肾藏志而志增，肾主骨而骨强；行于脾脏，则震坤合德，土木不害而中可补。益气二字，又总结通章之义。气即风也，逐而散之；风散则为气散，生而亦死；益而和之，气和即为风和，死可回生。非明于生杀消长之道者，不可以语此。

叶天士云：淫羊藿治阴虚阴痿，巴戟天治阳虚阴痿。（《神农本草经读·上品·巴戟天》）

### 6. 清·叶志诜注

森森戟列，巴峡蜀天，连珠的皪，三蔓葱芊，秋风敛实，冬日扬鲜，山蓲著白，假紫黿缘。（《神农本草经赞·上经》）

### 7. 清·黄钰注

甘温。补中益气，安五脏而强筋骨，起阴痿而增肾志，专主大风，能除邪气。（《本草经便读·神农本草经·上品》）

# 天麻（赤箭）

【原文】赤箭，味辛，温。主杀鬼精物，蛊毒恶气。久服益气力，长阴，肥健，轻身增年。一名离母，一名鬼督邮。生川谷。（《神农本草经·上品·赤箭》）

【注释】

### 1. 明·缪希雍注

主诸风湿痹，四肢拘挛，小儿风痫惊气，利腰膝，强筋力。久服益气轻身。

疏：天麻得土之辛味，兼感天之阳气以生，故其味辛气平无毒。《大明》云：暖。浮而升，阳也。入足厥阴经。厥阴为风木之脏，诸风湿痹，四肢拘挛，小儿风痫惊气，皆肝脏为邪气所客致病。天麻入肝，味辛气暖，能逐风湿外邪，则肝气平和，前证自瘳矣。肝主筋，位居于下，故能利腰膝，强筋力也。风湿缠注则身重气乏，能除风湿则身自轻，气自益也。凡头风眩晕，与夫痰热上壅，以致头痛及眩，或四肢湿痹麻木，小儿风痫惊悸等证，所必须之药。

主治参互：

同术、半夏、黄芩、前胡、橘皮、茯苓，治痰厥头痛。同术、橘皮、茯苓、车前，治饮在心下作支满。同南星、前胡、橘皮、白前，消一切风痰。

简误：风药多燥，风能胜湿故也。凡病人觉津液衰少，口干舌燥，咽干作痛，及南方似中风，皆禁用之。（《神农本草经疏·草部中品之下·天麻》）

### 2. 明·卢之颐注

核曰：赤箭，一名神草、赤芝、鬼督邮、定风草、独摇草、合离草。根名天麻，一名离母。生陈仓川谷、雍州、太山少室诸处。春生苗，初出如芍药，独抽一茎，挺然直上，高三四尺，茎中空，色正赤，贴茎杪之半，微有尖小红叶，四月梢头成穗，作花灰白，宛如箭干，且有羽者，有风不动，无风自摇。结实如楝子，核有六棱，中仁如面，至秋不落，却透空入茎中，还筒而下，潜生土内。根如芋，去根三五寸，有游子十二枚，环列如卫，皆有细根如白发，虽相须，实不相连，但以气相属耳。大者重半斤，或五六两；皮色黄白，名曰龙皮，肉即天麻也。《本经》名概根苗，后人分苗曰赤箭，根曰天麻，功力稍有同异故耳。与六芝同类，力倍人参，故为仙家服食，药之上品上生者也。但不易得，世人所用，皆御风草根，非赤箭也。御风茎叶，与赤箭相似，独茎色青斑，叶背黄白，兼有青点，随风动摇，子不还筒，治疗稍合，补益大乖异矣。

修治：宜锉置瓶中，每十两，用蒺藜子一镒，缓火炒焦，盖于其上，绵纸三重，封系瓶口，从巳至未，取出蒺藜，再炒再盖，凡七遍。俟冷，净布拭去汗气，竹片剖开，焙干捣用。

参曰：赤阳箭刚，阳刚中正者也。力能独运，不为物移，故有风不动，无风自摇，见刚之体能立，用能行也。其苗从根而干，虚中直达，符合少阳自下而上，从内而外，故增益气力。其实从茎纳筒，环列象岁，符合太阴从外而内，自上而下，故长阴肥健。既类灵芝，亦名神草。操升降之机，似河车之转，故能增寿延年。又以弧矢之威，森卫之众，潜返之力，故能杀鬼精除恶毒。乃若因风动摇，惊痫挛癖，尽属阴邪之证，唯刚能胜之。独恨土人以御风相混，致真者遁世，悲哉。吾未见刚者。（《本草乘雅半偈·赤箭》）

### 3. 明·徐彦纯注

洁古云：治风痰眩运头痛。（《本草发挥·天麻》）

### 4. 清·张志聪注

赤箭气味辛温，其根名天麻者，气味甘平。盖赤箭辛温属金，金能制风，而有弧矢之威，故主治杀鬼精物。天麻甘平属土，土能胜湿，而居五运之中，故治蛊毒恶气。天麻形如芋魁，有游子十二枚周环之，以仿十二辰。十二子在外，应六气之司天，天麻如皇极之居中，得气运之全，故功同五芝，力倍五参，为仙家服食之上品。是以久服，益气力，长阴，肥健。

李时珍曰：补益上药，天麻为第一。世人只用之治风，良可惜也。（《本草崇原·本经上品》）

### 5. 清·姚球注

天麻气平，禀天秋平之金气，味辛无毒，得地西方之金味，入手太阴肺经。得天地之金气独全，故为制风木之上药。气降味升，阳也。

肝为风木，诸风皆属于肝，肝主血，血涩不通，则湿感成痹也；其主之者，天麻气平味辛，入肺而通水道，能活血而散风也。

四肢脾主之，因于湿则大筋软短而成拘挛也，肺亦太阴，水道通调，则太阴湿行，而脾湿解拘挛愈矣。

小儿风痫惊气，皆肝经血虚气亢，以致气逆而惊痫也；天麻味辛，辛则润血气平，平则镇惊也；辛平之品，润肝血而平肝气，肝主筋而位居下，故能利腰膝而强筋力也。

久服辛平益肺，肺主气。所以益气，气充身自轻，而年自长也。

制方：天麻同半夏、黄芩、前胡、陈皮、白茯，治痰厥头痛。同白术、陈皮、白茯、车前，治饮在心下。同南星、前胡、陈皮、白茯，消一切风痰。（《本草经解·草部下·天麻》）

### 6. 清·陈修园注

李时珍曰：补益上药，天麻第一，世人止用之治风，良可惜也！（《神农本草经读·上品·赤箭》）

### 7. 清·邹澍注

刘潜江云："天麻在方书云疗风，惟罗氏谓其治风，《大明》谓其助阳气。"两说不相谋，果孰是耶！夫人身惟阴阳合和以为气，而风木由阴以达阳，故阴虚则风实，阳虚则风虚，助阳气者，正所以补风虚也。是故虚风为病，有缘于清阳不升、浊阴不降，致肝木生发之气不得畅而生者；有因脾胃有病，致土败木侮而生者。天麻为物，根则抽苗直上，有自内达外之理。苗则结子下归，有自表入里之象，即其有风不动，无风自摇，乃畅其风之郁，而不使滥；静镇其风之变，而不使群动。畅风郁，乃自内达外之功；镇风变，乃自表入里之效，就其一往一来而已，能使静作动，返动为静，是其功用断在根而不在苗。风为六气之首，人身元气，通天之本也。元气出于地，风化即与之并育并行，故其治小儿惊气风痫（《开宝》），眩晕头痛（元素），皆风虚之不能达于阳也，可谓自内达外，然亦不外乎自表入里之体；其治诸风湿痹（《开宝》），冷气痛（音群，麻痹）痹瘫缓不随（甄权），可谓自表入里，然即具有自内达外之用。是则天麻之用，殆亦侈乎！所云木乘土虚，是木居其实矣，何以亦曰风虚？盖胃者五脏六腑之本，食气入胃，首即散精于肝中，土虚则风木之化源伤，可不谓风虚乎！就风气之能达，是为宣阴；挽风气之能回，是为和阳，和阳则所谓自表入里者也，宣阴则所谓自内达外者也。（《本经续疏·上品》）

### 8. 清·叶志诜注

标异赤芝，秆如立箭，角澉羊蕃，肤函龙见，豆粒还筒，芋魁铺练，风定

自摇，应辞夏扇。（《神农本草经赞·上经》）

### 9. 清·黄钰注

辛温。杀鬼精物，长阴肥健，恶风蛊毒，善益气力。须当久服。（《本草经便读·神农本草经·上品》）

# 黄　连

【原文】黄连，味苦，寒。主热气目痛，眦伤泣出，明目；肠澼，腹痛下利，妇人阴中肿痛。久服令人不忘。一名王连。生川谷。（《神农本草经·上品·黄连》）

【注释】

### 1. 明·缪希雍注

黄连，主……五脏冷热，久下泄澼脓血，止消渴大惊，除水利骨，调胃厚肠益胆，疗口疮。久服令人不忘。

疏：黄连禀天地清寒之气以生，故气味苦寒而无毒。味厚于气，味苦而厚，阴也。宜其下泄，欲使上行须加引导。入手少阴、阳明，足少阳、厥阴，足阳明、太阴。为病酒之仙药，滞下之神草。六经所至，各有殊功。其主热气、目痛眦伤泪出，明目，大惊益胆者，凉心清肝胆也。肠澼腹痛下痢，《别录》兼主泄澼。泄者，泻利也；澼者，大肠下血也。俗名为脏毒。除水利骨，厚肠胃，疗口疮者，涤除肠、胃、脾三家之湿热也。久服令人不忘者，心家无火则清，清则明，故不忘。禅家习定多饮苦茗，亦此义尔。

主治参互：

同赤柽木叶，入三黄石膏汤，治痧疹已透而烦躁不止，有神。入当归六黄汤，加枣仁、龙眼，治盗汗，有神。同地黄、甘菊、荆芥穗、甘草梢、苇荙、柴胡、蝉蜕、木通，治风热上攻目赤痛。黄连末一两，同雄羊肝一具，生捣匀，众手丸如梧子；每服以滚浆水吞二十一丸；诸眼目疾，及障翳、目疾皆主之；禁食猪肉，虽油汁亦勿入口，作六剂必效矣。同当归、甘菊花，入乳浸蒸，入明矾、铜绿各少许，洗目甚效。同芍药、莲子、扁豆、升麻、甘草、滑石、红曲，治一切滞下脓血。同槐花、枳壳、乳香、没药，治滞下纯血腹痛，煮服神效。同五谷虫、芦荟、白芜荑、青黛、白槿花、白芙蓉花，治小儿一切疳热，如神。同赤小豆，为细末，傅痔疮妙。同干葛、甘草、升麻、芍药，治痧疹后泄泻。同五味子、麦门冬、干葛，治酒病酒伤，如神。同五味子、甘草，煮浓汁漱口，治口糜口疮良。同麦门冬、五味子，治卒消渴，小便多，良。同人参、莲子，治虚人患滞下，及老人、产妇滞下不止。

简误：黄连味大苦，气大寒，群草中清肃之物。其处上经，譬犹皋陶之在虞廷，明刑执法以禁民邪，是其职也。稷契夔龙之事，则非其任矣。故祛邪散热，荡涤肠胃，肃清神明，是其性之所长；而于补益精血，温养元气，则其功泊如也。凡病人血少气虚，脾胃薄弱，血不足以致惊悸不眠，而兼烦热躁渴，及产后不眠，血虚发热，泄泻腹痛，小儿痘疮，阳虚作泄，行浆后泄泻，老人脾胃虚寒作泻，阴虚人天明溏泄，病名肾泄。真阴不足，内热烦躁诸证，法咸忌之。犯之使人危殆。大忌猪肉。（《神农本草经疏·草部上品之下·黄连》）

**2. 明·卢之颐注**

核曰：汉取蜀产，唐取澧州，今取雅州、眉州者为良。

参曰：黄取其色，连象其形，凌冬不凋，气寒味苦，合得太阳寒水化气。假此黄土，以为堤防不特默化其侮，反侮其侮以为用神。方随机应变，绝无内顾之虞。炎上作苦，苦性走下，匹休太阳上及九天，下彻九泉，外弥肤腠，内达五中，故连可上治头目，下及阴中，外疗疮疡，内主肠胃。久服则远于热烦，而安于宁谧。故令人不忘，皆以火热为本气，火热为标见，火热为化气者也。（《本草乘雅半偈·黄连》）

**3. 明·徐彦纯注**

杀小儿疳虫，点赤眼昏痛，镇肝，治惊悸烦躁，润心肺，长肉止血，并疮疥、盗汗。

成聊摄云：苦入心，寒除热。大黄、黄连之苦，以导泻心下之虚热。又云：上热者泄之以苦，黄连之苦以降阳。又云：蛔得甘则动，得苦则安，黄连、黄檗之苦以安蛔。

洁古云：泻心火，除脾胃中湿热，治烦躁恶心，郁热在中焦，兀兀欲吐。味苦，气味俱厚，可升可降，阴中阳也。其用有五：泻心热一也，去中焦火二也，诸疮必用三也，去风湿四也，赤眼暴发五也。酒炒则上行。又云：去中焦湿与热，用黄连泻心火故也。眼痛不可忍者，用黄连、当归根，酒浸煎服。宿食不消者，用黄连、枳实。

海藏云：入手少阴经。性苦燥，故入心，火就燥也。虽然，泻心其实泻脾也。为子能令母实，实则泻其子。凡治血病，防风为上使，黄连为中使，地榆为下使也。一方令小儿终身不发癍疮，煎黄连一口，儿初生未出声时，灌之，大验。已出声时灌之者，癍虽发亦轻。古方以黄连为治痢之最。《衍义》云：治痢儿有微血，不可执以黄连为苦燥用之，虚者必致危困。若气实初病，热多血痢者，则宜用之。

丹溪云：以姜汁炒黄连，辛散冲热有功。（《本草发挥·黄连》）

### 4. 清·张志聪注

黄连始出巫阳山谷，及蜀郡太山之阳，今以雅州者为胜。苗高尺许，似茶丛生，一茎三叶，凌冬不凋，四月开花黄色，六月结实如芹子，色亦黄，根如连珠，形如鸡距，外刺内空。

黄连生于西蜀，味苦气寒，禀少阴水阴之精气。主治热气者，水滋其火，阴济其阳也。目痛、眦伤泣出者，火热上炎于目，则目痛而眦肉伤，眦肉伤则泣出。又曰：明目者，申明治目痛，眦伤泣出，以其能明目也。肠澼者，火热内乘于阴。夫热淫于内，薄为肠澼，此热伤阴分也。腹痛下痢者，风寒暑湿之邪伤其经脉，不能从肌腠而外出，则下行肠胃，致有肠痛下痢之证。黄连泻火热而养阴，故治肠澼腹痛下痢。妇人阴中肿痛者，心火协相火而交炽也。黄连苦寒，内清火热，故治妇人阴中肿痛。久服令人不忘者，水精上滋，泻心火而养神，则不忘也。大凡苦寒之药，多在中品下品，唯黄连列于上品者，阴中有阳，能济君火而养神也。少阴主水而君火在上，故冬不落叶。

凡物性有寒热温清燥润，及五色五味。五色五味以应五运，寒热温清燥润以应六气，是以上古司岁备物，如少阴君火，少阳相火司岁，则备温热之药；太阳寒水司岁，则备阴寒之药；厥阴风木司岁，则备清凉之药；太阴湿土司岁，则备甘润之药；阳明燥金司岁，则备辛燥之药。岐伯曰：司岁备物得天地之专精，非司岁备物则气散也。后世不能效上古之预备，因加炮制以助其力。如黄连水浸，附子火炮，即助寒水君火之火。后人不体经义，反以火炒黄连，尿煮附子。寒者热之，热者寒之，是制也，非制也。譬之鹰犬之力，在于爪牙。今束其爪，缚其牙，亦何贵乎鹰犬哉。（《本草崇原·本经上品》）

### 5. 清·姚球注

黄连气寒，禀天冬寒之水气，入足少阴肾经；味苦无毒，得地南方之火味，入手少阴心经。气味俱降，阴也。

其主热气目痛者，心主火，火气热，心病舍肝，肝开窍于目也；黄连苦寒，所以清火也。手少阴之正，出于面，合目内眦，手少阴为心火，火盛则心系急而泪出，眦伤泪出皆心火也；黄连清心，所以主之。实则泻其子，心者肝木之子也。清心则肝邪泻，所以明目也，大肠为庚金之腑，心火乘之，则津液化成脓血，痛而下痢矣；其主之者，寒以清火，苦以泄热也。

北方黑色，入通于肾，开窍于二阴，妇人阴中乃肾窍也，热胜则肿，肿痛者火盛也，黄连入肾，寒苦清火，所以主之。

其久服令人不忘者，入心清火，火清则心明，能记忆也。

制方：黄连同西河柳、黄芩、黄柏、石膏、知母、甘草，治痧疹已透，烦躁不止。同当归、枣仁、圆肉、生地、黄芩、黄柏、黄芪，治火证盗汗。同槐花、枳壳、乳香、没药，治痢纯血腹痛。同五味、麦冬、干葛，治酒病。同麦冬、五味，治卒消渴小便多。同人参、莲子，治虚痢。专为末丸，名泻心丸，治心实心痛。同吴茱萸、神曲，丸，治肝火作痛。同白术、陈皮、神曲，丸，名四物丸，治胸中嘈杂作痛。同白茯，治思想所致白淫。同木香，丸，名香连丸，治痢。同炮姜，末，治气痢后重。(《本草经解·草部下·黄连》)

### 6. 清·徐大椿注

苦味属火，其性皆热，此固常理。黄连至苦，而反至寒，则得火之味，与水之性者也，故能除水火相乱之病。水火相乱者，湿热是也。凡药能去湿者必增热，能除热者必不能去湿。惟黄连能以苦燥湿，以寒除热，一举两得，莫神于此。

心属火，寒胜火，则黄连宜为泻心之药，而反能补心何也？盖苦为火之正味，乃以味补之也。若心家有邪火，则此亦能泻之，而真火反得宁，是泻之即所以补之也。

苦之极者，其性反寒，即《内经》亢害承制之义。所谓火盛之极，反兼水化也。(《神农本草经百种录·上品·黄连》)

### 7. 清·陈修园注

黄连气寒，禀天冬寒水之气，入足少阴肾；味苦无毒，得地南方之火味，入手少阴心。气水而味火，一物同具，故能除水火相乱，而为湿热之病。其云主热气者，除一切气分之热也。目痛、眦伤、泪出、不明，皆湿热在上之病；肠澼腹痛下痢，皆湿热在中之病；妇人阴中肿痛，为湿热在下之病；黄连除湿热，所以主之。久服令人不忘者，苦入心即能补心也。然苦为火之本味，以其味之苦而补之；而寒能胜火，即以其气之寒而泻之。千古唯仲景得《本经》之秘。《金匮》治心气不足而吐血者，取之以补心；《伤寒》寒热互结心下而痞满者，取之以泻心；厥阴之热气撞心者，合以乌梅；下利后重者，合以白头翁等法。真信而好古之圣人也。(《神农本草经读·上品·黄连》)

### 8. 清·邹澍注

一名王连。生巫阳川谷及蜀郡太山，二月、八月采。黄芩、龙骨、理石为之使，恶菊花、芫花、玄参、白鲜，畏款冬，胜乌头，解巴豆毒。

黄连根株丛延，蔓引相属，有数百株共一茎者，故名连，其治亦多蔓延淹久之证，如浸淫疮，黄连粉主之是矣。夫名浸淫，则非初起暴得之疾，亦非一治可瘳之候，故《伤寒论》《金匮要略》两书从未有新得之病用黄连者。

"伤寒，胸中有热，胃中有邪气，腹中痛，欲呕吐者，黄连汤主之。""少阴病，二三日以上，心中烦，不得卧，黄连阿胶汤主之。"二方皆以黄连为君，二证皆发于心，可见黄连为泻心火之剂矣。成无己曰："阴不得升，独治于下，为腹中痛；阳不得降，独治于上，为胸中热，欲呕吐。"夫阴之升，其体由肾，其用由肝；阳之降，其源由肺，其责由心。然脾胃为升降之枢，脾提肾肝之气以升，胃曳心肺之气而降，故治阴之不升，必兼治脾；治阳之不降，必兼治胃。是于黄连汤，又可参黄连为心胃之剂，呕吐为胃病，故后世治呕用黄连其效最捷，盖上升皆火之变见，人身之火惟欲其降，升则为病，即所谓"诸呕吐酸，诸逆冲上，皆属于火者也"。尤在泾曰："阳经之寒变为热，则归于气；阴经之寒变为热，则归于血。"阳经之热，或有归于血者，惟阴经之热，则必不归于气，故三阴有热结证，不用调胃承气、小承气而独用大承气。诸下利证不已，必便脓血是其验也。心中烦，不得卧，热证也。至二三日以上，乃心中烦，不得卧，则非始即属热矣。始即属热，心中烦，不得卧者，为阴虚，阴虚则不得泻火，今至二三日以上始见，则为阳盛，阳盛则宜泻火。然致此阳盛，亦必其阴本虚，故阿胶、芍药、鸡子黄无非救阴之品，泻火则惟恃芩连，而芩止一两，连乃四两，此黄连之任，独冠一方，无可议矣。通二方而观，又可悟黄连一味，在黄连汤为温剂中寒药，在黄连阿胶汤为补剂中泻药矣。

黄连非能治肿痛也，阴中肿痛须用之者，盖阴中肿痛必由湿热，而燥湿之物多足以助热，清热之物多足以滋湿，惟黄连既能燥湿又能清热，他处肿痛有因风者，有因寒者，有因火者，不必尽由于湿，故《本经》独标出妇人也。虽然丈夫阴中诸疾，亦无不由湿热，黄连之治独标出妇人者何居？盖惟丈夫多不涉及于血，即使停湿生热，且涉及于血，亦宜通利，宜滋清，如导赤等方，而不宜燥。夫甘为湿化，苦为燥化，故凡味之甘者，虽性燥亦能壅气为湿；味之苦者，纵如黄连之寒，独不能因燥以激发其火耶！是知黄连之治湿治热须分别观之。湿证之急者可用，缓者不可用，盖湿缓者热不盛，热不盛则恶黄连之气寒也。热证之缓者可用，急者不可用，盖热证急者湿不盛，湿不盛则恶黄连之性燥矣。又黄连之治血热，亦宜分别观之，盖惟气分之热涉及血者可用，血分自生热者不可用，以血似水而性主流动，黄连之寒恐其凝血，而其燥又恐涸血也。

或问黄连入心清热燥湿，子既言之凿凿矣。独不思乌梅丸、干姜黄连黄芩人参汤任黄连皆重，而所治皆肝病乎？曰：篇中凡言入某脏某腑者，解释其义如此耳，非凿凿言之也。试观《本经》《别录》止言某药治某病，而不言入某脏某腑，解之者不推明某病关系某脏某腑，何由知其病之所以然，而仲景书亦止以某病属某经，某方主治某病，并不言某方治何脏何腑之病。譬如太阳病有恶风恶寒而喘，非肺病乎！心愦愦、心惕惕、心中悸，非心病乎！大义之所在，讲论之所及，原不可一途论也。子以乌梅丸、干姜黄连黄芩人参汤病为肝病，独不思"厥阴之为病，气上撞心，心中疼热"能不关于心乎！是二方之君黄连，《别录》盖已确然言之矣。曰："黄连主五脏冷热，久下泄澼脓血是也。"夫冷热天渊，何能久相守而不相入，必也君主之火令不行，斯冷是冷而热是热，冷是冷热是热，斯一身所有津液，每日所增水谷，悉不化为精纯以上腾，而纷纷坠累而下。冷多者为泄，热多者为澼，澼甚者为脓血，冷轻者为痰饮，故乌梅丸治久利脓血。干姜黄连黄芩人参汤治寒格吐下，白头翁汤治热利下重，小陷胸汤治饮滞停中，无不有藉于黄连，其病之轻重高下，系于冷热孰多孰少，故或配以附子、干姜、桂枝，或配以干姜、人参，或配以秦皮、黄檗，或配以栝楼、半夏，不全藉黄连，是可知黄连之治，未必在肝，乌梅丸证、干姜黄连黄芩人参汤证，未必不系心矣。虽然"五脏冷热，久下泄澼脓血"一语读之，当字字较量，观下利清谷者与四逆汤，下痢便脓血者与桃花汤，皆不用黄连，又可知泄澼脓血之未久者，及久而但关乎五脏之冷，不关乎五脏之冷热相兼者，均与黄连不宜矣。(《本经疏证·黄连》)

**9. 清·叶志诜注**

珠连九节，色以黄标，鹰韝欲脱，雉尾方翘，断凉涤暑，御蘑辟妖，味能忘苦，导利中焦。(《神农本草经赞·上经》)

**10. 清·黄钰注**

苦寒。热气，目痛眦伤而泪出，肠澼腹痛而下痢，妇人阴中肿痛。久服不忘善记。(《本草经便读·神农本草经·上品》)

# 黄　芪

**【原文】**黄芪，味甘，微温。主痈疽久败疮，排脓止痛；大风癞疾；五痔鼠瘘，补虚，小儿百病。一名戴糁。生山谷。(《神农本草经·上品·黄芪》)

**【注释】**

**1. 明·缪希雍注**

逐五脏间恶血，补丈夫虚损，五劳羸瘦，止渴，腹痛泄痢，益气，利阴气。生白水者冷，补。其茎叶疗渴及筋挛，痈肿疽疮。

疏：黄芪禀天之阳气、地之冲气以生。故味甘微温而无毒。气厚于味，可升可降，阳也。入手阳明、太阴经。甘乃土之正味，故能解毒。阳能达表，故能运毒走表。甘能益血，脾主肌肉，故主久败疮，排脓止痛。风为阳邪，凡贼风虚邪之中人也，则病疠风。经曰：邪之所凑，其气必虚。性能实表，则能逐邪驱风，故主大风癞疾，五痔鼠瘘，补虚，兼主小儿天行痘疮之在阳分，表虚气不足者，小儿胎毒生疮疖。

《别录》又主妇人子脏风邪气，逐五脏恶血者，血不自行，随气而行，参合血药则能之矣。补丈夫虚损，五劳羸瘦者，通指因劳阳气乏绝所生病也。甘温益元气，甘温除大热，故通主之。气旺则津液生，故止渴。血虚则腹痛，中焦不治亦腹痛，脾胃之气不足，则邪客之而泄痢，补中气则诸证自除矣。益气利阴气者，阳生阴长故也。

主治参互：

黄芪在补中益气汤，甘温能除大热，为治劳倦发热之要剂。同生熟地黄、黄柏、黄芩、黄连、当归，加酸枣仁炒熟研，为治阴虚盗汗之正法；本方去三黄，加人参、五味子、酸枣仁，治表虚自汗。同桂枝、白芍药、防风、炙甘草，能实表，治表虚畏风，伤风自汗。与茅山术、生地黄等分，牛膝、黄柏减半，作丸，治积年湿毒臁疮，百药不效。《外台秘要》：主甲疽疮肿烂，生脚指甲边，赤肉出。黄芪二两，蔄茹三两，苦酒渍一宿，猪脂五合，微火上煎取三合，绞去滓，以封疮上，日三度易，其肉即消。同白芷、白及、甘草、金银花、皂角刺，排脓止痛。同人参、甘草，治天行痘疮，阳虚无热证。

简误：黄芪功能实表，有表邪者勿用。能助气，气实者勿用。能内塞，补不足，胸膈气闭闷，肠胃有积滞者勿用。能补阳，阳盛阴虚者忌之。上焦热甚，下焦虚寒者忌之。病人多怒，肝气不和者勿服。痘疮血分热盛者，禁用。（《神农本草经疏·草部上品之下·黄芪》）

### 2. 明·卢之颐注

核曰：出蜀郡汉中，今不复采。唯白水、原州、华原山谷者最胜，宜、宁二州者亦佳。

修治：去头上皱皮，蒸半日，劈作细条，槐砧锉用。茯苓为之使，恶龟甲、白鲜皮。

先人云：黄芪一名戴糁，戴椹，百本。戴在首，如卫气出目行头，自上而下，从外而内，百骸百脉，咸卫外而固矣。又云：芪可久可速，能知卫气出入之道路，便能了知黄芪之功用矣。

参曰：黄中色，《通志》云：始生为黄芪，耆宿也。指使不从力役，如人胃居中，营卫气血，筋脉齿发之属，莫不始生于胃，而卫气之吸，营血之濡运，筋脉之展摇，齿发之生长，亦莫不从胃指挥宣布。所谓外者响中之使也，营血筋脉悉属有形，统御节制，唯一卫气，所谓卫者气之帅也。痈疽久败、大风癞疾、五痔鼠瘘，咸无卫气卫外，故肌肉腐烂。黄芪味甘气温，肉似肌腠，皮折如绵，宛若卫气之卫外而固者也。故能温分肉，充皮肤，肥腠理，司开阖。唯卫气虚弱，不能固护肌肉者宜之。倘涉六淫，毒热炽盛，又当谢之，未可谬用。补虚者，补卫气之虚，小儿阴常有余，气常不足，故百病咸宜也。（《本草乘雅半偈·黄芪》）

**3. 明·徐彦纯注**

主虚喘，助气，壮筋骨，长肉补血，产前后一切病，月候不匀，消渴骨蒸。

洁古云：治虚劳自汗，补肺气，实皮毛，泻肺中火，脉弦，自汗，善治脾胃虚弱，疮疡，血脉不行。内托阴证疮疡，必用之药也。《主治秘诀》云：性温，味甘，气薄味厚，可升可降，阴中阳也。其用有五：补诸虚不足一也，益元气二也，去肌热三也，疮疡排脓止痛四也，壮脾胃五也。去诸经之痛，除虚热，止盗汗。

东垣云：补五藏诸虚不足，泻阴火。无汗则发之，有汗则止之。又云：护周身皮毛间腠理虚，及活血脉生血，乃疮家圣药也。又能补表之元气虚弱，通和阳气，泄火邪也。

海藏云：黄芪有白水芪、木芪，功用皆同。惟木芪茎短而理横，折之如绵，皮黄褐色，肉内白色，谓之绵黄芪。若但坚脆，味苦者，谓之苜蓿根。世人以苜蓿根代之，呼为土黄芪。但味苦能令人瘦；特味甘者，能令人肥也。颇能乱真，用者宜审。其治气虚盗汗并自汗，即皮表之药。又治皮肤痛，则表药可知。又治咯血，柔脾胃，是又为中州药也。又治伤寒尺脉不至，又补肾藏之元气，以为里药，乃是上中下内外三焦之药也。

《图经》言：河东者，沁州绵上是也，故谓之绵芪。味甘如蜜，兼体骨柔软如绵。世以为如绵者为绵黄芪，非也。别说云：黄芪本出绵上者为良，盖以地产为绵。若以柔韧如绵为绵，而伪者亦柔韧，但当以坚脆甘苦为别也。

《衍义》云：黄芪、防风，世多相须而用。东垣云：黄芪、人参、甘草，此三味退热之圣药也。《灵枢》云：卫气者，所以温分肉而充皮肤，肥腠理而司开阖。黄芪既补三焦，实卫气，与桂同，特益气异尔。然亦在乎佐使。桂则通血脉，亦能破血，而实卫气，通内实外者钦？桂以通血言，则芪为实气也。入手少阳、足太阴、足少阴、命门之剂。（《本草发挥·黄芪》）

**4. 清·张志聪注**

黄芪生于西北，得水泽之精，其色黄白，紧实如箭竿，折之柔韧如绵，以出山西之绵上者为良，故世俗谓之绵黄芪，或者只以坚韧如绵解之，非是。

黄芪色黄，味甘，微温。禀火土相生之气化。土主肌肉，火主经脉，故主治肌肉之痈，经脉之疽也。痈疽日久，正气衰微，致三焦之气不温肌肉，则为久败疮。黄芪助三焦出气，以温肌肉，故可治也。

痈疽未溃，化血为脓，痛不可忍，黄芪补气助阳，阳气化血而排脓，脓排则痛止。大风癞疾，谓之疠疡，乃风寒客于脉而不去，鼻柱坏而色败，皮肤溃癞者是也。五痔者，牡痔、牝痔、肠痔、脉痔、血痔，是热邪淫于下也。鼠瘘者，肾脏水毒，上淫于脉，致颈项溃肿，或空或凸，是寒邪客于上也。夫癞疾、五痔、鼠瘘，乃邪在经脉，而证见于肌肉皮肤。黄芪内资经脉，外资肌肉，是以三证咸宜。又曰补虚者，乃补正气之虚，而经脉调和，肌肉充足也。小儿经脉未盛，肌肉未盈，血气皆微，故治小儿百病。（《本草崇原·本经上品》）

### 5. 清·姚球注

黄芪气微温，禀天春升少阳之气，入足少阳胆经、手少阳三焦经；味甘无毒，禀地和平之土味，入足太阴脾经。气味俱升，阳也。

脾主肌肉，甘能解毒，温能生肌，所以主痈疽久败疮，排脓止痛也。风湿热壅于肌肉筋脉中，则筋坏肉败而成大麻风癞疾矣。脾主湿，胆主风，三焦主热，"邪之所凑，其气必虚"；黄芪甘温，补益气血，故治癞疾也。

肠澼为痔，肠者手阳明经也，太阴脾为阳明行津液者也；甘温益脾，脾健运，则肠澼行而痔愈也。鼠瘘者瘰病也，乃少阳经风热郁毒；黄芪入胆与三焦，甘能解毒，温能散郁，所以主之。

人身之虚，万有不齐，不外乎气血两端。黄芪气味甘温，温之以气，所以补形不足也；补之以味，所以益精不足也。

小儿稚阳也，稚阳为少阳，少阳生气条达，小儿何病之有？黄芪入少阳补生生之元气，所以概主小儿百病也。

制方：黄芪同桂枝、白芍、甘草、姜、枣、饴，名黄芪建中汤，治脾阴虚。同桂枝、白芍、甘草、防风，治表虚自汗。同茅术、生地等分，牛膝、黄柏减半，丸，治湿毒廉疮久不愈。用盐水炒五钱，白茯一两，末，治气虚白浊。同甘草，治虚渴。同麻仁、陈皮、白蜜，治老人虚闭。同川连，治肠风下血。同川芎、糯米，治胎不安。同生地、熟地、黄柏、黄连、黄芩、归身、枣仁，治阴虚盗汗。同生地、熟地、归身、人参、枣仁、北味，治表虚自汗。同人参、甘草，名保元汤，治阳虚及虚痘症。同白芷、白及、甘草、金银花、皂刺，排脓止痛。（《本草经解·草部上·黄芪》）

### 6. 清·徐大椿注

黄芪甘淡而温，得土之正味、正性，故其功专补脾胃。味又微辛，故能驱脾胃中诸邪。其皮最厚，故亦能补皮肉，为外科生肌长肉之圣药也。（《神农本草经百种录·上品·黄芪》）

### 7. 清·陈修园注

黄芪气微温，禀少阳之气，入胆与三焦；味甘无毒，禀太阴之味入肺与脾。其主痈疽者，甘能解毒也。久败之疮，肌肉皮毛溃烂，必脓多而痛甚，黄芪入脾而主肌肉，入肺而主皮毛也。大风者，杀人之邪风也。黄芪入胆而助中正之气，俾神明不为风所乱；入三焦而助决渎之用，俾窍道不为风所壅；入脾而救受克之伤；入肺而制风木之动，所以主之。癞疾，又名大麻风，即风毒之甚也。五痔者，五种之痔疮，乃少阳与太阴之火陷于下，而此能举其陷。鼠瘘者，瘰疬之别名，乃胆经与三焦之火郁于上，而此能散其郁也。其曰补虚者，是总结上文诸证，久而致虚，此能补之，非泛言补益之品也。叶天士云：小儿稚阳也。稚阳为少阳，少阳生气条达则不病，所以概主小儿百疾也。余细味经文，俱主表症而言，如六黄汤之寒以除热，热除则汗止；玉屏风散之散以驱风，风平则汗止。诸方皆借黄芪走表之力，领诸药而速达于表而止汗，非黄芪自能止汗也。诸家固表及生用发汗、炒用止汗等说，贻误千古，兹特正之。（《神农本草经读·上品·人参》）

### 8. 清·邹澍注

黄芪根茎皆旁无歧互，独上独下，其根中央黄，次层白，外层褐，显然三层界画分明，又其味甘，其气微温，直入中土而行三焦，故能内补中气，则《本经》所谓"补虚"，《别录》所谓"补丈夫虚损，五痨，羸瘦，益气"也。能中行营气，则《本经》所谓"主痈疽，久败疮，排脓止痛，大风，癞疾"，《别录》所谓"逐五脏间恶血"也。能下行卫气，则《本经》所谓"五痔，鼠瘘"，《别录》所谓"妇人子脏风，邪气，腹痛，泄利"也。《痈疽篇》："寒邪客于经络之中，则血泣不通，卫气归之，不得复反，故痈肿。寒气化为热，热胜则肉腐为脓。"《素问·风论》："风气与太阳俱入，行诸脉俞，散于分肉，与卫气相干，其道不利，故使肌肉愤䐜有疡，卫气有所凝，故肉有不仁。营气热胕不清，故使鼻柱坏而色败，名曰疠风。"《生气通天论》："营气不从，逆于肉理，乃生痈肿。"历历明征，莫非营卫之病，而营卫所以属三焦，三焦所以属中土者。《灵枢·营卫生会篇》："上焦出于胃上口，贯膈，并咽，布胸中，以发呼吸而行营卫，是为中气。中焦亦并胃中，出上焦之后，此所受气，泌糟粕蒸津液，上注于肺，乃化为血，是为营气。下焦别回肠，济泌别汁，注于膀胱，是为卫气。"三者皆本于水谷，是三焦为营卫之本，脾胃之蒸腐变化，又为三焦之本。黄芪一源三派，浚三焦之根，利营卫之气，故凡营卫间阻滞无不尽通，所谓源清流自洁者也。

仲景《伤寒论》绝不用黄芪，即如汗出阳亡，似与黄芪之强卫固表相宜，亦终不及，何也？盖阳加于阴谓之汗，其系卫阳盛蒸逼营阴。阴气泄为汗者，用黄芪则既能使营阴充不受阳蒸逼，又能使卫阳不蒸逼营阴可矣。若伤寒汗多阳亡，则系阴气逼阳外泄，必以附子振其阳，阴霾始散，汗乃得止，与黄芪之止汗适相反也，然亦有兼两义，如芪附汤者，则又别有故焉。夫阳被迫欲亡，虚固不待言矣，阴离位而迫阳，亦非循常度者也，不得谓之充裕。但伤寒则有外感阴邪相杂，杂病则无挟阴邪者，自宜外振威武，内清奸宄，故四逆汤若用黄芪，谓之闭门逐贼。无阴邪者，乃阳先越而阴继之，故芪附汤若用干姜，是救焚泼膏也，故其用黄芪非特藉以固外，实恃以和阴，使不迫于阳，仲景治伤寒不用黄芪义实在此，其后人止汗诸方，如当归六黄汤、黄芪建中汤、玉屏风散，亦莫不仿此为法，特阴阳屈伸之理既别，佐使自不同耳。

愚尝谓湿、饮、水三者相似而实不同，故《金匮要略》分为三篇。盖湿者，弥漫雾露之气也；饮者，贮于器中者也；水者，洋溢四射者也。是故水饮有质而湿无质，然有质者由生而化，无质者由化而生，化者化之，生者发之，其治固有别矣。然《湿病篇》云："风湿，脉浮，身重，汗出，恶风者，防己黄芪汤主之。"《水气篇》云："风水，脉浮，身重，汗出，恶风者，防己黄芪汤主之。"水与湿不侔，防己黄芪汤之治不异，其义何居？夫风激水而啮土，湿从风而颓土，为病者不同，受病者无以异，防己黄芪汤白术守中，黄芪行外，防己除病，甘草调剂。其分数，调剂居二，守中居三，除病居四，行外居五，所以然者，土主人身之肌肉属脾，黄芪与白术皆脾药也，用芪以自本而行标，用术因在标而防本，病正在标，自宜治标者三，治本者二，然但知守而不知战，则病何由去，此驱病之防己所以介乎其中矣。要之风湿、风水之为病，动病也，术静而芪动，故芪任重术任轻。防己、黄芪之为剂，汗剂也。黄芪能行而不能发，故芪之任非特重于术，且更以姜枣佐之，盖防己驱逐水湿，水湿势必下行，下行过急，仍恐土啮且颓，病既在表，不如发之，使近从表出为愈也。

"风湿，风水，脉浮，身重，汗出，恶风者，防己黄芪汤主之。""皮水，四支肿，水气在皮肤中，四支聂聂动者，防己茯苓汤主之。"以是知黄芪非止汗者，特能行营卫中气，营卫中气行，邪气遂无以干，则汗自止耳。何以言之？夫水气在皮肤中，则从汗出为便，今去姜、枣与术，加桂枝、茯苓，则不欲其解于汗，欲其解于小便矣。本不汗出，且欲水气从小便解，而仍用黄芪，尚以黄芪为止汗耶？虽然两方虽皆用黄芪，其旨终不同也。防己黄芪汤证病本向外，则乘势壮营卫之气，使水湿从标而解，是用以厚表气，故分数甲于一方。防己茯苓汤证病不向外，则通其水道从本而解，是用以利阴气，故分数退居茯苓下与桂枝并。防己黄芪汤中焦之剂，防己茯苓汤下焦之剂，从本从标，犹只在太阳膀胱，此异而同者也。或言四支属脾，肌肉亦属脾，四支聂聂动与身重，病皆本于脾，治法乃从太阳，何也？夫太阳秉寒水之气，水者克土，故病见于脾，非脾自病也，脾自病，则防己黄芪汤应术多于芪，防己茯苓汤不应去术矣。两方视芪重而术轻，以芪行脾之标，术崇脾之本，是以知风水、皮水乃脾之标病，非脾之本病也。

黄芪非能降也，亦非能升也。营卫者，水谷之气，三焦受气于水谷，四支禀气于三焦，营卫微则三焦无气，四属失养，由是精微不化于上，阴浊独注于下。《金匮》云：“营气不通，卫不独行，营卫俱微，三焦无所御，四属断绝，身体羸瘦，独足肿大，黄汗出，胫冷，假令发热，便为历节，若不发热，腰以上汗出，下无汗，腰髋弛痛，如有物在皮中状，身疼重，小便不利，此为黄汗。历节，乌头汤主之。黄汗，桂枝加黄芪汤主之。”两者病皆在下，并治以黄芪，则似黄芪能降，乃其汗出并在上体，又似黄芪能升，殊不知黄芪专通营卫二气。升而降，降而复升，一日一夜，五十周于身，升即降之源，降即升之根。凡病营卫不通，上下两截者，惟此能使不滞于一偏，此即非升非降之谓也。

黄芪非止汗也，亦非发汗也，止汗如所谓营卫和汗自止是矣，发汗如“诸黄家，但利其小便，假令脉浮，当以汗解，宜桂枝加黄芪汤。”夫脉浮为病在营卫，既以桂枝汤和营卫矣，又加黄芪者何？盖桂枝能逐营卫中邪，不能益营卫中气，能通营卫之流，不能浚营卫之源。病暂者，治其流则已；病缓者，必追其源，是故发汗仍有桂枝汤在，其用黄芪，非助发汗也。防己茯苓汤证曰水气在皮肤中，桂枝加黄芪汤证曰如有物在皮中状，是皮肤中病，黄芪皆治之矣。“阳明病，反无汗，其身如虫行皮中状”何以不用？按此当辨其病根何在。皮水、黄汗病本在外，脾胃中气无所堵塞，若阳明病系胃家实，是内实外虚，彼用黄芪，是治内虚外实，与此适相反，不可用也。（《本经疏证·黄芪》）

### 9. 清·叶志诜注

通理三焦，甘先五变，赤白流同，短长形辨，细韧柔绵，缓抽修箭，苜蓿根坚，岂容托援。（《神农本草经赞·上经》）

**10. 清·黄钰注**

甘温。败疮痈疽，既可排脓而止痛，并五痔鼠瘘而能医，又主大风与癫疾，小儿百病兼补虚。（《本草经便读·神农本草经·上品》）

# 肉　苁　蓉

【原文】肉苁蓉，味甘，微温。主五劳七伤补中，除茎中寒热痛；养五脏，强阴，益精气，多子；妇人癥瘕。久服轻身。生山谷。（《神农本草经·上品·肉苁蓉》）

【注释】

**1. 明·缪希雍注**

除膀胱邪气，腰痛，止痢。久服轻身。

疏：肉苁蓉得地之阴气、天之阳气以生，故味甘酸咸，微温无毒。入肾，入心包络、命门。滋肾补精血之要药。气本微温，相传以为热者，误也。甘为土化，酸为木化，咸为水化，甘能除热补中，酸能入肝，咸能滋肾。肾肝为阴，阴气滋长则五脏之劳热自退，阴茎中寒热痛自愈。肾肝足则精血日盛，精血盛则多子。妇人癥瘕，病在血分。血盛则行，行则癥瘕自消矣。膀胱虚则邪客之，得补则邪气自散，腰痛自止。久服则肥健而轻身，益肾肝，补精血之效也。若曰治痢，岂滑以导滞之意乎？此亦必不能之说也。软而肥厚，大如臂者良。

主治参互：

肉苁蓉得白胶、杜仲、地黄、当归、麦门冬，主妇人不孕。同人参、鹿茸、牡狗阴茎、白胶、杜仲、补骨脂，主男子阳痿，老人阳衰，一切肾虚腰痛，兼令人有子。同地黄、枸杞、牛膝、鳖甲、天门冬、麦门冬、当归、白胶、杜仲、青蒿、五味子、黄柏、山茱萸，治五劳七伤，茎中寒热痛，妇人癥瘕。独用数两，浸去咸味，并去鳞甲及中心膜，淡白酒煮烂，顿食，治老人便燥闭结，有神。

简误：泄泻禁用。肾中有热，强阳易兴而精不固者，忌之。（《神农本草经疏·草部上品之下·肉苁蓉》）

**2. 明·卢之颐注**

核曰：出河西山谷，及代郡雁门，陕西州郡多有之……今人多以金莲根，用盐盆制而伪充。又有以草苁蓉充之者宜审。

修治：先须清酒浸一宿，至明，以棕刷去沙土浮甲，劈破中心，去白膜一

重，如竹丝草样者。有此能隔人心气，致令气上也。以甑蒸之，从午至酉，取出，又令酥炙得所用。（《本草乘雅半偈·肉苁蓉》）

### 3. 明·徐彦纯注

肉苁蓉，味甘、酸，温，无毒。主劳伤，补中，除茎中痛，强阴益精。

海藏云：命门相火不足，以此补之。

丹溪云：属土而有水与火，能峻补精血。骤多用之，则反滑大肠。（《本草发挥·肉苁蓉》）

### 4. 清·张志聪注

肉苁蓉，《吴氏本草》名松容，又名黑司命。始出河西山谷及代州雁门，今以陇西者为胜，北国者次之，乃野马之精入于土中而生。陇西者形扁色黄，柔润多花，其味甘。北国者形短少花，生时似肉，三四月掘根，长尺余，绳穿阴干，八月始好皮，有松子鳞甲，故名松容。马属午畜，以少阴为正化，子水为对化，故名黑司命。朱丹溪曰：肉苁蓉罕得，多以金莲根用盐制而伪充，或以草苁蓉代之，用者宜审。苏恭曰：草苁蓉功用稍劣。

马为火畜，精属水阴，苁蓉感马精而生，其形似肉，气味甘温，盖禀少阴水火之气，而归于太阴坤土之药也。土性柔和，故有苁蓉之名。五劳者，志劳、思劳、烦劳、忧劳、恚劳也。七伤者，喜、怒、忧、悲、思、恐、惊，七情所伤也。水火阴阳之气，会归中土，则五劳七伤可治矣。得太阴坤土之精，故补中。得少阴水火之气，故除茎中寒热痛。阴阳水火之气，归于太阴坤土之中，故养五脏。强阴者，火气盛也。益精者，水气盛也。多子者，水火阴阳皆盛也。妇人癥瘕，乃血精留聚于郛郭之中，土气盛，则癥瘕自消。而久服轻身。（《本草崇原·本经上品》）

### 5. 清·姚球注

肉苁蓉气微温，禀天春升之木气，入足厥阴肝经；味甘无毒，得地中正之土味，入足太阴脾经；色黑而润，制过味咸，兼入足少阴肾经。气味俱浊，降多于升，阴也。填精益髓，又名黑司命。

五劳者，劳伤五脏之真气也；劳者温之，苁蓉气温，所以治劳也。七伤者，食伤、忧伤、饮伤、房室伤、饥伤、劳伤、经络营卫气伤之七伤也，七者皆伤真阴；肉苁蓉甘温滑润，能滋元阴之不足，所以主之也。中者阴之守也，甘温益阴，所以补中。茎，玉茎也，寒热痛者，阴虚火动，或寒或热而结痛也；苁蓉滑润，滑以去着，所以主之。五脏藏阴者也，甘温润阴，故养五脏。阴者宗筋也，宗筋属肝，肝得血则强；苁蓉甘温益肝血，所以强阴，色黑入肾，补益精髓，精足则气充，故益精气，精气足则频御女，所以多子也。

妇人癥瘕，皆由血成，苁蓉温滑而咸，咸以软坚，滑以去着，温以散结，所以主之也。久服，肝脾肾精充足，所以身轻也。

制方：肉苁蓉同白胶、杜仲、地黄、当归、麦冬，治妇人不孕。同人参、鹿茸、牡狗茎、白胶、杜仲、补骨脂，治阳痿及老人阳衰，一切肾虚腰痛，兼令人有子。同黄芪，治肾气虚。同北味，丸，治水泛成痰。同鹿茸、山药、白茯，丸，治肾虚白浊。同沉香、脂麻，丸，治汗多便秘。同山萸、北味，丸，治消中易饥。专用二三两白酒煎服，治老人便闭。同山药、杞子、山萸、北味、黄芪、归身，治肾燥泄泻。同白芍、甘草、黄芩、红曲，治痢。(《本草经解·草部上·肉苁蓉》)

**6. 清·徐大椿注**

此以形质为治也，苁蓉象人之阴，而滋润黏腻，故能治前阴诸疾，而补精气。如地黄色质象血，则补血也。(《神农本草经百种录·上品·肉苁蓉》)

**7. 清·陈修园注**

凡五劳七伤，久而不愈，未有不伤其阴者。苁蓉补五脏之精，精足则阴足矣。茎中者，精之道路，精虚则寒热而痛，精足则痛已矣。又滑以去著。精生于五脏，而藏之于肾，精足则阳举，精坚令人多子矣。妇人癥瘕，皆由血瘀，精足则气充，气充则瘀行也。叶天士注：癥瘕之治谓其咸以耎坚，滑以去着，温以散结，犹浅之乎测苁蓉也。(《神农本草经读·上品·肉苁蓉》)

**8. 清·邹澍注**

生河西山谷及代郡、雁门，五月五日采，阴干。

苁蓉之用，以阴涵阳则阳不僭，以阳聚阴则阴不离，是其旨一近乎滑润，一近乎固摄。《别录》所谓止利者，为取其滑润耶？抑取其固摄耶？夫《别录》固不但云止利，而云除膀胱邪气、腰痛、止利，是亦可识其故矣。诚分而言之，则利有泄泻、肠澼；腰痛有气血痹阻；膀胱邪气有淋浊、畜血，为寒为湿为热，均无不可，若遽与苁蓉是使阳锢而终难伸阴澈而终难化，可治之疾不反致难治欤！惟合而言之，则因其气之本相连属，欲就阴而阴不容，遂转隶于阳而还攻夫阴，阴复不受，则或乘势累坠下迫，或痛甚不止，故曰除膀胱邪气、腰痛、止利，不曰除膀胱邪气、腰痛、下利也。此病不常有，惟久病久利始见之，《千金方》冷利增损健脾丸，治丈夫虚劳，五脏六腑伤败受冷，初作滞下，久则变五色，赤黑如烂肠，极腥秽者，中用苁蓉可证矣。其不利者，亦必腰痛而小便有故，方与之宜。(《本经续疏·上品》)

**9. 清·叶志诜注**

阴阳司命，福禄丛生，名假肉食，体遍鳞文，妄言马沥，杂啖羊羹，从容

中道，补益功成。(《神农本草经赞·上经》)

### 10. 清·黄钰注

甘，微温无毒。劳伤补中，茎中痛除，养五脏而强阴，益精气以多育，兼主妇人之癥瘕。若欲轻不须久服，洗之中用。(《本草经便读·神农本草经·上品》)

# 防　风

【原文】防风，味甘，温，无毒。主大风，头眩痛，恶风，风邪目盲无所见，风行周身骨节疼痹，烦满。久服轻身。一名铜芸。生川泽。(《神农本草经·上品·防风》)

【注释】

### 1. 明·缪希雍注

防风，主……胁痛胁风，头面去来，四肢挛急，下乳，金疮内痉。久服轻身。叶：主中风热汗出。

疏：防风禀天地之阳气以生，故味甘温。《别录》：兼辛而无毒。气厚味薄，升也，阳也。入手阳明，足少阴、厥阴。风药也。治风通用，升发而能散，故主大风，头眩痛，恶风风邪，周身骨节疼痹，胁痛胁风，头面去来，四肢挛急，下乳，金疮因伤于风内痉。其云主目无所见者，因中风邪，故不见也。烦满者，亦风邪客于胸中，故烦满也。风寒湿三者，合而成痹。祛风燥湿，故主痹也。发散之药，焉可久服？其曰轻身，亦湿去耳。《别录》云：刘头者，令人发狂；刘尾者，发痼疾。子似胡荽而大，调食用之香，而疗风更优也。

主治参互：

防风同黄芪、芍药，则能实表止汗。同荆芥穗、白芷、生地黄、地榆、黄芪，治破伤风，有神。同甘草、桔梗、紫苏、桑根白皮、杏仁、细辛，解利伤风；去紫苏，换薄荷，加石膏，兼除风热；用麻黄易紫苏，治风寒郁于腠理，皮肤致密无汗。入羌活汤，兼除太阳经伤风寒头痛。亦入治风痹药用。若入治大风厉风药中，须加杀虫药，活血药乃可，不宜纯用风药也。

简误：南方中风，产后血虚发痉，俗名角弓反张。诸病血虚痉急，头痛不因于风寒，溏泄不因于寒湿，二便秘涩，小儿脾虚，发搐，慢惊，慢脾风，气升作呕，火升发嗽，阴虚盗汗，阳虚自汗等病，法所同忌。犯之者增剧。(《神农本草经疏·草部上品之下·防风》)

### 2. 明·卢之颐注

核曰：出齐州龙山者最胜，青、兖、淄州者亦佳。二月生芽，红紫色，作茹柔嫩爽口。三月茎叶转青，茎深叶淡，似青蒿而短小。五月开花，似莳萝花而色白，攒簇作房，似胡荽子而稍大。九月采根，似葵根而黄色。

修治：去叉头叉尾，及枯黑者。叉头令人发狂，叉尾发人癫疾也。制黄芪。畏萆薢。杀附子毒。恶藜芦、白蔹、干姜、芫花。得葱白，能行周身；得泽泻、藁本，能疗风；得当归、芍药、阳起石、禹余粮，疗妇人子脏风。

先人云：四大中风力最胜，执持世界，纤无不入。设人身腠理疏泄，则生气有所不卫，风斯入焉。故欲防御障蔽者，匪通天之生气勿克也。防风黄中通理，鼓水谷之精，以防贼风之来，命名者以此。又云：身本四大合成，以动摇为风，则凡身中宜动处不动，即是风大不及，宜动处太动，即是风大太过。防风甘温辛发，中通濡润，匀而平之。无过不及，此防风功用。又云，卫我用我，匀气以芳。

参曰：防风质黄，具中土之色。甘温，专中土之味。盖土德惟馨，芳香充达，拒诸邪臭，故头目身首有风，尚未入脏者，能从中拒撤之。若防己，则苦辛主泄，治证亦不相同。防风如任德以御外侮之寇，防己如借权以清君侧之奸。然因名思义，其曰防己，固为可以自卫，亦并此本身是应防之物。盖治世之能臣，乱世之奸雄也。故本经一入上品，一入中品。（《本草乘雅半偈·防风》）

### 3. 明·徐彦纯注

洁古云：疗风通用，泻肺实如神。散头目中滞气，除上焦风邪。又为去湿药之使，风能胜湿故也。误服泻人上焦元气。《主治秘诀》云：味甘，纯阳，手足太阳经之本药。又云：防风，甘、辛，温散经络中留湿。

东垣云：防风，辛温，气味俱薄，浮而升，阳也。凡疮在胸膈已上，虽无手足太阳证，亦当用之，为能散结，去上部风。病人身体拘急者，风也。诸疮见此证者，亦须用之。若脊痛项强，不可回顾，腰似折，项似拔者，乃手足太阳证，正当用之。又云：防风能制黄芪，黄芪得防风，其功愈大。又云：防风尽治一身之痛，乃卒伍卑贱之职，听令而行，随所引而至，乃风药中之调剂也。虽与黄芪相制，乃相畏相使者也。又云：防风身去人身半已上风邪，梢去人身半已下风邪。主治诸风。

丹溪云：人之口通乎地，鼻通乎天，口以养阴，鼻以养阳。天主清，故鼻不受有形而受无形为多；地主浊，故口受有形而兼乎无形。昔王太后病风不能言，而脉沉，其事急。若以有形之汤药，则缓不急事，乃造防风黄芪汤数斛，

置于床下，气如烟雾，使口鼻皆受，其夕便得语。药力熏蒸，其效如此。善医者宜取法焉。(《本草发挥·防风》)

### 4. 清·张志聪注

防风始出沙苑川泽及邯郸、琅琊、上蔡，皆属中州之地。春初发嫩芽，红紫色，三月茎叶俱青，五月开细白花，六月结实黑色，九月、十月采根，色黄空通。

防风茎、叶、花、实，兼备五色，其味甘，其质黄，其臭香，禀土运之专精，治周身之风证。盖土气厚，则风可屏，故名防风。风淫于头，则大风头眩痛。申明大风者，乃恶风之风邪，眩痛不已，必至目盲无所见，而防风能治之。又，风邪行于周身，甚至骨节疼痛，而防风亦能治之。久服则土气盛，故轻身。

元人王好古曰：病头痛、肢节痛、一身尽痛，非羌活不能除，乃却乱反正之主君药也。李东垣曰：防风治一身尽痛，随所引而至，乃卒伍卑残之职也。

愚按：《神农》以上品为君，羌活、防风皆列上品，俱散风治病，何以贵贱迥别若是。后人发明药性，多有如此谬妄之论，虽曰无关治法，学者遵而信之，陋习何由得洗乎！(《本草崇原·本经上品》)

### 5. 清·姚球注

防风气温，禀天春和风木之气，入足厥阴肝经；味甘无毒，得地中正之土味，入足太阴脾经。气味俱升，阳也。

肝为风木，其经与督脉会于巅顶，大风之邪入肝，则行于阳位，故头眩痛；其主之者，温以散之也。

伤风则恶风，恶风风邪，在表之风也；肝开窍于目，目盲无所见，在肝经之风也；风行周身，在经络之风也；骨节疼痛，风在关节而兼湿也，盖有湿则阳气滞而痛也。皆主之者，风气通肝，防风入肝，甘温发散也。

脾主肌肉，湿则身重矣。久服轻身者，风剂散湿，且引清阳上达也。

制方：防风同白芍、黄芪，治表虚自汗。同荆芥、白芷、生地、地榆、黄芪，治破伤风。(《本草经解·草部下·白防风》)

### 6. 清·徐大椿注

凡药之质轻而气盛者，皆属风药，以风即天地之气也。但风之中人，各有经络，而药之受气于天地，亦各有专能，故所治各不同。于形质气味细察而详分之，必有一定之理也。

防风治周身之风，乃风药之统领也。(《神农本草经百种录·上品·防风》)

### 7. 清·陈修园注

防风气温，禀天春木之气而入肝；味甘无毒，得地中土之味而入脾。主大风三字提纲，详于巴戟天注，不赘。风伤阳位，则目盲无所见。风行周身者，经络之风也；骨节疼痛者，关节之风也；身重者，病风而不能跻捷也。防风之甘温发散，可以统主之。然温属春和之气，入肝而治风；尤妙在甘以入脾，培土以和水气，其用独神。此理证之易象，于剥复二卦而可悟焉。两土同崩则剥，故大败必顾脾胃；土木无忤则复，故病转必和肝脾。防风驱风之中，大有回生之力；李东垣竟目为卒伍卑贱之品，真门外汉也。（《神农本草经读·上品·防风》）

### 8. 清·邹澍注

刘潜江云：《易》曰：本乎天者亲上，本乎地者亲下。《素问》曰：辛甘发散为阳，酸苦涌泄为阴。先哲曰：非辛无以至天，非苦无以至地。防风、独活气味俱薄，性浮以升，而防风先辛后甘，辛胜于甘，故其为义，本于辛以上升，乃合甘而还中土，以畅其散发之用。独活先苦次辛，苦多辛少，辛后有甘，故其为义，本于苦以入阴，变为辛以上行，得甘之助而气乃畅。故防风自上达于周身，独活则自下达于周身矣。夫"大风，头眩痛，恶风，风邪，目盲无所见"是在上之病，在上之病其治应降，升则一往不返矣。"贲豚，痫痓，女子疝瘕"是在下之病，在下之病其治应升，降则顺流而下矣。惟防风具升之体，得降之用；独活具降之体，得升之用。所谓升中有降，降中有升，是以独活能达气于水中，而散阴之结；防风能畅气于火中，而散阳之结。上行极而下，下行极而上，斯阴阳得交，愈后无余患也。虽然风行周身，骨节疼痛及百节痛风，非特风病，亦必兼湿，兹二味者，固亦能兼治湿欤！盖风非湿不生，湿非风不化，譬之长夏郁蒸，旋起大风。郁蒸者，本由风而成；大风者，亦由郁蒸而起。故独活能治风，然其所治之风，是湿化风，本于阴者也。防风亦能治湿，然其所治之湿，是风化湿，本于阳者也。独活散湿以化风，然时与防风合奏散风之功；防风祛风以行湿，然时与独活协为除湿之助。若仅以谓风能胜湿，风能燥湿者，亦浅之乎二味之治矣。

更核之《金匮要略》侯氏黑散、桂枝芍药知母汤、薯蓣丸、竹叶汤之用防风，《千金》三黄汤之用独活，其义不益可明哉！曰："大风，四肢烦重，心中恶寒不足。"曰："支节疼痛，身体尪羸，脚肿如脱，头眩短气，温温欲吐。"曰："虚劳诸不足，风气百疾。"曰："产后中风，发热，面正赤，喘而头痛。"其病皆弛，其本皆虚，虚者宜益，弛者宜张，宜益宜张，则有合乎防风辛甘之阳。曰："中风，手足拘急，百节疼痛，烦热，心乱，恶寒，经日不欲饮食。"其病颇急，其本不虚，不虚而急者，宜追逐击散之，则有合乎独活之苦辛自阴及阳矣。大率独活气峻，防风气缓，缓者比于补益，峻者比于攻伐，补剂多自下及上，防风者偏自上而至下，是以得为补剂之佐，独活者偏自下而及上，是以专为攻剂之佐，体相似而用不同，职此故耳。(《本经疏证·防风》)

### 9. 清·叶志诜注

叉尾叉头，区分无隐，荽散香芬，萝攒房紧，美比珊瑚，坚同蚯蚓，卅六风消，神光炯炯。(《神农本草经赞·上经》)

### 10. 清·黄钰注

甘温。大风头眩，恶风风邪，目盲无见，骨节痛疼。久服身健。(《本草经便读·神农本草经·上品》)

# 续　断

【原文】续断，味苦，微温。主伤寒，补不足，金创痈伤，折跌；续筋骨；妇人乳难。久服益气力。一名龙豆，一名属折。生山谷。(《神农本草经·上品·续断》)

【注释】

### 1. 明·缪希雍注

续断，主伤中……崩中漏血，金疮血内漏，止痛生肌肉，及踠伤恶血腰痛，关节缓急。久服益气力。地黄为之使。

疏：续断得土金之气，而兼禀乎天之阳气以生。《本经》：味苦微温，《别录》益之以辛。曾得蜀中者，尝之其味带甘，应云：味苦甘辛，微温无毒。使非味甘，焉能主伤中，补不足；非辛，焉能主金疮痈伤，折跌，续筋骨，妇人乳难。辛能润，苦温能散，甘能益血，故《别录》又主崩中漏血，金疮血内漏，止痛生肌肉，及踠伤恶血腰痛，关节缓急。《本经》：久服益气力，伤去血生之效也。入足厥阴、少阴，为治胎产，续绝伤，补不足，疗金疮，理腰肾之要药。茎方，叶似苎，相对生。

主治参互：

欲行血理伤，当以当归、牛膝、肉桂、延胡索同用。欲止血，补不足，疗崩中，则与白胶、阿胶、地黄、麦门冬、杜仲、五味子、山茱萸、人参、枸杞子、黄芪同用。欲安胎，则与凉血、补血、顺气药同用。欲疗金疮，则与金疮药同用。

简误：禁与苦寒药同用以治血病，及与大辛热药用于胎前。

雷公云：草茆根，真似续断，误服之，令人筋软。（《神农本草经疏·草部上品之下·续断》）

**2. 明·卢之颐注**

核曰：川蜀江南皆有，出川蜀者最良。

先人云：继绝开心，维荣是赖，虽鲜干少异，而根华实同。

参曰：断者续之，因名续断。故枝茎根节，宛如经脉骨节也。是主续筋骨，连肉理，贯经脉，利乳难，补不足，益气力，续之功用大矣哉。（《本草乘雅半偈·续断》）

**3. 清·张志聪注**

续断始出常山山谷，今所在山谷皆有，而以川蜀者为胜。三月生苗，四月开花红白色，或紫色，似益母草花，根色赤黄，晒干则黑。

续断气味苦温，根色赤黄，晒干微黑，折有烟尘，禀少阴阳明火土之气化，而治经脉三因之证。主治伤寒者，经脉虚而寒邪侵入，为外因之证也。补不足者，调养经脉之不足。为里虚内因之证也。金疮者，金伤成疮，为不内外因之证也。经脉受邪，为痈为疡，亦外因也。折跌而筋骨欲续，亦不内外因也。妇人经脉不足而乳难，亦里虚内因也。续断禀火土之气，而治经脉三因之证者如此。久服则火气盛，故益气。土气盛，故益力也。（《本草崇原·本经上品》）

**4. 清·姚球注**

续断气微温，禀天春升之木气，入足厥阴肝经；味苦无毒，得地南方之火味，入手少阴心经。气升味降，阳也。肝藏血，心主血，血者营也，中之守也，血虚则中伤；续断气微温入肝，肝者阳中之少阳，以生气血者也，所以主伤中。补不足者，补肝经之不足也。

金疮痈疡，皆伤血之症，气温益血，味苦清心，所以主之。折跌续筋骨者，气微温能活血，血活则断者续也。

女人血不足则乳难，气温行血，血充乳自多也。肝者罢极之本，以生血气之脏也；气微温，达少阳之气，所以益气力也。

制方：续断一味，治产后诸症。同杜仲、枣肉，丸，治胎不安。同北味、木瓜、炮姜、牛膝、丹皮、生地，治产后火升。（《本草经解·草部上·续断》）

**5. 清·徐大椿注**

此以形为治。续断有肉有筋，如人筋在肉中之象，而色带紫黑，为肝肾之

色，故能补续筋骨。又其性直下，故亦能降气以达下焦也。（《神农本草经百种录·上品·续断》）

### 6. 清·陈修园注

此以形为治。续断有肉有筋，如人筋在肉中之象；而色带紫、带黑，为肝肾之象；气味苦温，为少阴、阳明火土之气化；故寒伤于经络而能散之，痈疡络于经络而能疗之，折跌筋骨有伤，而能补不足、续其断绝；以及妇人乳难，而能通其滞而为乳。久服益气力者，亦能强筋壮骨之功也。（《神农本草经读·上品·续断》）

### 7. 清·邹澍注

一名接骨，一名南草，一名槐。生常山山谷，七月、八月采阴干。地黄为之使，恶雷丸。大小蓟根，味甘，温。主养精保血。大蓟主女子赤白沃，安胎，止血、衄，鼻令人肥健。五月采。

续断与蓟不独其根形相似，并有治血之功，即蓟之训亦可作续（《小戴记》《乐记》"封黄帝之后于蓟"，注"蓟，或作续"），是其物原一类二种，以其根之断不断为别可也。断不断既有别，则其义自已分，故《别录》于续断所主之血，曰漏；于大蓟所主之血，曰沃。漏者对断而言，是有所伤而漏泄也。沃者对不断而言，是沃于此而渗出也。受伤而漏泄者，器也；受沃而渗出者，土也。欲土之不易渗，必使之厚；欲器之不易伤，必使之坚。甘者固以厚土，而苦原善坚里也。则二物之同工，二物之异调，既可举其概矣。况断者折之不能断，以其筋膜坚韧也；不断者，折之反易断，以其肌肉丰腴也，故续断之功能，曰续筋骨；大蓟之功能，曰令人肥健，是犹不可识其体用之全乎！两物之根皆黄白，两物之花俱带红，是脾输精以归肺，肺奉津以从心，心受之而化为血。血者，周流无滞之物，挟苦则主降，挟甘则主缓，降则其功止能及下，缓则上下皆得受益，故续断主治并系下焦，大蓟主治并该吐衄，此其同中之异也。胎以奉养丰泽而安，乳以血脉疏通而易，移其疏通使及乎他，则机关可利，恶血可行，断伤能续，腰痛能止；移其丰泽使奉乎他，则血可保，精可养。然恃以疏通者，气；恃以丰泽者，血，血是已化之气，气是未化之血，血者难成，气则易续，两物花时不甚相悬，而两物之生几间二月，则气以疏通而速，血以濡缓而迟，其实原归一本，此其异中之同也。（《本经续疏·上品》）

### 8. 清·叶志诜注

断者可续，责实循名，四棱茎直，相对叶生，红参白腻，赤抱黄明，烟尘瘦折，露汁浮罍。（《神农本草经赞·上经》）

### 9. 清·黄钰注

苦温，无毒。金疮痈疡，折跌筋骨，通妇人之乳难，主伤寒而补不足。欲益气力，须当久服。(《本草经便读·神农本草经·上品》)

# 决 明 子

【原文】决明子，味咸，平。主青盲，目淫肤赤白膜，眼赤痛、泪出。久服益精光，轻身。生川泽。(《神农本草经·上品·决明子》)

【注释】

### 1. 明·缪希雍注

疗唇口青。久服益精光，轻身。

疏：决明子得水土阴精之气，而兼禀乎清阳者也。故其味咸平。《别录》益以苦甘，微寒而无毒。咸得水气，甘得土气，苦可泄热，平合胃气，寒能益阴泄热，足厥阴肝家正药也。亦入胆肾。肝开窍于目，瞳子神光属肾，故主青盲，目淫肤赤白膜，眼赤痛泪出。《别录》：兼疗唇口青。《本经》：久服益精光，益阴泄热轻身者，大补肝肾之气所致也。亦可作枕，治头风，明目。

主治参互：

得沙苑蒺藜、甘菊花、枸杞子、生地黄、女贞实、槐实、谷精草，补肝明目益精，除肝脏热之要药。得生地黄、甘菊花、荆芥、黄连、甘草、玄参、连翘、木通，治暴赤风眼泪痛。疗目疾外无他用，故无"简误"。(《神农本草经疏·草部上品之下·决明子》)

### 2. 明·卢之颐注

核曰：生龙门川泽者良。今处处有之。为园圃所莳。

绍隆王先生云：决明禀阴精之体，具青阳之用；宜入肝肾，肝开窍于目，瞳子精光，肾所司也。

先人题药云：决明叶昼开夜合，两两相贴。其叶夜不合者，茫芒也。人之眼夜合，故治眼疾，因名决明。味咸走血，气寒待热，故治青盲肤膜泪出，热伤血分者相宜；倘属气分，及风寒致目中诸证者，非所宜也。

参曰：夏仲生苗，秋仲结实，独得呼出之机，俨具合张之相。味咸走血，故治目中诸眚，之因血液凝滞者，罔不有功。观其子角锐利，分拨翳膜，想更特易。

仲夏半夏生，盖当夏之半；夏仲决明生，亦当夏之半。秋仲结实，又当秋

之半矣。然则夏之能张，秋之能合，枢机使然耳。(《本草乘雅半偈·决明子》)

### 3. 清·张志聪注

决明子处处有之，初夏生苗，茎高三四尺，叶如苜蓿，本小末大，昼开夜合，秋开淡黄花五出，结角如细豇豆，长二三寸，角中子数十粒，色青绿而光亮，状如马蹄，故名马蹄决明，又别有草决明，乃青葙子也。

目者肝之窍，决明气味咸平，叶司开合，子色紫黑而光亮，禀太阳寒水之气，而生厥阴之肝木，故主治青盲、目淫、肤赤。青盲则生白膜，肤赤乃眼肤之赤，目淫则多泪，故又曰：白膜眼赤泪出也。久服则水精充溢，故益精光，轻身。(《本草崇原·本经上品》)

### 4. 清·徐大椿注

决明生于秋，得金气之正。其色极黄，得金之色，其功专于明目，详上扁青条内。夫金之正色，白而非黄，但白为受色之地，乃无色之色耳。故凡物之属金者，往往借土之色以为色，即五金亦以黄金为贵。子肖其母也，草木至秋，感金气则黄落，故诸花实之中，凡色黄而耐久者，皆得金气为多者也。(《神农本草经百种录·上品·决明子》)

### 5. 清·叶志诜注

龙门嘉种，香雾盈畦，金钱无数，翠羽初齐，青披细角，绿印簇蹄，黑甜一枕，明决昏鼈。(《神农本草经赞·上经》)

### 6. 清·黄钰注

咸平。青盲，赤白翳膜，目中肤淫，眼赤泪出。冬服益精。(《本草经便读·神农本草经·上品》)

## 丹　参

【原文】丹参，味苦、微寒。主心腹邪气，肠鸣幽幽如走水，寒热积聚；破癥除瘕；止烦满；益气。一名卻蝉草。生川谷。(《神农本草经·上品·丹参》)

【注释】

### 1. 明·缪希雍注

益气养血，去心腹痼疾结气，腰脊强，脚痹，除风邪留热。久服利人。畏咸水，反藜芦。

疏：丹参……当是味苦平微温。入手足少阴、足厥阴经。心虚则邪气客之为烦满。结气久则成痼疾。肝虚则热甚风生。肝家气血凝滞，则为癥瘕，寒热积聚，肾虚而寒湿邪客之，则腰脊强，脚痹。入三经而除所苦，则上来诸证自除。苦能泄，温能散，故又主肠鸣幽幽如走水。久服利人，益气养血之验也。北方产者胜，俗名逐马。

主治参互：

入天王补心丹则补心。同牛膝、地黄、黄芪、黄柏，则健步。同当归、牛膝、细辛，则下死胎。同鳖甲、牡蛎、牡丹皮、青蒿、延胡索、牛膝、干漆、水赤蓼子，主寒热积聚，破癥除瘕，心腹痃癖结气。同麦门冬、沙参、五味子、甘草、青蒿、栝楼，止烦满。同人参、麦门冬、酸枣仁、地黄，益气养血。同牛膝、草薢、木瓜、豨莶、杜仲、续断，主腰脊强，脚痹，除风邪留热。《圣惠方》：独用一两为末，热酒每服二钱，主寒疝，少腹及阴阳引痛，自汗出欲死。《千金方》：治堕胎下血，亦独用丹参十二两，酒五升，煮取三升，温服，日三。萧炳云：酒浸服之，治风软脚，可逐奔马，故名奔马草，曾用有效。《梅师方》治中热油及火烧，除外痛，用丹参八两细锉，以水微调，取羊脂二斤，煎三上三下，以傅疮上。

简误：妊娠无故，勿服。（《神农本草经疏·草部上品之下·丹参》）

**2. 明·卢之颐注**

核曰：丹参，一名赤参、山参、逐马、郄蝉草、奔马草、木羊乳也。出陕西、河东州郡，及随州，处处山中皆有……畏咸水。反藜芦。

先人云：丹赤心色，奔逐为缘，蝉速于化，郄速于蝉。又云：根多且久，发露太尽，气藏之时，安能使有畜积耶。

参曰：丹固指色，入少阴心主。主夏气病脏之邪，驱之使出，亦可指丹曰枢，使从阖之邪，从枢转出，少阴为枢故也。心腹邪气，肠鸣幽幽如走水状，此寒热积聚，癥瘕假形，虽属病脏，实枢象耳。（《本草乘雅半偈·丹参》）

**3. 清·张志聪注**

丹参出桐柏川谷及太山，今近道处处有之。其根赤色。大者如指，长尺余，一苗数根。

丹参、玄参，皆气味苦寒，而得少阴之气化，但玄参色黑，禀少阴寒水之精，而上通于天，丹参色赤，禀少阴君火之气，而下交于地，上下相交，则中土自和。故玄参下交于上，而治腹中寒热积聚，丹参上交于下，而治心腹邪气，寒热积聚。君火之气下交，则土温而水不泛溢，故治肠鸣幽幽如走水。破癥除瘕者，治寒热之积聚也。止烦满益气者，治心腹之邪气也，夫止烦而治心邪，止满而治腹邪，益正气所以治邪气也。（《本草崇原·本经中品》）

**4. 清·姚球注**

丹参气微寒，禀天初冬寒水之气，入手太阳寒水小肠经；味苦无毒，得地南方之火味，入手少阴心经。气味俱降，阴也。

心腹者，心与小肠之区也，邪气者，湿热之邪气也；气寒则清热，味苦则燥湿，所以主之。肠，小肠也，小肠为寒水之腑，水不下行，聚于肠中，则幽幽如水走声响矣；苦寒清泄，能泻小肠之水，所以主之。小肠为受盛之官，本热标寒，所以或寒或热之物，皆能积聚肠中也；其主之者，味苦能下泄也。

积聚而至有形可征谓之癥，假物成形谓之瘕；其能破除之者，味苦下泄之力也。心与小肠为表里，小肠者心火之去路也，小肠传化失职，则心火不能下行，郁于心而烦满矣；其主之者，苦寒清泄之功也。肺属金而主气，丹参清心泻火，火不刑金，所以益气也。

制方：丹参同牛膝、生地、黄芪、黄柏，则健走飞步。同麦冬、沙参、五味、甘草、青蒿、花粉，治烦满。同牛膝、木瓜、萆薢、豨莶、杜仲、续断，治脊强脚痹。专一味，治湿热疝气，自汗出欲死者。为末，水丸，治软脚病。（《本草经解·草部下·丹参》）

### 5. 清·徐大椿注

益心气。此以色为治也，赤走心，心主血，故丹参能走心，以治血分之病。又辛散而润泽，故能通利而涤邪也。（《神农本草经百种录·上品·丹参》）

### 6. 清·陈修园注

今人谓一味丹参，功兼四物汤，共认为补血行血之品，为女科之专药，而丹参之真功用掩矣。（《神农本草经读·中品·丹参》）

### 7. 清·叶志诜注

自抱丹心，方棱青叠，独干丛根，一枝五叶，肠罢辘轳，身轻踱蹩，红紫纷纷，飞蛾形接。（《神农本草经赞·上经》）

### 8. 清·黄钰注

苦寒。心腹邪气，肠鸣幽幽，寒热积聚，破癥坚而除瘕，止烦满而益气。（《本草经便读·神农本草经·中品》）

# 五 味 子

【原文】五味子，味酸，温。主益气，咳逆上气，劳伤羸瘦；补不足；强阴；益男子精。一名会及。生山谷。（《神农本草经·上品·五味子》）

【注释】

### 1. 明·缪希雍注

养五脏，除热，生阴中肌。苁蓉为之使，恶葳蕤，胜乌头。

疏：五味子得地之阴，而兼乎天之阳气，故《本经》：味酸，气温，味兼五而无毒。王好古云：味酸，微苦咸。阴中微阳。入足少阴，手太阴血分，足少阴气分。主益气者，肺主诸气。酸能收，正入肺补肺，故益气也。其主咳逆上气者，气虚则上壅而不归元。酸以收之，摄气归元则咳逆上气自除矣。劳伤羸瘦补不足，强阴益男子精。《别录》：养五脏，除热，生阴中肌者，五味子专补肾，兼补五脏。肾藏精，精盛则阴强。收摄则真气归元，而丹田暖。腐熟水谷蒸糟粕而化精微，则精自生。精生则阴长，故主如上诸疾也。《药性论》云：五味子君能治中下气，止呕逆，补诸虚劳，令人体悦泽，除热气，病人虚而有气兼嗽者，加而用之。《日华子》云：暖水脏，下气，贲豚冷气，消水肿，反胃，心腹气胀，止渴除烦热，解酒毒，壮筋骨，皆其极功也。

主治参互：

同人参、麦门冬，名生脉散，能复脉通心。入八味丸代附子，能润肾强阴。同吴茱萸、山茱萸、肉豆蔻、补骨脂、人参，治肾泄良。同怀干地黄、甘枸杞子、车前子、覆盆子、肉苁蓉、白胶、麦门冬、人参、杜仲、白蒺藜、黄柏，主令人有子。同天麦二冬、百部、阿胶、薄荷叶，主肺虚久嗽。君干葛、白扁豆，解酒毒良。

简误：痧疹初发，及一切停饮，肝家有动气，肺家有实热，应用黄芩泻热者，皆禁用。（《神农本草经疏·草部上品之下·五味子》）

### 2. 明·卢之颐注

核曰：生齐山山谷、青州、冀州，陕西代郡诸处。高丽者最胜，河中府者岁贡，杭越间亦有之。俱不及高丽河中之肥大膏润耳。

修治：以铜刀劈作两片，石蜜浸蒸，从巳至申，更以浆水浸一宿，缓火焙干。苁蓉为之使，恶葳蕤，胜乌头。

先人云：玄者，一阳初动，冬藏之半也。人身之气，脏者为精，精之能动者为玄。玄之所未及，正精之所闭密也，故一名玄及。髓会为精，故又名会及。会字之义，如百骸髓会而为精，一滴生人，众形毕具。

又曰：益降气之不足，正所以强阴也。倘阴柔深曲者，饵之便成淡阴，重憎悭象耳。

参曰：五味俱全，酸收独重，重为轻根，俾轻从重，故益降下之气也。咳逆上气者，正肺用不足，不能自上而下，以顺降入之令。劳伤羸瘦者，即经云：烦劳则张精绝，使人煎厥肉烁也。此补劳伤致降下之不足，与补中益气之治不能升出者反。能降便是强阴，阴强便能入矣。以入为水脏事，故益男子精。精为水脏物耳。设六淫外束，及肺气焦满，饵之反引邪入脏，永无出期，

纵得生全，须仗夏火从中带出，或为斑疹，或作疮疡，得汗乃解，倘未深解病情，愿言珍重。（《本草乘雅半偈·五味子》）

### 3. 明·徐彦纯注

成聊摄云：《内经》曰：肺欲收，急食酸以收之。芍药五味子之酸，以收逆气而安肺。

洁古云：五味子，大益五藏气。孙真人曰：五月常服五味子，以补五藏之气。遇季夏之间，令人困乏无力，无气以动，与黄芪、人参、麦门冬，少加黄檗，剉，煎汤服之，使人精神、精气两足，筋力涌出。生用。

东垣云：五味子，味酸，温。主咳逆上气，明目，暖水藏，治劳伤羸瘦，补不足。又云：收肺气，补气不足。酸以收逆气。肺寒气逆，则此药与干姜同用治之。又云：性温，味酸，气薄味厚，可升可降，阴中阳也。其用有六：收散气一也，止嗽二也，补元气不足三也，止泻痢四也，生津液五也，止渴六也。

海藏云：仲景八味丸用此，述类形象为肾气丸。孙真人云：五月常服五味子，以益肺金之气，在上则滋源，在下则补肾，故入手太阴、足少阴也。

丹溪云：五味子属水而有木与金，大能收肺气，宜其有补肾之功。收肺气非除热乎？补肾非暖水藏乎？食之多致虚热者，盖收补之骤也。《衍义》何惑之有？又云：火热嗽，必用之。（《本草发挥·五味子》）

### 4. 清·张志聪注

五味子《别录》名玄及，始出齐山山谷及代郡，今河东陕西州郡尤多，杭越间亦有，故有南北之分。南产者，色红核圆。北产者，色红兼黑，核形似猪肾。凡用以北产者为佳。蔓生，茎赤色，花黄，白子，生青熟紫，亦具五色，实具五味，皮肉甘酸，核中辛苦，都有咸味，味虽有五，酸味居多。名玄及者，谓禀水精而及于木也。都有咸味，则禀水精。酸味居多，则及于木。盖五行之气，本于先天之水，而生后天之木也。

五味子色味咸五，乃禀五运之精，气味酸温，得东方生长之气，故主益气。肺主呼吸，发原于肾，上下相交，咳逆上气，则肺肾不交。五味子能启肾脏之水精，上交于肺，故治咳逆上气。本于先天之水，化生后天之木，则五脏相生，精气充足，故治劳伤羸瘦，补不足。核形象肾，入口生津，故主强阴。女子不足于血，男子不足于精，故益男子精。（《本草崇原·本经上品》）

### 5. 清·姚球注

五味子气温，禀天春升之木气，入足少阳胆经；味酸无毒，得地东方之木味，入足厥阴肝经。气升味降，阴也。

胆者担也，生气之原也；肝者敢也，以生血气之脏也。五味气温益胆，味酸益肝，所以益气。肝血虚则木枯火炎，乘所不胜，病咳逆上气矣。五味酸以收之，温以行之，味过于酸，则肝气以津而火不炎矣，肝气不足，则不胜作劳，劳则伤其真气，而肝病乘脾，脾主肌肉，故肌肉瘦削；五味酸以滋肝，气温治劳，所以主劳伤羸瘦也。

肝胆者，东方生生之脏腑，万物荣发之经也。肝胆生发，则余脏从之宣化。五味益胆气而滋肝血，所以补不足也。阴者宗筋也，肝主筋，味酸益肝，肝旺故阴强也。酸温之品，收敛元阳，敛则阴生，精者阴气之英华也，所以益男子精也。

制方：五味子同黄芪、麦冬、黄柏，治夏月困乏无力。同炮姜炭，敛浮游之火归于下焦。同干葛、扁豆，治酒疸。同苦茶、甘草，治久咳。同白矾末，猪肺蘸服，治痰嗽并喘。专为末，治肝虚泄精，及阳事不起。同生地、丹皮、山萸、山药、泽泻、茯苓，名都气汤，治水虚火炎。同淫羊藿丸，治阴虚阳痿，临房不举，易泄易软。（《本草经解·草部上·五味子》）

### 6. 清·徐大椿注

味酸，温。主益气，气敛则益。咳逆上气，肺主气，肺气敛则咳逆除，而气亦降矣。劳伤羸瘦，补不足，气敛藏，则病不侵而身强盛矣。强阴，气敛则归阴。益男子精。肾主收藏，而精者肾之所藏者也，故收敛之物无不益肾。五味形又似肾，故为补肾之要药。

此以味为治也，凡酸味皆敛，而五味酸之极，则敛之极，极则不止于敛，而且能藏矣。藏者冬之令，属肾，故五味能补肾也。（《神农本草经百种录·上品·五味子》）

### 7. 清·陈修园注

五味子气温味酸，得东方生长之气而主风。人在风中而不见风，犹鱼在水中而不见水。人之鼻息出入，顷刻离风则死，可知人之所以生者，风也。风气通于肝，即人身之木气。庄子云："野马也，尘埃也，生物之息以相吹也。""息"字有二义：一曰"生息"，二曰"休息"。五味子温以遂木气之发荣，酸以敛木气之归根。生息休息，皆所以益其生生不穷之气。倘其气不治，治，安也。咳逆上气者，风木挟火气而乘金也。为劳伤、为羸瘦、为阴痿、为精虚者，则《金匮》所谓虚劳诸不足，风气百疾是也。风气通于肝，先圣提出虚劳大眼目，惜后人不能申明其义。五味子益气中，大具开阖升降之妙，所以概主之也。唐、宋以下，诸家有谓其具五味而兼治五脏者；有谓其酸以敛肺，色黑入肾，核似肾而补肾者。想当然之说，究非定论也。然肝治五脏，得其生气

而安，为《本经》言外之正旨。仲景佐以干姜，助其温气，俾气与味相得而益彰是，补天手段。（《神农本草经读·上品·五味子》）

### 8. 清·邹澍注

刘潜江云："五味之皮肉，初酸后甘，甘少酸多，其核先辛后苦，辛少苦多。然俱带咸味，大约五味咸具之中，酸为胜，苦次之，而生苗于春，开花于春夏之交，结实于秋，是发于木，盛于火，告成于金也。气告成于金，酸味乃胜，是肺媾于肝也。肺媾于肝，肝因媾肺而至脾，脾仍合肺以归肾，是具足三阴之气收之以降，阴亦随之矣，气依味至肾，肾非纳气者欤！此《本经》主治所以首益气，即继以咳逆上气也。第所云"劳伤，补不足，强阴，益精"者何？盖肾者主受五脏六腑之精而藏之，肺亦统五脏六腑之气而主之。肾气原上际于肺，肺气亦下归于肾，盖以一气自为升降者也。若六淫七情有以耗散之，致肺失其降而不归，不归则元气遂耗散以日虚，归肾则真气还其本源以日益。五味子能收诸气入肾，入肾即为五脏六腑之精，肾受而藏之矣。

问《伤寒论》中，凡遇咳，总加五味子、干姜，岂不嫌其表里无别耶？曰："经云：'脾气散精，上归于肺。'是故咳虽肺病，其源实主于脾，惟脾家所散上归之精不清，则肺家通调水道之令不肃，后人治咳但知润肺消痰，殊不知润肺则肺愈不清，消痰则仅能治脾，于留肺者究无益也。干姜温脾肺，是治咳之来路，来路清则咳之源绝矣。五味使肺气下归于肾，是开咳之去路，去路清则气肃降矣，合两物而言，则为一开一阖。当开而阖，是为关门逐贼；当阖而开，则恐津液消亡。故小青龙汤、小柴胡汤、真武汤、四逆散之兼咳者皆用之，不嫌其表里无别也。

五味子所治之证，《伤寒》仅言咳逆，《金匮要略》则兼言上气，如射干麻黄汤之"咳而上气，喉中水鸡声"，小青龙加石膏汤之"肺胀，咳逆，上气，烦躁而喘"也。夫伤寒有伤寒之关键，无论其为太阳、少阳、少阴，凡咳者均可加入五味子、干姜。杂证自有杂证之体裁，即"咳而脉浮，厚朴麻黄汤主之"一语，已通概全书大旨，试观《金匮要略》中有脉沉而用五味子者否？盖五味子原只能收阳中之阴气，余则皆非所宜，故收阴中之阳气者，必以附子、干姜。收阴气者，必以地黄、阿胶。收阳中之阳气者，必以龙骨、牡蛎。（《本经疏证·五味子》）

### 9. 清·叶志诜注

含春缔架，引蔓抽茎，莲华貌似，碗豆实成，味殊口奭，济自心平，品珍北产，白扑霜轻。（《神农本草经赞·上经》）

### 10. 清·黄钰注

无毒，酸温。咳逆，益气强阴，劳伤羸瘦，益男子精。（《本草经便读·神农本草经·上品》）

## 旋覆花（旋花）

【原文】旋覆花，味咸，温。主结气胁下满，惊悸；除水；去五脏间寒热；补中；下气。一名金沸草，一名盛椹。生平泽、川谷。（《神农本草经·下品·旋復花》）

【注释】

#### 1. 明·缪希雍注

消胸上痰结，唾如胶漆，心胁痰水，膀胱留饮，风气湿痹，皮间死肌，目中眵䁾，利大肠，通血脉，益色泽。一名金沸草。五月采花，日干。

疏：旋覆花，《别录》、甄权、《日华子》、寇宗奭，皆无毒。宗奭又加苦辛，而曰：冷利。其禀冬之气而生者乎，故其味首系之以咸，润下作咸，咸能软坚。《别录》加甘，甘能缓中；微温，温能通行，故主结气胁下满。心脾伏饮则病惊悸，饮消则复常矣。除水去五脏间寒热，及消胸上痰结，唾如胶漆，心胁痰水，膀胱留饮，风气湿痹，皮间死肌，目中眵䁾，利大肠者，皆软坚、冷利、润下、消痰饮、除水之功也。其曰：补中下气者，以甘能缓中，咸能润下故也。通血脉，益色泽者，盖指饮消则脾健，健则能运行，脾裹血又统血故也。

主治参互：

仲景治伤寒汗下后，心下痞坚，噫气不除，有七物旋覆代赭汤。成无己曰：硬则气坚，旋覆之咸以软痞坚也。

《金匮要略》治半产漏下，虚寒相搏，其脉弦芤，旋覆花汤。用旋覆花三两，葱十四茎，新绛少许，水三升，煮一升，顿服。

胡洽治痰饮在两胁胀满，有旋被花丸。

《总微论》治小儿眉癣，自眉毛眼睫，因癣退不生。用野油花（即旋覆花）、赤箭（即天麻苗）、防风等分为末，洗净。以油调涂之。

简误：丹溪谓为走散之药，病人涉虚者，不宜多服。冷利，大肠虚寒人禁用。（《神农本草经疏·草部下品之上·旋覆花》）

#### 2. 明·卢之颐注

所在有之，生平泽川谷，及下湿地。二月生苗，长一二尺，茎柔细，似红兰而无刺。叶如大菊，及水苏、蒿艾辈。花亦如菊，六月开黄金色，香亦胜菊，故别名夏菊、盗庚、滴滴金、金钱花也。根细而白，极易繁衍。

修治：去蕊并壳皮，及蒂子，蒸之，从巳至午，熬干用。

参曰：旋者周旋，旌旗之指麾；覆者伏兵，奉旌旗之指麾者也。故主气无师帅，则搏结不行，致形层之胁，满闷从阖矣。若惊惶悸动，即君主位次，有失奠安，并可定神脏往来之寒热，与主决渎水液之向道，设非补中气司命，安能使诸气下伏从令乎？顾气味咸温，亦可为营血之师帅，咸能走血，温行经隧故也。（《本草乘雅半偈·神农本经下品二·旋覆花》）

### 3. 明·徐彦纯注

成聊摄云：硬则气坚，咸味可以软之。旋覆之咸，以软痞硬。

海藏云：发汗吐下后，心下痞坚，噫气不除者，宜此。仲景治伤寒汗下后，心下痞坚，噫气不除，旋覆代赭汤。胡洽治痰饮两胁胀满，旋覆花丸，用之尤妙。（《本草发挥·旋覆花》）

### 4. 清·张志聪注

花名旋覆者，花圆而覆下也。草名金沸者，得水露之精，清肺金之热沸也。又名盗庚者，开黄花白茸，于长夏金伏之时，盗窃庚金之气也。气味咸温，有小毒。盖禀太阳之气化。夫太阳之气，从胸胁以出入，故主治胸中结气，胁下胀满，太阳不能合心主神气以外出，则惊。寒水之气动于中，则悸。旋覆花能旋转于外而覆冒于下，故治惊悸。太阳为诸阳主气，气化则水行，故除水。五脏如五运之在地，天气旋覆于地中，则五脏之寒热自去矣。去五脏间寒热，故能补中。治结气、胁满、惊悸、除水，故能下气也。（《本草崇原·本经下品》）

### 5. 清·姚球注

旋覆气温，禀天春和之木气，入足厥阴肝经；味咸有小毒，得地北方阴惨之水味，入足少阴肾经；气味降多于升，阴也。

温能散积，咸能软坚，故主结气胁下满也。水气乘心则惊悸，咸温下水，所以并主惊悸也。去五脏间寒热者，五脏藏阴者也，痰蓄五脏，则寒不藏而寒热矣；咸温可以消痰，所以去寒热也。补中者，中为脾胃，水行痰消，则中宫脾胃受补也。下气者，咸性润下也。

因有小毒。所以服之必烦也。

制方：旋覆同人参、半夏、代赭石、甘草、生姜、大枣，治伤寒汗下后，心下痞坚，噫气不除。（《本草经解·草部下·旋覆花》）

### 6. 清·徐大椿注

此以味为治，凡草木之味，咸者绝少。咸皆治下，咸而能治上焦者尤少。

惟此味咸而治上，为上中二焦之药。咸能软坚，故凡上中二焦凝滞坚结之疾，皆能除之。

凡体轻气芳之药，往往能消之，疾无不因郁遏而成。《内经》云：火郁则发之。轻芬之体能发散，故寒热除也。（《神农本草经百种录·下品·旋覆花》）

### 7. 清·陈修园注

旋覆花气温，禀风气而主散；味咸，得水味润下而耎坚。味胜于气，故以味为主。唯其耎坚，故结气胁下满等症，皆能已之；唯其润下，故停水惊悸，及五脏郁滞而生寒热等症，皆能已之。借咸降之力，上者下之，水气行，痰气消，而中焦自然受补矣。（《神农本草经读·下品·旋覆花》

### 8. 清·叶志诜注

菊黄柳绿，善盗庚先，旋回罗叠，覆下钱圆，金垂滴滴。水近溅溅；香芬鼻观，目忌延缘。（《神农本草经赞·下经》）

# 蛇　床　子

【原文】蛇床子，味苦，平。主妇人阴中肿痛，男子阴痿，湿痒；除痹气，利关节；癫痫；恶疮。久服轻身。一名蛇米。生川谷及田野。（《神农本草经·上品·蛇床子》）

【注释】

### 1. 明·缪希雍注

温中下气，令妇人子脏热，男子阴强。久服轻身，好颜色，令人有子。

疏：蛇床子味苦平，《别录》：辛甘无毒。今详其气味，当必兼温燥，阳也，故主妇人阴中肿痛，男子阴痿湿痒，除痹气，利关节，恶疮。

《别录》：温中下气，令妇人子脏热，男子阴强。久服轻身，令人有子。盖以苦能除湿，温能散寒，辛能润肾，甘能益脾，故能除妇人男子一切虚寒湿所生病。寒湿既除，则病去身轻。性能益阳，故能已疾，而又有补益也。雷公云：凡使须用浓蓝汁，并百部自然汁，二味同浸三伏时，漉出日干，却用生地汁拌蒸，从午至亥，日干。用此药只令阳气盛数，号曰鬼考也。

主治参互：

蛇床子同巴戟天、远志、牛膝、何首乌、阳起石，治男子阴萎湿痒。同巴戟天、牛膝、杜仲、续断、地黄、黄柏、白胶，治妇人阴中肿痛。同黄柏、山茱萸肉、五味子、茯苓、车前子、香附、川续断、补骨脂，治一切带下；赤者加白胶、阿胶。

简误：蛇床子性温燥，肾家有火，及下部有热者，勿服。（《神农本草经疏·草部上品之下·蛇床子》）

## 2. 明·卢之颐注

核曰：生临淄川谷，及田野墟落间。三月生苗，高二三尺，叶似蘼芜，枝上有花头百余，同结一窠。四月放花白色，结子攒簇，两片合成，极轻虚，似莳罗子，亦有细棱。修治：用浓蓝汁、百部草根汁，同浸一伏时，漉出日干。却用生地黄汁，相拌蒸之，从巳至亥，取出曝干。恶牡丹、贝母、巴豆。伏硫磺。

参曰：男子阴痿湿痒，妇人阴中肿痛，正厥阴隐僻之地，气闭不通所致。蛇床宣大风力，鼓舞生阳，则前阴疏泄，窜疾自如。并可伸癫痫之气逆于脏，与关节之壅塞不开，痹去则身轻，肝荣则色其色矣。真堪作把握阴阳，维持风色之良剂也。（《本草乘雅半偈·蛇床子》）

## 3. 清·张志聪注

《尔雅》名虺床，以虺蛇喜卧于下，嗜食其子，故有此名。始出临溜川谷及田野湿地，今所在皆有。三月生苗，高二三尺。叶青碎作丛似蒿，每枝上有花头百余，同结一窠，四五月开花白色，子如黍粒、黄褐色。

蛇床子气味苦辛，其性温热，得少阴君火之气。主治男子阴痿湿痒，妇人阴中肿痛，禀火气而下济其阴寒也。除痹气，利关节。禀火气而外通其经脉也。心气虚而寒邪盛，则癫痫。心气虚而热邪盛，则生恶疮。蛇床味苦性温，能助心气，故治癫痫恶疮。久服则火土相生，故轻身。心气充盛，故好颜色。

蛇，阴类也。蛇床子性温热，蛇虺喜卧于中，嗜食其子，犹山鹿之嗜水龟，潜龙之嗜飞燕，盖取彼之所有，以资己之所无，故阴痿虚寒所宜用也。

李时珍曰：蛇床子，《神农》列之上品，不独助男子，且有益妇人，乃世人舍此而求补药于远域，且近时但用为疮药，惜哉。（《本草崇原·本经上品》）

## 4. 清·徐大椿注

蛇床生阴湿卑下之地，而芬芳燥烈，不受阴湿之气，故入于人身，亦能于下焦湿气所归之处，逐其邪而补其正也。（《神农本草经百种录·上品·蛇床子》）

## 5. 清·邹澍注

六气惟湿最蹇滞，惟风最迅疾。蛇床子生阴湿地而得芬芳燥烈之性味，是为于湿中风化，能于湿中行风化，则向所谓湿者，已随风气鼓荡而化津、化液矣。男子之阴痿湿痒，妇人之阴中肿痛，何能不已耶！至于肌肉中湿化而痹气除，骨骺中湿化而关节利，肤腠中湿化而恶疮已，皆一以贯之，无事更求他义也。惟治癫痫一节，则似正病乎风而更助以风药者，殊不知风因痰生，人因风病，若变因痰而生之风，如湿中所钟风化，能鼓荡湿气化津化液，则此痰此风，早将变为氤氲流行之生气，尚何癫痫之足虞？以是知化病气为生气，原非臆说也。（《本经疏证·蛇床子》）

### 6. 清·叶志诜注

湿阄幽墟，饥蛇凝恋，芎叶槎丫，蒿枝峭茜，百结同窠，双粒合片，靡弱鞠繁，令人目眴。（《神农本草经赞·上经》）

### 7. 清·黄钰注

苦平。除痹气而利关节，男子阴痿湿痒，妇人阴肿痛剧，又主癫痫与恶疮。久服轻身好颜色。（《本草经便读·神农本草经·上品》）

# 茵　陈　蒿

【原文】茵陈蒿，味苦，平。主风湿，寒热邪气，热结黄疸。久服轻身益气，耐老。生邱陵阪岸上。（《神农本草经·上品·茵陈蒿》）

【注释】

### 1. 明·缪希雍注

除头热，去伏瘕。久服轻身，益气，耐老，面白悦，长年。

疏：茵陈蒿感天地苦寒之味，而兼得春之生气以生者也。其味苦平，微寒无毒，故主风湿寒热邪气，热结黄疸，通身发黄，小便不利，及头热，皆湿热在阳明、太阴所生病也。苦寒能燥湿除热，湿热去则诸证自退矣。去伏瘕，及久服轻身，益气耐老，面白悦长年，未有修事者。

《日华子》云：石茵陈味苦，凉无毒。即山茵陈也。入足阳明、太阴，足太阳三经。除湿散热结之要药也。

主治参互：

茵陈性苦寒，能除一切湿热。五疸虽各有其因，然同为湿热所成。故得黄连、干葛、黄柏、苜蓿、五味子，治酒疸如神。得二术、茯苓、泽泻、车前子、木通、橘皮、神曲、红曲、麦门冬，治谷疸。同生地黄、仙人对坐草、石斛、木瓜、牛膝、黄柏，治疸因酒色而得，病名女劳疸。

仲景茵陈汤，治谷疸，寒热不食，食即头眩，心胸不安。茵陈六两，栀子十四枚，大黄二两，以水一斗，先煮茵陈，减六升，纳二味，煮取三升，去渣。分温三服，小便当利，尿如皂角汁状，色正赤，一宿腹减，黄从小便去也。又茵陈五苓散，总治诸疸。

简误：蓄血发黄者，禁用。（《神农本草经疏·草部上品之下·茵陈蒿》）

### 2. 明·卢之颐注

核曰：生太山，及丘陵坡岸上，所在亦有，不及太山者佳。春生苗，似蓬蒿而叶紧细。九月作花，结实与花实相似。亦有无花无实者，秋后茎枯，经冬不死，至春旧苗复生。

修治：用叶有八角者，阴干，去根，细锉，勿令犯火。硇砂。

先人云：诸邪成热，入中为疸，必从腠理脉络而内薄之。陈丝如腠如理，如脉如络，芬芳疏利，味苦健行，则入者出，结者散矣。又云：诚山厨之清供，脾土之生阳者也。

参曰：甲子季春，经山阴道中，远瞩篱落间，宛若绿气蒸出，就之丛生似藻，纤柔青整，讯之土人，即茵陈蒿也。始释"焄蒿凄怆，沐醴青陈之丝"之义。藏器谓其因旧苗而发，因名茵陈。《内经》云：春三月，此谓发陈，大相吻合。故因者，仍也，托也；陈者，故也，有也，木德之始也。言仍托故有，以宣木德之始，虽与蘩萧蔚莪，至秋老成，同为蒿属，不若此芳香宣发之能因陈致新耳。寒热邪气，交结于中，不能宣发，则郁霉成黄，此陈也。茵陈宣发发陈，外入之邪外出，陈去而新生矣。轻身面悦白者，久服则新新非故。益气者，即益新新宣发之气耳。（《本草乘雅半偈·茵陈蒿》）

### 3. 明·徐彦纯注

成聊摄云：小热之气，凉以和之。大热之气，寒以取之。茵陈、栀子之苦寒，以逐胃燥。

海藏云：入足阳明经。仲景茵陈栀子大黄汤，治湿黄也；栀子檗皮汤，治燥黄也。如苗涝则湿黄，苗旱则燥黄；湿则泻之，燥则润之可也。此二药治阳黄也。韩祗和、李思训治阴黄，茵陈附子汤，大抵以茵陈为君主，佐以大黄、附子，各随寒热也。

东垣云：茵陈味甘，阴中微阳，治伤寒发黄。（《本草发挥·茵陈蒿》）

### 4. 明·张志聪注

茵陈蒿始出太山及丘陵坡岸上，今处处有之，不若太山者佳。苗似蓬蒿，其叶紧细，臭香如艾，秋后茎枯，终冬不死，至春因旧根而复生，故名茵陈。一种开花结实者，名铃儿茵陈。无花实者，名毛茵陈，入药以无花实者为胜。

经云：春三月，此为发陈，茵陈因旧苗而春生，盖因冬令水寒之气，而具阳春生发之机。主治风湿寒热邪气，得生阳之气，则外邪自散也。热结黄疸，得水寒之气，则内热自除也。久服则生阳上升，故轻身益气耐老。因陈而生新，故面白悦，长年。兔乃纯阴之物，喜阳春之气，故白兔食之而成仙。（《本草崇原·本经上品》）

### 5. 清·姚球注

茵陈气平微寒，禀天秋平冬寒金水之气，入手太阴肺经、足太阳寒水膀胱经；味苦无毒，得地南方之火味，入手少阴心经。气味俱降，阴也。

风为阳邪，湿为阴邪，风湿在太阳，阳邪发热，阴邪发寒也；其主之者，气寒清热，味苦燥湿也。心为君火，火郁太阴，则肺不能通调水道，下输膀胱，而热与湿结矣，太阴乃湿土之经，所以蒸土色于皮毛而成黄疸也；其主之者，苦平可以清心肺，微寒可以解湿热也。

久服则燥胜，所以身轻。平寒清肺，肺主气，所以益气。心主血，味苦清心，清则血充华面，所以耐老，而面白可悦也。心为十二官之主，心安十二官皆安，所以长年也。

制方：茵陈同川连、干葛、黄柏、苡仁、北味，治酒疸。同二术、茯苓、泽泻、车前、木通、陈皮、神曲、红曲，治谷疸。同生地、石斛、木瓜、牛膝、黄柏，治女劳疸。（《本草经解·草部下·茵陈》）

### 6. 清·邹澍注

风湿寒热邪气，新感者也；热素有者也。新感之邪为素有之热结成黄疸，此证已所谓因陈矣，故《伤寒》《金匮》两书，几若无疸不茵陈者。然栀子檗皮汤证，有外热而无里热。麻黄连轺赤小豆汤证，有里热而无外热。小建中汤证，小便自利。小柴胡汤证，腹痛而呕。小半夏汤证，小便色不变而哕。桂枝加黄芪汤证，脉浮。栀子大黄汤证，心中懊憹。消石矾石散证，额上黑，日晡发热。则内外有热，但头汗出，齐颈而还，腹满，小便不利，口渴，为茵陈蒿汤证矣。第腹满之治在大黄，内热之治在栀子，惟外复有热，但头汗出，小便不利，始为茵陈的治，其所以能治此者，岂不为新叶因陈干而生，清芬可以解郁热，苦寒可以泄停湿耶！盖陈干本能降热利水，复加以叶之如丝如缕，挺然于暑湿蒸逼之时，先草木而生，后草木而雕，不必能发散，而清芳扬溢，气畅不敛，则新感者遂不得解，自是汗出不止于头矣。故曰："发热，汗出，此为热越，不能发黄也。"（《本经疏证·茵陈蒿》）

### 7. 清·叶志诜注

生生不息，陈陈相因，冬藏根蛰，春度萌伸，叶觅八角，饼荐三晨，疴蠲黄湿，耳食仙魆。（《神农本草经赞·上经》）

### 8. 清·黄钰注

苦平，微寒。热结黄疸，湿热风寒。久服益气耐老，白兔食之亦仙。（《本草经便读·神农本草经·上品》）

# 沙　参

【原文】沙参，味苦，微寒。主血积，惊气；除寒热；补中益肺气。久服利人。一名知母。生川谷。（《神农本草经·上品·沙参》）

【注释】

1. 明·缪希雍注

疗胸痹，心腹痛，结热邪气头痛，皮间邪热，安五脏，补中。久服利人。

疏：沙参禀天地清和之气。《本经》：味苦，微寒，无毒。王好古谓：甘而微苦。苦者，味之阴也；寒者，气之阴也；甘乃土之冲气所化。合斯三者，故补五脏之阴，故主血积，惊气，除寒热，补中益肺气。

《别录》又疗胸痹，心腹结热，邪气头痛，皮间邪热者，苦能泄热，寒能除热，甘能缓急，益血补中，故疗诸因热所生病，而其功用驯致安五脏补中，久服利人也。入手太阴经。

主治参互：

同天门冬、麦门冬、百部、五味子、桑白皮，治肺痿、肺热。同贝母、枇杷叶、栝楼、甘草、桑白皮、百部、天门冬、款冬花，治久嗽。葛洪治卒得诸疝，少腹及阴中相引痛如绞，自汗出欲死，捣细末，酒服方寸匕，立瘥。

简误：脏腑无实热，肺虚寒客之作嗽者，勿服。（《神农本草经疏·草部上品之下·沙参》）

2. 明·卢之颐注

核曰：出淄、齐、潞、随、江、淮、荆、湖州郡沙碛中。二月生苗，初生如小葵叶，圆扁不光。八九月抽茎，茎端叶尖长，如枸杞，边有细齿。叶间开小花五出，色紫，长如铃铎，结实如冬青，实中有细子。霜后苗枯，根长尺许，若黄土地中者，根则短小。根茎俱有白汁如乳，故一名羊乳、羊婆奶。根干时，宛似人参，中黄外白，世所用者皆伪，不知为何许物，食之反损肺气。恶防己，反藜芦。

先人云：色白而乳，肺金之津液药也。故又得知母志取苦心之名。

参曰：乐树沙碛而气疏，质本秋成而性洁。参容平之金令，转炎敲为清肃者也。故可汰除肺眚，因热伤气分，为洒淅寒热，及脏真失行营卫阴阳，致气不响，血不濡，与惊气上逆，不能响之使下者，功用颇捷。（《本草乘雅半偈·沙参》）

3. 明·徐彦纯注

海藏云：沙参，厥阴经本经之药。（《本草发挥·沙参》）

### 4. 清·张志聪注

沙参一名白参，以其根色名也。又名羊乳。俚人呼为羊婆奶，以其根茎折之皆有白汁也。始出河内川谷及冤句、般阳，今淄齐、潞随、江淮、荆湖州郡，及处处山原有之。喜生近水沙地中。

沙参生于近水之沙地，其性全寒，苦中带甘，故曰微寒，色白多汁，禀金水精气。血结惊气者，荣气内虚，故血结而惊气也。寒热者，卫气外虚，故肌表不和而寒热也。补中者，补中焦之精汁。补中则血结惊气可治矣。益肺者，益肺气于皮毛，益肺则寒热可除矣。所以然者，禀水精而补中，禀金精而益肺也。久服则血气调而荣卫和，故利人。

愚按：《本经》人参味甘，沙参味苦，性皆微寒。后人改人参微温，沙参味甘，不知人参味甘，甘中稍苦，故曰微寒。沙参全寒，苦中带甘，故曰微寒。先圣立言自有深意，后人不思体会而审察之，擅改圣经，误人最甚。（《本草崇原·本经上品》）

### 5. 清·姚球注

沙参气微寒，禀天初冬之水气，入足少阴肾经；味苦无毒，得地南方之火味，入手少阴心经。气味俱降，阴也。

心主血而藏神，神不宁则血结而易惊矣，结者散之，惊者平之；沙参味苦能散，气寒能平也。心火禀炎上之性，火郁则寒，火发则热，苦寒之味能清心火，故除寒热。阴者所以守中者也，气寒益阴，所以补中。肺为金脏，其性畏火；沙参入心，苦寒清火，所以益肺气也。

制方：沙参一味，治肺热咳嗽。为末，酒服方寸匕，治卒疝，少腹及阴中相引绞痛，自汗出欲死者。用米饮下二钱，治白带。（《本草经解·草部上·沙参》）

### 6. 清·徐大椿注

肺主气，故肺家之药气胜者为多。但气胜之品必偏于燥，而能滋肺者，又腻滞而不清虚，惟沙参为肺家气分中理血之药，色白体轻，疏通而不燥，润泽而不滞，血阻于肺者，非此不能清也。（《神农本草经百种录·上品·沙参》）

### 7. 清·陈修园注

沙参气微寒，禀水气而入肾；味苦无毒，得火味而入心。谓其得水气，以泻心火之有余也。心火亢，则所主之血不行而为结，而味之苦可以攻之；心火亢，则所藏之神不宁而生惊，而气之寒可以平之。心火禀炎上之性，火郁则寒，火发则热，而苦寒能清心火，故能除寒热也。阴者，所以守中者也，苦寒益阴，所以补中；补中则金得土生，又无火克，所以益肺气也。（《神农本草

经读·上品·沙参》)

**8. 清·邹澍注**

气者，物之阳；味者，物之阴。沙参于气得其阴，于味得其阳（苦属火，甘属土）。(《本经续疏·上品》)

**9. 清·叶志诜注**

文希志取，美识参形，尖长排齿，紫白悬铃，乳流溁液，肺沃神醒，孕金伏火，风扇冷冷。(《神农本草经赞·上经》)

**10. 清·黄钰注**

苦寒。主除寒热，补中益肺，惊气血结。(《本草经便读·神农本草经·上品》)

# 桂（牡桂）

【原文】牡桂，味辛，温。主上气咳逆，结气，喉痹吐吸；利关节；补中益气。久服通神，轻身不老。生山谷。(《神农本草经·上品·牡桂》)

菌桂，味辛，温。主百病。养精神，和颜色，为诸药先聘通使。久服轻身不老，面生光华，媚好，常如童子。生山谷。(《神农本草经·上品·菌桂》)

【注释】

**1. 明·缪希雍注**

桂，味辛、甘，大热，有小毒。主温中，利肝肺气，心腹寒热冷疾，霍乱转筋，头痛，腰痛，出汗，止烦，止唾，咳嗽，鼻衄。能堕胎，坚骨节，通血脉，理疏不足，宣导百药，无所畏。久服神仙不老。元素：补下焦不足，治沉寒痼冷之病。渗泄止渴，去荣卫中风寒，表虚自汗。春夏为禁药，秋冬下部腹痛非此不能止。好古：补命门不足，益火消阴。

《日华子》：桂心治一切风气，补五劳七伤，通九窍，利关节，益精明目，暖腰膝，破痃癖癥瘕，消瘀血，治风痹骨节挛缩，续筋骨，生肌肉。甄权：主九种心痛，腹内冷气痛不可忍，咳逆结气壅痹，脚痹不仁，止下利，杀三虫，治鼻中息肉，破血、通利月闭，胞衣不下。

疏：桂禀天地之阳，而兼得乎土金之气，故其味甘辛，其气大热，亦有小毒。木之纯阳者也。洁古谓其气热，味大辛，纯阳。东垣谓其辛热有毒。浮也，气之薄者，桂枝也；气之厚者，肉桂也。气薄则发泄，故桂枝上行而发表；气厚则发热，故肉桂下行而补肾。此天地亲上亲下之道也。

桂枝入足太阳经；桂心入手少阴、厥阴经血分；肉桂入足少阴、厥阴经血分。夫五味，辛甘发散为阳；四气，热亦属阳。气味纯阳，故能散风寒。自内充外，故能实表。辛以散之，热以行之，甘以和之，故能入血行血，润肾燥。其主利肝肺气，头痛出汗，止烦止唾，咳嗽，鼻衄，理疏不足，表虚自汗，风痹骨节挛痛者，桂枝之所治也。以其病皆得之表虚不任风寒，寒邪客之所致，故悉主之，以其能实表祛邪也。其主心腹寒热冷疾，霍乱转筋，腰痛堕胎，温中，坚筋骨，通血脉，宣导百药，无所畏；又补下焦不足，治沉寒痼冷，渗泄止渴，去荣卫中风寒，秋冬下部腹痛因于寒，补命门，益火消阴者，肉桂之所治也。气薄轻扬，上浮达表，故桂枝治邪客表分之为病；味厚甘辛大热而下行走里，故肉桂、桂心，治命门真火不足，阳虚寒动于中，及一切里虚阴寒，寒邪客里之为病。

盖以肉桂、桂心，甘辛而大热，所以益阳。甘入血，辛能横走，热则通行，合斯三者，故善行血。命门者，心包络也。道家所谓两肾中间一点明。又曰：先天肾气是也。先天真阳之气，即医家所谓命门相火，乃真火也。天非此火不能生物，人非此火不能有生。若无此真阳之火，则无以蒸糟粕而化精微，脾胃之气立尽而亡矣。心腹寒热，寒邪在里也；冷疾，霍乱转筋者，脾与肝同受寒邪也。行二脏之气则前证自止矣。腰者，肾之府，动摇不能，肾将惫矣！补命门之真阳，则腰痛自作。血热则行，故堕胎也。益阳则温中。筋者肝之余也。骨者，肾之余也。入肝入肾，故坚筋骨也。通血脉，宣导百药，无所畏者，热则通行，辛则善散也。阳长则阴消，气之自然者也。能益阳则消阴必矣。寒邪触心则心痛，阳虚气不归元，因而为寒所中，则腹内冷气痛不可忍。咳逆者亦气不归元所致也。结气壅痹，脚痹不仁者，皆寒湿邪客下焦，荣卫不和之所生也。血凝滞而不行，则月经不通，血瘀不走，则胞衣不下。九窍不通，关节不利者，荣卫不调，血分之病也。消瘀血，破疝癖癥瘕，疏导肝气，通行瘀血之力也。补五劳七伤者，盖指阳气虚羸下陷，无实热之候也。其曰：久服神仙不老。甄权又谓：杀三虫，治鼻中息肉。

《大明》又谓：益精明目，皆非其性之所宜也。何者？独阳偏热之质，行血破血乃其能事，阴精不长则阳无所附，安所从得神仙不老哉？味既带甘，焉能杀虫？鼻中息肉，由于肺有积热，瞳子神光属肾，肉桂辛而大热，其不利于肺热，肾阴不足亦明矣！益精明目，徒虚语耳。尽信书则不如无书，斯之谓也。

主治参互：

得芍药、炙甘草、饴糖、黄芪则建中，兼止荣弱自汗。得石膏、知母、人参、竹叶、麦门冬，治阳明疟，渴欲引饮，汗多，寒热俱甚。得白芷、当归、川芎、黄芪、生地黄、赤芍药、白僵蚕，治金疮为风寒所击，俗名破伤风。得朴硝、当归，下死胎。得蒲黄、黑豆、泽兰、益母草、红花、牛膝、生地黄、当归，治产后少腹儿枕作痛，甚则加乳香、没药各七分。得吴茱萸、干姜、附子，治元气虚人，中寒腹痛不可忍；虚极则加人参。佐参、芪、五味、当归、麦冬，疗疮疡溃后热毒已尽，内塞长肉良。入桂苓甘露饮，治中暑霍乱吐泻，殊验。得姜黄、郁金，治怒气伤肝胁痛。得当归、牛膝，治冬月难产，产门交骨不开。得当归、牛膝、生地黄、乳香、没药、桃仁，治跌扑损伤，瘀血凝滞，腹中作痛，或恼怒劳伤，而致蓄血发寒热，热极令人不得眠，腹不痛，大便不秘，亦不甚渴，脉不洪数，不思食，食亦无味，热至天明得汗暂止，少顷复热，小便赤，此其候也；和童子小便，服之立除。

简误：桂辛甘，其气大热，独热偏阳，表里俱达，和荣气，散表邪出汗，实腠理，则桂枝为长，故仲景专用以治冬月伤风寒，即病邪在表者，寇宗奭、成无己论之详矣。一览可尽，因附之于后。肉桂、桂心实一物也，只去皮耳。此则走里行血，除寒破血，平肝，入右肾命门，补相火不足，其功能也。然大忌于血崩，血淋，尿血，阴虚吐血，咯血，鼻衄，齿衄，汗血，小便因热不利，大便因热燥结，肺热咳嗽，产后去血过多，及产后血虚发热，小产后血虚寒热，阴虚五心烦热，似中风口眼歪斜、失音不语、语言謇涩、手足偏枯，中暑昏晕，中热腹痛，妇人阴虚少腹痛，一切温病，热病头疼口渴，阳证发斑发狂，小儿痧疹，腹痛作泻，痘疮血热干枯黑陷，妇人血热经行先期，妇人阴虚内热经闭，妇人阴虚寒热往来、口苦舌干，妇人血热经行作痛，男妇阴虚内热外寒，中暑泻利，暴注如火热，一切滞下纯血由于心经伏热，肠风下血，脏毒便血，阳厥似阴，梦遗精滑，虚阳数举，脱阴目盲等三十余证，法并忌之。误投则祸不旋踵！谨察病因，用舍在断，行其所明，无行所疑，其难其慎，毋尝试也！

附：寇宗奭曰：桂，辛甘大热。《素问》云；辛甘发散为阳。故汉张仲景桂枝汤，治伤寒表虚，皆须此药，正合辛甘发散之意。本草三种之桂，不用菌桂、牡桂者，此二种性止于温，不可以治风寒之病也。然《本经》止言桂，仲景又言桂枝者，取枝上皮也。

好古曰：或问本草言桂能止烦出汗，而张仲景治伤寒有"当发汗"凡数处，皆用桂枝汤。又云：无汗不得用桂枝。汗家不得重发汗，若用桂枝是重发其汗。汗多者用桂枝甘草汤，此又用桂枝闭汗也。一药二用，与本草之义相通否乎？曰：本草言桂辛甘大热，能宣导百药，通血脉，止烦出汗，是调其血而汗自出也。

仲景云：太阳中风，阴弱者汗自出。卫实荣虚，故发热汗出。又云：太阳病发热汗出者，此为荣弱卫强。阴虚阳必凑之，故皆用桂枝发其汗。此乃调其荣气，则卫气自和，风邪无所容，遂自汗而解。非桂枝能开腠理，发出其汗也。汗多用桂枝者，以之调和荣卫，则邪从汗出而汗自止，非桂枝能闭汗孔也。昧者不知出汗、闭汗之意，遇伤寒无汗者，亦用桂枝，误之甚矣。桂枝汤下发汗，发字当认作出字，汗自然出，非若麻黄能开腠理，发出其汗也。及治虚汗，亦当逆察其意可也。

成无己曰：桂枝本为解肌者，太阳中风，腠理致密，荣卫邪实，津液禁固，其脉浮紧，发热汗不出者，不可与此必也。皮肤疏泄自汗，脉浮缓，风邪干于卫气者，乃可投之。发散以辛甘为主，桂枝辛热，故以为君，而以芍药为臣，甘草为佐者，风淫所胜，平以辛苦，以甘缓之，以酸收之也。以姜、枣为使者，辛甘能发散，而又用其行脾胃之津液而和荣卫，不专于发散也。故麻黄汤不用姜枣，专于发汗，不待行其津液也。(《神农本草经疏·木部上品·桂》)

### 2. 明·卢之颐注

核曰：牡桂，出合浦交趾、广州象州、湘州桂岭诸处。生必高山之巅，旁无杂树自为林类，叶色尝青，凌冬不凋，如枇杷叶，边有锯齿，表里俱有白毛，中心有纵文两道，宛如圭形，四月有花无实，木皮紫赤，坚浓臭香，气烈味重者为最。枝皮为桂枝。干皮之薄者为桂皮，厚者为桂、为桂心、为肉桂、为官桂。以皮作钉，钉他木根，旬日即死。箇桂，出交趾桂林山谷，生必临岩，正圆如竹，小于牡桂，亦自为林。凌冬不凋，叶如柿叶，尖狭光泽，无锯齿，中心有纵文三道，四月蕊黄花白，五月结子如暗河之实，木皮青黄，环卷如筒，亦以一皮之厚薄，分桂枝、桂心之差等。

参曰：牡桂凌岭，箇桂临岩，旁无杂木，自为林类。此非落落难合，故为高险，乃刹帝利种，凡木不得与其班列故尔。桂从圭，执圭如也。圭者阴阳之始，自然之形，故叶文如之。光泽色相，不假雕琢，牡色紫赤，有花无子，得阳之始；箇色青黄，有花有子，得阴之始。牡为牡，箇为牝也。盖圭之妙用，宣扬宣摄，靡不合和。牡主气结喉痹，神明不通，关节不利，此病之欲宣扬者也。牡则先宣摄中气，而后为宣扬者也。亦主上气咳逆，不能吸入，反吐其吸，此病之欲宣摄者也。牡则先宣扬中气，而后为宣摄者也。箇主和颜色，使光华外溢，媚好尝如童子，及为诸药之先聘通使，此脏阴之气欲宣扬者也。箇则先宣摄精神，而后为宣扬者也。设宣扬而不先宣摄，宣摄而不先宣扬，斯不和，斯不合矣。箇则宣扬宣摄脏阴神脏之五；牡则宣扬宣摄中气关节窍脉形脏之四。功力之有异同者，牝牡有别故也。不唯有别，且各分身以为族类，故各从其类以为上下内外，轻重厚薄之殊。气味辛温，功齐火大，对治以寒为本，以阴为标，以寒水为化；或本之本气似隐，而标之寒化反显；或阴气承阳，而血妄行；或水寒亢害，而厥逆洞注；或火不归源而外焰内寒；或火失炎上而盲聋喑哑；或真火息而邪火炽；或壮火盛而少火灭；此皆宣扬宣摄火大之体，宣扬宣摄燎原之用。灰心冷志人，内无暖气，外显寒酸，更当饵服。乃若驱风，捷如影响，以刹帝利种。凡木望风自靡，故一名梫，言能侵害他木，木得桂而即死。圭之义大矣哉。（《本草乘雅半偈·桂》）

### 3. 明·徐彦纯注

成聊摄云：桂枝能泄奔豚。又云：辛甘发散为阳，桂枝之辛甘以和肌表。又云：辛以散之，下焦蓄血，散以桂枝，辛热之气也。

洁古云：补下焦热火不足，治沉寒痼冷及表虚自汗。春夏二时为禁药也。《主治秘诀》云：渗泄止渴，去荣卫中风寒。仲景《伤寒论》发汗用桂枝者，乃桂条，非身干也，取其轻薄而能发散。今又有一种柳桂，乃桂枝嫩小枝条也，尤宜入治上焦药用也。《主治秘诀》云：桂枝性热，味辛甘。气味俱薄，体轻而上行，浮而升，阳也。其用有四：去伤寒头痛，开腠理，解表，去皮肤风湿。

东垣云：肉桂味辛甘。大热纯阳。温中利肺气，发散表邪，去荣卫中风寒。秋冬治下部腹痛，非桂不能止之。又云：桂枝味辛，性热，气味俱轻，阳也升也，故能上行，发散于表。收内寒则用牡桂。辛热散经寒，引导阳气。若热以使正气虚者，以辛润之。散寒邪，治奔豚。又云：或问本草言桂能止烦出汗，仲景或云复发其汗，或云先其时发汗，或云当以得汗解，或云当发汗，更发汗，并发汗，宜桂枝汤。凡数处言之，则是用桂枝发汗也；又云无汗不得服桂枝，又云汗家不得重发汗，又云发汗过多者，用桂枝甘草汤，则是用桂枝闭汗也。一药二用，如何明得仲景发汗闭汗，与本草之义相通为一。答曰：本草言桂味辛甘，大热无毒，能宣导百药，通血脉，止烦出汗者，是调其血而汗自出也。仲景云藏无他病，发热自汗者，此是卫气不和也。又云：自汗者为荣气不和，荣气不和则内外不谐，盖卫气不与荣气相和谐也，若荣气和则愈矣。故用桂枝汤调和荣卫，荣卫既和，则汗自出，风邪由此而解，非桂枝能开腠理而发汗出也。昧者不解闭汗之意，凡见伤寒病者便用桂枝汤发汗，若与中风自汗者，其效应如桴鼓，因见其取效而病愈，则曰此桂枝发汗出也，遂不问伤寒无汗者，亦皆与桂枝汤，误之甚矣。故仲景言无汗，不得服桂枝，是闭汗孔也。又云：发汗多，又手自冒心，心下悸欲得按者，用桂枝甘草汤。此亦是闭汗孔也。又云：汗家不得重发汗，若用桂枝汤，是重发其汗也。凡桂枝汤下言发字，当认作出字，是汗自然出也，非若麻黄能开腠理，而发出汗也。本草出二字，下文有通血脉一句，此非三焦卫气皮毛中药，此乃荣血中药也。如此则出汗二字，当认作荣卫和，自然汗出耳，非是桂枝开腠理发出汗也。故后人用桂治虚汗，读者当逆察其意可也。噫！神农作之于前，仲景述之于后，前圣后圣，其揆一也。

海藏云：桂有菌桂、牡桂、筒桂、肉桂、板桂、桂心、官桂之类，用者罕有分别。大抵细薄者为枝为嫩，厚脂者为肉为老，但不用粗皮，止用其心中者为桂心也。《衍义》云：桂大热。《素问》云：辛甘发散为阳。故汉张仲景桂枝汤治伤寒表虚，皆须用此药，是专用辛甘之意也。本草云：疗寒以热。故知独有一字桂者。本草言甘辛大热，正合《素问》辛甘发散为阳之说也。然《本经》止言桂，而仲景又言桂枝者，盖只取其枝上皮，其本身粗厚处不中用。今又谓之官桂，不知何缘而立名。或云：官字即观字之文，盖产于观州者佳，故号观桂也。深虑后世以为别物，故于此书之。然筒桂厚实，气味重者宜入治藏及下焦药，轻薄者宜入治头目发散药。故《本经》以菌桂养精神，牡桂利关节。仲景伤寒发汗用桂枝，桂枝者桂条也，非身干也，取其轻薄而能发散。一种柳桂，乃小嫩桂条也，尤宜入上焦药。仲景汤液用桂枝发表，用肉桂补肾，本乎天者亲上，本乎地者亲下，理之自然。然此药能护荣气而实卫气，桂枝发表则在足太阳经，桂心入心则在手少阴经。

丹溪云：桂虚能补，此大法也。仲景救表用桂枝，非是表有虚以桂补之也。盖卫有风邪，故病自汗，以桂枝发其风邪，卫和则表密，汗自止，非桂能收汗而用之也。今《衍义》云乃谓仲景治表虚，误矣。本草止言出汗，正是《内经》辛甘发散之意。后人用桂止汗，失经旨矣。名曰官桂者，以桂多品，取其品之高者，可以充贡，而名之曰官桂，乃贵之辞也。桂心者以皮之肉厚，去其粗而无味者，止留近本一层，其味辛甘者，故名之曰桂心，乃美之之辞也，何必致疑若此乎。（《本草发挥·桂》）

### 4. 清·张志聪注

《本经》有牡桂、菌桂之别，今但以桂摄之。桂木臭香，性温。其味辛甘。始出桂阳山谷及合浦、交趾、广州、象州、湘州诸处。色紫黯，味辛甘者为真。若皮色黄白，味不辛甘，香不触鼻，名为柳桂，又名西桂。今药肆中此桂居多。真广者，百无一二。西桂只供发散，不能助心主之神，壮木火之气。用者不可不择。上体枝干质薄，则为牡佳。牡，阳也。枝干治阳本乎上者，亲上也。下体根荄质厚，则为菌桂。菌，根也。根荄治阴本乎下者，亲下也。仲祖《伤寒论》有桂枝加桂汤，是牡桂、菌桂并用也。又云：桂枝去皮。去皮者，只取梢尖嫩枝，外皮内骨皆去之不用。是枝与干又各有别也，今以枝为桂枝，干为桂皮，为官桂，即《本经》之牡桂也。根为肉桂，去粗皮为桂心，即《本经》之菌桂也。生发之机在于干枝，故录《本经》牡桂主治，但题以桂而总摄焉。

桂木凌冬不凋，气味辛温，其色紫赤，水中所生之木火也。上气咳逆者，肺肾不交，则上气而为咳逆之证。桂启水中之生阳，上交于肺，则上气平而咳逆除矣。结气喉痹者，三焦之气，不行于肌腠，则结气而为喉痹之证。桂秉少阳之木气。通利三焦，则结气通而喉痹可治矣。吐吸者，吸不归根，即吐出也。桂能引下气与上气相接，则吸入之气，直至丹田而后出，故治吐吸也。关节者，两肘两腋、两髀两腘，皆机关之室。周身三百六十五节，皆神气之所游行。桂助君火之气，使心主之神，而出入于机关，游行于骨节，故利关节也。补中益气者，补中焦而益上下之气也。久服则阳气盛而光明，故通神。三焦通会元真于肌腠，故轻身不老。（《本草崇原·本经上品》）

### 5. 清·姚球注

桂枝，气温，味辛，无毒。主上气咳逆，结气喉痹吐吸，利关节，补中益气。久服通神，轻身不老。

桂枝气温，禀天春和之木气，入足厥阴肝经；味辛无毒，得地西方润泽之金味，入手太阴肺经。气味俱升，阳也。

肺为金脏，形寒饮冷则伤肺，肺伤则气不下降，而病上气咳逆矣；桂枝性温温肺，肺温则气下降而咳逆止矣。

结气喉痹吐吸者，痹者闭也，气结于喉，闭而不通，但吐而不能吸也；桂枝辛温散结行气，则结者散而闭者通，不吐而能吸也。辛则能润，则筋脉和而关节利矣。

中者脾也，辛温则畅达肝气，而脾经受益。所以补中益气者，肺主气，肺温则真气流通而受益也。

久服通神，轻身不老者，久服则心温助阳，阳气常伸而灵明，阳盛而身轻不老也。

制方：桂枝同白芍、甘草、生姜、大枣，名桂枝汤，治中风。同白芍、甘草、饴糖、生姜、大枣、黄芪，名黄芪建中汤，治阴血不足。（《本草经解·木部·桂枝》）

肉桂，气大热，味甘辛，有小毒。利肝肺气，心腹寒热冷疾，霍乱转筋，头痛腰痛，出汗，止烦，止唾，咳嗽，鼻齆，堕胎，温中，坚筋骨，通血脉，理疏不足，宣导百药无所畏。久服神仙不老。

　　肉桂气大热，禀天真阳之火气，入足少阴肾经；补益真阳，味甘辛，得地中西土金之味，入足太阴脾经、手太阴肺经；有小毒，则有燥烈之性，入足阳明燥金胃、手阳明燥金大肠。气味俱升，阳也。

　　肉桂味辛得金味，金则能制肝木，气大热，禀火气，火能制肺金，制则生化，故利肝肺气。心腹太阴经行之地，寒热冷疾者，有心腹冷疾而发寒热也，气热能消太阴之冷，所以愈寒热也。霍乱转筋，太阴脾经寒湿证也，热可祛寒，辛可散湿，所以主之。

　　《经》云，头痛巅疾，过在足少阴肾经，腰者肾之腑，肾虚则火升于头，故头痛腰痛也；肉桂入肾，能导火归原，所以主之。辛热则发散，故能汗出。虚火上炎则烦，肉桂导火，所以主止烦也。肾主五液，寒则上泛；肉桂温肾，所以止唾。辛甘发散，疏理肺气，故主咳嗽鼻齄。血热则行，所以堕胎。肉桂助火，火能生土，所以温中。

　　中者脾胃也，筋者肝之合也，骨者肾之合也；甘辛之味，补益脾肺，制则生化，所以充肝肾而坚筋骨也。其通血脉理疏不足者，热则阳气流行，所以血脉通而理疏密也。宣导百药无所畏者，藉其通行流走之性也。

　　久服神仙不老者，辛热助阳，阳明故神，纯阳则仙而不老也。

　　制方：肉桂同人参、炮姜、附子，治中寒腹痛。同姜黄、枳壳、甘草、生姜、大枣，治左胁痛胀。同当归、牛膝，治冬月产难，产门不开。同黄柏、知母丸，名滋肾丸，治小便不通。(《本草经解·木部·肉桂》)

### 6. 清·徐大椿注

　　寒气之郁结不舒者，惟辛温可以散之。桂性温补阳，而香气最烈，则不专于补，而又能驱逐阴邪。凡阴气所结，能与药相拒，非此不能人也。

　　人身有气中之阳，有血中之阳。气中阳，走而不守；血中之阳，守而不走。凡药之气胜者，往往补气中之阳；质胜者，往往补血中之阳。如附子暖血，肉桂暖气，一定之理也。然气之阳胜则能动血，血之阳胜则能益气，又相因之理也。桂气分药也，而其验则见于血，其义不晓然乎？(《神农本草经百种录·上品·菌桂》)

### 7. 清·陈修园注

　　牡，阳也。牡桂者，即今之桂枝、桂皮也，菌根也。菌桂即今之肉桂、厚桂也。然生发之机在枝干，故仲景方中所用俱是桂枝，即牡桂也。时医以桂枝发表，禁不敢用，而所用肉桂，又必刻意求备，皆是为施治不愈，卸罪巧法。

　　徐忠可曰：近来肾气丸、十全大补汤俱用肉桂，盖杂温暖于滋阴药中，故无碍。至桂枝汤，因作伤寒首方，又因有春夏禁用桂枝之说，后人除有汗发热恶寒一证，他证即不用，甚至春夏则更守禁药不敢用矣。不知古人用桂枝，取其宣通血气，为诸药响导，即肾气丸古亦用桂枝，其意不止于温下也。他如《金匮》论虚损十方，而七方用桂枝：孕妊用桂枝汤安胎；又桂苓丸去癥；产后中风面赤，桂枝、附子、竹叶并用；产后乳子烦乱、呕逆，用竹皮大丸内加桂枝治热烦。又附方，于建中加当归内补。然则，桂枝岂非通用之药？若肉桂则性热下达，非下焦虚寒者不可用，而人反以为通用，宜其用之而多误矣。余自究心《金匮》以后，其用桂枝取效，变幻出奇，不可方物，聊一拈出以破时人之惑。

　　陈修园曰：《金匮》谓气短有微饮，宜从小便出之，桂苓甘术汤主之，肾气丸亦主之。喻嘉言注：呼气短，宜用桂苓甘术汤以化太阳之气；吸气短，宜用肾气丸以纳少阴之气；二方俱借桂枝之力，市医不晓也。第桂枝为上品之药，此时却塞于遇，而善用桂枝之人，亦与之同病。癸亥岁，司马公之媳，孀居数载，性好静，长日闭户独坐，得咳嗽病，服生地、麦冬、百合之类，一年余不效。延余诊之，脉细小而弦紧，纯是阴霾四布，水气滔天之象，断为水饮咳嗽，此时若不急治，半月后水肿一作，卢扁莫何！言之未免过激，诊一次后，即不复与商。嗣肿病大作，医者用槟榔、牵牛、葶苈子、厚朴、大腹皮、萝卜子为主，加焦白术、熟地炭、肉桂、附子、茯苓、车前子、牛膝、当归、芍药、海金沙、泽泻、木通、赤小豆、商陆、猪苓、枳壳之类，出入加减。计服二个月，其肿全消，人瘦如柴，下午气陷脚肿，次早亦消，见食则呕，冷汗时出，子午二时烦躁不宁，咳嗽辄晕。医家以肿退为效，而病人时觉气散不能自支。又数日，大汗、呕逆、气喘欲绝。又延余诊之，脉如吹毛，指甲暗，四肢厥冷。余惊问其少君曰：前"此直言获咎，以致今日病不可为，余实不能辞其责也。但尊大人于庚申夏间将入都，沾恙一月，余进药三剂全愈，迄今三载，尚守服旧方，精神逾健，岂遂忘耶？兹两次遵命而来，未准一见，此证已束手无策，未知有何面谕？"渠少君云："但求气喘略平。"所以然者，非人力也。余不得已，以《金匮》桂苓甘术汤小剂应之茯苓二钱，白术、桂枝、炙甘草各一钱。次日又延，余知术拙不能为力，固辞之别延医治。后一日殁。旋闻医辈私议，桂苓甘术汤为发表之剂，于前证不宜。夫桂苓甘术汤岂发表剂哉！只缘汤中之桂枝一味，由来被谤。余用桂枝，宜其招谤也。噫！桂枝之屈于不知己，将何时得以大申其用哉！（《神农本草经读·上品·牡桂》）

　　菌桂，气味辛、温，无毒。主百病，养精神，和颜色，为诸药先聘通使。久服轻身不老，面生光华，媚好常如童子。

陈修园曰：性用同牡桂。养精神者，内能通达脏腑也。和颜色者，外能通利血脉也。为诸药先聘通使者，辛香能分达于经络，故主百病也。与牡桂有轻重之分，上下之别，凡阴邪盛与药相拒者，非此不能入。（《神农本草经读·上品·菌桂》）

### 8. 清·邹澍注

《本经》桂有两种，有牡桂，有箘（音俊）桂，诸家论之纷如，愚谓皆有所未确，盖古人采药，必以其地，必按其时，决不以非法之物施用，乃后世专嘤嘤于此，不知古人每以形似名物，按"菌，大竹也"，桂之本根，去心而留皮者象之，今所谓肉桂是也。

凡药须究其体用，桂枝色赤条理纵横，宛如经脉系络，色赤属心，纵横通脉络，故能利关节、温经通脉，此其体也。《素问·阴阳应象大论》曰："味厚则泄，气厚则发热。辛以散结，甘可补虚。"故能调和腠理，下气散逆，止痛除烦，此其用也。盖其用之之道有六，曰和营，曰通阳，曰利水，曰下气，曰行淤，曰补中，其功之最大，施之最广，无如桂枝汤，则和营其首功也。夫风伤于外，壅遏卫气，卫中之阳与奔迸相逐，不得不就近曳营气为助，是以营气弱卫气强，当此之时，又安能不调和营气，使散阳气之郁遏，通邪气之相迸耶！（桂枝汤、桂枝麻黄各半汤、桂枝二麻黄一汤、桂枝二越婢一汤、桂枝加葛根汤、桂枝加厚朴杏仁汤、桂枝加附子汤、桂枝去芍药汤、桂枝去芍药加附子汤、葛根汤、葛根加半夏汤、麻黄汤、大青龙汤、小青龙汤、桂枝新加汤、柴胡桂枝汤、柴胡桂枝干姜汤、桂枝人参汤、桂枝附子汤、甘草附子汤、桂枝加芍药汤、当归四逆汤、当归四逆加吴茱萸生姜汤、半夏散及汤、瓜蒌桂枝汤、麻黄加术汤、侯氏黑散、风引汤；《古今录验》续命汤、白虎加桂汤、黄芪桂枝五物汤、桂枝加龙骨牡蛎汤、薯蓣丸、小青龙加石膏汤；《千金》桂枝去芍药加皂荚汤、厚朴七物汤、黄芪芍药桂酒汤、桂枝加黄芪汤；《外台》黄芩汤、竹叶汤、小柴胡去人参加桂汤）。心为众阳之主，体阴用阳，其阳之依阴，如鱼之附水，寒则深藏隐伏，暖则踔跃飞腾，古人谓有介类伍之，乃不飞越，故凡有风寒，汗之，下之，火之，或不得法，则为悸，为烦，为叉手冒心，为起卧不安，于是以桂枝引其归路，而率龙骨、牡蛎介属潜之也（桂枝甘草汤、柴胡加龙骨牡蛎汤、桂枝去芍药加蜀漆龙骨牡蛎救逆汤、桂枝甘草龙骨牡蛎汤、炙甘草汤、防己地黄汤、桂枝芍药知母汤、四逆散）。水者，火之对。水不行，由于火不化，是故饮入于胃，由脾肺升而降于三焦、膀胱。不升者，心之火用不宣也；不降者，三焦、膀胱之火用不宣也。桂枝能于阴中宣阳，故水道不利，为变非一，或当渗利，或当泄利，或当燥湿，或当决塞，惟决塞者不用桂枝，余则多藉其宣化，有汗出则病愈者，有小便利则病愈者，皆桂枝导引之功也（茯苓桂枝甘草大枣汤、茯苓桂枝白术甘草汤、五苓散、茯苓甘草汤、木防己汤、木防己去石膏加茯苓芒消汤、防己茯苓汤、茵陈五苓散、茯苓泽泻汤、桂枝汤去桂加茯苓白术汤、桂枝加桂汤、理中丸）。若夫赤能入血，辛能散结，气分之结散，则当降者自降（桃核承气汤、乌梅丸、泽漆汤、桂枝生姜枳实汤、乌头桂枝汤、桂苓五味甘草汤、蜘蛛散、竹皮大丸、枳实薤白桂枝汤、四逆散、防己黄芪汤、桂苓五味甘草去桂加干姜细辛汤）。血分之结散，则当行者自行，皆自然而然，非可勉强者（鳖甲煎丸、桂枝茯苓丸、温经汤、土瓜根散）。至补中一节，尤属义精妙而功广博，盖凡中气之虚，有自馁而成者，有为他脏克制而成者。自馁者，参术芪草所主，非桂枝可施，惟土为木困，因气弱而血滞，因血滞而气愈弱者，必通血而气始调，气既调而渐能旺（小建中汤、黄连汤、黄芪建中汤、桂甘姜枣麻辛附子汤、《千金》内补当归建中汤）。此其所由，又非直一补气可概也。

　　桂枝之利水，乃水为寒结而不化，故用以化之，使率利水之剂以下降耳，是故水气不行，用桂枝者，多兼表证（如五苓散、茯苓甘草汤等是也）及悸（桂枝加桂汤、茯苓桂枝甘草大枣汤等是也）、上气（苓桂术甘汤、木防己汤等是也）、振（苓桂术甘汤、防己茯苓汤等是也）等候，不如是，概不足与也。以是知用桂枝者，仍用其和营通阳下气，非用其利水也。

　　或问："酒客不喜甘，故不可与桂枝汤，得汤则呕。"则呕吐者不可用桂枝汤矣。又："凡服桂枝汤吐者，其后必吐脓血也。"又："呕家不可用建中汤。"乃五苓散证、乌梅丸证、桂枝芍药知母汤证、茯苓泽泻汤证皆有呕吐，皆用桂枝，何故？夫用药当审病之大端，大端当用则不得顾小小禁忌，犹之大端不当用，不得以小小利益遂用之也。大端不当用，如前之桂枝去桂加茯苓白术汤证、桂苓五味甘草去桂加干姜细辛汤证，不以桂枝和营下气之能，牵掣宣饮专一之力是也。大端当用，如桂枝汤证、桂枝芍药知母汤证，不当因其鼻鸣干呕，温温欲吐，而忘其和营通经之大力是也。若夫位居佐使，则自有主持是方者，为之弃其瑕而用其长，此乌梅丸所以用桂枝也。五苓散证、茯苓泽泻汤证亦然，二方淡渗多而甘缓少，又岂能使吐脓血哉！且《金匮要略·呕吐篇》已发凡起例于前矣，曰："先呕却渴者，此为欲解；先渴却呕者，为水停心下。"呕家本渴，若有支饮，则得温药反不渴，于此见药随时用，虽不可犯其所忌，亦不可守禁忌而失事机，又不可不明君臣佐使间有去短从长之妙矣。（《本经疏证·菌桂》）

### 9. 清·叶志诜注

聘通特达，品著南交，筒规圆竹，香杂申椒，呼父称祖，易髦还鬓，炊薪喻贵，生柿莫涪。（《神农本草经赞·上经》）

### 10. 清·黄钰注

辛温。上气咳逆，结气喉痹，兼治吐吸，利关节而补中，通神明而益气。久服始益。（《本草经便读·神农本草经·上品》）

# 枸杞子（枸杞）

【原文】枸杞，味苦，寒。主五内邪气，热中，消渴，周痹。久服坚筋骨，轻身不老。一名杞根，一名地骨，一名枸忌，一名地辅。生平泽。（《神农本草经·上品·枸杞》）

【注释】

### 1. 明·缪希雍注

枸杞，味苦，寒。根，大寒；子，微寒，无毒。主五内邪气，热中消渴，周痹风湿，下胸胁气，客热头痛，补内伤大劳嘘吸，坚筋骨，强阴，利大小肠。久服坚筋骨，轻身不老，耐寒暑。

疏：枸杞感天令春寒之气，兼得乎地之冲气，故其味苦甘，其气寒而其性无毒。苗叶苦甘，性升且凉，故主清上焦心肺客热。根名地骨，味甘淡，性沉而大寒，故主下焦肝肾虚热，为三焦气分之药。经曰：热淫于内，泻以甘寒者是已。子味甘平，其气微寒，润而滋补，兼能退热，而专于补肾润肺，生津益气，为肝肾真阴不足，劳乏内热补益之要药。

《本经》主五内邪气，热中消渴，周痹。

《别录》主风湿，下胸胁气，客热头痛。当指叶与地骨皮而言，以其寒能除热故也，至于补内伤大劳嘘吸，坚筋骨强阴，利大小肠。又久服坚筋骨，轻身不老，耐寒暑者，方是子之功用，而非根叶所能力矣。老人阴虚者，十之七八，故服食家为益精明目之上品。昔人多谓其能生精益气，除阴虚内热，明目者，盖热退则阴生，阴生则精血自长。肝开窍于目，黑水神光属肾。二脏之阴气增益，则目自明矣。

主治参互：

甘枸杞子，得地黄、五味子、麦门冬、地骨皮、青蒿、鳖甲、牛膝，为除虚劳内热，或发寒热之要药。加天门冬、百部、枇杷叶，兼可治肺热咳嗽之因阴虚者。

《千金方》枸杞煎：治虚劳，退虚热，轻身益气，令一切痈疽永不发。用枸杞三十斤，春夏用茎叶，秋冬用根实，以水一石，煮取五斗，以滓再煎，取三斗，澄清去滓，再煎取二斗，入锅煎如饧，收之。每早，酒服一合。

《经验方》金髓煎：枸杞子，逐日摘红熟者，不拘多少，以无灰酒浸之，蜡纸封固，勿令泄气。两月足，取入砂盆中擂烂，滤取汁，同浸酒入银锅内，慢火熬之，不住手搅，恐粘滞不匀，候成膏如饧，净瓶密收。每早温酒服二大匙，夜卧再服。百日身轻气壮，积年不辍，可以羽化也。

《经验方》枸杞酒：变白，耐老，轻身。用枸杞子二升，十月壬癸日，面东采之，以好酒二升，磁瓶内浸三七日。乃添生地黄汁三升，搅匀密封，至立春前三十日开瓶。每空心暖饮一杯，至立春后髭发却黑。勿食芜菁。葱、蒜。

《瑞竹堂方》四神丸：治肾经虚损，眼目昏花，或云翳遮晴。甘枸杞子一斤，好酒浸透，分作四分：一分同蜀椒一两炒，一分同小茴香一两炒，一分同芝麻一两炒，一分同川楝肉一两炒，拣取枸杞，加熟地黄、白术、白茯苓各一两，为末，炼蜜丸，日服。

《龙木论》疗肝虚下泪。枸杞子二斤，绢袋盛，浸一斗酒中，密封三七日，饮之。

《肘后方》疗目赤生翳。枸杞捣汁，日点三四次，神验。

《圣惠方》治面黯齇皰，枸杞子十斤，生地三斤，为末。每服方寸匕，温酒下，日三服。久则如童颜。

《摄生方》疗注夏虚病。枸杞子、五味子，研细滚水泡，代茶饮效。

《千金方》治虚劳客热。枸杞根为末，白汤调服。有痼疾人慎之。

又方：治虚劳苦渴，骨节烦热，或寒。用枸杞根白皮切五升，麦冬三升，小麦二升，水二斗，煮至麦熟，去滓。每服一升，口渴即饮。

又方：治肾虚腰痛。枸杞根、杜仲、萆薢各一斤，好酒三斗渍之。罂中密封，锅中煮一日，饮之任意。

《简便方》疗小便出血。鲜地骨皮，洗捣自然汁，无汁则以水煎汁。每服一盏，入酒少许，食前温服。

《千金方》治带下，脉数。枸杞根一斤，生地黄五斤，酒一斗，煮五升，日日饮之。

《兰室秘藏》治口舌糜烂，因膀胱移热于小肠，则上为口糜，心胃壅热，水谷不下。地骨皮、柴胡各三钱，水煎服之。

《卫生宝鉴》疗下疳。先以浆水洗之，后搽地骨皮末。生肌止痛。

《永类方》疗妇人阴肿，或生疮。枸杞根煎水，频洗。唐慎微《本草》疗痈疽恶疮，脓血不止。地骨皮洗净，刮去粗皮，取细白瓤，以粗皮同骨煎汤洗，令脓血尽。以细瓤贴之，立效。

《千金方》治瘰疬出汗，此证手足肩背累累如赤豆。用枸杞根、葵根叶，煮汁煎如饧。随意服之。《闺阁事宜》治足趾鸡眼作疮作痛。地骨皮同红花研细，傅之，次日即愈。

《肘后方》治火赫毒疮，此患急防毒气入心腹。枸杞捣汁，服之立瘥。

《十便良方》治目涩有翳。枸杞叶、车前叶搓汁，以桑叶裹，悬阴地一夜。取汁点之，不过三五度。

简误：枸杞虽为益阴除热之上药，若病脾胃薄弱，时时泄泻者勿入，须先治其脾胃，俟泄泻已止，乃可用之。即用尚须同山药、莲肉、车前、茯苓相兼，则无润肠之患矣。（《神农本草经疏·木部上品·枸杞》）

### 2. 明·卢之颐注

核曰：古取常山者为上，后世唯取陕西甘州者称绝品。

参曰：枸从苟，诚也，省作句。观断绝寸茎，根须俱髡，以入土中，旬日即发，枝干分劈镂刻，亦不之死，仁机扇动，一诚之致也。命名之义，或取诸此。其味苦，得夏大之令，其气寒，得寒水之化，故主夏气病脏之邪，致热中消渴也。唯以怒生为用，故痹为之起，湿为之收。又苦寒能坚，故枝韧比筋，根皮裹骨斯筋骨受之，地仙却老，有繇然矣。且二五七月俱发，宜耐寒暑也。（《本草乘雅半偈·枸杞》）

### 3. 清·张志聪注

枸杞始出常山平泽及丘陵阪岸，今处处有之。以陕西甘州者为胜。春生，苗叶如石榴，叶软嫩可食，七月开小紫花，随结实，圆红如樱桃，凌冬不落。李时珍曰：枸杞二树名。此木棘如枸刺，茎若杞条，故兼而名之。《本经》气味、主治概根苗花实而言，初未分别，后人以实为枸杞子，根名地骨皮，主治稍不同矣。

枸杞根苗苦寒，花实紫赤，至严冬霜雪之中，其实红润可爱，是禀少阴水阴之气，兼少阴君火之化者也。主治五内邪气、热中、消渴。谓五脏正气不足，邪气内生，而为热中、消渴之病。枸杞得少阴水阴之气，故可治也。主治周痹风湿者，兼得少阴君火之化也。岐伯曰：周痹者，在于血脉之中，随脉以上，随脉以下，不能左右，各当其所。枸杞能助君火之神，出于血脉之中，故去周痹而除风湿。久服坚筋骨，轻身不老，耐寒暑。亦得少阴水火之气，而精神充足，阴阳交会也。（《本草崇原·本经上品》）

### 4. 清·姚球注

枸杞子气寒，禀天冬寒之水气，入足少阴肾经；味苦无毒，得地南方之火味，入手少阴心经。气味俱降，阴也。

五内者，五脏之内也，邪气者邪热之气也，盖五内为藏阴之地，阴虚所以有热邪也；其主之者，苦寒清热也。

心为君火，肾为寒水，水不制火，火烁津液，则病热中消渴；其主之者，味苦可以清热，气寒可以益水也，水益火清，消渴自止。

其主周痹风湿者，痹为闭症，血枯不运，而风湿乘之也，治风先治血，血行风湿灭也；杞子苦寒益血，所以治痹。

久服苦益心、寒益肾，心肾交，则水火宁而筋骨坚，筋骨健则身自轻。血足则色华，所以不老。耐寒暑者，气寒益肾，肾水足可以耐暑。味苦益心，心火宁可以耐寒也。

制方：杞子同五味，治痿夏。同熟地、白茯、白术，治肾虚目暗。（《本草经解·木部·枸杞子》）

### 5. 清·陈修园注

枸杞气寒，禀水气而入肾；味苦无毒，得火味而入心。五内，即五脏。五脏为藏阴之地，热气伤阴即为邪气，邪气伏于中则为热中，热中则津液不足，内不能滋润脏腑而为消渴，外不能灌溉经络而为周痹。热甚则生风，热郁则成湿，种种相因，唯枸杞之苦寒清热可以统主之。"久服坚筋骨，轻身不老，耐寒暑"三句，则又申言其心肾交补之功，以肾字从坚，补之即所以坚之也。坚则身健而轻，自忘老态；况肾水足可以耐暑，心火宁可以耐寒，洵为饮食之上剂。然苦寒二字，《本经》概根、苗、花、子而言。若单论其子，严冬霜雪之中，红润可爱，是禀少阴水精之气兼少阴君火之化，为补养心肾之良药；但性缓不可以治大病、急病耳。（《神农本草经读·上品·枸杞》）

### 6. 清·邹澍注

主五内邪气，热中，消渴，周痹，风湿，下胸胁气，客热头痛，补内伤、大劳嘘吸，坚筋骨，强阴，利大小肠。久服坚筋骨、轻身、不老、耐寒暑。一名杞根，一名地骨，一名枸忌，一名地辅，一名羊乳，一名却暑，一名仙人杖，一名西王母杖。生常山平泽及诸邱陵阪岸，冬采根，春夏采叶，秋采茎实，阴干。

暑度愈西，收肃愈甚，枸杞为物，叶岁三发，木气最畅，乃当收肃之候，且花且实，此之谓以金成木。色赤属火，火衰畏水，火盛耗水，枸杞之实，内外纯丹，乃饱含津液，严寒不坠，此之谓从火制水。以金成木，是于秘密中行生发，故主五内邪气；从火制水，是于焦涸中化滋柔，故主热中、消渴。（《本经续疏·上品》）

### 7. 清·叶志诜注

枸刺杞条，兼名会对，秋果垂红，春苗笼黛，仙杖晨飞，灵庞夜吠，山北
山南，诗人多慨。（《神农本草经赞·上经》）

### 8. 清·黄钰注

苦寒。五内邪气，热中消渴，风热周痹。久服则坚筋骨而耐寒暑，洵为服
食之上剂。（《本草经便读·神农本草经·上品》）

# 陈皮（橘柚）

【原文】橘柚，味辛，温。主胸中瘕热逆气，利水谷；久服去臭，下气，
通神。一名橘皮。生川谷。（《神农本草经·上品·橘柚》）

【注释】

### 1. 明·缪希雍注

下气止呕咳，除膀胱留热停水，五淋，利小便，主脾不能消谷，气冲胸
中，吐逆霍乱，止泄，去寸白。久服去臭，下气通神，轻身长年。按：橘、柚
实两种，《本经》作一条，盖传误也。今改正。

疏：橘皮花开于夏，成实于秋，得火气少，金气多，故味辛苦，气温无
毒。味薄气厚，降多升少，阳中之阴也。入手足太阴，足阳明经。其主胸中瘕
热逆气，气冲胸中呕咳者，以肺主气，气常则顺，气变则逆，逆则热聚于胸中
而成瘕。瘕者，假也。如痞满郁闷之类也。辛能散，苦能泄，温能通行，则逆
气下，呕咳止，胸中瘕热消矣。脾为运动磨物之脏，气滞则不能消化水谷，为
吐逆霍乱、泄泻等证。苦温能燥脾家之湿，使滞气运行，诸证自瘳矣。肺为水
之上源，源竭则下流不利，热结膀胱。肺得所养而津液贯输，气化运动，故膀
胱留热停水，五淋皆通也。去臭及寸白者，辛能散邪，苦能杀虫也。通神轻身
长年者，利脾肺之极功也。

主治参互：

橘皮，留白，补脾胃和中；去白，消痰理肺气。同白术则补脾，同甘草则
补肺，同补气药则益气，同泄气药则破气，同消痰药则能去痰，同消食药则能
化食，各从其类以为用也。同人参、何首乌、桂枝、当归、姜皮；治三日疟寒
多。得白豆蔻、生姜、藿香、半夏，治胃家有寒痰，或偶感寒气，伤冷食，呕
吐不止。同人参、白术、白茯苓、甘草、山药、白豆蔻、藿香、麦芽、山楂、
白扁豆，治脾胃虚，饮食不化，或不欲食，食亦无味。同苏子、贝母、枇杷
叶、麦门冬、桑根白皮、沙参、栝楼根、五味子、百部，治上气咳嗽，能消痰

下气。同枳壳、乌药、木香、草豆蔻、槟榔，治气实人暴气壅胀。同苍术、厚朴、甘草，为平胃散，治胸中胀满。入二陈汤，治脾胃湿痰及寒痰痰饮。

仲景方：橘皮汤，治男女伤寒，及一切杂病呕哕，手足逆冷者。用橘皮四两，生姜一两，水二升，煎一升，徐徐呷之即止。

《百一选方》：霍乱吐泻，但有一点胃气存者，服之即生。广陈皮（去白）五钱，真藿香五钱，水二盏，煎一盏，时时温服。

《食疗》：治脚气冲心，或心下结硬，腹中虚冷。陈皮一斤和杏仁五两去皮尖熬，少许蜜捣和，丸如梧桐子大，每日食前米饮下三十丸。

《普济方》：大肠闭塞。陈皮连白，酒煮焙干，研末。每服二钱，米饮下。

《适用方》：脾寒诸疟，不拘老少孕妇，只两服便止。真橘皮去白切，生姜自然汁浸过一指，银石器内重汤煮干，焙，研末。每服三钱，用隔年青州枣十个，去核，水一盏，煎半盏，发前服，以枣下之。

张氏方：妇人乳痈，未成者即散，已成者即溃，痛极者不痛，神验不可言。用真橘皮汤浸去白，晒干，面炒微黄，为末。每服二钱，麝香调酒下，初发一服见效。

简误：橘皮味辛气温，能耗散真气。中气虚，气不归元者，忌与耗气药同用。胃虚有火呕吐，不宜与温热香燥药同用。阴虚咳嗽生痰，不宜与半夏、南星等同用。疟非寒甚者，亦勿施。（《神农本草经疏·果部三品·橘皮》）

### 2. 明·卢之颐注

核曰：橘柚生江南，及山南山谷，今以广中者称胜……柚似橘而大，其味尤酸。孔安国云：小曰橘，大曰柚。郭璞云：柚似橙而大于橘，禹贡扬州，厥包橘柚锡贡。橘柚，皆不耐寒，故包裹而致之也。锡贡者，须锡命而献之，言不常来也……考古方书，用橘不用柚，今遵《本经》橘柚并用为正。

修事：橘柚各去白膜锉细，鲤鱼皮裹一宿，至明取用。

先人云：橘柚通呼，以《本经》命名为正。类有橙柑圈枳之异；树有高下小大，有刺无刺，有刻、无刻之别；实有圆扁长锐，大小光累之殊。大都色象深绿，凌冬不凋则一也。实皮布窍，色深于皮，皮里有膜，囊上有脉，囊中裹瓤，瓤内裹汁以养核也。种类虽多，但以皮肉气味，互为分析。橘皮苦不可食，肉甘可食。橙皮甘可食，肉酸不可食。柑皮肉酸甘皆可食。圈枳皮肉皆不可食。柚则形长，皮肉与橘同味矣。

又云：橘从矞。矞者，锥有所穿，满有所出，兼已出未出义。矞云二色，黄赤郁纷，从矞取象者以此。专胜在皮，虽年深日久，不但芳辛不改，转更清烈，他果万不能及。此以木实之皮，秋成得辛，禀从革作金之用，故可存可久。诚肝脏之用分气分药也。盖人水谷入胃，具升出降入之妙，而游溢精气，先及皮毛，转输五脏，此正水谷变现春夏秋冬耳。合之已出未出，如穿如满之象，真不待言语形容矣。经云：上焦开发，宣五谷味，熏肤充身泽毛，若雾露之溉，橘皮有焉。再读《本经》，及诸家法，乃知橘义真实不虚。客曰：陈皮留白补肾和中；去白消痰泄气。(《本草乘雅半偈·橘柚》)

### 3. 明·徐彦纯注

洁古云：红橘皮能益气。加青皮减半，去滞气，推陈致新。若补脾胃，不可去白；若理胸中滞气，去白。《主治秘诀》云：性寒味辛，气薄味厚，浮而升，阳也。其用有三：去胸中寒邪，破滞气，少用；同白术则益脾胃，多用；独用则损脾胃。又云：益肺利气。有甘草则补脾胃，无则泻脾。

海藏云：治酒毒，用葛根陈皮茯苓甘草生姜汤。手太阴气逆上而不下，宜以此顺之。白檀为之使。其芳香之气，清奇之味，可以夺橙也。《活人》治哕而有寒热，竹茹、陈皮、干姜等汤，主咳逆。其论并见《此事难知》。(《本草发挥·橘皮》)

### 4. 清·张志聪注

橘生江南及山南山谷，今江浙荆襄湖岑皆有。枝多坚刺，叶色青翠，经冬不凋，结实青圆，秋冬始熟，或黄或赤，其臭辛香，肉味酸甜，皮兼辛苦。

橘实形圆色黄，臭香肉甘，脾之果也。其皮气味苦辛，性主温散，筋膜似络脉，皮形若肌肉，完眼如毛孔，乃从脾脉之大络而外出于肌肉毛孔之药也。胸中瘕热逆气者，谓胃上郛郭之间，浊气留聚，则假气成形，而为瘕热逆气之病。橘皮能达胃络之气，出于肌腠，故胸中之瘕热逆气可治也。利水谷者，水谷入胃，借脾气之散精，橘皮能达脾络之气，上通于胃，故水谷可利也。久服去臭者，去中焦腐秽之臭气，而肃清脾胃也。下气通神者，下肺主之气，通心主之神，橘皮气味辛苦，辛入肺，而苦入心也。

愚按：上古诸方，只曰橘皮个用不切，并无去白之说。李东垣不参经义，不礼物性，承《雷敩炮制》谓：留白则理脾健胃，去白则消痰止嗽。后人习以为法，每用橘红治虚劳咳嗽。夫咳嗽非只肺病。有肝气上逆而咳嗽者，有胃气壅滞而咳嗽者，有肾气奔迫而咳嗽者，有心火上炎而咳嗽者，有皮毛闭拒而咳嗽者，有脾肺不和而咳嗽者。经云：五脏六腑皆令人咳，非独肺也。橘皮里有筋膜，外黄内白，其味先甘后辛，其性从络脉而外达于肌肉、毛孔，以之治咳，有从内达外之义。若去其白，其味但辛，只行皮毛，风寒咳嗽似乎相宜，虚劳不足，益辛散矣。后人袭方书糟粕，不穷物性本原，无怪以讹传讹，而莫之止。须知雷敩乃宋人，非黄帝时雷公也。业医者当以上古方制为准绳，如

《金匮要略》用橘皮汤治干呕哕，义可知矣。《日华子》谓：橘瓤上筋膜，治口渴吐酒，煎汤饮甚效。以其能行胸中之饮而行于皮肤也。夫橘皮从内达外，凡汗多里虚，阳气外浮者，宜禁用之。（《本草崇原·本经上品》）

### 5. 清·姚球注

陈皮气温，禀天春升之木气，入足厥阴肝经；味苦辛无毒，得地南西火金之味，入手少阴心经、手太阴肺经。气味升多于降，阳也。

胸中者肺之分也，肺主气，气常则顺，气变则滞，滞则一切有形血食痰涎，皆假滞气而成瘕，瘕成则肺气不降而热生焉。陈皮辛能散，苦能泄，可以破瘕清热也；苦辛降气，又主逆气。

饮食入胃，散精于肝；温辛疏散，肝能散精，水谷自下也。肺主降，苦辛下泄，则肺金行下降之令，而下焦臭浊之气无由上升，所以去臭而下气也。心为君主，神明出焉；味苦清心，味辛能通，所以通神也。

制方：陈皮留白和中，去白消痰理气。同术补脾，同甘草补肺，同补气药补气，同破气药破气，同消痰药去痰，同消食药化食，各从其类以为用也。同人参、首乌、桂枝、归身、姜皮，治三日疟寒多。同白蔻、生姜、藿香、半夏，治寒痰。同白茯、甘草、半夏，名二陈汤，治痰证。同生姜，治哕。同藿香，治霍乱吐泻。同姜汁焙末，同枣煎，治脾疟。去白为末，麝香调酒下，治乳痈初发。盐汤泡，刮去白，同甘草丸，治痰涎上泛。同白术丸，名宽中丸，治脾虚胀满，不思饮食。（《本草经解·果部·陈皮》）

### 6. 清·徐大椿注

橘柚……芳香辛烈，自能辟秽邪而通正气也。

橘柚通体皆香，而皮辛肉酸，乃肝脾通气之药也。故凡肝气不舒，克贼脾土之疾，皆能已之。

凡辛香之药皆上升，橘柚实酸，酸主敛，故又能降气，不专于散气也。（《神农本草经百种录·上品·橘柚》）

### 7. 清·陈修园注

橘皮气温，禀春气而入肝；味苦入心；味辛入肺。胸中为肺之部位，唯其入肺，所以主胸中之瘕热逆气；疏泄为肝之专长，唯其入肝，所以能利水谷；心为君主之官，唯其入心，则君火明而浊阴之臭气自去。又推其所以得效之神者，皆其下气之功也。总结上三句，古人多误解。

又曰：橘皮筋膜似脉络，皮形似肌肉，宗眼似毛孔。人之伤风咳嗽，不外肺经；肺主皮毛，风之伤人，先于皮毛，次入经络而渐深；治以橘皮之苦以降气，辛以发散；俾从脾胃之大络，而外转于肌肉毛孔之外，微微从汗而解也。

若削去筋膜，只留外皮，名曰橘红，意欲解肌止嗽，不知汗本由内而外，岂能离肌肉经络而直走于外？雷敩去白留白之分，东垣因之，何不通之甚也！至于以橘皮制造为酱，更属无知妄作。查其制法：橘皮用水煮三次极烂，嚼之无辛苦味，晒干，外用甘草、麦冬、青盐、乌梅、元明粉、硼砂，熬浓汁浸晒多次，以汁干为度。又以人参、贝母研末拌匀，收贮数月后用之。据云能化痰疗嗽，顺气止渴生津。而不知全失橘皮之功用。橘皮治嗽，妙在辛以散之，今以乌梅之酸收乱之；橘皮顺气，妙在苦以降之，今以麦冬、人参、甘草之甘壅乱之；橘皮妙在温燥，故能去痰宽胀，今以麦冬、贝母、元明、硼砂、青盐之咸寒乱之；试问橘皮之本色何在乎？余尝究俗人喜服之由，总由入口之时得甘酸之味，则满口生津；得咸寒之性，则坚痰暂化；一时有验，彼此相传，而阴被其害者不少也。法制半夏，亦用此药浸造，罨发黄衣收贮，贻害则一。（《神农本草经读·上品·橘皮》）

### 8. 清·邹澍注

刘潜江云："橘皮味苦辛，适均而气温，若但据其苦泄辛散温行，以为与他行滞气之物等则误矣。

观仲景于橘皮仅用以治胸痹、胸中气塞、短气（橘枳生姜汤），若干呕哕手足厥（橘皮汤），若哕逆（橘皮竹茹汤）。（《本经疏证·橘柚》）

### 9. 清·叶志诜注

识小识大，相保岁寒，珠胎乔郁，镭斗霜攒，贞心荣丽，仁思甘酸，璇枢散采，云梦翘观。（《神农本草经赞·上经》）

### 10. 清·黄钰注

苦辛而温。瘕热逆气，水谷通行。久服去臭，下气通神。（《本草经便读·神农本草经·上品》）

## 柏子仁（柏实）

【原文】柏实，味甘，平。主惊，安五脏，益气，除湿痹。久服令人润泽美色，耳目聪明，不饥不老，轻身延年。生山谷。（《神农本草经·上品·柏实》）

【注释】

### 1. 明·缪希雍注

疗恍惚虚损吸吸，历节腰中重痛，益血止汗。久服令人润泽美色，耳目聪明，不饥不老，轻身延年。

叶：味苦，微温，无毒。主吐血，衄血，痢血，崩中赤白，轻身益气，令人耐寒暑，去湿痹，生肌。四时各依方面采，阴干。

柏白皮：主火灼烂疮，长毛发。

疏：柏感秋令得金气，其质坚而气极芬芳，故其实味甘平无毒。甄权加辛，亦应有之。入足厥阴、少阴，亦入手少阴经。其主惊悸者，心藏神，肾藏精与志，心肾两虚则病惊悸。入心故养神，入肾故定志，神志得所养而宁定，则其证自除矣。芬芳则脾胃所喜，润泽则肝肾所宜，故能安五脏，五脏皆安则气自益矣。心主五色，耳为肾窍，目为肝窍，加以久服气专，其力自倍，岂不令人润泽美色，耳目聪明，不饥不老轻身延年哉！惟除风湿痹之功，非润药所能，当是叶之能事耳。

《别录》疗恍惚，即惊悸之渐也。虚损吸吸，精气微也。历节腰中重痛，肝肾不足也。汗乃心液，心主血，益阴血则诸证悉瘳矣。

叶：味苦而微温，义应并于微寒，故得主诸血，崩中赤白。若夫轻身益气，令人耐寒暑，则略同于柏实之性矣。惟生肌去湿痹，乃其独擅之长也。

柏白皮：主火灼烂疮，长毛发者，凉血之功也。

主治参互：

雷斆云：柏叶，有花柏叶，丛柏叶，及有子圆叶。其有子圆叶成片，如大片云母，叶皆侧叶，上有微赤毛者，宜入药用。柏实，凡使先以酒浸一宿，至明漉出晒干，用黄精自然汁于日中煎之，缓火煮成煎为度。每煎柏子仁三两，用酒五两浸。服柏实法：九月连房取实，曝收去壳，研末。每服二钱，温酒下，一日三服，渴即饮水，令人悦泽。一方加松子仁等分，以松脂和丸。一方加菊花等分，蜜丸服。

寇宗奭：治老人虚闭。柏子仁、松子仁、大麻仁等分，同研，熔蜜蜡丸梧子大。以少黄丹汤，食前服二三十丸，日二服。

《普济方》治小儿躽啼惊痫，腹满，大便青苔色。用柏子仁末，温水调服一钱。

陆氏《积德堂方》治黄水湿疮。真柏油二两，熬稠搽之，如神。叶，甄权用以治冷风历节疼痛，止尿血。

《日华子》用以灸署冻疮，烧取汁，涂头黑润鬓发。

苏颂用以傅汤火伤，止痛灭瘢，服之疗蛊痢，作汤常服杀五脏虫，益人。

丹溪云；柏属阴与金，善守，故采其叶，随月建方，取其多得月令之气，此补阴之要药。其性多燥，久得之大益脾土，以滋其肺。神仙服饵方：五月五日采五方侧柏叶三斤，远志（去心）二斤，白茯苓一斤，为末，炼蜜和丸梧子大。每以仙灵脾酒下三十丸，日再服。并无所忌。

《杨氏家藏方》治中风不省人事，得病之日，便进此药，可使风退气和，不成废人。柏叶一握去枝，葱白一握连根研如泥，无灰酒一升，煎一二十沸，温服；如不饮酒，分作四五服，方进他药。

《圣惠方》治忧恚吐血，烦满少气，胁中疼痛。柏叶为散，米饮调服二方寸匕。

《普济方》治酒血不止。柏叶、榴花，研末吹之。

《百一选方》治大肠下血。随四时方向采柏叶，烧研。每米饮服二钱。王涣之舒州病此，陈宜父大夫传方，二服愈。又方：以柏叶一斤，捣令极匀，加蜜丸如梧子大。每五钱，白汤空心吞，治肠风效。

《普济方》治酒毒下血，或下痢。嫩柏叶（九蒸九晒）二两，陈槐花（炒焦）一两，为末，蜜丸梧子大。每空心温酒下四十丸。《本草图经》治蛊痢下黑血，茶脚色，或脓血如靛色。柏叶焙干为末，黄连和煎为汁，服之。

《经验方》治小儿洞痢。柏叶煮汁，代茶饮之。

《本草图经》治汤火灼烧。柏叶生捣，涂之，系定二三日，止痛灭瘢。

姚僧垣《集验方》治鼠瘘核痛未成脓。以柏叶捣涂，熬盐熨之，气下即消。

《圣惠方》治大风厉疾，眉发不生。侧柏叶九蒸九晒，为末，炼蜜丸梧子大。每服五丸至十丸，日三夜一，服百日即生。

《圣惠方》治头发黄赤。生侧柏叶末一升，猪膏一升，和丸弹子大。每以布裹一丸，纳泔汁中化开，沐之，一月色黑而润矣。

简误：柏子仁，体性多油，肠滑作泻者勿服；膈间多痰者勿服。阳道数举，肾家有热，暑湿作泻，法咸忌之。已油者勿用入药。（《神农本草经疏·木部上品·柏实》）

### 2. 明·卢之颐注

核曰：处处有之，当以太山、陕州、宜州、乾陵者为胜。四季长青，叶叶侧生，枝枝西向，有三种。一名丛柏，枝叶丛叠，今人呼为千头。一名浑柏，独叶丛茂，木心紫赤，唯堪作香，皆不结实，不为药用。一名扁柏，木心微白，芳香清烈，作花细小，结实有角，四裂子出，尖小介壳，霜后采取，中仁黄白，最多脂液。

参曰：柏芳香高洁，文彩陆离，即天直上，谁能禁之。乃俯焉西向，以秉制所天，可谓至德也已。巨擘乔木，作社稷栋梁。宜哉殷人以柏，其逆知后世之西向乎。味甘美，性和平，对待肝木失制，发为惊骇悸忡，质坚固，气条

达，驱除风湿成痹也。德润于身，安藏乐道，耳目聪明，色泽长生矣。(《本草乘雅半偈·柏子》)

### 3. 明·徐彦纯注

海藏云：润肾之药也。(《本草发挥·柏子仁》)

### 4. 清·张志聪注

柏叶经冬不凋，禀太阳之水气也。仁黄臭香，禀太阴之土气也。水精上资，故治心肾不交之惊悸。土气内充，故益气、除风湿。夫治惊悸，益气，除风湿，则五脏皆和，故安五脏也。仁多脂液，久服则令人润泽而美色，且耳目聪明，五脏安和，津液濡灌，故不饥不老，轻身延年。(《本草崇原·本经上品》)

### 5. 清·姚球注

柏仁气平，禀天秋平之金气，入手太阴肺经；味甘无毒，得地中正之土味，入足太阴脾经；以其仁也，兼入手少阴心经。气升味和，阳也。

心者神之舍也，心神不宁，则病惊悸；柏仁入心，惊者平之，气平，平惊悸也。

益气者，气平益肺气，味甘益脾气，滋润益心气也。治风先治血，血行风自灭；柏仁味甘益脾血，血行风息而脾健运，湿亦下逐矣。盖太阴乃湿土之经也，五脏藏阴者也，脾为阴气之原，心为生血之脏，肺为津液之腑；柏仁平甘益阴，阴足则五脏皆安矣。

久服甘平益血，令面光华，心为君主，主明则十二官皆安，耳目聪明矣。味甘益脾，不饥不老，气平益肺，轻身延年也。

制方：柏仁同松仁、麻仁，治老人虚闭。同白术、生地、枣肉丸，治心脾虚。(《本草经解·木部·柏子仁》)

### 6. 清·徐大椿注

柏得天地坚刚之性以生，不与物变迁，经冬弥翠，故能宁心神、敛心气，而不为邪风游火所侵克也。

人之生谓理之仁，仁藏于心。物之生机在于实，故实亦谓之仁。凡草木之仁，皆能养心气，以类相应也。(《神农本草经百种录·上品·柏实》)

### 7. 清·陈修园注

柏实，气味甘、平。主惊悸平，清心经之游火，安五脏，滋润之功。益气，壮火食气火宁，则气益也。除风湿痹，得秋金之令，能燥湿平肝也。久服令人润泽美色，耳目聪明，滋润皮肤及诸窍。不饥不老，轻身延年。柏之性不假灌溉而能寿也。(《神农本草经读·上品·柏实》)

### 8. 清·叶志诜注

秉阴西指，托响东尊，球捎星缀，麦裂霜繁，香霏闻妙，酿熟含温，赤松习服，后雕同论。（《神农本草经赞·上经》）

### 9. 清·黄钰注

甘平。惊悸，除风湿之痹痛，安五脏而益气。久服则耳目聪明，润泽美丽。（《本草经便读·神农本草经·上品》）

# 茯　苓

【原文】茯苓，味甘，平。主胸胁逆气，忧恚，惊邪恐悸，心下结痛，寒热烦满，咳逆，口焦舌干，利小便；久服安魂养神，不饥延年。一名茯菟。生山谷。（《神农本草经·上品·茯苓》）

【注释】

### 1. 明·缪希雍注

止消渴，好睡，大腹，淋沥，膈中痰水，水肿淋结，开胸腑，调脏气，伐肾邪，长阴益气力，保神守中。久服安魂养神，不饥延年。

其有抱根者，名茯神。茯神，平，主辟不祥，疗风眩，风虚，五劳，口干，止惊悸，多恚怒善忘，开心益智，安魂魄，养精神。

疏：茯苓生于古松之下，感土木之气而成质，故其味甘平，性则无毒。入手足少阴，手太阳，足太阴、阳明经，阳中之阴也。胸胁逆气，邪在手少阴也。忧恚惊邪，皆心气不足也。恐悸者，肾志不足也。心下结痛，寒热烦满咳逆，口焦舌干，亦手少阴受邪也。甘能补中，淡而利窍。补中则心脾实，利窍则邪热解，心脾实则忧恚惊邪自止，邪热解则心下结痛，寒热烦满咳逆，口焦舌干自除。中焦受湿热则口发渴。湿在脾，脾气弱则好睡。大腹者，脾土虚不能利水，故腹胀大也。淋沥者，脾受湿邪则水道不利也。膈中痰水，水肿，皆缘脾虚所致。中焦者，脾土之所治也。中焦不治故见斯病。利水实脾，则其证自退矣。开胸腑，调脏气，伐肾邪者，何莫非利水除湿，解热散结之功也。长阴益气力，保神守中，久服安魂养神，不饥延年者，补心脾，伐肾邪，除湿利窍之极功也。白者入气分，赤者入血分。补心益脾，白优于赤；通利小肠专除湿热，赤亦胜白。

《药性论》云：茯苓臣，忌米醋，能开胃止呕逆，善安心神，主肺痿痰壅，治小儿惊痫，疗心腹胀满，妇人热淋，赤者破结气。

《日华子》云：茯苓补五劳七伤，安胎，暖腰膝，开心益智，止健忘。

茯神，抱木心而生，以此别于茯苓。《别录》谓：茯神平。总之，其气味与性，应是茯苓一样。茯苓入脾肾之用多，茯神入心之用多。故主辟不祥，疗风眩风虚，五劳，口干，止惊悸，多恚怒善忘，开心益智，安魂魄，养精神。《药性论》又云：茯神君，味甘无毒。主惊痫，安神安志，补劳乏，主心下急痛坚满，人虚而小肠不利，加而用之。

其心名黄松节，治偏风口面㖞斜，毒风筋挛不语，心神惊掣，虚而健忘，其所主与茯苓大同小异耳。

主治参互：

白茯苓，得炼蜜、胡麻仁，饵之可以辟谷，延年不饥。入五苓散，利水除湿；暑气胜则去桂。得人参、白术、橘皮、山药、扁豆、芍药、甘草，为补脾胃之上药。得二术、泽泻、车前、白芍药、橘皮、木瓜、猪苓，为消水肿之要剂。入六味地黄丸，能伐肾邪。入补心丹，则补心安魂养神。

《百一选方》朱雀丸：治心神不定，恍惚健忘，不乐，火不下降，水不上升，时复振跳。常服，消阴养火全心气。茯神二两去皮，沉香半两，为末，炼蜜丸小豆大。每服三十丸，食后人参汤下。

《证治要诀》治血虚心汗，别处无汗，独心孔有汗，思虑多则汗亦多，宜养心血。以艾汤调茯苓末，服一钱。

《直指方》治心虚梦泄，或白浊。白茯苓末二钱，米汤调下，日二服，东坡方也。

威喜丸：治丈夫元阳虚惫，精气不固，小便下浊，余沥常流，梦寐多惊，频频遗泄。妇人白淫、白带并治之。白茯苓（去皮）四两，作匮。以猪苓四钱半入内，煮二十余沸，取出日干，去猪苓，为末，化黄蜡搜和，丸弹子大。每嚼一丸，空心津下，以小便清为度。忌米醋。

《三因方》治小便淋浊，由心肾气虚，神志不守，或梦遗白浊，赤白茯苓等分为末，新汲水飞去沫，控干，以地黄汁同捣，酒熬作膏，和丸弹子大。空心盐汤嚼下一丸。

《禹师方》治妊娠水肿，小便不利恶寒。赤茯苓（去皮）、葵子各半两，为末。每服二钱，新汲水下。《普济方》治卒然耳聋。黄蜡不拘多少，和茯苓末细嚼，茶汤下。

夏子益《奇疾方》，治血余怪证，十指节断坏，惟有筋连，无节肉，虫出如灯心，长数寸，遍身绿毛卷，名曰血余。以茯苓、胡黄连煎汤，饮之愈。

《普济方》治水肿尿涩。茯苓皮、椒目等分，煎汤，日饮取效。

简误：病人肾虚，小水自利，或不禁，或虚寒精清滑，皆不得服。（《神

农本草经疏·木部上品·茯苓》)

### 2. 明·卢之颐注

核曰：出太山山谷，及华山嵩山，郁州雍州诸处。生古松根下，下有茯苓，则松顶盘结如盖。

修治：去皮，捣作细末，入水盆中频搅，浮者滤去之，此即赤膜也，误服令人目盲，或瞳子细小。马蔺为之使。恶白蔹；畏牡蒙、地榆、雄黄、秦艽、龟甲。忌米醋酸物。得甘草、防风、芍药、紫石英、麦门冬，共疗五脏。

参曰：岁寒不凋，原具仙骨。虽经残斫。神灵勿伤，其精英不发于枝叶，而返旋生气，吸伏于踵，所谓真人之息也。故茯取伏义，苓取龄义。又松木参天条达之气，反潜隐不露，亦茯取伏义，苓取令义。二拟未确，聊备博采云尔。

对待惊骇气上，镇定不动。对待恐惧悸忡，形质块磊，气味清疏。对待晦滞立坚，心下结痛，神灵在躬。对待寒热外侮，幽静安闲。对待劳乱烦满，渗泄就下。对待水寒逆肺，清闲平淡。对待口焦舌干，转旋气化。对待小便闭癃，吸元归踵。对待游魂于天，恬澹虚无。对待神不内守，服气长生。(《本草乘雅半偈·茯苓》)

### 3. 明·徐彦纯注

成聊摄云：茯苓以伐肾邪。又云：脾恶湿，甘先入脾，茯苓、白术之甘以益脾，逐水。又云：津液少者甘润之，茯苓、白术之甘，缓脾生津。

洁古云：止消渴，利小便，除湿益燥，和中益气，利腰脐间血为主，治小便不通，溺黄，或赤而不利。如小便利，或数服之，则大损人目。如汗多，人服之，损元气，夭人寿。医言赤泻白补，上古无此说。

《主治秘诀》云：性温味淡，气味俱薄，浮而升，阳也。其用有五：止泻一，利小便二，开腠理三，除虚热四，生津液五也。又云：茯苓淡，为在天之阳也。阳当上行，何谓利水而泄下。经云气之薄者乃阳中之阴，所以茯苓利水而泄下，亦不离乎阳之体，故入手太阳。

东垣云：茯苓味甘而淡，性平，阳也。淡能利窍，甘以助阳，除湿之圣药也。味甘平，补阳益脾，逐水平火。寒淫所胜，小便不利，用淡味渗泄为阳也。治水缓脾，生津液，止渴导气。又云：分阴阳而导湿。

海藏云：入手足少阴、手足太阳也。白者入庚辛壬癸，色赤者入丙丁。伐肾邪，小便多则能止之，小便涩则能利之，与车前子相似。虽利小便，却不走气。酒浸，与光明朱砂同用，能秘真。其味甘平，如何是利小便？

丹溪云：茯苓属金，得松之余气所成。仲景利小便多用之。此治暴病新病

之要药，若久病阴虚者，恐未为相宜。（《本草发挥·茯苓》）

#### 4. 清·张志聪注

茯苓生大山古松根下，有赤白二种。下有茯苓，则上有灵气如丝之状，山中人亦时见之。《史记·龟策传》作茯苓谓松之神灵，伏结而成。小者如拳，大者如斗，外皮皱黑，内质光白，以坚实而大者为佳。

茯苓，本松木之精华，借土气以结成，故气味甘平，有土位中央而枢机旋转之功。禀木气而枢转，则胸胁之逆气可治也。禀土气而安五脏，则忧恚惊恐悸之邪可平也。里气不和，则心下结痛。表气不和，则为寒为热。气郁于上，上而不下，则烦满咳逆，口焦舌干。气逆于下，交通不表，则小便不利。茯苓位于中土，灵气上荟，主内外旋转，上下交通，故皆治之。久服安肝藏之魂，以养心藏之神。木生火也，不饥延年，土气盛也。

赤茯苓（附），主破结气，《药性本草》泻心、小肠、膀胱湿热，利窍行水。《本草纲目》附……

离松木本体，不附根而生者，为茯苓。不离本体，抱根而生者，为茯神。虽分二种，总以茯苓为胜。

茯苓皮，主治水肿肤胀，利水道，开腠理。《本草纲目》附。

神木（附），主治偏风，口面㖞斜，毒风筋挛，不语，心神惊掣，虚而健忘。《药性本草》附。

即茯神心内术也，又名黄松节。

愚谓：茯苓之皮与木，后人收用，各有主治，然皆糟粕之药，并无精华之气，不堪列于上品，只因茯苓而类载之于此。（《本草崇原·本经上品》）

#### 5. 清·姚球注

茯苓气平，禀天秋降之金气，入手太阴肺经；味甘无毒，得地中正之土味，入足太阴脾经；气平味和，降中有升，阴也。

胸者肺之分也，胁者肝之分也，肝主升而肺主降，肺金不足则气不降，肝木有余则气上逆，逆于肝肺之分，故在胸胁间也；茯苓入肺，气平则降，味甘可以缓肝，所以主之。

脾为土，肺为金，脾肺上下相交，则五脏皆和，位一身之天地矣，若脾肺失中和之德，则忧恚惊邪恐悸，七情乖戾于胸，发不中节而为病；茯苓味甘和脾，气平和肺，脾肺和平，七情调矣，心下脾之分也，湿热在脾则结痛，湿热不除，则流入太阳而发寒热，郁于太阴而烦满，湿乘肺金而咳逆；茯苓甘平淡渗，所以能燥脾伐水清金，治以上诸症也。

人身水道不通则火无制，而口焦舌干矣；茯苓入肺，以通水道，下输膀胱，则火有去路，故止口舌干焦。水道通，所以又利小便也。肝者魂之居也，而随魂往来者神也。

久服茯苓，则肺清肃，故肝木和平，而魂神安养也。不饥延年者，脾为后天之本，肺为元气之腑，脾健则不饥，气足则延年也。

制方：白茯同人参、白术、甘草、陈皮、山药、扁豆、白芍，治脾虚。同人参、白术、甘草、陈皮、半夏，名六君子汤，治咳而吐。同二术、泽泻、车前、白芍、陈皮、木瓜、猪苓，治水肿。同陈皮、半夏、甘草、人参、枳壳、川芎、白芍、归身、生地、前胡、葛根、桔梗、苏叶、生姜、大枣，名茯苓补心汤，治火郁心包痛而吐血咳逆。(《本草经解·木部·茯苓》)

### 6. 清·徐大椿注

茯苓生山谷之中，得松柏之余气，其味极淡，故为调补脾阴之药，义见石斛条下。

凡人邪气郁结，津液不行，则为痰为饮。痰浓稠为火之所结，饮清稀为水之所停。故治痰则咸以降之，治饮则淡以利之。若投以重剂，反拒而不相入，惟茯苓极轻淡，属土，土胜水能疏之涤之，令从膀胱以出，病渐去而不觉也。观仲景猪苓汤等方，五苓散等方义自见矣。(《神农本草经百种录·上品·茯苓》)

### 7. 清·陈修园注

茯苓气平入肺，味甘入脾。肺能通调，脾能转输，其功在于利小便一语。胸为肺之部位，胁为肝之部位，其气上逆则忧恚惊邪恐悸，七情之用因而弗调。心下为太阳之部位，水邪停留则结痛；水气不化则烦满；凌于太阴则咳逆；客于营卫则发热恶寒；内有宿饮则津液不升，为口焦舌干，唯得小便一利，则水行而气化诸疾俱愈矣。久服安魂养神、不饥延年者，以肺金为天，脾土为地，位一身之天地，而明其上下交和之效也。(《神农本草经读·上品·茯苓》)

### 8. 清·邹澍注

茯苓者，纯以气为用，故其治咸以水为事，观于仲景书其显然可识者，如随气之阻而宣水(茯苓甘草汤)，随水之淤而化气(五苓散)，气以水而逆，则冠以导水，而下气随之(茯苓桂枝甘草大枣汤、茯苓桂枝白术甘草汤)，水以气而涌，则首以下气，而导水为佐(桂枝五味甘草及诸加减汤)，水与气并壅于上，则从旁泄，而虑伤无过(茯苓杏仁甘草汤、茯苓戎盐汤、茯苓泽泻汤)，气与水偕溢于外，则从内挽而防脱其阳(防己茯苓汤)，气外耗则水内迫，故为君于启阳之剂(茯苓四逆汤)，气下阻则水中停，故见功于妊娠之疴(桂枝茯苓丸、葵子茯苓散)，凡此皆起阴以从阳，布阳以化阴，使清者条鬯

（音畅，义同），浊者自然退听，或从下行，或从外达，是用茯苓之旨，在补不在泄，茯苓之用，在泄不在补矣。

四逆散证，小便不利者加茯苓；理中丸证，悸者加茯苓。夫水不下行则必上壅，原属一贯，茯苓色白象肺，缘水土之阴，吸阳气而成，故其治为自上及下，直浚其源，非开导而使之泄也。

用茯苓方，桂苓五味去桂加姜辛半夏汤、肾气丸、栝蒌瞿麦丸，皆治渴。小半夏加茯苓汤、猪苓散、茯苓泽泻汤、五苓散、猪苓汤，皆治渴而兼呕。正合《本经》所谓"口焦，舌干，利小便矣"。乃茯苓甘草汤、干甘苓术汤，则指明不渴乃用，何哉？夫水与饮本系两端，其大本大源处，仲景未尝不分之极严，如痰饮水气之不同篇是也。

"卒呕吐，心下痞，膈间有水，眩悸者，小半夏加茯苓汤主之。"姜能止呕吐，夏能开痞满，而欲其行水，则恐非所擅也。能行水而止眩悸者，其惟茯苓乎！况苓桂术甘汤、葵子茯苓散，皆以茯苓治眩。茯苓桂枝甘草大枣汤、茯苓甘草汤、理中丸，皆以茯苓治悸，即"太阳病，发汗，汗出不解，其人仍发热，心下悸，头眩，身𥆧动，振振欲擗地者，真武汤主之"。方中茯苓之任亦甚重，宜茯苓为眩悸之主剂矣。乃桂枝甘草汤、小建中汤、炙甘草汤、四逆散之治悸，皆赖桂枝，半夏麻黄丸之治悸，又赖半夏何哉？夫悸之用桂枝与用茯苓，有心中、心下之分，其说见于饴糖；其用半夏与用茯苓，又有膈间、脐下之异，其说见于半夏。惟其治眩，则泽泻汤之因"心下支饮而冒眩"，葵子茯苓散之"妊娠，水气，身重，小便不利，洒淅恶寒，起即头眩"两者，均系水气，一仗泽泻，一仗茯苓，其义自应有别。然"身重，小便不利"自当属之下，"心下有支饮"自当属之上，则茯苓、泽泻之治眩，又显有上下之别矣，于此见悸与眩之病根在心已下者，皆为茯苓所宜，又可证茯苓之性，为由脾及肺，而《本经》于"忧恚、惊邪、恐悸"之下著"心下结痛"一语，非无故矣。

非水饮用茯苓，其责亦非轻者，尤不可不察也。夫茯苓之用，在气水转化之交，故补剂中用之，使脾交于肺（薯蓣丸）；风剂中用之，使阴从阳化（侯氏黑散）。上焦用之，则化阳归阴（酸枣仁汤）；下焦用之，则从阴引阳（肾气丸）。譬诸邮传之递接，过往之廨舍，非是不足以济道路之穷，聊远近之迹也。其显然可异者，尚有在上主气、在下主血之能。曰："胸痹，胸中气塞，短气，茯苓杏仁甘草汤主之。"曰："妇人咽中如有炙脔，半夏厚朴汤主之。"两者脾气俱已上行而肺为之阻，一则碍其直道，故升降不灵。一则碍其横络，故呼吸不利。病异方异，用意并异，茯苓之转升为降则同。曰："妇人宿有癥病，经断未及三月，得漏下不止，胎动在脐上者，桂枝茯苓丸主之。"曰：

"妇人怀妊，腹中疒痛，当归芍药散主之。"两者心肺俱已下行，而肝为之阻，一则滞气凝血，隔胎元之吸引，故当停反漏。一则流痰宿饮，混养胎之阴血，故虽动不漏。然茯苓之辟阻为通，则又无不同，其在上之功，则所谓通调水道，下输膀胱，在下之功，则所谓水精四布，五经并行，绝非治水，其功实附于治水。盖人身之经衢，惟气血为之运行，血自有营气之流转，气则赖津液以行故也。（《本经疏证·茯苓》）

### 9. 清·叶志诜注

霰结九秋，根寻夜燎，云粉中坚，彤丝上绕，磊珂跧龟，磛磏蹲鸟，抱木和神，攸处不扰。（《神农本草经赞·上经》）

### 10. 清·黄钰注

甘平。胸胁逆气，心下结痛则寒热烦满而咳逆，肝气上逆则忧恚惊邪而恐悸，因之口焦舌干，惟期小便得利。若欲安魂养神，是非久服不至。（《本草经便读·神农本草经·上品》）

# 地榆（榆皮）

【原文】地榆，味苦，微寒。主妇人乳痓痛，七伤，带下病；止痛；除恶肉；止汗；疗金创。生山谷。（《神农本草经·上品·地榆》）

【注释】

### 1. 明·缪希雍注

消酒，除消渴，补绝伤，产后内塞，可作金疮膏。得发良。恶麦门冬。

疏：地榆禀地中阴气，而兼得乎天之微阳，故味苦甘酸，气则微寒而无毒。气薄味厚，沉而降，阴也。入足厥阴、少阴，手足阳明经。妇人乳痓痛者，厥阴肝经有热，以致血分热壅所致也。七情伤于带脉，故带下也。五漏者，阳明大肠湿热伤血病也。血热则肿而作痛。恶肉者，亦血热极则瘀，故肿而成恶肉也。伤则出血，血出必发热而作痛，金疮是也。脓血不止，皆血热所致。诸瘘恶疮，莫不由血热所生。苦寒能凉血泄热，热散则血活肿消，故并主如上诸疾也。性行而带补，味兼甘酸，故补绝伤及产后内塞也。消酒，除渴，明目，止纯血痢、疳痢极效，治肠风者，皆善祛湿热之功也。沉寒入下焦，故多主下部湿热诸病。

主治参互：

地榆得金银花等分，佐以芍药、甘草、枳壳、黄连、乌梅，治血痢；如热在心经，下利纯鲜血，则加生犀角汁十五匙，神验。

绵地榆四两为君，加金银花两许，鲮鲤甲三片（土炒），研细，水酒煎浓，空心温热服。治横痃鱼口，有神。虽甚，四服无不消者；若已成脓，更加盐水炒黄芪五钱，白芷二钱，主速溃易合；去鲮鲤甲，并加牛膝、木瓜、僵蚕、黄柏，治下疳阴蚀极效。

《圣惠方》治妇人漏下赤白不止，令人黄瘦。地榆三两，米醋一斤，煮十余沸，去滓。食前稍热服一合。

崔元亮《海上方》，治赤痢不止者。地榆一斤，水三升，煎一升半，去滓再煎如稠汤，绞滤，空腹时服三合，日再服。

《活法机要》治久病肠风，痛痒不止。地榆五钱，苍术一两，水二钟，煎一钟，空心服，一日一服。

《肘后方》：治下血不止二十年者。地榆、鼠尾草各二两，水二升，煮一升，顿服。若不断，以水渍屋尘饮一小杯投之。

《宣明方》治结阴下血，腹痛不已。地榆四两，炙甘草三两，每服五钱，水一盏，入缩砂七枚，煎半盏，分二服。

《肘后方》治小儿疳痢。地榆煮汁，熬如饴糖，与服便已。

《千金方》治大指肿痛，地榆煮汁渍之，半日愈。

简误：地榆性寒而下行。凡脾胃虚寒作泄，白痢久而胃弱，胎产虚寒泄泻，血崩脾虚作泄，法并禁服。（《神农本草经疏·草部中品之下·地榆》）

### 2. 明·卢之颐注

核曰：生平原川泽。三月宿根布地作苗，独茎直上，高三四尺，对分出青色叶，似榆叶稍狭，细而长，边有锯齿。七月开花如椹，根似柳，外黑内红。根可酿酒，道方以之烧灰煮石。得发良。恶麦门冬，伏丹砂、雄、硫。

参曰：地，坤道也，至柔而动也刚，煮石成糜，足征刚而动矣。榆从俞，俞者，空中木，若舟楫之利，以济不通，故主脉道壅塞，致营血不能分流经隧，而为带下，五漏，乳产，汗出，种种证形，若乘木之有功也。（《本草乘雅半偈·神农本经中品四·地榆》）

### 3. 明·徐彦纯注

洁古云：性寒味苦。气味俱薄，体沉而降，阴中阳也。专治下焦血。

东垣云：治下焦血，肠风下血，及泻血。下血须用之。又云：地榆，味苦、甘、酸，阳中微阴。主妇人乳疾、七伤、带下，治下部脓血。（《本草发挥·地榆》）

### 4. 清·张志聪注

地榆一名玉豉，其臭兼酸，其色则赭，故《别录》又名酸赭，盖禀厥阴木火之气，能资肝脏之血也。主治妇人产乳痉病者，谓产后乳子，血虚中风而病痉。地榆益肝脏之血，故可治也。七伤者，食伤，忧伤，饮伤，房室伤，饥伤，劳伤，经络营卫气伤，内有干血，身皮甲错，两目黯黑也。地榆得先春之气，故能养五脏而治七伤。带下五漏者，带漏五色，或如青泥，或如红津，或如白涕，或如黄瓜，或如黑虾血也。止痛者，止妇人九痛，一阴中痛，二阴中淋痛，三小便痛，四寒冷痛，五月经来时腹痛，六气满来时足痛，七汗出阴中如虫啮痛，八胁下皮肤痛，九腰痛。地榆得木火之气，能散带漏下之瘀，而解阴凝之痛也。止汗者，止产后血虚汗出也。除恶肉，疗金疮者，生阳气盛，则恶肉自除，血气调和，则金疮可疗。(《本草崇原·本经中品》)

### 5. 清·叶志诜注

平原榆布，特立茎苗，宝珠安用，玉豉常调，阳骄雾敛，金铄石销，茗香酿熟，藉佐山肴。(《神农本草经赞·中经》)

### 6. 清·黄钰注

苦寒，无毒。主妇人乳产痉痛，并七伤五漏而兼除，治带下而止汗痛，疗金疮而除恶肉。(《本草经便读·神农本草经·中品》)

# 酸 枣 仁

【原文】酸枣仁，味酸，平。主心腹寒热，邪结气聚，四肢酸疼湿痹。久服安五脏，轻身延年。生川泽。(《神农本草经·上品·酸枣仁》)

【注释】

### 1. 明·缪希雍注

酸枣仁主……烦心不得眠，脐上下痛，血转久泄，虚汗烦渴，补中益肝气，坚筋骨，助阴气，能令人肥健。久服安五脏，轻身延年。

疏：酸枣仁得木之气而兼土化，故其实酸平，仁则兼甘。气味匀齐，其性无毒。为阳中之阴。入足少阳，手少阴，足厥阴、太阴之经。专补肝胆，亦复醒脾，从其类也。熟则芳香，香气入脾，故能归脾。能补胆气，故可温胆。母子之气相通，故亦主虚烦，烦心不得眠。其主心腹寒热，邪结气聚，及四肢酸疼湿痹者，皆脾虚受邪之病，脾主四肢故也。胆为诸脏之首，十一脏皆取决于胆。五脏之精气皆禀于脾。故久服之，功能安五脏，轻身延年也。

《别录》主烦心不得眠，脐上下痛，血转久泄，虚汗烦渴，补中益肝气，坚筋骨，助阴气，能令人肥健者，缘诸证悉由肝胆脾三脏虚而发。胆主升，肝藏血，脾统血。三脏得补，久而气增，气增则满足，故主如上功能也。

主治参互：

君茯神、远志、麦门冬、石斛、五味子、龙眼、人参，能止惊悸，并一切胆虚易惊。入温胆汤，治病后胆虚不眠。入归脾汤，治脾家气血虚，自汗，不眠，惊悸，不嗜食。《太平圣惠方》治骨蒸不眠心烦，用酸枣仁一两（炒研），水二盏，研绞取汁，煮粥熟，下地黄汁一合再煮，匀食。凡服固表药而汗不止者，用枣仁一两炒研，同地黄、白芍药、麦冬、五味子、龙眼肉、竹叶煎服，多服取效，汗乃心液故尔。《简便方》治睡中汗出（即盗汗），用酸枣仁、白茯苓、人参等分，为末，每服一钱，米饮下。《外台秘要》疗刺入肉，枣仁核烧存性，为细末，水服之立出。

简误：凡肝、胆、脾三经，有实邪热者勿用。以其收敛故也。（《神农本草经疏·木部上品·酸枣仁》）

### 2. 明·卢之颐注

核曰：出汴雒，及西北州郡，处处虽有，但分土产之宜与不宜耳。多野生，在坡坂及城垒间……但科小者，气味俱薄；科大者，气味俱厚。今陕西临潼山野所出亦好，此亦土地所宜也。

修治：酸枣用仁，以叶拌蒸半日，去皮尖。

先人云：味酸入肝，色赤入心，心之肝药也。有开义、出义、魂神义，欲魂来归，欲阖转入者，非所宜也。又云：棘刺外出，无邪服此，反伤其内。又云：《别录》主烦心不得眠者，心腹邪结气聚使然耳。服之结散聚消，心定烦息，故得睡眠。又云：未有散邪结气聚之物，能使卫气入脏而就安寝者。世人见不得睡眠，便用枣仁，思之真堪绝倒。

参曰：枣为脾果，味酸属木，脾之肝药也。色赤属火，脾之心药也。具春升夏出之机，脾之阳分药也。盖心腹居中，即脾土之宫位，为寒热邪气，结聚于中，不能主持四末，致成湿痹酸痛，而为凝闭之阴象者，枣能运行脾用，鼓舞脾阳，转凝闭为升出，结聚自散，痹闭自通矣。五脏居中，禀气于脾，亦仗以轻安也。（《本草乘雅半偈·酸枣仁》）

### 3. 明·徐彦纯注

海藏云：胡洽治振悸不得眠，用人参、白术、茯苓、甘草、生姜、酸枣仁（炒香），六物煮沸。本草注：治胆虚不眠，寒也，酸枣仁炒为末，竹叶调汤服出《圣惠方》。

治胆实，多睡热也，酸枣仁生用一钱，腊茶二钱，姜汁调服（出《济众方》）。（《本草发挥·酸枣仁》）

### 4. 清·张志聪注

酸枣始出河东川泽，今近汴洛及西北州郡皆有之。一名山枣，《尔雅》名棿。孟子曰：养其棿棘是也。其树枝有刺，实形似枣而圆小，其味酸，其色红紫。八月采实，只取核中之仁。仁皮赤，仁肉黄白。

按：酸枣肉味酸，其仁味甘而不酸。今既云酸枣仁，又云气味酸平，讹也。当改正。

枣肉味酸，肝之果也。得东方木味，能达肝气上行，食之主能醒睡。枣仁形圆色赤，禀火土之气化。火归中土，则神气内藏，食之主能瘪寐。《本经》不言用仁，而今时多用之。心腹寒热，邪结气聚者，言心腹不和，为寒为热则邪结气聚。枣仁色赤象心，能导心气以下交，肉黄象土，能助脾气以上达，故心腹之寒热邪结之气聚可治也。土气不达于四肢，则四肢酸痛。火气不温于肌肉，则周身湿痹。枣仁禀火土之气化，故四肢酸痛，周身湿痹可治也。久服安五脏，轻身延年。言不但心腹和平，且安五脏也。五脏既安，则气血日益，故又可轻身延年。（《本草崇原·本经上品》）

### 5. 清·姚球注

枣仁气平，禀天秋敛之金气，入手太阴肺经；味酸无毒，得地东方之木味，入足厥阴肝经、手厥阴风木心包络经。气味俱降，阴也。

心者胸臆之分，手厥阴心包络脉起之处；腹者中脘之分，足厥阴肝经行之地。心包络主热，肝主寒，厥阴主散，不能散则寒热邪结气聚矣。枣仁味酸，入厥阴，厥阴和，则结者散也。

四肢者手足也，两厥阴经行之地也，酸痛湿痹，风湿在厥阴络也；枣仁味酸益血，血行风息，气平益肺，肺理湿行，所以主之也。心包络者，心之臣使也，代君行事之经也，肝者生生之脏，发荣之主也。

久服枣仁，则厥阴阴足，所以五脏皆安。气平益肺，所以轻身延年也。

制方：枣仁同茯神、远志、麦冬、石斛、五味、圆肉、人参，治惊悸。同生地、白芍、麦冬、五味、圆肉、竹叶，治自汗。同茯神、人参，治盗汗。同人参、茯神、白术、甘草，治振悸不眠。同知母、茯神、甘草，名酸枣仁汤，治虚烦不眠。（《本草经解·木部·酸枣仁》）

### 6. 清·邹澍注

试以《本经》大枣主治与酸枣主治较之，惟其乔生则气生厚，惟其丛生遂气力薄，厚则甘，薄则酸。《阴阳应象大论》云："辛甘为阳，酸苦为阴。"又曰："味薄则泄，厚则通。气薄则发泄，厚则发热。"故大枣主心腹邪气，是振其中而使之外达；酸枣主心腹寒热邪结气聚，是疏其中而导之外泄。大枣主四肢重，是助其经气，使其转接之间，阻碍不生；酸枣主四肢酸疼湿痹，是鼓其经气，使其转接之间，留着解散。惟其力厚，则既助十二经之行，仍能使全气内转，故复补少气、少津液、身中不足；力薄，则鼓荡经气使外达遂，不能复归，致卫气行于阳，不得入于阴，此陶隐居谓噉之能醒睡，不为无故矣。由此观之，《本经》酸枣主治，是酸枣之功能，非酸枣仁之功能。酸枣自醒睡，酸枣仁自治不眠，故《本经》于酸枣气味上并不著仁字，而隐居亦不言噉其仁，可见《别录》主治，乃酸枣仁之主治，即其味甘而不酸，可证也。杏为心果，其仁入肺而宣气；桃为肺果，其仁入肝而宣血；则枣为脾果，其仁入肾而宣水决矣。虽然枣仁用酸枣之仁，不用大枣之仁，何也？盖大枣补而仁则泄，酸枣泄而仁则补。《别录》云："陈枣核中仁，味苦，燔之主腹痛邪气。"酸枣仁则甘，以是酸枣仁之用广于大枣仁矣。烦心不得睡，水不上济于心也。脐上下痛，水不宣而停于所治也。血转久泄者，肝无所藉而不藏。虚汗烦渴者，心无所资而不润。水气能涵木，木得涵而筋骨遂坚，筋骨坚而阴气有所守，阴气有所守，则阳亦充于外而肌肉丰、气力优矣。

　　"心中烦，不得卧，黄连阿胶汤主之。""虚烦，不得眠，酸枣仁汤主之。"同是心烦，同是不寐，两方无一味之同，岂不得卧、不得眠有异耶！抑心中烦与虚烦固不同耶！夫寐，谧也，静谧无声也（《释名》）。眠，犹瞑也（《后汉书·冯衍传》注，《玉篇》"眠，瞑同"）；泯也，泯泯无知也（《释名》）。卧，犹息也（《后汉书·隗嚣传》注），僵也（《广雅释诂》）。是寐者能卧而未必安静，眠者且能熟寐而无知，不得卧则或起或寝，并不能安于床席矣，于此见虚烦不得眠，虽亦静谧，但时多扰乱也，心中烦不得卧，则常多扰乱，且不得静谧矣。夫寐系心与肾相交，能静谧而时多扰乱，乃肾之阴不继，不能常济于心。常多扰乱而不得静谧，乃邪火燔盛，纵有肾阴相济，不给其烁。况一为伤寒，本系急疾之病，且少阴病仅在二三日以上，其急疾抑又可想。一为虚劳，则本缓疴虚证，故其治法泻火滋阴，相去霄壤。一以阿胶、鸡子黄安心定血，而外并主以苦燥之芩连，开阴之芍药。一以酸枣仁、茯苓启水上滋，而外更益以甘润之知母，开阳之芎劳。岂可同日语哉！故后世用酸枣仁诸方，始终只治不睡，并无他歧相搅，乃立异者或以为生用能醒睡，是牵合陶隐居之说，以简要济众一方为据，不知其方用酸枣仁止一两，用蜡茶至二两，且以生姜汁涂炙，是以茶醒睡，用酸枣仁为反佐，若据此为醒睡之典，则麻黄汤中有治中风自汗之桂枝，亦可谓为止汗耶！或以为酸枣仁治不寐，乃治邪结气聚之不寐，是牵合《本经》之文，且谓未有散邪结气聚之物，能使卫气入脏而就安寝者，不思仲景用酸枣仁汤，明明著"虚劳，虚烦不得眠"之语，虚烦不得眠犹可目为邪结气聚耶！虚劳亦岂邪结气聚可成者耶！纵邪结气聚亦可成虚劳，则此不得眠，且将与栀子豉汤证相比矣。若谓卫气不得归脏，又与半夏秫米汤相比矣。仲景又何别用酸枣仁汤为哉！（《本经疏证·酸枣仁》）

### 7. 清·叶志诜注

高者束音刺重平声，低者束并，渴自含津，暝方解醒，醯乞分瓨音缸，梅调佐鼎，养小取材，场师奚哂。（《神农本草经赞·上经》）

### 8. 清·黄钰注

酸平。邪结气聚，心腹寒热，酸痛湿痹。久服则五脏亦安，延年身利。（《本草经便读·神农本草经·上品》）

# 杜　仲

【原文】杜仲，味辛，平。主腰脊痛；补中益精气，坚筋骨，强志；除阴下痒湿，小便余沥。久服轻身，耐老。一名思仙。生山谷。（《神农本草经·上品·杜仲》）

【注释】

### 1. 明·缪希雍注

杜仲，主腰脊痛……脚中酸痛不欲践地，久服轻身耐老。

疏：杜仲禀阳气之微，得金气之厚，故其味辛，气平无毒。《别录》加甘温。甄权言苦暖。应是辛苦胜而苦次之，温暖多而平为劣也。气薄味厚，阳中阴也。入足少阴，兼入足厥阴经。按《本经》所主腰脊痛，益精气，坚筋骨，脚中酸痛不欲践地者，盖腰为肾之府，经曰：动摇不能，肾将惫矣。又肾藏精而主骨，肝藏血而主筋。二经虚则腰脊痛而精气乏，筋骨软而脚不能践地也。

《五脏苦欲补泻》云：肾苦燥，急食辛以润之。肝苦急，急食甘以缓之。杜仲辛甘俱足，正能解肝肾之所苦，而补其不足者也。强志者，肾藏志，益肾故也。除阴下痒湿，小便涂沥者，祛肾家之湿热也。益肾补肝，则精血自足，故久服能轻身耐老。其主补中者，肝肾在下，脏中之阴也。阴足则中亦补矣。

主治参互：

同牛膝、枸杞子、续断、白胶、地黄、五味子、菟丝子、黄柏、山药，治肾虚腰痛，及下部软弱无力。

崔元亮《海上方》，治肾虚腰痛。用杜仲去皮酥炙黄，一斤分作十剂。每夜取一剂，以水一升浸至五更，煎三分减一，取汁去滓，以羊肾三四枚切片放下，再煎三五沸，如作羹法，和以椒盐，空腹顿服。

《得效方》治风冷伤肾，腰背虚痛。杜仲一斤切炒，酒二升，渍十日，日服三合。

《肘后方》治病后虚汗，及目中流泪。杜仲、牡蛎等分，为末。卧时水服五匕，不止更服。

《简便方》治频惯堕胎，或三四月即堕者。于两月前，以杜仲八两（糯米煎汤，浸透，炒去丝）、续断二两（酒浸，焙干）为末，以山药五六两为末作糊，丸梧子大。每服五十丸，空心米饮下。青娥丸。见补骨脂条下。

简误：肾虚火炽者不宜用，即用当与黄柏、知母同。（《神农本草经疏·木部上品·杜仲》）

### 2. 明·卢之颐注

核曰：出上虞山谷，及上党、汉中。上虞在豫州。虞，虢之虞，非会稽上虞县也。今出建平、宜都，及商州、成州、峡州，诸山大谷中亦有之。

修治：削去粗皮。每十六两，用酥一两，蜜三两，和涂火炙，以尽为度。锉细用。

先人云：杜仲，从土从中，其色褐，为土克水象，肾之用药也。腰本肾府，湿土为害，必侵肾水，而腰先受之，据名据色，可以疗也。若象形，能使筋骨相着，又一义矣。

参曰：杜，牝。仲，次，合阴，合耦，合象太阴之始生。自上而下，从外而内者也。皮络如绵，皮理如革，合至阳沦肤始尽，至阴容平始平也。平则转出为降，降则中实；中实，遂成入令矣。入则精志益，筋骨强，藏精而起亟矣。何患老之将至，余沥之有；又何患脏阴之形未充，致奉生者少，转为痿厥，及木用不及之有。既容且平，又何患长夏之土化未攘，与秋金骤敛，中含润湿之有。（《本草乘雅半偈·杜仲》）

### 3. 明·徐彦纯注

洁古云：性温，味辛、甘。气味俱薄，沉而降，阳也。其用壮筋骨，及足弱无力以行。

东垣云：杜仲能使筋骨相着。（《本草发挥·杜仲》）

### 4. 清·张志聪注

杜仲木皮，状如厚朴，折之有白绵相连，故一名木绵。杜字从土，仲者中也。此木始出豫州山谷，得中土之精，《本经》所以名杜仲也。李时珍曰：昔有杜仲，服此得道，因以名之谬矣。在唐宋本草或有之矣，《神农本经》未必然也。

杜仲皮色黑而味辛平，禀阳明、少阴金水之精气。腰膝痛者，腰乃肾府，少阴主之。膝属大筋，阳明主之。杜仲禀少阴、阳明之气，故腰膝之痛可治也。补中者，补阳明之中土也。益精气者，益少阴肾精之气也。坚筋骨者，坚阳明所属之筋，少阴所主之骨也。强志者，所以补肾也。阳明燥气下行，故除阴下痒湿，小便余沥。久服则金水相生，精气充足，故轻身耐老。

　　愚按：桑皮、桑叶有丝，蚕食桑而结茧，其色洁白，其质坚牢，禀金气也。藕与莲梗有丝，生于水中，得水精也。杜仲色黑味辛而多丝，故兼禀金水之气化。（《本草崇原·本经上品》）

### 5. 清·姚球注

　　杜仲气平，禀天秋降之金气；味辛无毒，得地润泽之金味，专入手太阴肺经。气味升多于降，阴也。

　　腰者肾之腑，膝者肾所主也；杜仲辛平益肺，肺金生肾水，所以腰膝痛自止也。中者阴之守也。辛平益肺，肺乃津液之化源，所以阴足而补中也；初生之水谓之精，天一之水也，杜仲入肺，肺主气而生水，所以益精气。精气益则肝有血以养筋，肾有髓以填骨，所以筋骨坚也。

　　肺主气，辛平益肺，则气刚大，所以志强。阴下者即篡间，任脉别络也；痒湿者，湿也。杜仲辛平润肺，则水道通而湿行也。小便气化乃出，有余沥气不收摄也；杜仲益肺气，气固则能摄精也。

　　久服辛平益气，气充则身轻；辛润滋血，血旺则耐老也。盐水炒则入肾，醋炒则入肝，以类从也。

　　制方：杜仲同续断、砂仁，治胎前杂症。同续断、山药糊丸，治频堕胎。专一味酒炒，丸，治腰背痛。（《本草经解·木部·杜仲》）

### 6. 清·徐大椿注

　　杜仲，木之皮，木皮之韧且厚者此为最，故能补人之皮。又其中有丝连属不断，有筋之象焉，故又能续筋骨。因形以求理，则其效可知矣。（《神农本草经百种录·上品·杜仲》）

### 7. 清·陈修园注

　　杜仲气味辛平，得金之气味；而其皮黑色而属水，是禀阳明、少阴金水之精气而为用也。腰为肾府，少阴主之；膝属大筋，阳明主之；杜仲禀少阴、阳明之气，故腰膝之痛可治也。补中者，补阳明之中土也；益精者，益少阴之精气也；坚筋骨者，坚阳明所属之筋，少阴所主之骨也；强志者，肾藏志，肾气得补而壮，气壮而志自强也。阳明燥气下行，故除阴下湿痒，小便余沥也。久服则金水相生，精气充足，故轻身耐老也。（《神农本草经读·上品·杜仲》）

### 8. 清·邹澍注

杜仲之治，曰主腰脊痛，别于因风寒湿痹而为腰脊痛也。曰补中、益精气、坚筋骨、强志，以能主腰脊痛而究极言之也。盖木皮之厚无过于杜仲，犹人身骨肉之厚无过于腰脊。木皮皆燥，独杜仲中含津润，犹腰脊之中实藏肾水，肾者藏精而主作强，此所以得其敦厚津润，以补其中之精，并益其精中之气，而痛自可已。然敦厚津润，气象冲容，魄力和缓，何筋骨之能坚，志之能强？殊不知味之辛，即能于冲容和缓中发作强之机，而于敦厚津润中行坚强之势，且其皮内白丝缠联，紧相牵引，随处折之，随处密布，是其能使筋骨相著，皮肉相帖，为独有之概，非他物所能希也。虽然坚筋骨、强志，皆腰脊以内事，谓之补中益精气可矣。阴下痒湿，小便余沥，腰脊以外事，何又能除？夫肾固主收摄一身水气，分布四藏，以为泣为涎为汗为涕为唾，而伸其变化云，为是之谓作强，是之为技巧，假使所居之境，所治之地而渗漏不已，关键无节，又安得筋骨之能坚，志之能强，故惟能除阴下痒湿，小便余沥而后筋骨可坚，志可强，实皆腰脊以内事，不得云在腰脊外也。(《本经续疏·上品》)

### 9. 清·叶志诜注

杜父仙去，嘉荫翘思，紫封巨植，白折轻丝，足知为屦，牙效烹葵，形兼榆柘，酥蜜相宜。(《神农本草经赞·上经》)

### 10. 清·黄钰注

辛平。补中而益精气，主腰膝之痛疼，坚筋骨而强志，阴下之湿痒可除，小便之余沥亦治。(《本草经便读·神农本草经·上品》)

## 桑寄生（桑上寄生）

【原文】桑上寄生，味苦，平。主腰痛，小儿背强，痈肿；安胎；充肌肤；坚发齿；长须眉。其实，明目，轻身通神。一名寄屑，一名寓木，一名宛童。生川谷。(《神农本草经·上品·桑上寄生》)

【注释】

### 1. 明·缪希雍注

主金疮，去痹，女子崩中，内伤不足，产后余疾，下乳汁。其实：主明目，轻身通神。

疏：桑寄生感桑之精气而生，其味苦甘，其气平和，不寒不热，固应无毒。详其主治，一本于桑。抽其精英，故功用比桑尤胜。腰痛及小儿背强，皆血不足之候。痈肿多由于荣气热。肌肤不充由于血虚。齿者骨之余也。发者血之余也。益血则发华。肾气足则齿坚而须眉长。血盛则胎自安。女子崩中及内伤不足，皆血虚内热之故。产后余疾，皆由血分。乳汁不下，亦由血虚。金疮则全伤于血。上来种种疾病，莫不悉由血虚有热所发。此药性能益血，故并主之也。兼能祛湿，故亦疗痹。

实：味甘平，亦益血之药，故主治如经所云也。

主治参互：

同枸杞子、地黄、胡麻、川续断、何首乌、当归、牛膝，治血虚手臂骨节疼痛。入独活寄生汤，疗一切风湿痹。

《圣惠方》疗胎动腹痛，桑寄生一两五钱，阿胶（炒）五钱，艾叶五钱，水一盏半，煎一盏，去滓温服。或去艾叶，以其热也。（《神农本草经疏·木部上品·桑上寄生》）

### 2. 明·卢之颐注

核曰：近海州邑及海外之境，地暖不蚕，桑无采剪之苦，气厚意浓，兼之鸟食榕实，粪落桑上，乘气而生。叶如橘而软厚，茎如槐而肥脆。

修治：根茎枝叶，并铜刀锉细，阴干，不可见火。

参曰：故主形骸寄生之齿发须眉，及胞胎痈肿。坚之、长之、安之、疗之，其功独著。若主腰痛，治背强，充肌肤，及明目轻身通神者，此属形骸亲相分，特易易耳。（《本草乘雅半偈·桑上寄生》）

### 3. 明·徐彦纯注

丹溪云：桑寄生，药之要品也。自《图经》以下失之，而俗医又不识其的，惜哉！以其生于近海州邑及海外，其地暖，不蚕，由是桑木得气之厚，生意浓郁，而无采捋之苦。但桑上自然生出，且所生处皆是光泽皮肤之上，何曾所谓节间可容他树子耶？此说得之海南北道宪金老的公云。（《本草发挥·桑上寄生》）

### 4. 清·张志聪注

桑寄生始出弘农川谷及近海州邑海外之境，其地暖而不蚕。桑无剪伐之苦，气厚力充，故枝节间有小木生焉，是为桑上寄生。寄生之叶如橘而厚软。寄生之茎，如槐而肥脆。四月开黄白花，五月结黄赤实，大如小豆，有汁稠粘。断茎视之色深黄者良。寄生木枫槲榉柳水杨等树上皆有之。须桑上生者可用。世俗多以寄生他树者伪充，不知气性不同，用之非徒无益而反有害。一种黄寄生，形如石斛，一种如柴，不黄色者，皆伪也。

寄生感桑气而寄生枝节间，生长无时，不假土力，夺天地造化之神功。主治腰痛者，腰乃肾之外候，男子以藏精，女子以系胞。寄生得桑精之气，虚系而生，故治腰痛。小儿肾形未足，似无腰痛之证，应有背强痈肿之疾。寄生治腰痛，则小儿背强痈肿，亦能治之。充肌肤，精气外达也。坚发齿，精气内足也。精气外达而充肌肤，则须眉亦长。精气内足而坚发齿，则胎亦安。盖肌肤者，皮肉之余。齿者，骨之余。发与须眉者，血之余。胎者，身之余。以余气寄生之物，而治余气之病，同类相感如此。

寄生实气味甘平，无毒。主明目，轻身，通神。（《本草崇原·本经上品》）

**5. 清·徐大椿注**

寄生乃桑之精气所结，复生小树于枝间，有子之象焉，故能安胎。其性与桑相近，故亦能驱风养血。其生不着土，资天气而不资地气，故能滋养血脉于空虚之地，而取效更神也。（《神农本草经百种录·上品·桑上寄生》）

**6. 清·邹澍注**

夫桑本柔凉润泽，其气上及巅顶，旁抵四肢，观《图经》述桑枝本主“上气、眼运、肺气、咳嗽、遍体风痒、干燥、水气、脚气、风气、四肢拘挛”，再以其上所寄生者而推之，是必尤能发其余泽以溉其所赘矣。托滋液而团结于上者，非目而何？其实主明目，毋容详释也。（《本经续疏·上品》）

**7. 清·叶志诜注**

瞻彼菀柔，夤缘苞系，共气分形，缘根附蒂，柳紫稽疑，茑青殊裔，豆实香稠，苍梧酒剂。（《神农本草经赞·上经》）

**8. 清·黄钰注**

苦平。长须眉而坚发齿，充肌肤而主腰疼，兼治小儿之背强痈肿，女子之胎气安宁。（《本草经便读·神农本草经·上品》）

## 女贞子（女贞实）

**【原文】**女贞实，味苦，平。主补中，安五脏，养精神，除百疾。久服肥健，轻身不老。生山谷。（《神农本草经·上品·女贞实》）

**【注释】**

**1. 明·缪希雍注**

疏：女贞实禀天地至阴之气，故其木凌冬不凋。《神农》：味苦气平。《别录》加甘无毒。观今人用以为变白多效者，应是甘寒凉血益血之药。气薄味厚，阴中之阴，降也。入足少阴经。夫足少阴为藏精之脏，人身之根本。虚则五脏虽无病而亦不安，百疾丛生矣。经曰：精不足者，补之以味。盖肾本寒，因虚则热而软，此药气味俱阴，正入肾除热补精之要品。肾得补则五脏自安，精神自足，百疾去而身肥健矣。其主补中者，以其味甘，甘为土化，故能补中也。所主如上功能，则轻身不老盖有自矣。此药有变白明目之功，累试辄验，而经文不载，为阙略也。叶长子黑色者为女贞。叶微圆子红色者为冬青，亦能治风虚，补益肌肤。

主治参互：

同地黄、何首乌、人参、麦门冬、旱莲草、南烛子、牛膝、枸杞子、山药、没食子、桑椹子、黄柏、椒红、莲须，为变白要药。同甘菊花、生地黄、蒺藜、枸杞子，能明目。

《简便方》治虚损百病，久服须白再黑，返老还童。用女贞实十月上巳日收，阴干，用时以酒浸一日，蒸透晒干一斤四两，旱莲草五月收，阴干十两为末，桑椹子四月收，阴干十两为末，炼蜜丸如梧子大。每服七八十丸，淡盐汤下。若四月收桑椹，捣汁和药，七月收旱莲捣汁和药，即减蜜之半矣。

《济急仙方》治风热赤眼。冬青子不拘多少，捣汁重汤熬膏，净瓶收固，每用点眼。

《普济方》治一切眼疾。冬青叶研烂，入朴硝贴之。海上方也。

简误：气味俱阴，变白家当杂保脾胃药，乃椒红温暖之类同施。否则恐有腹痛作泄之患。

附：枸骨，《本经》附出女贞条下，不载气味所主。然观陈藏器云：其皮堪浸酒，补腰膝令健，枝叶烧灰淋汁，或煎膏，涂白癜风，亦可作稠煎傅之。应是苦寒无毒，气味俱阴，入肝入肾之药也。惟春入肝，故主白癜风。盖肝为风木之位，藏血之脏。血虚则发热，热甚则生风，苦寒能凉血清热，故主之也。其补腰膝令健者，腰为肾之府，肾虚则湿热乘之而腰膝不利，又肾为作强之官，虚则热而软，故其性欲坚，急食苦以坚之。此药味苦入肾，正遂其欲坚之性耳。肾气既实则湿热自除，而腰膝自健矣。

主治参互：

秘方：取其叶煮饮，治痰火甚验。盖痰火未有不因阴虚火炎，上烁乎肺，煎熬津液而成。此药直入足少阴经补养阴气，则痰火自消，如釜底抽薪之意也。兼能散风毒恶疮。

昔有老妓患杨梅结毒三十年者，有道人教以单服此药，疮愈而颜色转少。皆假其清热凉血之功耳。一名枢木，黑子者名极木，又名猫儿刺。用作罗经入地不差。

简误：脾胃虚寒作泄，及火衰阴痿者，忌之。（《神农本草经疏·木部上

品·女贞实》）

### 2. 明·卢之颐注

核曰：出武陵山谷，诸处时有。

参曰：不曰士贞，而曰女贞，谓主居中之脏阴故也。则凡脏室萎顿，以及精神魂魄意志，离败而为百病者，靡不相宜；故久服则散精于肝，而淫气于百骸，肥健轻身不老，其外征也。（《本草乘雅半偈·女贞实》）

### 3. 清·张志聪注

女贞木始出武陵山谷，今处处有之。叶似冬青，凌冬不落。五月开细青白花，结实，九月熟，紫黑色，放虫造成白蜡者，女贞也。无蜡者，冬青也。

三阳为男，三阴为女，女贞禀三阴之气，岁寒操守，因以为名。味苦性寒，得少阴肾水之气也。凌冬不凋，得少阴君火之气也。作蜡坚白，得太阴肺金之气也。结实而圆，得太阴脾土之气也。四季常青，得厥阴肝木之气也。女贞属三阴而禀五脏五行之气，故主补中，安五脏也。水之精为精，火之精为神，禀少阴水火之气，故养精神。人身百病，不外五行，女贞备五脏五行之气，故除百病。久服则水火相济，五脏安和，故肥健，轻身不老。（《本草崇原·本经上品》）

### 4. 清·姚球注

女贞子气平，禀天秋收之金气，入手太阴肺经；味苦无毒，得地南方之火味，入手少阴心经。气味俱降，阴也。

中者阴之守也；五脏者藏阴者也，女贞气平益肺，肺为津液之化源，所以补中而脏安也。心者神之居，肺者水之母；入心肺而益阴，阴足气充，气充神旺精生，所以主养精神也。气失其平则为病，女贞气平，肺主气，气得其平，百病皆除矣。人身有形之皮肉筋骨，皆属阴者也；女贞平苦益阴，则肌肉自丰、筋骨自健也。

心者生之本，其华在面，肺者气之源，气足则身轻，血华故不老也。

制方：女贞同甘菊、生地、杞子、蒺藜，治目昏暗。捣汁熬膏，埋地中七日，点风热赤眼。（《本草经解·木部·女贞子》）

### 5. 清·叶志诜注

贞固称名，冻青类族，德育阴精，质森刚木，蜡放花凝，鸹来果熟，珠贯累累，牛李同馥。（《神农本草经赞·上经》）

### 6. 清·黄钰注

苦平。安五脏而养精神，补中虚而除百病。久服则肥健轻身。（《本草经便读·神农本草经·上品》）

# 芡实（鸡头实）

【原文】鸡头实，味甘，平。主湿痹、腰脊膝痛；补中；除暴疾；益精气；强志；令耳目聪明。久服轻身不饥，耐老神仙。一名雁啄实。生池泽。（《神农本草经·上品·鸡头实》）

【注释】

### 1. 明·缪希雍注

疏：鸡头实禀水土之气以生，故味甘，气平，无毒。入足太阴、少阴。补脾胃，固精气之药也。脾主四肢，足居于下，多为湿所侵，以致腰脊膝痛而成痹。脾气得补，则湿自不容留，前证皆除矣。脾主中州，益脾故能补中。肾藏精与志，入肾故主益精强志。暴病多属火，得水土之阴者能抑火，故主除暴疾也。精气足，脾胃健，则久服耳目聪明，轻身不饥，耐老神仙所自来矣。

简误：君山药、白茯苓、白术、人参、莲肉、薏苡仁、白扁豆，为补脾胃要药。一味捣末熬，金樱子煎，和丸。服之补下元益人，谓之水陆丹。

《经验方》鸡头粥：法用鸡头实三合，煮熟去壳，粳米一合煮粥，日日空心食。能益精气，强志意，利耳目。

《永类钤方》四精丸：治思虑色欲过度，损伤精气，小便数，遗精。用秋石、白茯苓、芡实、莲肉各二两，为末，蒸枣和丸梧子大。每服三十丸，空心盐汤送下。

简误：芡实生食味涩，动风冷气，小儿不宜多食，以其难消化也。（《神农本草经疏·果部三品·鸡头实》）

### 2. 明·卢之颐注

核曰：出雷池池泽，处处亦有，武林者最胜。

修治：先蒸熟，日中晒裂取仁亦可，舂取粉用。《暇日记》云：芡实一斗，以防风四两煎汤浸过，经久不坏。

参曰：芡生水中，花实向日，具既济水火义。又草木类，全藉水土，吮抽发育，芡则更藉日中火，为先后身，亦具木胎火里义。

先人《博议》云：芡乃大中之小，粗中之精，涩中之甘，荆棘中之软美，壅滞中之流行，意阑中之气悟，疲惫中之强武。然于精细甘美之间，所含畜力，且刚且久，故饵食者，贵细贵长，毋贵多贵数也。（《本草乘雅半偈·芡实》）

### 3. 明·徐彦纯注

丹溪云：芡属土而有水。经云补中。《日华子》云言补胃。《衍义》乃言不益脾胃，恐是当时有食之过量而为病者，遂直书之，未之思尔。（《本草发挥·芡实》）

### 4. 清·徐大椿注

鸡头生于水中，而其实甘淡，得土之正味，乃脾肾之药也。脾恶湿而肾恶燥，鸡头虽生水中，而淡渗甘香，则不伤于湿。质粘味涩，而又滑泽肥润，则不伤于燥。凡脾肾之药，往往相反，而此则相成，故尤足贵也。（《神农本草经百种录·上品·鸡头实》）

### 5. 清·张志聪注

芡始出雷池池泽，今处处有之，武林者最胜……南楚谓之鸡头青，徐、淮、泗谓之芡。

芡实气味甘平，子黄仁白，生于水中，花开向日，乃阳引而上，阴引而下，故字从欠，得阳明少阴之精气。主治湿痹者，阳明之上，燥气治之也。治腰脊膝痛者，少阴主骨，外合腰膝也。补中者，阳明居中土也。除暴疾者，精气神三虚相搏，则为暴疾。芡实生于水而向日，得水之精，火之神。茎刺肉白，又禀秋金收敛之气，故治三虚之暴疾。益精气强志，令耳目聪明者，言精气充益，则肾志强。肾志强则耳目聪明。盖心肾开窍于耳，精神共注于目也。久服则积精全神，故轻身不饥，耐老神仙。（《本草崇原·本经上品》）

### 6. 清·姚球注

芡实气平涩，禀天秋收之金气，入手太阴肺经；味甘无毒，得地中正之土味，入足太阴脾经。气味降多于升，阴也。

脾为湿土而统血，湿邪伤于下，则走腰脊膝，致血泣而成痹；芡实甘平，则益脾肺，肺通水道则湿行，脾和则血活，而痹者瘳矣。中者脾也，味甘益脾，故能补中。

暴疾多属于火；得水之精者，多能抑火，芡实味甘属土，而生于水，所以制火而主暴疾。肾藏精，肺为金而肾为水；气平益肺，肺气旺则生精。金生水也，味甘益脾，脾气升；气平益肺，肺气降。升降如，则天清地宁，养之以刚大，而志强矣。味甘益脾，脾统血，目得血则明，耳得血则聪，故令耳目聪明也。

久服气平益肺，肺气充则身轻。味甘益脾，脾血旺耐老不饥也。肺脾气血充足，神仙有自来矣。

制方：芡实同金樱子丸，补下元虚。同白茯、秋石、莲肉、枣肉丸，治便

数遗精。(《本草经解·果部·芡实》)

**7. 清·邹澍注**

芡茎不弱于荷茎，其长且倍焉。然任蟠屈于水中而叶终不离水面者，地之气能隔水以交天，天之气不能越水以交地，则承接于天者，究在水而不在土也，故夫芡开花向日，向日结包与天上之阳相嘘吸而成实，则为秉气于阳矣。夫水中之气不能出水，又何异腰脊与膝为湿所蔽不得交于阳耶！乃芡者偏能共水外之阳，嘘吸以钟生趣，故主为湿痹、腰脊膝痛、补中。腰脊膝固皆系属水藏，而资阳气以运动者也，被水气蔽而为痛，则受阳之益而痛已矣。资始于水下之土，资生于水外之火，火土相煅则成金，而偏在水中，具坚刚之性，洁白之色，不受泥之污、日之暴，则受日暴泥污以为病者，均藉此可已。曰除暴疾正对主湿痹腰脊膝痛补中而言，非特能致阳于阴，并能起阴御阳也。心之志，耳目之聪明，皆阴中之生气而注于阳者，能于精中益气以交阳，则志之强，耳之聪，目之明，正有不期然而然者，特精盈而气不能摄之以交于阳者则可，精不足而有是，则无益矣。(《本经续疏·上品》)

**8. 清·叶志诜注**

橐韬川植，论斗剥肤，猬毛青涌，鸡啄红敷，盘轮绐褚，囊截明珠，上池华液，挹注嗳嚅。(《神农本草经赞·上经》)

**9. 清·黄钰注**

甘平。强志益精，主治湿痹，腰脊膝疼，补中除暴，耳目聪明。久服不饥，耐老身轻。(《本草经便读·神农本草经·上品》)

# 龙　骨

【原文】龙骨，味甘，平。主心腹鬼疰，精物老魅，咳逆，泄痢脓血，女子漏下；癥瘕坚结；小儿热气惊痫。龙齿，主小儿、大人惊痫，癫疾狂走，心下结气，不能喘息；诸痉；杀精物。久服轻身，通神明，延年。生山谷。(《神农本草经·上品·龙骨》)

【注释】

**1. 明·缪希雍注**

疗心腹烦满，四肢枯瘘，汗出，夜卧自惊，恚怒伏气在心下，不得喘息，肠痈内疽，阴蚀，止汗，缩小便，溺血，养精神，定魂魄，安五脏。

白龙骨：疗梦寐泄精，小便泄精。

齿：主小儿、大人惊痫、癫疾狂走，心下结气，不能喘息，诸痉，杀精物，小儿五惊十二痫，身热不可近，大人骨间寒热。又杀蛊毒。得牛黄、人参良。畏石膏。忌鱼及铁。

疏：龙禀阳气以生，而伏于阴，为东方之神，乃阴中之阳，鳞虫之长，神灵之物也。故其骨味甘平，气微寒，无毒。内应乎肝，入足厥阴、少阳、少阴，兼入手少阴、阳明经。神也者，两精相合，阴阳不测之谓也。神则灵，灵则能辟邪恶、蛊毒、魑魅之气，及心腹鬼疰、精物老魅，遇之则散也。咳逆者，阳虚而气不归元也。气得敛摄而归元，则咳逆自止。其性涩以止脱，故能止泄痢脓血，因于大肠虚而久不得止，及女子漏下也。小儿心肝二脏虚则发热，热则发惊痫，惊气入腹则心腹烦满，敛摄二经之神气而平之，以清其热则热气散，而惊痫及心腹烦满皆自除也。肝气贼脾，脾主四肢，故四肢痿枯，肝宁则热退，而脾亦获安，故主之也。汗者，心之液也。心气不收，则汗出。肝心肾三经虚，则神魂不安而自惊。收敛三经之神气，则神魂自安。气得归元，升降利而喘息自平，汗自止也。肝主怒，肝气独盛，则善恚怒。魂返乎肝，则恚怒自除。小肠为心之腑，膀胱为肾之腑。二经之气虚脱，则小便多而不禁。脏气敛则腑亦随之，故能缩小便，及止梦寐泄精，小便泄精，兼主溺血也。其主养精神，定魂魄，安五脏者，乃收摄神魂，闭涩精气之极功也。又主癥瘕坚结，肠痈，内疽，阴蚀者，以其能引所治之药，粘着于所患之处也。按：龙骨入心、肾、肠、胃。龙齿单入肝、心。故骨兼有止泻涩精之用，齿惟镇惊安魂魄而已。凡用龙骨，先煎香草汤洗二度，捣粉，绢袋盛之。用燕子一只，去肠肚，安袋子内，悬井上面，一宿取出，研粉。入补药中，其效如神。又法：酒浸一宿，焙干，研粉，水飞三度用。如急用，以酒煮焙干。或云：凡入药须水飞过，晒干。每斤用黑豆一斗，煮一伏时，晒干用。否则着人肠胃，晚年作热也。

主治参互：

仲景方：同牡蛎，入柴胡、桂枝各汤内，取其收敛浮越之正气，固脱而镇惊。

同远志等分为末，炼蜜丸如梧子大，朱砂为衣。每服三十丸，莲心汤下，治劳心梦遗。

《梅师方》：睡即泄精。白龙骨四分，韭子五合，为散。空心酒服方寸匕。又方：泄泻不止。白龙骨、白石脂等分，为末，水丸梧子大。紫苏、木瓜汤下，量大人小儿用。亦治久痢休息。

姚和众方：久痢脱肛，白龙骨粉，扑之。龙齿同荆芥、泽兰、牡丹皮、苏木、人参、牛膝、红花、蒲黄、当归、童便，治产后恶血扑心，妄语癫狂，如

173

伤寒发狂者。切不可认作伤寒治，误则杀人。

同牛黄、犀角、钩藤钩、丹砂、生地黄、茯神、琥珀、金箔、竹沥、天竺黄、苏合香，治大人、小儿惊痫癫疾。

简误：龙骨味涩而主收敛。凡泄痢肠澼，及女子漏下崩中，溺血等证，皆血热积滞为患，法当通利疏泄，不可便用止涩之剂，恐积滞瘀血在内，反能为害也。惟久病虚脱者，不在所忌。（《神农本草经疏·兽部上品·龙骨》）

### 2. 明·卢之颐注

核曰：出晋地，及太山、刿州、沧州、太原，山岩水岸土穴中，此龙化解脱之处也。其骨细，其文广者雌；其骨粗，其文狭者雄。

修治：龙骨，香草汤浴两度，捣粉，绢袋盛之，用燕子一只，去肠肚，安袋于内，悬井面上，一宿取出，再研极细用。

参曰：客曰：龙骨畏石膏。喜牛黄、人参何也？颐曰：石膏禀艮止之凝肃，虽与潜蛰之德相符，御天之性则反，故畏之。牛黄黄中通理，厚德载物。人参参天两地，奠安形藏，借以济弱扶倾，运用枢纽，故喜之。又曰：牛黄为君，佐以龙骨，牛黄又反畏龙骨，何也？颐曰：牛黄全具敦阜之体，龙则时蛰时跃，蛰时无碍，跃时未免为之崩且溃耳。（《本草乘雅半偈·龙骨》）

### 3. 明·徐彦纯注

成聊摄云：涩可去脱，龙骨、牡蛎之涩，以收敛浮越之正气。

东垣云：龙骨味甘，平，纯阳。能固大肠脱。又云：龙齿安魂。

海藏云：涩可去脱而固气。成聊摄云：龙骨、牡蛎、黄丹皆收敛神气以镇惊。凡用，烧通赤，研为粉。（《本草发挥·龙骨》）

### 4. 清·张志聪注

晋地川谷及大山山岩，水岸土穴之中多有死龙之骨，今梁益、巴中、河东州郡山穴、水涯间亦有之骨。有雌雄骨，细而纹广者，雌也。骨粗而纹狭者，雄也。入药取五色具而白地碎纹，其质轻虚，舐之粘舌者为佳。黄白色者次之，黑色者下也。其质白重，而花纹不细者，名石龙骨，不堪入药。其外更有齿角，功用与龙骨相等。

鳞虫三百六十，而龙为之长，背有八十一鳞，具九九之数，上应东方七宿，得冬月蛰藏之精，从泉下而上腾于天，乃从阴出阳、自下而上之药也。主治心腹鬼疰、精物老魅者，水中天气，上交于阳，则心腹和平，而鬼疰精魅之阴类自消矣。咳逆者，天气不降也。泄痢脓血者，土气不藏也。女子漏下者，水气不升也。龙骨启泉下之水精，从地土而上腾于天，则阴阳交会，上下相和，故咳逆、泄痢漏下，皆可治也。土气内藏，则癥瘕坚结自除。水气上升，

则小儿热气惊痫自散。不言久服，或简脱也。（《本草崇原·本经上品》）

### 5. 清·姚球注

龙骨气平，禀天秋收之金气，入手太阴肺经；味甘无毒，得地中正之土味，入足太阴脾经；龙为东方之神、鳞虫之长、神灵之骨，入足厥阴肝经。气味降多于升，阴也。

心腹太阴经行之地也，太阴脾气上升，则肺气下降，位一身之天地，而一切鬼疰精魅不能犯之矣。龙骨气平益肺，肺平则下降；味甘益脾，脾和则上升。升降如，而天地位焉，所以祛鬼疰精物老魅也。

咳逆者，肝火炎上而乘肺也；泄痢脓血，清气下陷也；女子漏下，肝血不藏也。龙骨，味甘可以缓肝火，气温可以达清气，甘平可以藏肝血也。

脾统血，癥瘕坚结，脾血不运而凝结也；气温能行，可以散结也。小儿热气惊痫，心火盛，舍肝而惊痫也；惊者平之，龙骨气平，所以可平惊也。

制方：龙骨同牡蛎、白芍、甘草、桂枝、生姜、大枣，治梦遗。同远志、朱砂，丸，治劳心梦遗。同韭子，治泄精。同白石脂，治泄泻。同牛黄、犀角、钩藤、丹砂、生地、茯神、琥珀、金箔、天竺黄、竹沥，治大人癫证，小儿惊痫。（《本草经解·禽兽部·龙骨》）

### 6. 清·徐大椿注

龙得天地纯阳之气以生，藏时多，见时少。其性至动而能静，故其骨最粘涩，能收敛正气。凡心神耗散，肠胃滑脱之疾，皆能已之。

阳之纯者，乃天地之正气，故在人身亦但敛正气，而不敛邪气。所以仲景于伤寒之邪气未尽者，亦用之。后之医者于斯义，盖未之审也。

人身之神属阳，然神非若气血之有形质可补泻也，故治神为最难。龙者乘天地之元阳出入，而变化不测，乃天地之神也。以神治神，则气类相感，更佐以寒热温凉补泻之法，虽无形之病，不难治矣。

天地之阳气有二：一为元阳之阳，一为阴阳之阳。阴阳之阳，分于太极既判之时，以日月为升降，而水火则其用也，与阴为对待，而不并于阴，此天地并立之义也。元阳之阳，存于太极未判之时，以寒暑为起伏，而雷雨则其用也，与阴为附丽而不杂于阴，此天包地之义也。龙者，正天地元阳之气所生，藏于水，而不离乎水者也。故春分阳气上，井泉冷，龙用事而能飞；秋分阳气下，井泉温，龙退蛰而能潜。人身五脏属阴，而肾尤为阴中之至阴，凡周身之水皆归之，故人之元阳藏焉。是肾为藏水之脏，而亦为藏火之脏也，所以阴分之火动而不藏者，亦用龙骨，盖借其气以藏之，必能自返其宅也。非格物穷理之极者，其孰能与于斯。（《神农本草经百种录·上品·龙骨》）

### 7. 清·陈修园注

龙得天地纯阳之气，凡心腹鬼疰精物，皆属阴气作祟，阳能制阴也。肝属木而得东方之气，肝火乘于上则为咳逆，奔于下则为泄痢脓血。女子漏下，龙骨能敛戢肝火，故皆治之。且其用变化莫测，虽癥瘕坚结难疗，亦能穿入而攻破之。至于惊痫癫痉，皆肝气上逆，挟痰而归迸入心；龙骨能敛火安神，逐痰降逆，故为惊痫癫痉之圣药。仲景风引汤，必是熟读《本经》，从此一味悟出全方，而神妙变化，亦如龙之莫测。余今详注此品，复为之点睛欲飞矣。

痰，水也，随火而升。龙属阳而潜于海，能引逆上之火与泛滥之水，而归其宅。若与牡蛎同用，为治痰之神品。今人只知其性涩以止脱，何其浅也？（《神农本草经读·上品·龙骨》）

### 8. 清·叶志诜注

形留旷泽，升忆景云：挺奇炼蜕，厉漱编龈，骏同羖市，象类身焚，用潜施溥，枯朽灵芬。（《神农本草经赞·上经》）

### 9. 清·黄钰注

甘平。鬼精物绝，又主咳逆，泄痢脓湿，女子漏下，癥瘕坚结，小儿惊痫，由气之热，治痰如神，水归其宅。（《本草经便读·神农本草经·上品》）

# 阿　胶

【原文】阿胶，味甘，平。主心腹内崩，劳极洒洒如疟状，腰腹痛，四肢酸疼，女子下血，安胎。久服轻身益气。一名傅致胶。（《神农本草经·上品·阿胶》）

【注释】

### 1. 明·缪希雍注

元素云：性平味淡。气味俱薄。可升可降，阳中阴也。入手太阴、足少阴、厥阴经。其主女子下血，腹内崩，劳极洒洒如疟状，腰腹痛，四肢酸疼，胎不安，及丈夫少腹痛，虚劳羸瘦，阴气不足，脚酸不能久立等证，皆由于精血虚，肝肾不足，法当补肝益血。经曰：精不足者，补之以味。味者，阴也。补精以阴，求其属也。此药得水气之阴，具补阴之味，伴入二经而得所养，故能疗如上诸证也。血虚则肝无以养，益阴补血，故能养肝气。入肺肾补不足，故又能益气，以肺主气、肾纳气也。气血两足，所以能轻身也。今世以之疗吐血、衄血、血淋、尿血、肠风下血、血痢、女子血气痛、血枯、崩中、带下、胎前产后诸疾，及虚劳咳嗽，肺痿，肺痈脓血杂出等证神效者，皆取其入肺入肾，益阴滋水，补血清热之功也。

主治参互：

同天麦门冬、栝楼根、白药子、五味子、桑白皮、剪草、生地黄、枸杞子、百部、苏子、白芍药，治肺肾俱虚，咳嗽吐血。同杜仲、枸杞子、白芍药、山药、麦门冬、地黄、黄芪、人参、青蒿、续断、黄柏，治妇人崩中漏血。同白芍药、炙甘草、麦冬、地黄、白胶、当归、枸杞子、杜仲、续断，治妇人胎痛，或胎漏下血。

《直指方》：老人虚秘。阿胶（炒）二钱，葱白三根，水煎化，入蜜二匙，温服。

仲景方：黄连阿胶汤，治少阴病，得之二三日以上，心中烦，不得卧者。用阿胶三两，黄连四两，黄芩一两，芍药二两，鸡子黄二钱，以水五升，先煮三物，取二升，去滓，纳胶烊尽，小冷，纳鸡子黄，搅令相得。温服七合，日三。

《和剂局方》：治肠胃气虚，冷热不调，下痢赤白，里急后重腹痛，小便不利。用阿胶二两，炒黄连三两，茯苓二两，为末，捣丸梧子大。每服五十丸，米汤下，日三。

《千金翼》：吐血不止。阿胶（炒）二两，蒲黄六合，生地黄三两，水五升，煮三升，分服。兼治衄血。

《梅师方》：妊娠下血不止。阿胶三两炙为末，酒一升煎化，服即愈。

《产宝方》胶艾汤：妊娠胎动。阿胶、艾叶各二两，葱白一升，水四升，煮一升，分服。

简误：此药多伪造，皆杂以牛马皮、旧革鞍靴之类，其气浊秽，不堪入药。当以光如玉漆，色带油绿者为真。真者折之即断，亦不作臭气，夏月亦不甚湿软。如入调经丸药中，宜入醋，重汤顿化和药。其气味虽和平，然性粘腻，胃弱作呕吐者，勿服。脾虚食不消者，亦忌之。（《神农本草经疏·兽部上品·阿胶》）

### 2. 明·卢之颐注

核曰：东阿井，在山东兖州府阳谷县，东北六十里，即古之东阿县也。《水经注》云：东阿井大如轮，深六七丈，水性下趋，质清且重，岁常煮胶以贡。煮法：必取乌驴皮，刮净去毛，急流水中浸七日，入瓷锅内，渐增阿井水，煮三日夜则皮化，滤清再煮稠，贮盆中乃集尔。冬月易干，其色深绿，且明燥轻脆，味淡而甘，亦须陈久，方堪入药。设用牛皮及黄胶，并杂他药者，慎不可用。

参曰：驴力在胪。胪，腹前也。亦黑也，皮也。顾力在胪，色专者黑，精专者皮耳。缘水性之下趋，协皮革之外卫，藉火力以成土化，从下者上，从外者内矣。虽转甘平，仍含本有咸寒，故走血以主内崩，此卫不将营，营将安傅乎。乃至形脏失其濡润，遂成脏之五劳，形之六极，以及四肢经隧，或涸或污，酸且痛也。阴不足，则阳下陷。阳不足，则阴上乘。上乘下陷，故洒淅恶寒，辄复发热如疟状。下血即血崩，血濡则胎固，专言心腹腰腹者，驴力在胪故也。经云：阴者藏精而起亟，阳者卫外而为固，阿胶两得之矣。（《本草乘雅半偈·阿胶》）

### 3. 明·徐彦纯注

成聊摄云：阴不足者以甘补之，阿胶之甘以补血。

洁古云：性平味淡，气味俱薄，浮而升，阳也。能补肺气不足。甘温，以补血不足。慢火炮脆，搓细用。

东垣云：喘者用阿胶。

海藏云：入手太阴、足少阴、足厥阴。补虚损极，咳唾脓血，非阿胶不能补。仲景猪苓汤用阿胶，滑以利水道。《活人》四物汤加减例，妊娠下血者加阿胶。（《本草发挥·阿胶》）

### 4. 清·张志聪注

阿胶乃滋补心肺之药也。心合济水，其水清重，其性趋下，主清心主之热而下交于阴。肺合皮毛，驴皮主导肺气之虚而内入于肌。又，驴为马属，火之畜也，必用乌驴，乃水火相济之义。崩，堕也，心腹内崩者，心包之血不散经脉，下入于腹而崩堕也。阿胶益心主之血，故治心腹内崩。劳极，劳顿之极也。洒洒如疟状者，劳极气虚，皮毛洒洒如疟状之先寒也。（《本草崇原·本经上品》）

### 5. 清·姚球注

阿胶气平，禀天秋收之金气，入手太阴肺经；味甘无毒，得地中正之土味，入足太阴脾经。气味降多于升，色黑质润，阴也。

心腹者，太阴经行之地也，内崩劳极者，脾血不统，内崩而劳极也，阴者中之守，阴虚则内气馁，而洒洒恶寒如疟状也；其主之者，味甘可以益脾阴也。

腰腹皆藏阴之处，阴虚则空痛；阿胶色黑益阴，所以止痛。四肢脾主之，酸疼者血不养筋也；味甘益脾，脾统血，四肢之疼自止。女子下血，脾血不统也；味甘以统脾血，血自止也。安胎者亦养血之功也。

久服轻身益气者，气平益肺，肺主气，气充则身轻也。

制方：阿胶同杜仲、杞子、白芍、山药、生地、人参、黄芪、续断，治崩中漏下。同白芍、炙草、麦冬、生地、白胶、归身、杞子、杜仲、续断，治妇人胎漏下血。同川连、黄芩、白芍、鸡子黄，名黄连阿胶汤，治少阴病，心烦不卧。同蒲黄、生地，治吐血衄血。同黄连、白茯，丸，治下痢赤白。(《本草经解·禽兽部·阿胶》)

### 6. 清·徐大椿注

人之血脉，宜伏而不宜见，宜沉而不宜浮。以之成胶，真止血调经之上药也。其必驴皮煎者，驴肉能动风，肝为风脏而藏血，乃借风药以引入肝经也。又凡皮皆能补脾，脾为后天生血之本，而统血，故又为补血药中之圣品。(《神农本草经百种录·上品·阿胶》)

### 7. 清·陈修园注

陈修园曰：阿胶以阿井之水，入黑驴皮煎炼成胶也。《内经》云：手少阴外合于济水，内合于心，故能入心。又曰：皮毛者，肺之合也；以皮煎胶，故能入肺，味甘无毒，得地中正之土气，故能入脾。凡心包之血，不能散行经脉，下入于腹，则为崩堕，阿胶入心补血，故能治之。劳极气虚，皮毛洒洒如疟状之先寒；阿胶入肺补气，故能治之。脾为后天生血之本，脾虚则阴血内枯，腰腹空痛，四肢酸疼；阿胶补养脾阴，故能治之。且血得脾以统，所以有治女子下血之效。胎以血为养，所以有安胎之效。血足气亦充，所以有轻身益气之效也。

东阿井，在山东兖州府阳谷县，东北六十里，即古之东阿县也。此清济之水，伏行地中，历千里而发于此井，其水较其旁诸水，重十之一二不等。人之血脉，宜伏而不宜见，宜沉而不宜浮；以之制胶，正与血脉相宜也。必用黑皮者，以济水合于心，黑色属于肾，取水火相济之义。所以妙者，驴亦马类，属火而动风；肝为风脏而藏血，今借驴皮动风之药，引入肝经；又取阿水沉静之性，静以制动；俾风火熄而阴血生，逆痰降。此《本经》性与天道之言，得闻文章之后，犹难语此，况其下乎？(《神农本草经读·上品·阿胶》)

### 8. 清·邹澍注

予则谓阿胶能溶血之源，洁水之流，何则？夫不因经产，非关六淫，而生血之所，气溃败以不继，血奔溢以难止，内则五脏之气不凝，外则经络之血不荣，所谓"心腹内崩，劳极，洒洒如疟状"者，则仗其取肺所主之皮，肾所主之水，以火煎熬，融治成胶，恰有合于膻中火金水相媾生血之义，导其源而畅其流，内以充脏腑，外以行脉络也。痰与饮皆为水属，血亦水属，水非热不浊，非挠亦不浊，水浊于中则滓停于四畔，及洼坎不流之处，所谓腰腹痛，四肢酸疼者，则仗其取气熏津灌之皮，假水火烹炼成胶，胶成之后，随亦水消火熄，恰有合于澄水，使清各归其所。俾外廓之气，悉会于中，中宫之津得行四末，流澈则源自清，外安则内自定也。云安胎，则定系妇人，治女子下血，为妇人安胎，亦疏其源以裕其流。云丈夫，则无与童稚，童稚天真，小腹无因火痛者，故惟治丈夫小腹痛，亦洁其流以通其源耳。其虚劳羸瘦，阴气不足，即心腹内崩所致。脚酸不能久立，即腰腹痛、四肢酸疼之互文也。肝藏血，血衰则肝家之气失所恋而耗散，血复则气得所养而充旺矣。

《千金翼》炙甘草汤之治，曰："虚劳不足，汗出而闷。"《外台》炙甘草汤之治，曰："涎唾多，心中温温液液，皆胸中津不流也。"黄连阿胶汤证无湿在中，何以用芩连？黄土汤证无湿在中，何以用白术、附子、甘草、黄土？统是观之，阿胶固欲其澄水使清钦！抑亦不止于是也。津液在中，塞滞不化，则非激射外泄，必咳逆外吐，浚化血之源，俾有去路，则壅者自消，尚何激射咳逆之有。名曰导液，实以益血，一举而两利存焉矣。火燔于上，有湿不足以济之，是以徒见火之燎原，不见湿之停伏，在今日不过烦扰难安，而他日下利脓血，即钟于是矣。湿郁于上，有火不足以宣之，是以徒见湿之下溜，而无火之熨煦，在今日不过便后下血，而他日土崩瓦解，已兆于是矣。阿胶随芩连，是化阴以济阳；随术附，是和阳以存阴。名曰益血，实以导液，亦一举而两利存焉者也。若夫邪气牢固，劫气血而结癥瘕，则用厚朴、乌扇、半夏、桂枝行气，而使人参防其太滥，用紫葳、牡丹、桃仁、䗪虫通血，而使阿胶挽其过当，羸瘦过甚。气血空而风气袭之，则用薯蓣、白术、甘草益气，以人参率之。用地黄、芎䓖、芍药、当归和血，以阿胶导之，此鳖甲煎丸、薯蓣丸之任阿胶，亦不为轻矣。

"阳明病，脉浮，发热，渴欲饮水，小便不利""少阴病，下利，咳而呕渴，心烦不得眠"皆用猪苓汤，其中有阿胶，当以何者为用阿胶确证，两者所患绝异，惟渴则均有之，得毋缘渴而用之钦？殆非也。夫五苓散无阿胶亦能治渴，阳明病猪苓汤证有"怵惕，烦躁不得眠"，少阴病又有"心烦不得眠"，再证之以"心中烦不得卧"，黄连阿胶汤用阿胶，则阿胶当为不得眠设矣。然"太阳病，虚烦不得眠，栀子豉汤。""虚劳、虚烦不得眠。酸枣仁汤。"皆不用阿胶何也？夫固曰："阿胶治有津液，有水湿，不能化血之候。"栀子豉汤证有火无阴，酸枣仁汤证阴虚有火，何可与用阿胶者比也。人卧则血归于肝，血以枯涩，不归肝者有之；血为火扰，不归肝者有之。若阿胶所主，则有化血之物停而不化，反致无血归肝者也。譬如猪苓汤证有发热，温经汤证暮即发热，白头翁加甘草阿胶汤证亦应有热，鳖甲煎丸证寒热不止，则发热亦可谓应用阿胶之证耶？温经汤证，至唇口干燥，且不言渴；黄连阿胶汤证，至用芩连，亦不言渴；炙甘草汤叠用滋补，并不言渴。渴者非用阿胶之据也。(《本经疏证·阿胶》)

### 9. 清·叶志诜注

上选珍皮，犀咒方驾，坤性归柔，坎功流下，渗漉膏凝，消坚形化，璺黑珀黄，经春历夏。(《神农本草经赞·上经》)

### 10. 清·黄钰注

甘平。心腹内崩，劳极如疟，四肢酸痛，腰腹空疼，女子血崩，安胎有效。久服身轻。(《本草经便读·神农本草经·上品》)

# 牡　蛎

【原文】牡蛎，味咸，平。主伤寒寒热，温疟洒洒，惊恚怒气；除拘缓，鼠瘘，女子带下赤白。久服，强骨节；杀邪鬼；延年。一名蛎蛤。生池泽。(《神农本草经·上品·牡蛎》)

【注释】

### 1. 明·缪希雍注

除留热在关节，荣卫虚热去来不定，烦满，止汗，心痛气结，止渴，除老血，涩大小肠，止大小便，疗泄精，喉痹，咳嗽，心胁下痞热。久服强骨节，杀邪鬼，延年。贝母为之使。得甘草、牛膝、远志、蛇床子良。恶麻黄、细辛、吴茱萸。

疏：牡蛎得海气结成，故其味咸平，气微寒无毒。气薄味厚，阴也，降也。入足少阴、厥阴、少阳经。其主伤寒寒热，温疟洒洒，惊恚怒气，留热在关节，去来不定，烦满气结心痛，心胁下痞热等证，皆肝胆二经为病。二经冬受寒邪，则为伤寒寒热。夏伤于暑，则为温疟洒洒。邪伏不出，则热在关节，去来不定。二经邪郁不散，则心胁下痞热。邪热甚，则惊恚怒气，烦满气结心痛。此药味咸气寒，入二经而除寒热邪气，则荣卫通，拘缓和，而诸证无不瘳矣。少阴有热，则女子为带下赤白，男子为泄精，解少阴之热而能敛涩精气，故主之也。咸属水，属阴而润下，善除一切火热为病，故又能止汗止渴，及鼠瘘、喉痹、咳嗽也。老血者，宿血也。咸走血而软坚，所以主之，其性收敛，故能涩大小肠，止大小便利也。肾主骨，入肾益精，则骨节自强。邪本因虚而入，肝肾足则鬼邪自去。人以肾为根本，根本固，则年自延矣。更能止心脾气痛，消疝瘕积块，瘿瘤结核，胁下坚满等证，皆寒能除热，咸能软坚之功也。

主治参互：

同生地黄、黄芪、龙眼、五味子、酸枣仁、麦门冬、白芍药、茯神、黄柏、当归，治心肾盗汗。同黄柏、五味子、地黄、山茱萸、枸杞子、车前子、沙苑蒺藜、连须、杜仲，治梦遗泄精；加牛膝则兼治赤白浊。同地黄、黄柏、阿胶、木耳、炒黑香附、白芍药、地榆、麦门冬、续断、青蒿、鳖甲、蒲黄，止妇人崩中下血，及赤白带下。

仲景方：同龙骨入柴胡桂枝各半汤内，取其收敛浮越之阳气，固脱而镇惊，更能除胸胁中痞硬。

藏器方：同麻黄根、蛇床子为粉，去阴汗。

《本事方》：虚劳盗汗，牡蛎粉、麻黄根、黄芪，等分为末。每服二钱，水煎服。

仲景《金匮玉函方》：伤寒传成百合病，如寒无寒，如热无热，欲卧不卧，欲行不行，欲食不食，口苦小便赤色，得药则吐，变成渴疾，久不瘥者。用牡蛎（煅）二两，栝楼二两，为细末。每服方寸匕，用米饮调下，日三服。

《古今灵验方》：水病囊肿。牡蛎粉二两，干姜（炮）一两，研细，冷水调稠扫上。须臾囊热如火，干则再上。小便利即愈。一方：用葱汁、白面同调。小儿不用干姜。

《经验方》：男女瘰疬。用牡蛎粉四两，玄参末三两，甘草一两，面糊丸梧子大。每三十丸，酒下，日三服。服尽除根，不拘已破未破，皆效。

《普济方》：月水不止。牡蛎煅，研细，米醋搜成团，再煅，研末，以米醋调艾叶末熬膏，丸梧子大。每用醋汤下四五十丸。

简误：凡病虚而多热者宜用。虚而有寒者忌之。肾虚无火，精寒自出者非宜。（《神农本草经疏·虫鱼部上品·牡蛎》）

### 2. 明·卢之颐注

核曰：出东海池泽，及南海、广、闽、永嘉、海旁皆有之。

修治：每用左顾者二十四枚，以东流水一斗，入盐二两，煮一伏时，再入火中煅赤，研粉，以琥珀吸引，随手便起。

先人云：牡蛎单生无偶，而左顾者，当属一阳，故本经所主，皆少阳所生病也。然须水饮之因，成坚固之象者，始相合也。又评药云：假无成有，泡幻立坚，水中之金，关津之键。

参曰：味咸气寒，体于水而用于水，不离水相故尔。伤寒寒热者，一阳枢象之是动。温疟洒洒者，一阳枢象之所生；惊恚怒气者，一阳上逆之从开；带下赤白者，一阳下逆之不阖；拘缓鼠瘘者，一阳之不能从开从阖也。所谓门牡自亡，则开阖不得。久服强骨节者，假水融结，俨如人骨，象形异人，骨气以精。杀邪鬼者，奇生无偶，玉衡左旋，生阳偏胜，阴屈自敛。延年者，颂留成丹，饵之则仙，水凝为质，自可延年。（《本草乘雅半偈·牡蛎》）

### 3. 明·徐彦纯注

成聊摄云：咸以软之，牡蛎之咸以消胸胁之满。又云：牡蛎之咸以泄水气。又云：牡蛎味咸寒，加之则痞者消，硬者软。

洁古云：能软痞积，烧白，捣细用。

东垣云：牡蛎味咸平。主伤寒，寒热温疟，惊恚怒气，痈疮鼠瘘，女子带下赤白，治泄精，软坚积。

海藏云：治胁下痞满，能去瘰疬，一切疮肿。入足少阴经。咸为软坚之积，以柴胡引之故去胁下硬，以茶引之能消结核，以大黄引之能消股间肿，以地黄为使能益精，收涩，止小便，本肾经之药也。（《本草发挥·牡蛎》）

### 4. 清·张志聪注

牡蛎出东南海中，今广闽、永嘉、四明海旁皆有之，附石而生，魂礧相连如房，每一房内有肉一块，谓之蛎黄，清凉甘美，其腹南向，其口东向，纯雄无雌，故名曰牡，粗大而坚，故名曰蛎。

牡蛎假海水之沫，凝结而成形，禀寒水之精，具坚刚之质。太阳之气，生于水中，出于肤表，故主治伤寒寒热，先热后寒，谓之温疟。皮毛微寒，谓之洒洒。太阳之气，行于肌表，则温疟洒洒可治也。惊恚怒气，厥阴肝木受病也。牡蛎南生东向，得水中之生阳，达春生之木气，则惊恚怒气可治矣。生阳之气，行于四肢，则四肢拘缓自除。鼠瘘乃肾脏水毒，上淫于脉。牡蛎味咸性寒，从阴泄阳，故除鼠瘘。女子带下赤白，乃胞中湿热下注。牡蛎禀水气而上行，阴出于阳，故除带下赤白。具坚刚之质，故久服强骨节。纯雄无雌，故杀邪鬼。骨节强而邪鬼杀，则延年矣。（《本草崇原·本经上品》）

### 5. 清·姚球注

牡蛎气平微寒，禀天秋冬金水之气，入手太阴肺经、足太阳寒水膀胱经；味咸无毒，得地北方之水味，入足少阴肾经。气味俱降，阴也。冬不藏精，水枯火旺，至春木火交炽，发为伤寒热病，病在太阳寒水，所以寒热；其主之者，咸寒之味入太阳，壮水清火也。

夏伤于暑，但热不寒，名为温疟，温疟阴虚，阴者中之守，守虚所以洒洒然也；其主之者，咸寒可以消暑热，气平入肺，肺平足以制疟邪也。

肝虚则惊，肝实则恚怒；惊者平之，恚怒降之，气平则降，盖金能制木也。味咸足以软坚，平寒可除拘缓，故主鼠瘘。湿热下注于肾，女子则病带下。气平而寒，可清湿热，所以主之。

久服强骨节，咸平益肺肾之功也。杀邪鬼，气寒清肃热邪之力也。能延年者，固涩精气之全功也。

制方：牡蛎同龙骨、桂枝、白芍、甘草、姜、枣，治梦泄。同黄芪、麻黄根，治盗汗。同元参、甘草，丸，治瘰疬。煅研，米醋搜成团，再煅研，以米醋调艾末熬膏丸，醋汤下，治月水不止。（《本草经解·虫鱼部·牡蛎》）

### 6. 清·陈修园注

牡蛎气平者，金气也，入手太阴肺经；微寒者，寒水之气也，入膀胱经；味咸者，真水之味也，入足少阴肾经。此物得金水之性。凡病起于太阳，皆名曰伤寒；传入少阳之经，则为寒热往来；其主之者，借其得秋金之气，以平木火之游行也。温疟者，但热不寒之疟疾，为阳明经之热病；洒洒者，即阳明白虎证中背微寒恶寒之义，火欲发而不能径达也；主以牡蛎者，取其得金之气，以解炎暑之苛；白虎汤命名，亦同此意也。惊恚怒气，其主在心，其发在肝；牡蛎气平，得金之用以制木。味咸，得水之用以济火也。拘者筋急，缓者筋缓，为肝之病。鼠瘘即瘰疬之别名，为三焦胆经火郁之病，牡蛎之平以制风，寒以胜火，咸以软坚，所以咸主之。止带下赤白与强骨节二句，其义互见于龟板注中，不赘。杀鬼邪者，补肺而申其清肃之威。能延年者，补肾而得其益精之效也。（《神农本草经读·上品·牡蛎》）

### 7. 清·邹澍注

《伤寒》《金匮》两书用龙骨者七方，用牡蛎者十二方，龙骨、牡蛎同用者五方，用龙骨不用牡蛎者二方，用牡蛎不用龙骨者七方。夫不参其同用，不足知其相联之奥妙；不参其独用，不足显其主治之功能。欲参其独用之最亲切有味者，在外感，莫如蜀漆散、牡蛎汤之并治牡疟；在内伤，莫如天雄散之治虚劳，白术散之养胎气。夫疟之发必由痰固于中，痰则水为火搏而成者也。邪火搏痰，身中之火与俱，斯外达无从，虽表间但患寒多，而不知正患热盛也，故仗蜀漆吐去痰涎，以铲其根，以云母、龙骨使阳返于土，邪达于外，当留者留，当去者去。倘若外更束寒，毛窍痹阻，则必用麻黄、甘草大开其外，以散其寒。然蜀漆之吐，仅使阳从土达，云母、龙骨引阳使还土而已，麻黄则使阳从水达，故当易以牡蛎，使当返本之阳归水中，而不得用龙骨矣。以是知龙骨之用，在火不归土而搏水；牡蛎之用，在阳不归阴而化气也。人之精气禀于有生之先，既已损削，必赖后天方能生长，以故天雄于至阴中壮阳，白术于淖湿中助气，苟徒倚以入肾，适足以耗阴，乃欲其生气生精，无是理也。用龙骨是敛二物之气入脾，使脾充而气旺，气旺而精生矣。妊娠者，钟阴于下，吸阳于上，故每经信乍阻，胎元尚稚，吸取不多，则阴阳交阻于土，为胸痛、呕、渴，夯者见此，未免用清，殊不知削其阳，正以伤其胎耳。岂若芎劳于血中出其不合盛之阳；白术于中宫扶其不合衰之土，蜀椒以降阳气下归，牡蛎以召入阴中之为愈乎！于是又知龙骨之引火归土，可藉以化气生精；牡蛎之召阳归阴，可藉以平阳秘阴矣。

龙骨、牡蛎联用之证，曰惊狂，曰烦惊，曰烦躁，似二物多为惊与烦设矣，而所因不必尽同，何也？盖惊怖火邪皆从惊发得之，故太阳伤寒加温针必惊，少阳吐下则悸而惊，是知惊者不必泰山崩于前，见闻骇于骤也，随证可致，随处异源。善哉！

小柴胡汤、柴胡桂枝干姜汤，以胸胁满结而用牡蛎，所谓主伤寒寒热、温疟洒洒中惊恚怒气者，然惊恚怒气所以为胸胁满结，何故？夫当潮盛涨之时，其气正如怒而不泄，惟其怒而不泄，斯喷沫聚泡涌于水上，乃遂不与水化，而随水激荡，倘适与崖石相着，日久遂成有生之物，以与水相吞吐。人之阴盛涨而寒，阳盛涨而热，其飙举风发之时，岂无怒气当先，如喷沫，如聚泡者，其混处寒热中者，仍随寒热为聚散，其适着于窔（音要）奥之区，则遂凝结不散而满且鞕矣，治之以牡蛎是欲致生气于其间，使仍与寒热相化而俱消也。然则腰已下水气，百合病渴不已，亦岂喷沫聚泡所可拟耶？是则不然，是皆病在下而其源在上。牡蛎泽泻散证，水畜于下，上焦之气不能为之化，故《类萃》商陆、葶苈以从上下降，泽泻、水藻以启水中清气上行，栝蒌、牡蛎则一以上济其清，一以下召其浊，而使之化耳。况栝蒌牡蛎散证，原系百合病，既历久变渴，又弥久不差，则为上已化而下不化，用栝蒌生上之阴以和其渴，用牡蛎为下之橐籥，吸已化之阳，使下归而化阴，济上之亢，通下之道，俾溺时得快然，百合病遂净尽无余，又何不可。惟侯氏黑散之治四肢烦重，心中恶寒，不足，是阳气困于内而浮越于四末，既以桂、术、细辛、干姜振作其中阳矣，召四末之阳使归于内者谁耶？则牡蛎之用可知矣。因是识召阳归阴非止一端，凡上为阳，则下为阴，外为阳，则内为阴，均可以是推之者也。（《本经疏证·牡蛎》）

### 8. 清·叶志诜注

荣粹不知，止渴推厉，窈窱房分，嵯峨山势，纤指纷柔，圆蹄悬缀，鲲化何殊，神雕百岁。（《神农本草经赞·上经》）

### 9. 清·黄钰注

咸平。伤寒寒热，惊恚怒气，带下赤白，祛温疟而除拘缓鼠瘘，杀邪鬼而能坚强骨节。（《本草经便读·神农本草经·上品》）

# 龟　甲

【原文】龟甲，味咸、平。主漏下赤白，破癥瘕，疟疾，五痔，阴蚀，湿痹，四肢重弱，小儿囟不合。久服轻身，不饥。一名神屋。生池泽。(《神农本草经·上品·龟甲》)

【注释】

### 1. 明·缪希雍注

龟甲，主……心腹痛，不可久立，骨中寒热，伤寒劳复，或肌体寒热欲死，以作汤良。久服轻身不饥，益气资智，亦使人能食，勿令中湿，中湿即有毒。

疏：介虫三百六十而龟为之长。禀金水之气，故味咸而甘，气平，其性神灵能变化。凡入药，勿令中湿，中湿则遂其变化之性而成癥瘕于腹中，故言有毒也。气味俱阴，入足少阴经。方家多入补心药，用以心藏神，而龟性有神，借其气以相通，且得水火既济之义，实非补心之正药也。其主骨中寒热，及伤寒劳复，肌体寒热欲死，疟疾者，皆阴虚而邪热为病。经曰：伤于湿者，下先受之。湿痹四肢重弱，亦肾阴虚而邪气易犯。肾主骨，肾虚则小儿囟门不合。肾为五脏阴中之阴，阴虚则火热偏至，而为惊恚气、心腹痛。此药补肾家之真阴，则火气自降而寒热邪气俱除矣。益阴除热软坚，故主漏下赤白、癥瘕、五痔、阴蚀阴疮，及小儿头疮也。经曰：邪热不杀谷。热去故令人能食，能食则脾胃得所养而能思，思作睿，故资智。久服益气轻身不饥者，除热益阴之功也。

主治参互：

丹溪方：补阴丸，用龟下甲酒炙、熟地黄蒸晒，各六两，黄柏、知母各四两，为末，以猪脊髓和丸梧子大。每百丸，空心温酒下。

《摘玄方》：治产三五日不下，垂死，及短小女子交骨不开者。用干龟壳一个酥炙，头发一握烧灰，川芎、当归各一两，为末和匀，每服七钱，水煎服。如人行五里许，再一服。生胎、死胎俱下。

简误：按：龟、鳖二甲，《本经》所主大略相似。今人有喜用鳖甲、恶用龟甲者；有喜用龟甲、恶用鳖甲者，皆一偏之见也。二者咸至阴之性，鳖甲走肝益肾以除热，龟甲通心入肾以滋阴。第鳖甲无毒可多用，龟甲非千年自死者，则有毒，故方书所用曰败龟板者，取其长年则得阴气多，故有益阴之功用耳。若今新剖之甲，断乎有毒，不宜频使用者，不可不详辨也。妊妇不宜用。

病人虚而无热者不宜用。凡入药，须研极细，不尔，留滞肠胃能变癥瘕也。（《神农本草经疏·虫鱼部上品·龟甲》）

### 2. 明·卢之颐注

核曰：生南海池泽，及江湖；近取江州、湖州、交州者，骨白肉厚，其色分明，供卜、入药最良。

修治：须用神龟，神龟板，当心前一处，四方透明如琥珀色者，最佳。锯去四边，石上磨净，灰火炮过，涂酥炙黄用。亦有酒炙、醋炙、猪脂炙，及炮灰用者，各有所宜。恶沙参、蜚蠊。畏胸肪、瘦银。

参曰：龟运任脉，而脉通于首，非肠也，会督脉于巅，交督脉于尾闾耳。如鹿会任脉于尾闾，交任脉于巅耳。故以督会任者，阳外而阴内，以任会督者，阳内而阴外。信夫龟形象离，而神在坎也。漏下癥瘕，五痔阴蚀，任之为病也，即坎失刚中用，离失虚中体耳。痎疟，则经脉纵横，致任督不能维持于经脉，湿痹四肢重弱，则经脉缓解，致经脉不能依循于任督，小儿囟不合，此任不会督于巅，龟盖以骨为表，囟合固宜。（《本草乘雅半偈·龟甲》）

### 3. 明·徐彦纯注

败龟板，丹溪云：属金而有水，阴中阳也。大有补阴之功，而本草不言，惜哉。其补阴之力而兼去瘀血，续筋骨，治劳倦。其能补阴者，盖龟乃阴中至阴之物，禀北方之气而生，故能补阴。治阴血不足，止血利，治四肢无力。酥酒、猪脂皆可灸之。（《本草发挥·败龟板》）

### 4. 清·张志聪注

龟凡江湖间皆有之，近取湖州、江州、交州者为上。甲白而厚，其色分明，入药最良。有出于水中者，有出于山中者，入药宜用水龟。古时上下甲皆用，至《日华子》只用下板，而后人从之。陶弘景曰：入药宜生龟炙用。《日华子》曰：腹下曾灼十通者，名败龟板，入药良。吴球曰：先贤用败龟板补阴，借其气也。今人用钻过及煮过者，性气不存矣。唯灵山诸谷，因风堕自败者最佳。田池自败者次之。人打坏者又次之。愚谓：龟通灵神而多寿，若自死者，病龟也。灼过者，灵性已过。唯生龟板炙用为佳。

介虫三百六十，而龟为之长，龟形象离，其神在坎，首入于腹，肠属于首，是阳气下归于阴，复通阴气上行之药也。主治漏下赤白者，通阴气而上行也。破癥瘕者，介虫属金，能攻坚也。痎疟，阴疟也。阳气归阴，则阴寒之气自除，故治痎疟。五痔、阴蚀者，五痔溃烂缺伤，如阴虫之蚀也。阳入于阴，则阴虫自散。肠属于首，则下者能举，故五痔阴蚀可治也。湿痹四肢重弱者，因湿成痹，以致四肢重弱。龟居水中，性能胜湿，甲属甲胄，质主坚强，故湿痹而四肢之重弱可治也。小儿囟不合者，先天缺陷，肾气不充也。龟藏神于阴，复使阴出于阳，故能合囟。久服则阴平阳秘，故轻身不饥。《本经》只说龟甲，后人以甲熬胶，功用相同，其质稍滞。甲性坚劲，胶性柔润，学者以意会之，而分用焉，可也。（《本草崇原·本经上品》）

### 5. 清·姚球注

龟甲气平，禀天秋收之金气，入手太阴肺；味甘，得地中正之土味，入足太阴脾；北方之神，介虫之长，性复有毒，禀阴寒之性，入足少阴肾经。气味降多于升，阴也。

脾统血，脾血不统，则漏下赤白；其主之者，味甘益脾也。疟而至于有癥瘕，湿热之邪，已痼结阴分矣；龟甲阴寒可以清热，气平可以利湿，所以主之也。火结大肠则生五痔，湿浊下注则患阴蚀；肺合大肠，肾主阴户，性寒可去热，气平可消湿，所以主之也。

脾主四肢，湿胜则重弱；龟甲味甘益脾，性平去湿，湿行，四肢健也。肾主骨，小儿肾虚则囟骨不合；其主之者，补肾阴也。

久服益肾，肾者胃之关，关门利，能去脾湿，所以身轻不饥也。

制方：龟甲同熟地、黄柏、知母、猪脊髓，丸，名补阴丸，治阴虚相火炽。同发、川芎、归身，治难产，及短小女子交骨不开。（《本草经解·虫鱼部·龟甲》）

### 6. 清·陈修园注

龟甲诸家俱说大补真水，为滋阴第一神品，而自余视之，亦不尽然。大抵介虫属阴，皆能除热；生于水中，皆能利湿。其甲属金，皆能攻坚，此外亦无他长。《本经》云：主治漏下赤白者，以湿热为病；热胜于湿则漏下赤色，湿胜于热则漏下白色，龟甲专除湿热，故能治之也。破癥瘕者，其甲属金，金能攻坚也。痎疟，老疟也，疟久不愈，湿热之邪痼结阴分，唯龟甲能入阴分而攻之也。火结大肠则生五痔，湿浊下注则患阴蚀，肺合大肠，肾主阴户，龟甲性寒以除其热，气平以消其湿也。脾主四肢，因湿成痹以致重弱，龟居水中，性能胜湿，甲属甲胄，质主坚强，故能健其四肢也。小儿囟骨不合，肾虚之病；龟甲主骨，故能合之也。久服身轻不饥者，言阴精充足之效也。（《神农本草经读·上品·龟板》）

### 7. 清·邹澍注

漏下赤白，小儿囟不合，非不阖乎！癥瘕，非不开乎！痎疟，非开阖之参争乎！五痔阴蚀，非水火之相啮乎！湿痹四支重弱，非中外病之相应乎！此《本经》之所胪也，若《别录》之所增"骨中寒热、伤寒劳复、肌体寒热欲死、惊恚气、心腹痛、不能久立"，犹中外之相应矣。头疮难燥，女子阴疮，犹水火之相啮矣。虽然举《本经》《别录》所列之证，均可不别其因，尽用龟甲治之钦！则非矣。夫龟生理之异，在乎无间水火，而人之一身无不以水火为枢机，诸证者能审明水火之参差进退以为患，则又何不可知其所主之病之别耶！盖气张而体不随之开者，此能助之开；气翕而体不随之阖者，此能助之阖。火无水养而亡命奔进者，得此能使水存于中而招火外归；水为火格而延缘游溢者，得此能使火熄于外而引水内济，以至水停关节，而火之途径难通，火燔骨干，而水之滋溉难及，均藉此以交互耸动之，曰龟甲善滋阴，亦浅视龟甲甚矣。(《本经续疏·上品》)

### 8. 清·叶志诜注

列前重宝，藏六怀灵，守菁云覆，致墨炎荧，质兼金玉，神炳丹青，图形捍难，借气益龄。(《神农本草经赞·上经》)

### 9. 清·黄钰注

甘平。破癥瘕而攻痎疟，疗五痔与阴蚀，去湿痹而健肢弱，又主漏下赤白，小儿颅骨不合。(《本草经便读·神农本草经·上品》)

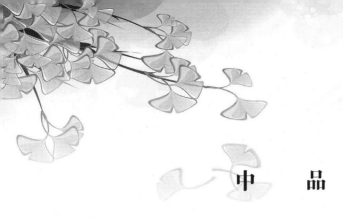

# 中 品

## 石 膏

【原文】石膏，味辛、微寒。主中风寒热，心下逆气，惊，喘，口干舌焦，不能息，腹中坚痛；除邪鬼，产乳，金疮。生山谷。(《神农本草经·中品·石膏》)

【注释】

### 1. 明·缪希雍注

除时气头痛身热，三焦大热，皮肤热，肠胃中膈气，解肌发汗，止消渴烦逆，腹胀暴气，喘息咽热，亦可作汤浴。坚白明莹者良，浙人呼为寒水石者真。

疏：石膏禀金水之正，得天地至清至寒之气，故其味辛甘，其气大寒而无毒。阴中之阳，可升可降。入足阳明，手太阴、少阳经气分。辛能解肌，甘能缓热，大寒而兼辛甘则能除大热。故《本经》主中风寒热，热则生风故也。邪火上冲，则心下有逆气及惊喘。阳明之邪热甚，则口干舌焦不能息。邪热结于腹中，则腹中坚痛。邪热不散，则神昏谵语，同乎邪鬼。肌解热散汗出，则诸证自退矣。惟产乳金疮，非其用也。

《别录》：除时气头痛身热，三焦大热，皮肤热，肠胃中膈气。解肌发汗，止消渴烦逆，腹胀暴气，喘息咽热者，以诸病皆由足阳明胃经邪热炽盛所致。惟喘息咽热，略兼手太阴病。此药能散阳明之邪热，降手太阴之痰热，故悉主之也。甄权亦用以治伤寒头痛如裂，壮热如火。《日华子》用以治天行热狂，头风旋，揩齿。东垣用以除胃热，肺热，散阳邪，缓脾益气者，邪热去则脾得缓，而元气回也。洁古又谓：止阳明经头痛，发热恶寒，日晡潮热，大渴引饮，中暑，及牙痛者，无非邪在阳明经所生病也。理阳明则蒇不济矣。足阳明主肌肉，手太阴主皮毛，故又为发斑、发疹之要品。起死回生，功同金液。若

191

用鲜少，则难责其功。世医罔解，兹特表而著之。

主治参互：

仲景白虎汤，专解阳明邪热，其证头疼壮热，口渴烦躁，鼻干，目眴眴不得眠，畏人声、木声，畏火。若劳役人病此，元气先虚者，可加人参，名人参白虎汤。

发斑阳毒盛者，白虎汤加竹叶、麦门冬，以石膏为君，自一两至四两，麦门冬亦如之。知母自七钱至二两，竹叶自百片至四百片，粳米自一大撮至四大撮。甚则更加黄连、黄芩，名三黄石膏汤。自一剂至四剂，妇人妊娠病此者，亦同。

伤寒汗后烦热不解，竹叶石膏汤主之。

小儿痧疹发热，口渴唇焦，咳嗽多嚏，或多痰，或作泄，竹叶石膏汤加赤桎木枝两许，贝母、栝楼根各二三钱主之。发斑亦同，甚则加三黄。

疟疾头痛，壮热多汗，发渴，亦用竹叶石膏汤二三剂主之。虚者加人参，后随证施治。

中暑用白虎汤，虚者加人参。

太阳中暍，亦用竹叶石膏汤。

胃家实热，或嘈杂，消渴善饥，齿痛，皆须竹叶石膏汤主之。

简误：石膏本解实热，祛暑气，散邪热，止渴、除烦之要药。温热二病多兼阳明，若头痛，遍身骨痛，而不渴不引饮者，邪在太阳也，未传阳明不当用。七八日来邪已结，里有燥粪，往来寒热，宜下者勿用。暑气兼湿作泄，脾胃弱甚者，勿用。疟邪不在阳明则不渴，亦不宜用。产后寒热由于血盛，或恶露未尽；骨蒸劳热由于阴精不足，而不由于外感；金疮下乳更非其职。宜详察之，并勿误用。（《神农本草经疏·玉石中品·石膏》）

### 2. 明·卢之颐注

核曰：出齐卢山，及鲁蒙山，剡州、彭城、钱唐亦有之。生石中，大块作层，细文短密，宛若束针，洁白如膏，松软易碎，烧之白烂如粉也。一种硬者生地中，枚块作棱，直理坚白，击之段段横解，墙壁光亮，烧之易散，不作粉也。别有一种，细文长密，宛若束丝者，理石也。一种作块无棱，横理坚白，击之方解，烧之姹散作粉者，方解石也。昔人所谓长石，即石膏之硬者；所谓寒水石，即石膏之软者。而理石、方解石，气味都辛寒，但不若石膏之软者，能解肌发汗为异耳。

修治：石臼中捣研成粉，罗过，生甘草水飞两遍，澄清去水，晒干；再研。鸡子为之使。恶莽草、巴豆、马目毒公，及铁。

参曰：石以止为体，膏以释为用。质之宁谧，气之微寒，即体之止；文之理腠，味之辛解，即用之释。体用互显者也，但止释有时，故体用各有先后尔。或因似体之止，则显用以释之，或因似用之释，则显体以止之。此即从而逆，逆而从，反佐以取之之法也。如风性动摇，从之以用，逆之以体；寒性劲敛，从之以体，逆之以用，此从逆寒风定动之本性，非从逆寒风寒化之本气也。以性无迁变，气有反从，反从者，反乎本气之寒，从乎标象之阳，则为病热之热也。则凡结而欲解者宜矣。结而欲下者，非所宜也。与麻黄、桂枝、葛根，解发之用相同。寒热从逆之气为别异耳。主治诸证，悉以体止用释，逆热从寒，反复分疏，莫不迎刃而解。并可推暑性之欲降，火性之欲炎，燥性之欲濡，湿性之欲流，与腑脏形骸，血气窍穴，欲止欲释者，详审合宜，为效颇捷。否则灾害并至，慎之慎之。

暑性之欲降，转炎蒸为清肃；火性之欲炎，火空则发，以张夏大之出令也。（《本草乘雅半偈·神农本经中品三·石膏》）

### 3. 明·徐彦纯注

除时气头痛身热，三焦大热，解肌发汗，止消渴咽热。

成聊摄云：石膏味甘、辛，微寒。风，阳邪也。寒，阴邪也。风则伤阳，寒则伤阴。荣卫阴阳为风寒两伤，则非轻剂所能独散也，必须轻重之剂以同散之，乃得阴阳之邪俱已，荣卫之气俱和。是以大青龙汤以石膏为使。石膏为重剂，而又专达肌表者也。又云：热淫所胜，佐以苦、甘，知母、石膏之苦、甘以散热。

洁古云：治足阳明经中热，发热，恶热燥，日晡潮热，自汗，小便赤浊，大渴引饮，身体肌肉壮热，苦头痛之药，白虎汤是也。善治本经头痛。若无以上证，勿服。多有脾胃虚劳形体病证，初得之时，与此有余之证同者，若医者不识而误用之，则不可胜救矣。《主治秘诀》云：性寒，味淡，气味俱薄，体重而沉降，阴中之阳也。乃阳明经大寒之药，能伤胃气，令人不食，非腹有极热者不可轻用。能止阳明经头痛，胃弱者不可服。治下牙痛者，须用白芷，为使发引。

东垣云：石膏辛、甘，除三焦热，伤寒头痛。甘寒。胃经大寒药。润肺除热，解肌发汗。

海藏云：石膏发汗，辛寒，入手太阴经。东垣曰：石膏，足阳明药也。又治三焦大热，手少阳也。仲景治伤寒阳明经证，身热目痛鼻干，不得卧。身以前胃之经也，胸者胃肺之室也。邪热在阳明，肺受火制，故用辛寒以清肺，所以号为白虎汤也。唐本注云：疗风去热，解肌。《衍义》云：仲景白虎汤中服之如神。新校正仲景《伤寒论》后，言四月以后，天气热时，用白虎汤者是也。然四方气候不齐，及岁月气运不一，方所既异，当用之时，亦宜两审。其说甚雅。若伤寒热病大汗后，脉洪大，口舌燥，头痛，大渴不已，或着暑热，身疼倦怠，白虎汤服之，无有不效。石膏为白虎汤之君主也，知母条下更有说。

丹溪云：尝观药之命名，固有不可晓者，中间亦多有意义，学者不可不察。如以色而名者，大黄、红花、白前、青黛、乌梅之类是也；以气而名者，木香、沉香、檀香、麝香之类是也；以形而名者，人参、狗脊、乌喙、贝母、金铃子之类是也；以质而名者，厚朴、干姜、茯苓、生熟地黄之类是也；以味而名者，甘草、苦参、龙胆、淡竹叶、苦酒之类是也；以能而名者，百合、当归、升麻、防风、消石之类是也；以时而名者，半夏、茵陈、冬葵、寅鸡、夏枯草之类是也。石膏火煅，细研，醋调，封丹炉，其固密甚于石脂，苟非石膏，焉能为用。此兼质与能而得名，正与石脂同意。阎孝忠妄以方解石为石膏。况石膏味甘、辛，本阳明经药，阳明主肌肉。其甘也，能缓脾益气，止渴去火；其辛也，能解出汗，上行至头，又入手太阴、手少阳。彼方解石止有体重实坚，性寒而已，求其所谓有膏，而可为三经之主者安在哉？医欲责效，不亦难乎？又云：软石膏可研为末，醋丸如绿豆大，以泻胃火、痰火、食积，殊验。（《本草发挥·石膏》）

### 4. 清·张志聪注

石膏质坚色白，气辛味淡，纹理如肌腠，坚白若精金，禀阳明金土之精，而为阳明胃府之凉剂、宣剂也。中风寒热者，风乃阳邪，感阳邪而为寒为热也。金能制风，故主治中风之寒热。心下逆气惊喘者，阳明胃络上通于心，逆则不能上通，致有惊喘之象矣。口干舌焦，不能息，腹中坚痛者，阳明之上，燥气治之，口干舌焦，燥之极也。不能息，燥极而阳明之气不和于上也。腹中坚痛，燥极而阳明之气不和于下也。石膏质重性寒，清肃阳明之热气，故皆治之。禀金气则有肃杀之能，故除邪鬼。生产乳汁，乃阳明胃府所生。刀伤金疮，乃阳明肌肉所主。石膏清阳明而和中胃，故皆治之。

《灵枢经》云：两阳合明，是为阳明。又云：雨火并合，故为阳明，是阳明上有燥热之主气，复前后之火热，故伤寒有白虎汤，用石膏、知母、甘草、粳米，主资胃府之津，以清阳明之热。又，阳明主合而居中土，故伤寒有越婢汤。石膏配麻黄，发越在内之邪，从中土以出肌表，盖石膏质重则能入里，味辛则能发散，性寒则能清热。其为阳明之宣剂、凉剂者，如此。（《本草崇原·本经中品》）

### 5. 清·姚球注

石膏气微寒，禀天初冬寒水之气，入足太阳寒水膀胱经；味辛无毒，得地西方燥金之味入手太阴肺经、足阳明燥金胃、手阳明燥金大肠经。气味降多于升，阴也。

中风者，伤寒五种之一也，风为阳邪，中风病寒热，而心下逆气惊喘，则已传阳明矣，阳明胃在心之下，胃气本下行，风邪挟之上逆，乘肺则喘，闻木声则惊，阳明火烁津液，致口干舌焦，不能呼吸，故用石膏辛寒之味，以泻阳明实火也。

腹中大肠经行之地，大肠为燥金，燥则坚痛矣；其主之者，辛寒可以清大肠之燥火也。阳明邪实，则妄言妄见，如有神灵，若邪鬼附之；石膏辛寒清胃，胃火退而邪妄除，故云除邪鬼也。

产乳者，产后乳不通也，阳明之脉，从缺盆下乳；辛寒能润，阳明润则乳通也。金疮热则皮腐，石膏气寒，故外糁合金疮也。

制方：石膏同川连、甘草，治发狂。同知母、甘草、粳米，名白虎汤，治阳明中风热病。同知母、麦冬、甘草、竹叶，名竹叶石膏汤，治阳明邪热。同防风、荆芥、细辛、白芷末，擦胃火牙痛。同银朱末，治金疮不合。(《本草经解·金石部·石膏》)

### 6. 清·陈修园注

石膏气微寒，禀太阳寒水之气；味辛无毒，得阳明燥金之味。风为阳邪，在太阳则恶寒发热，然必审其无汗烦躁而喘者，可与麻桂并用；在阳明则发热而微恶寒，然必审其口干舌焦大渴而自汗者，可与知母同用。曰心下气逆，即《伤寒论》，气逆欲呕之互词；曰不能息，即《伤寒论》虚羸少气之互词；然必审其为解后里气虚而内热者，可与人参、竹叶、半夏、麦冬、甘草、粳米同用。腹中坚痛，阳明燥甚而坚，将至于胃实不大便之症。邪鬼者，阳明邪实，妄言妄见，或无故而生惊，若邪鬼附之。石膏清阳明之热，可以统治之。阳明之脉，从缺盆下乳，石膏能润阳明之燥，故能通乳。阳明主肌肉，石膏外糁，又能愈金疮之溃烂也。但石品见火则成石灰，今人畏其寒而煅用，则大失其本来之性矣。(《神农本草经读·中品·石膏》)

### 7. 清·邹澍注

石膏体质最重，光明润泽，乃随击即解，纷纷星散而丝丝纵列，无一缕横陈，故其性主解横溢之热邪也。盖惟其寒，方足以化邪热之充斥；惟其辛，方足以通上下之道路；惟其泽，方足以联津液之灌输；惟其重，方足以摄浮越之亢阳。譬之溽暑酷烈，万物喘息仅属，不敢自保，惟清飙乍动，肃降乃行，而化随爽洁，于是欣欣然始有有生之药焉。人病中风而至心下逆气、惊喘、口干、舌焦、不能息者，何以异是。病寒热而至心下逆气、惊喘、口干、舌焦、不能息者，又何以异是。《别录》之治暴气喘、咽热，即《本经》所谓心下逆气、惊喘也。止消渴、烦逆，即《本经》所谓口干、舌焦、不能息也。身热、三焦大热、皮肤热，解肌发汗，又所以明热之散漫充斥也。惟《本经》之腹中坚痛，《别录》之肠胃中结气及腹胀，似热不仅散漫矣，夫热邪既盛，内外相连，久延不解，焉能不与气结，故暂时散漫，继遂胀满而坚痛，然曰腹中坚痛，曰结气腹胀，明其尚未与滓秽相结，犹可解以石膏也，若不待解肌发汗而汗自出，腹中满痛，小便自利，则其热已与滓秽抟聚，非承气不为功矣。石膏又乌能为？

　　"心下有水气，肺胀，咳，上气而喘，脉浮"，皆小青龙汤证也。多一烦躁则为小青龙加石膏汤证，核之以大青龙汤之不汗出而烦躁，白虎汤之大烦渴不解，竹皮大丸之中虚烦乱，是石膏为烦设矣。但《伤寒》《金匮》用石膏者十一方，此才得其四，其不烦而用者何多也，夫阴气偏少阳气暴胜，外有所挟、内有所亏，或聚于胃，或犯于心，乃为烦，烦之由来不一，本非石膏所主，化其暴胜之阳，解其在胃之聚，非治烦也。越婢加半夏汤候曰："肺胀，咳而上气，其人喘，目如脱状。"小青龙加石膏汤候曰："肺胀，咳而上气，烦躁而喘。"木防己汤候曰："膈间支饮，其人喘满，心下痞坚。"麻杏甘膏汤候曰："汗出而喘，无大热。"是石膏者为喘而设欤？夫喘有虚有实，虚者无论，实者必邪聚于气，轩举不降，然邪又有不同，兹四喘者，皆热盛于中，气被逼于上，则石膏所主，乃化其在中之热，气自得下，非治喘也。然则石膏气寒而形津润，《本经》以主口干、舌焦、不能息，宜乎必治渴矣，乃《伤寒》《金匮》两书用石膏方并不言渴，越婢汤治风水，并证明不渴，白虎汤之治渴者必加人参，其不加人参证，亦并不言渴，岂石膏之治热，必热而不渴者乃为恰当乎！是可知石膏止能治六淫所化之热矣。故仲景用石膏者十一方，同麻黄用者六，同大黄用者一，同防己用者一，同桂枝白薇用者一，可同人参用者仅二方，而一方可同可不同，惟竹叶石膏汤却必与参同用，是石膏之治热，乃或因风鼓荡而生之热，或因水因饮蒸激而生之热，或因寒所化之热，原与阴虚生热者无干，其《本经》所谓口干、舌焦，乃心下逆气惊喘之余波，故下更著不能息为句，盖心下既有逆气而遇惊辄甚，则其口张不翕，焉得不干不焦，然又当验其能息与否，能息则口尚有翕时，干与焦亦有间时矣。他如竹叶石膏证之欲吐，竹皮大丸之呕逆，皆适与用石膏相值，亦可知为热致虚，因虚气逆，解热气自平，气平呕吐自止，非石膏能治呕治吐矣。

　　说者谓麻黄得石膏则发散不猛，此言虽不经见，然以麻杏甘膏汤之汗出而喘，越婢汤之续自汗出证之，则不可谓无据矣。麻黄为用，所以从阴通阳，然阳厄于阴，其源不一，有因寒凝，有因热壅，故其佐之者，不用桂枝，则加石膏。桂枝纹理有纵有横，石膏则有纵无横，纵者象经，横者象络，经络并通与及经不及络者，其优柔猛烈，自是不同。况因寒者，所谓体若燔炭汗出而散（从丹溪章句），固其所当然也；因热者，乃阳猖而阴不与交，欲使阴交于阳，非泄热不可。第徒泄其热，正恐阴反肆而迫阳，故一面任石膏泄热，随手任麻黄通阴，使阴之郁勃者随阳而泄，柔和者与阴相交。是以石膏协麻黄，非特小青龙加石膏汤、厚朴麻黄汤、越婢加术汤、越婢加半夏汤、文蛤汤，其禁忌较之大青龙汤、麻黄汤为弛，即如所谓麻杏甘膏汤、越婢汤者，并有汗亦治之，可见其汗乃盛阳之加于阴，非阴阳交和而成，亦非营弱卫强而有矣。矧证之以《千金》用越婢加术汤治肉极热，则身体津脱、腠理开、汗大泄，顾何谓耶？夫亦以热盛于中，内不与阴和，而外迫逐津液，与才所论者无异，特恐通其阴而阴遂逆，故凡兼恶风者，即于汤中加附子耳，尚不可信麻黄石膏并用可治汗出耶！然则桂枝二越婢一证，谓之无阳者，又当作何解？夫发热者，太阳之标；恶寒者，太阳之本。热多寒少，标盛本微矣，而脉反微弱，则非因阳不足，乃表阳内伏也，表阳之所以内伏，正为其本寒将尽，无事与相拒于外耳，故曰无阳。然阳者津液之所从化，汗之所由出也，不泄其标热，而从阴中通其内伏之阳，表气于何而和，营卫于何而调？故取桂枝之二以解外，取越婢之一以通中，此其义也。

　　风寒抟热，用麻黄石膏泄热通阳，既知之矣。水饮与热，其不相入，正同冰炭，何亦能合为患耶！不知寒与热犹本异而末同，水与热更本同而末异，何也？夫寒在人身，被阳气激而化热，既化则一于热，不更为寒，水则本属太阳，原能盛热，是以寒既化热，热已而寒无存，水中挟热，热去而水尚在，其同用麻黄，在寒化之热，止欲其通阳；在水挟之热，更欲其去水矣。虽然水与饮固有分，且同为水，复有近表近里之分，曰："风水，恶风，一身悉肿，脉浮不渴，续自汗出，无大热，越婢汤主之。"此比于大青龙者也，故麻黄分数多。曰："吐后，渴欲得水而贪饮者，文蛤汤主之，兼主微风，脉紧，头痛。"此比于麻杏甘膏者也，故麻黄分数少。曰："里水，越婢加术汤主之。"此则比于麻黄附子甘草汤矣。以其是水与热而非寒，故不用附子而用白术、石膏，是二证近表，一证近里，既彰彰然矣。若夫饮，则非如水之无畔岸，可随处横溢也，则必着脏腑而后为患。曰："咳而上气，此为肺胀，其人喘，目如脱状，脉浮大者，越婢加半夏汤主之。"此着于上者也。曰："膈间支饮，其人喘满，心下痞坚，面色黧黑，其脉沉紧。得之数十日，医吐下之，不愈者，木防己汤主之。"此着于中者也。着于上者，比于表，故用麻黄；着于中者，比于里，故不用麻黄，石膏则皆不可阙者也。然服木防己汤，虚者即愈，实者复发，则去石膏加茯苓、芒消。夫曰实乃去石膏，不去人参，似其助实，反在石膏矣，然膈间支饮，则喘满色黑，固其宜也，其关节只在"心下痞坚，脉沉紧"二者，痞犹可以桂枝下之，坚则非芒消不为功矣。痞由于饮，犹可专以防己通之；饮而至坚，则非兼用茯苓不为功矣。其用人参、石膏取义原与白虎加人参同，欲其泄热生津，为已病数十日，曾经吐下也。屡经剥削，继得和养，自然立能应手，然终以痞坚而脉沉紧，非剥削已极之征。第初投之能获效，必饮中之热得清而解，其再发也，纵有热亦杀于前，况经再与前方不愈，则病虽不去而热未必复留矣，故于前方去石膏加茯苓、芒硝，不去人参者，一则尚缘剥削之余，一则所以取防己、芒硝之暴也。(《本经疏证·石膏》)

### 8. 清·叶志诜注

敛尘雨霁，棋布林皋，云溶孕采，玉洁浮醪，润当吻燥，结解肤挠，调封丹鼎，固密坚牢。(《神农本草经赞·中经》)

### 9. 清·黄钰注

气寒，辛味白质。中风寒热，心下气逆，兼主口干舌焦，惊喘而不能息，除邪鬼而疗腹中坚痛，主阳明而产乳金疮有益。(《本草经便读·神农本草经·中品》)

# 干　姜

【原文】干姜，味辛，温。主胸满，咳逆上气；温中止血，出汗；逐风湿痹，肠澼下痢。生者尤良。久服去臭气，通神明。生川谷。(《神农本草经·中品·干姜》)

【注释】

### 1. 明·缪希雍注

干姜，主……寒冷腹痛，中恶霍乱胀满，风邪诸毒，皮肤间结气，止唾血。生者尤良。

疏：干姜禀天地之阳气，故味辛而气温，虽热而无毒。辛可散邪理结，温可除寒通气，故主胸满咳逆上气，温中出汗，逐风湿痹，下痢因于寒冷，止腹痛。其言止血者，盖血虚则发热，热则血妄行，干姜炒黑能引诸补血药入阴分，血得补则阴生而热退，血不妄行矣。治肠澼亦其义也。生姜能通神明，辟恶气，故主中恶霍乱胀满，风邪诸毒，皮肤间结气。惟唾血定非寒证，《别录》载之误矣！

主治参互：

干姜生用，同橘皮、乌药、白豆蔻，除胸满咳逆上气。同紫苏、桂枝，能温中出汗；加术则能逐风湿痹。同术、茯苓、人参、甘草，治下利寒冷腹痛。炒黑，同生地黄、白芍药、当归、牛膝，治产后恶露不尽，血虚发热。同地黄、地榆、芍药、麦门冬、人参、黄芪、甘草、升麻，治肠澼下血。同藿香、缩砂、橘皮、紫苏、木香，治中恶；去木香，加木瓜，则治霍乱胀满；加桂枝，并治风邪诸毒，皮肤间结气。同橘皮、人参，止胃虚呕逆。同橘皮、术、贝母、茯苓，治痰疟久不愈。同人参、术、桂枝、橘皮，治寒疟。同人参、术、甘草，治虚寒泄泻，中寒作泄。

简误：干姜大辛，辛能散气走血。久服损阴伤目。阴虚内热，阴虚咳嗽吐血，表虚有热汗出，自汗盗汗，脏毒下血，因热呕恶，火热腹痛，法并忌之。（《神农本草经疏·草部中品之上·干姜》）

### 2. 明·卢之颐注

母姜作种，子姜顿长，母姜便宜，取出即子母更相生长之意。

白净结实具金之色与形，乃能存金之味，尽金之用。

点火成金，金复归火，循环之理，非拟议所到。

尽金之性，所以全火之用，乃能备暖热之火体，以火缘物以显用，因用以见体故也。

游溢水谷，正疆界所司之事。气味辛温，无毒。主胸满咳逆上气，温中，止血，出汗，逐风湿痹，肠澼下痢。生者尤良。久服主臭气，通神明。

核曰：出汉、温、池州，江西、浙江诸处。宜原隰沙地。四月种种，五月生苗，如嫩芦，而叶稍阔，两两相对，恶湿洳而畏日，故秋热则无姜。设一茎稍霉，则根病矣。社前后，新芽顿长，如列指状，一种可生百指，皆分歧而上，即宜取出种姜，否则子母俱败。秋分采芽，柔嫩可口；霜后，则老而多筋，干之，即曰干生姜。干姜者，即所取姜种，水淹三日，去皮，置流水中，漂浸六日，更刮去皮，然后晒干，入瓷缸中，覆酿三日乃成，以白净结实者为良。故人呼为白姜，入药则宜炮用。

先人云：辛温夏长，色相微红，具火大之力。通心王之令，若降下之阴不及，酝藉之德稍逊者，所当避忌。又云：血病有二阳乘阴而血溢者，其治在阳，以寒待之。阴乘阳而血溢者，其治在阴，以温待之。

参曰：姜，疆也，界也。如营卫气血，阴阳表里，逾越疆界者，能使之各各旋归，有如捍御外侮之侵犯边疆者。味辛气温，宣发生阳之气，充益火大之源，以消阴翳冷气，寒酸木僵，设火毒炽盛，岂堪僭服？故治胸满咳逆之因肺气浮越；血衄妄行之因阴气乘阳；常自汗出之因营弱卫强；风湿成痹之因气不宣通，肠癖下痢之因脾胃虚寒，致水谷失于游溢。生者宣发，干者温中，去臭气者，生阳能辟浊阴也，生阳宣发，即通神明之验耳。

金曰从革，从革作辛。姜以辛胜，禀庚辛之味独专。新秋前后，三庚曰三伏，正所以缓火刑也。秋热，则烁金殆甚，金且难于从革，从革更难作辛矣。故秋热则无姜，姜之畏日，亦此意也。（《本草乘雅半偈·神农本经中品五·干姜》）

### 3. 明·徐彦纯注

成聊摄云：辛以润之。干姜之辛，以固阳虚之汗。又云：干姜之辛，以散里寒。又云：寒淫所胜，平以辛热。姜、附之辛热以胜寒。又云：干姜之辛，以温胃散寒。

洁古云：治沉寒痼冷，肾中无阳，脉气欲绝。黑附子为引，用水同煎二物，姜附汤是也。亦治中焦有寒。《主治秘诀》云：性热，味辛。气味俱厚，半浮半沉，可升可降，阳中阴也。其用有四：通心气助阳一也，去脏腑沉寒二也，发散诸经之寒气三也，治感寒腹痛四也。又云：辛温纯阳。《内经》云：寒淫所胜，以辛散之。此之谓也。干、生姜气温味辛，主伤寒头痛，鼻塞，上气，止呕吐咳嗽。生与干同治。与半夏等分，以治心下急痛。

东垣云：干姜，味苦、辛，温，纯阳。主温中，治霍乱，腹冷痛，除冷气，治寒嗽，温经破血，去风。又云：主发散寒邪。如多用，则耗散元气。盖辛以散之，则壮火食气故也。须以生甘草缓之。辛热散内寒，散阴寒、肺寒。与五味子同用，治嗽，以胜寒邪。正气虚者发寒，与人参同用，补脾温胃，去腹中寒甚，平以辛热也。

海藏云：经炮则味苦，温脾燥胃，所以理中，其实主气而泄脾。易老云：干姜能去下焦之寒，故四逆汤用之。干姜本味辛，及见火后稍苦，故止而不行，所以能治里寒，非若附子行而不止也。理中汤用此者，以其四逆也。或问东垣曰：干姜一味辛热，又云补脾，今言泄脾而不言补，何也？泄之一字，非泄脾之正气，是泄脾中寒湿之邪气，盖以辛热之剂燥之，故曰泄脾也。

丹溪云：治血虚发热，须以补阴药同用。入肺中，利肺气；入肾中，燥下湿；入气分，引血药以生血。（《本草发挥·干姜》）

### 4. 清·张志聪注

干姜用母姜晒干，以肉厚而白净，结实明亮如天麻者为良，故又名白姜。

临海、章安、汉温、池州诸处皆能作之，今江西、浙江皆有，而三衢开化者佳。

太阴为阴中之至阴，足太阴主湿土，手太阴主清金。干姜气味辛温，其色黄白，乃手足太阴之温品也。胸满者，肺居胸上，肺寒则满也。咳逆上气者，手足太阴之气不相通贯，致肺气上逆也。温中者，言干姜主治胸满咳逆上气，以其能温中也。脾络虚寒，则血外溢。干姜性温，故止血也。出汗者，辛以润之，开腠理，致津液通气也。逐风湿痹者，辛能发散也。肠澼下痢，乃脾脏虚寒。《伤寒论》云：脾气孤弱，五液注下，下焦不合，状如豚肝。干姜能温脾土，故治肠下痢。生者尤良，谓生姜能宣达胃气，用之尤良。

按：桂枝、葛根、柴胡诸汤，并胃逆呕吐，表寒诸证，多用生姜。夫生姜乃老姜所生之子姜，主宣达阳明胃土之气，阳明为太阴之府，故干姜治脾，生姜治胃，脏腑者，子母之谓也。

按：《神农本经》只有干姜、生姜，而无炮姜，后人以干姜炮黑，谓之炮姜。《金匮要略》治肺痿用甘草干姜汤，其干姜亦炮，是炮姜之用，仲祖其先之矣。姜味本辛，炮过则辛味稍减，主治产后血虚身热，及里寒吐血、衄血、便血之证。若炮制太过，本质不存，谓之姜炭，其味微苦不辛，其质轻浮不实，又不及炮姜之功能矣。即用炮姜，亦必须三衢开化之母姜，始为有力。今药肆中多以伤水变味之生姜，晒干炮用，未免有名无实。（《本草崇原·本经中品》）

### 5. 清·姚球注

干姜气温，禀天春升之木气，入足厥阴肝经；味辛无毒，得地西方之金味，入手太阴肺经；炮灰色黑，入足少阴肾经。气味俱升，阳也。

胸中者肺之分也，肺寒则金失下降之性，气壅于胸而满也；满则气上，所以咳逆上气之症生焉。其主之者辛散温行也。

中者脾与胃也，脾胃为土，土赖火生；炮姜入肾助火，火在下谓之少火，少火生气，气充则中自温也。血随气行，气逆火动，则血上溢；炮姜入肾，肾温则浮逆之火气皆下，火平气降，其血自止矣。

出汗者，辛温能发散也。逐风湿痹者，辛温能散风湿而通血闭也。肠澼下痢，大肠之症，盖大肠寒则下痢腥秽；肺与大肠为表里，辛温温肺，故大肠亦温而下痢止也。

生者其性尤烈，所以尤良。

制方：炮姜同北味，敛火下行。同人参，温中益气。同生地、白芍、牛膝、归身，治产后发热。同人参、陈皮，治胃虚呕逆。同陈皮、白术、贝母、白茯，治痰疟。同人参、白术、桂枝、陈皮，治寒疟。同人参、白术、甘草，名理中汤，治虚寒泄泻。(《本草经解·谷菜部·干姜》)

### 6. 清·徐大椿注

凡味厚之药主守，气厚之药主散。干姜气味俱厚，故散而能守。夫散不全散，守不全守，则旋转于经络脏腑之间，驱寒除湿，和血通气，所必然矣。故性虽猛峻，而不妨服食也。(《神农本草经百种录·中品·干姜》)

### 7. 清·陈修园注

干姜气温，禀厥阴风木之气，若温而不烈，则得冲和之气而属土也；味辛，得阳明燥金之味，若辛而不偏，则金能生水而转润矣，故干姜为脏寒之要药也。胸中者，肺之分也，肺寒则金失下降之性，气壅于胸中而满也，满则气上，所以咳逆上气之症生焉，其主之者，辛散温行也。中者，土也，土虚则寒，而此能温之。止血者，以阳虚阴必走，得暖则血自归经也。出汗者，辛温能发散也。逐风湿痹者，治寒邪之留于筋骨也。治肠下痢者，除寒邪之陷于肠胃也。以上诸治皆取其雄烈之用，如孟子所谓刚大浩然之气，塞于天地之间也。生则辛味浑全，故又申言曰：生者尤良。即《金匮》治肺痿用甘草干姜汤自注炮用，以肺虚不能骤受过辛之味，炮之使辛味稍减，亦一时之权宜；非若后世炮黑、炮灰，全失姜之本性也。叶天士亦谓炮黑入肾，何其陋欤？(《神农本草经读·中品·干姜》)

### 8. 清·邹澍注

观小青龙汤、小青龙加石膏汤、真武汤，皆曰心下有水，苓甘五味诸加干姜法，又皆隶于痰饮，则可见干姜所治，为在中之水饮，非在上之痰矣。

或问伤寒，病之莫急者也，伤寒至阳亡阴逆，尤病伤寒之莫急者也。仲景用干姜于干姜附子汤、茯苓四逆汤、白通汤、真武汤、四逆汤，皆用之至少，反于非伤寒之大建中汤、甘干苓术汤用之最多，何也？曰："此正仲景神明不测处也。夫病根有深浅，用法有机势，得其间则批郤导窾，刃不伤铓，当其锐，则高城深池，守犹难固。人伤于寒，则为病热，是固阴伤局也，乃不胜治法之紊，致阳越阴搏焉，岂诚阳之虚，阴之盛耶！故曰脉微，曰下利，曰烦躁，曰头眩身瞤，其阳之衰也骤，阴之横也飘忽，而无所附，固不得仅用干姜，必并以附子，但干姜既得附子，一主其中，一主其下，一主守，一主走，若轻车，若熟路，风行雷动，所当必摧，所击必散，阴散斯阳归，阳归斯病已，又何恃乎用之重，重则不惧，有后患耶！此其义见于论中，所谓"下利，腹胀满，身体疼痛者，先温其里，乃攻其表，温里宜四逆汤，攻表宜桂枝汤"者也，夫既用四逆治里矣，仍有桂枝治表在后，设使用姜附重，则向所未攻之表证能保其不变为里证耶！惟伤寒"少阴病，下利圊谷，里寒外热，手足厥逆，脉微欲绝，身反不恶寒，其人面赤色者"，阳已浮于外，阴已逆于内，各自树势，两不相下，故仲景于通脉四逆汤，附子仍依四逆之数，干姜倍焉，何则？其势相侔，其锋相敌，病既植根中气之虚而中寒，自非倍其数不可，是仲景于回阳逐阴，又非轻用姜者比矣。若夫"心胸中大寒痛，呕不能饮食，腹中上冲皮起，出见有头足，上下痛，不可触近"（大建中汤证）。"身体重，腰中冷，如坐水中，形如水状，不渴，小便自利，饮食如故，劳辄汗出，衣里冷湿，久则腰已下冷痛，腹重如带五千钱"（甘干苓术汤证），其沉寒痼冷，一在于中，一在于下，一动而猖，一静而劲，动者四出剽掠，其势向上为多。凡向上者虽阴，其中必有阳，实中必有虚，则既不得用附子为尾逐之师。静者僻居一处，食饮二便尚娴节制，然汗出至衣里湿，其寒不衰，是虽用附子攻冲之，亦决不能骤解，故大建中汤治动，乃镇以静，而抑之使平，是条侯坚壁于梁。甘干苓术汤治静，乃抚其循良，销其梗化，是姬公毖顽于洛。总之，前后诸方皆从温中起见，而击乌合，则宜锐不宜多，讨积猾，则宜围不宜攻，权衡其轻重，稽核其利钝，而治法可推，推治法之委婉曲折，而方义可识，识方义之丝联绳贯，而干姜之用了然如在心目间矣。

近世论干姜、生姜者，多哓哓置辨于去皮、留皮之别。予尝取生姜刮去皮，暴而干之，则但存其筋，无所为姜矣，因是知姜非在地中至极老，不足为干姜，不去皮不渍不酿，亦不足为干姜。盖凡暴物之道，难碎者易干，易碎者难干，以其有老嫩之殊也。荸甲厚者易干，荸甲薄者难干，以皮受烁，则引在内之津润以滋之也，若姜惟皮与筋为有形，其肉则遇水能化，故捣姜和水去皮筋，澄之可以成粉，是干姜所以必去皮，必渍水，必盦酿，乃得暴干而肉仍如故也，是生姜之走，干姜之守，系于老与嫩，不系于去皮留皮。其去皮留皮，系于使之任暴不任暴，不系于使之守使之走矣。盖尝细咀两姜，干者与生者不特味有厚薄，即气亦有厚薄。

盖尝检仲景两书，干姜治呕者一十六方，生姜治呕方亦仅与之相埒，何以见治呕必系生姜，但注不呕而用干姜者有干姜附子汤、柴胡桂枝干姜汤等方，生姜则无之。以呕而加生姜者，有黄芩加半夏生姜汤、栀子生姜豉汤、真武汤、通脉四逆汤、理中丸等方，干姜则无之，此足见干姜之治呕为兼及他证而用，生姜则专治呕。其呕而不用生姜，则因与他证忌，夫亦以生姜得夏气多，故功主横散；干姜得秋气多，则功兼收敛。横散则上逆无力，收敛则气不四驰，然姜之体性究系横生，则非特能禁其上，能禁其下，并能禁其既上且下，此生姜泻心汤、真武汤所以干姜、生姜并用，为一定不易矣。

干姜《本经》《别录》不言炮用，仲景则仅用于甘草干姜汤，盖其"厥逆，咽干，烦躁，吐逆及头眩，多涕唾，小便数"诸证皆上虚不能制下，但用干姜尚嫌其横溢而肺益虚，故必炮用之，较小柴胡以软而用干姜易生姜者，更进一等矣。况生者味辛，炮者味苦，辛通而苦降，所以抑其性使下也。生者色黄白，炮者色黑，所以别自肺及脾及肾也，此之谓以上制下，后人每每扩充用之。善夫刘潜江之言曰："干姜有生用、炮用之异。生用者，尽金之性，以全火之用；炮用者，存火之体，以全金之性。"盖气者，火之灵，生于火而统于金，故生者金之气畅，火之用乃畅；炮者，火之体守，金之气乃存，抑其能引血药入气分而生血也。夫心，阳中之太阳也；肺，阳中之少阴也。心中原有水，肾中原有气，肺得肾气之上至者，下降入心，火中之水得此，如红炉点化，合于胃中之鼓扇，其血乃成，所以炮用者，敛金之性，归火之用，使火中之水藉母气而生化耳。至止唾血利血而炮用者，盖火从水化，使浮阳不僭，以守中者入凉血剂中，使寒不凝血乃和耳，故曰："生者热而犹散，炮者热而善守也。"炮姜又有黑、不黑之殊，不黑者治血分虚寒而无热，若产后血虚发热之类；黑者，治中气虚而化热以伤血，如唾血利血之类，然治化热伤血者，须同童子小便炮为宜。(《本经疏证·干姜》)

**9. 清·叶志诜注**

羶腥拂彻，味美和调，柔尖日莹，老辣霜骄，含辛比桂，御湿分椒，赠甘非意，雪谤神超。(《神农本草经赞·中经》)

**10. 清·黄钰注**

辛温。咳逆上气，止血出汗，逐风湿痹，兼治胸满，肠澼下痢。生者尤良，温中之剂。(《本草经便读·神农本草经·中品》)

# 葛　根

**【原文】**葛根，味甘，平。主消渴，身大热，呕吐，诸痹；起阴气；解诸毒。葛谷，主下痢十岁已上。一名鸡齐根。生川谷。(《神农本草经·中品·葛根》)

**【注释】**

**1. 明·缪希雍注**

疗伤寒中风头痛，解肌发表，出汗开腠理，疗金疮止痛，胁风痛。生根汁，大寒，疗消渴，伤寒壮热。

葛谷：主下痢十岁以上。

叶：主金疮，止血。

花：主消酒。

一名鸡荠根，一名鹿霍。杀野葛、巴豆、百药毒。

疏：葛根禀天地清阳发生之气，其味甘平，其性升而无毒。入足阳明胃经。解散阳明温病热邪之要药也。故主消渴，身大热，热壅胸膈作呕吐。发散而升，风药之性也，故主诸痹。生气升腾，故起阴气。甘者，土之冲气，春令少阳，应兼微寒，故解诸毒，及《别录》疗伤寒中风头痛，解肌发表，出汗开腠理。甘能和血而除热，故又主疗金疮止痛，及胁风痛也。

主治参互：

葛根汤，治阳明胃经温病，邪热头痛，发渴烦闷，鼻干不得眠；如渴甚，呕甚，则加石膏、麦门冬、知母、竹叶。葛根升麻汤，治斑疹初发，点粒未形。同一切补肾益精药作丸饵，则起阴，令人有子。同升麻，入升阳散火，升阳除湿，升阳益胃，清暑益气，补中益气等汤用。

简误：伤寒头痛，兼项强腰脊痛，及遍身骨疼者，足太阳也，邪犹未入阳明，故无渴证，不宜服。五劳七伤，上盛下虚之人，暑月虽有脾胃病，不宜服。（《神农本草经疏·草部中品之上·葛根》）

### 2. 明·卢之颐注

核曰：鹿食九草，此其一也。出闽、广、江、浙，所在有之。有野生，有家种。春生苗，引藤延蔓，长二三丈，取治绤绤，各以地土之宜，以别精粗美恶耳。叶有三尖，似枫叶而长，色青翠，七月开花成穗，累累相缀，紫粉色，似豌豆花，结实似小黄豆。荚上有毛，荚中之子，绿色而扁，似盐梅核，生嚼腥气，即《本经》所谓葛谷也。根大如臂，外紫内白，长八九尺，以入土最深者良。五月五日，采根曝干，杀野葛、巴豆、百药毒。

先人云：外阳内阴，有阴渐长，化炎热为清凉之象。

参曰：读《本经》主治，合仲景葛根汤法，此从阳明中治之气化药也。谓阳明之上，燥化主之，不从本气之四气，标阳之二阳，从乎中见太阴之湿化者，如消渴身大热，及阖逆，或热逆之呕吐，与邪郁，或热郁之诸毒，此正中见之阴气勿起，致令阳明之上，燥涸殆甚。葛藤延蔓显明，葛根阴润在中。具备阳明上中下之全体者，无出其右。故能从乎中治，以撤诸痹，痹撤则中见上下，各各从令，此以化合化，亦以化逆化也。假以治本，偏于风盛，以风木必动脾土之湿化，使脾土运行，风斯息矣。亦不必另配甲己，方始化合，亦不必转生子金，以复母仇，即本有辛味可作甲，兼甘可作己，湿化亦己，形似肌腠亦己也。白色可作金，味辛亦金，腥臭亦金，藤络坚劲亦金也。假以治标，偏于二阳，二阳即阳明也。论部署，已深入首太阳之次阳明，论形层，已深入一肤二皮之肌分，若邪停太阳之部署，亦必太阳之阳明，若邪停太阳之形层，亦必太阳之肌分，即正阳阳明，亦属外证延蔓之邪，非内证坚凝之实，但体性阴润，或寒本湿本主气，及寒化标阴专令者，所当避忌，或邪在部署之首，而非风木本盛，或邪在形层之肤，未成转热之势，未有不致寇至者。世人不但目为轻浅，且以之从治严寒，恐非所宜也。

《本经》痹字，与风寒湿相合之痹不同，如消渴身热呕吐，及阴气不起，与诸毒皆痹也，故云诸痹。

显明即阳明，在中即中见。

化合化者，中见之湿化，在上之燥化也。（《本草乘雅半偈·神农本经中品一·葛根》）

### 3. 明·徐彦纯注

成聊摄云：本草云轻可去实，麻黄、葛根之属是也。以中风表实，故加二物于桂枝汤中也。

洁古云：治脾胃虚热而渴，解酒毒，通行足阳明经。《主治秘诀》云：性寒，味甘，气味俱薄，体轻上行，浮而微降，阳中阴也。其用有四：止渴一也，解酒二也，发散表邪三也，发散小儿疮疹难出四也。益阳生津，不可多服，恐损胃气。

东垣云：葛根味甘，纯阳，止消渴，身大热，解诸毒，疗伤寒中风头痛，解肌发表出汗，开腠理。又云：干葛其气轻浮，鼓舞胃气上行，生津液而解肌热。

海藏云：入足阳明经。东垣云：世或初病太阳证，便服葛根升麻汤者，是遗太阳，不惟遗经，反引太阳邪气入于阳明，不能解也。朱奉议云：头痛如破者，连须葱白汤主之。次又不已者，葛根葱白汤主之。恐太阳流入阳明，故用此以断太阳入阳明之路，而非太阳药也。故仲景治太阳、阳明合病，桂枝汤内加麻黄、葛根也；又有葛根黄芩黄连解肌汤，是知葛根非太阳药，即阳明药也。易老又云：太阳初病，未入阳明，头痛者，不可便服葛根汤发之。若服之，是引贼次家也。若额颅痛者可服。葛根汤乃阳明自中风之仙药也。（《本草发挥·葛根》）

### 4. 清·张志聪注

葛根延引藤蔓，则主经脉，甘辛粉白，则入阳明，皮黑花红，则合太阳，故葛根为宣达阳明中土之气，而外合于太阳经脉之药也。主治消渴身大热者，从胃府而宣达水谷之津，则消渴自止；从经脉而调和肌表之气，则大热自除。治呕吐者，和阳明之胃气也；治诸痹者，和太阳之经脉也。起阴气者，藤引蔓延，从下而上也；解诸毒者，气味甘辛，和于中而散于外也。

元人张元素曰：葛根为阳明仙药，若太阳初病，未入阳明而头痛者，不可便用升麻、葛根，用之反引邪入阳明，为引贼破家也。愚按：仲祖《伤寒论》方有葛根汤，治太阳病，项背强几几，无汗，恶风。又治太阳与阳明合病。若阳明本病，只有白虎、承气诸汤，并无葛根汤证，况葛根主宣通经脉之正气以散邪，岂反引邪内入耶？前人学不明经，屡为异说。李时珍一概收录，不加辩证，学人看本草发明，当合经论参究，庶不为前人所误。

卢子由曰：《本经》痹字与风寒湿相合之痹不同，如消渴、身热、呕吐及阴气不起，与诸毒皆痹也，故云诸痹。

葛谷，气味甘平，无毒。主治下痢，十岁以上。

葛花（附），气味甘平，无毒。主消酒，《别录》治肠风下血，《本草纲目》附。

葛叶（附），主治金疮，止血，捼傅之。《别录》附。

葛蔓（附），主治卒喉痹。烧研，水服方寸匕。《唐本草》附。（《本草崇原·本经中品》）

### 5. 清·姚球注

葛根气平，禀天秋平之金气，入手太阴肺经；味甘辛无毒，得地金土之味，入足阳明经燥金胃。气味轻清，阳也。

其主消渴者，葛根辛甘，升腾胃气，气上则津液生也。其主身大热者，葛根气平，平为秋气，秋气能解大热也。脾有湿热，则壅而呕吐；葛根辛甘，升发胃阳，胃阳鼓动，则湿热下行而呕吐止矣。诸痹皆起于气血不流通；葛根辛甘和散，气血活，诸痹自愈也。阴者从阳者也，人生阴气，脾为之原，脾与胃合，辛甘入胃，鼓动胃阳，阳健则脾阴亦起也；甘者土之冲味，平者金之和气，所以解诸毒也。

葛谷气平味甘，入足阳明胃、手阳明大肠，阴中阳也。阴中之阳为少阳，清轻上达，能引胃气上升，所以主下痢十岁以上，阳陷之证也。

制方：葛根同香薷、生地，煎服，可以预防热病。同白芍、甘草、山药、白茯、焦米，治痢血不止。葛根一味，治中毒。（《本草经解·草部下·葛根》）

### 6. 清·邹澍注

葛根之用，妙在非徒如栝蒌但浥阴津，亦非徒如升麻但升阳气，而能兼擅二者之长，故"太阳阳明合病，自下利者"（葛根汤证），"太阳被下，利遂不止，脉促，喘汗者"（葛根芩连汤证），咸用之，盖两者之利为阳盛于外，不与阴交，阴遂不固而下溜，起其阴气，使与阳浃，得曳以上行，则非但使利止，并能使阳之遏于外者，随胃阳鼓荡而散矣。又"太阳病，项背强几几，无汗，恶风者"（葛根汤证），"太阳病，项背强几几，反汗出恶风者"（桂枝加葛根汤证）亦咸用之，斯二者又良以挠万物莫疾乎风，燥万物莫熯乎火，风不兼火，能疼痛，不能牵强；火不兼风，能恶热不能恶风，惟其风挟火威，火乘风势，经络之间阴液被耗，所谓骨节屈伸泄泽者，遂不能如其常矣。然病之大体究系太阳中风，本应项强几几，然即项强之尤者，只此一端，萌芽是火，又何能舍其大体，但顾此微末哉！能鼓正阳驱逐邪风，又妙能曳带阴精，泽滋燥火者，舍葛根其谁与归！其有汗无汗，则委麻黄之去取可耳。虽然葛根汤亦治痉，痉之项背强几几者，反不用葛根，何故？夫栝蒌桂枝汤所治之项背强几几是柔痉也，以痉之燥过于徒有风寒者，故用药遂较退一层，当用葛根汤者降而用栝蒌桂枝汤，若进葛根汤一层，即系大承气汤，夫"刚痉者，胸满，口噤，卧不着席，脚挛急，龄（音泄，牙齿相磨）齿"是也，今葛根汤所治之痉，无汗且小便少，既不得外达，又不得下泄，其势不能不至气上冲胸，口噤不语，气既冲胸，其去胸满有几，既已口噤，其去龄齿又有几，所争者，卧不着席，脚挛急一间耳。何况气既上冲，其脚已将挛急，口既噤不得语，其势亦将卧不着席耶！故曰欲作刚痉，欲作云者，犹言将成未成也，是葛根之解阳邪，即所以免枳朴之破泄；其起阴气，即所以免硝黄之涤荡，名曰开发，实所以存阴，可见机势不同，治法遂表里殊异，争此一线机势，使里解化为表解，岂非暗保元气哉！或谓痉病古人皆作挟湿，兹则以为挟燥得无戾欤？考谓痉挟湿始于孙真人，然验之《金匮要略》，则不容有湿，其论痉病之源三条，一曰"太阳病，发汗太多，因致痉"，一曰"风病，下之则痉，复发汗必拘急"，一曰"疮家，虽身疼痛不可发汗，汗出则痉"，三者何处可搀入湿耶？要之挟湿自有挟湿之痉，解仲景书，则不必阑入湿耳。（《本经疏证·葛根》）

### 7. 清·叶志诜注

鸡齐鹿藿，庇本繁滋，臂伸蜷曲，腔绝纷披，累依桂树，枯化萱枝，秋登谷似，韶龀扶赢。（《神农本草经赞·中经》）

### 8. 清·黄钰注

气平，具甘辛味。主消渴而解大热，止呕吐而愈诸痹，兼解诸毒，亦起阴气。至若葛谷之气味甘平，通治十岁以上之下痢。（《本草经便读·神农本草经·中品》）

## 天花粉（栝蒌根）

【原文】栝蒌根，味苦，寒。主消渴，身热，烦满大热；补虚安中；续绝

伤。一名地楼。生川谷及山阴地。（《神农本草经·中品·栝蒌根》）

【注释】

**1. 明·缪希雍注**

除肠胃中痼热，八疸身面黄，唇干口燥，短气，通月水，止小便利。

实名黄瓜：主胸痹，悦泽人面。茎叶：疗中热伤暑。

枸杞子为之使，恶干姜，畏牛膝、干漆，反乌头。

疏：栝楼根禀天地清寒之气，故味苦气寒而无毒。能止渴清身热，烦满大热。热散则气复，故又主补虚安中。凉血则血和，故主续绝伤，并除肠胃中痼热。苦寒能除热，故主八疸身面黄，唇干口燥，短气。血凉则不瘀，故通月水。膀胱热解则小便不频，故能止小便利。

黄瓜主胸痹及伤寒结胸，悦泽人面。栝楼仁主消痰。

茎叶疗中热伤暑者，皆以其清寒散热故也。

主治参互：

根同贝母、竹沥、竹茹、荆沥、天门冬，清痰。同金银花、连翘、贝母、白及、甘草，消一切肿毒。实同黄连、枳实，为小陷胸汤，治伤寒结胸。

简误：脾胃虚寒作泄者，勿服。（《神农本草经疏·草部中品之上·栝楼根》）

**2. 明·卢之颐注**

出弘农、陕州者最胜，所在亦有之。三月生苗，引藤蔓叶，如甜瓜叶，而窄作叉，背面俱有白毛。六月开花，似壶芦花而浅黄色。结实在花下，大如拳，生时青碧如瓜，九月黄熟如柿，形有正圆长锐，功用并同。内有扁子，壳色褐，仁色绿，多脂，作青气。根直下生，年久者长数尺。秋后采者，结实有粉，他时便多筋络矣。修治其实，须分二种，圆黄皮厚蒂小者，宜阳人服；形长皮赤，蒂粗者，宜阴人服。并去壳皮、革膜，及脂。根亦取大二三围者，去皮，捣烂，以水澄粉。

先人云：《本经》主治不分根实。《别录》广实主胸痹，悦泽人面，似有根实之分。故《图经》另出根名天花粉，主烦满及消渴。烦满胸痹，皆胸部病。《释名》云：消渴，肾气不周于胸也。经云：烦满胸痛引背，胸痹也。病名虽异，因证则同，但所施略分轻重耳。即能周肾气于胸，亦属补虚安中，续绝伤功力耳。

参曰：形如包括之囊，实列重楼之象，举实该根，犹枸杞也。气味苦寒，逆治火热，体质濡润，逆治燥涸，或液燥涸，致热结聚，或热结聚，致液燥涸，遂成消渴烦满者，悉宜用。安中者，热却则中安，亦即所以补液之虚耳。

故筋脉燥涸则绝伤，濡润则连续矣。根实功力，稍有异同，实主郁遏不能分解；根主散漫失于容平，靡不以热为因，以燥为证，顾天花瑞雪之名，则思过半矣。(《本草乘雅半偈·神农本经中品三·栝楼根实物》)

### 3. 明·徐彦纯注

成聊摄云：栝楼根，味苦微寒，润枯燥者也。加之则津液通行，是为渴所宜也。又云：津液不足而为渴，苦以坚之。栝楼根之苦，以生津液。又云：苦以泄之。栝楼实味苦寒，通胸中郁热，苦寒以泄热。

洁古云：性寒味苦，阴也。能解烦渴。心中枯渴者，非此不能除。

东垣云：栝楼根，味苦寒，纯阴。止渴生津液。苦寒与酸辛同用，以导肿气。

丹溪云：栝楼实属土而有水，本草言治胸痹，以其味甘性润，甘能补肺，润能降气。胸有痰者，以肺受火遏，失降下之令。今得甘缓润下之助，则痰自降，宜其为治嗽之要药也。又云：洗涤胸膈中垢腻，治消渴之神药也。(《本草发挥·栝楼根》)

### 4. 清·张志聪注

栝蒌根入土最深，外黄内白，气味苦寒，盖得地水之精气，而上达之药也，其实黄色，内如重楼，其仁色绿多脂，性能从上而下。主治消渴、身热者，谓启在下之水精上滋，此根之功能也。治烦满大热者，谓降在上之火热下泄，此实之功能也。补虚安中，续绝伤，合根实而言也。水火上下交济，则补虚而安中，藤蔓之药能资经脉，故续绝伤。(《本草崇原·本经中品》)

### 5. 清·姚球注

天花粉气寒，禀天冬寒之水气，入足少阴肾经、足太阳寒水膀胱经；味苦无毒，得地南方之火味，入手少阴心经。气味俱降，阴也。

膀胱者，津液之腑也，心火内烁，则津液枯而病消渴；膀胱主表，火盛则表亦热而身热也。其主之者，苦寒可以清火也。

心为君火，火盛则烦满大热；其主之者，寒以清之，苦以泄之也。火盛则阴虚，补虚者，清润能补阴虚也。阴者中之守，安中者苦寒益阴，阴充，中有守也。其主续绝伤者，血为阴，阴虚则伤，阴枯则绝；花粉清润，则虚者滋，枯者润也。

实名栝蒌，甘寒之性，能解阳邪，所以主伤寒阳邪结胸也。

制方：花粉同川连，治心火乘金消渴。同人参、麦冬，治肺津枯消渴。同麦冬、竹叶，治心火烦渴。实同川连、枳实，名小陷胸汤，治伤寒结胸。(《本草经解·草部下·天花粉》)

### 6. 清·陈修园注

栝蒌根气寒，禀天冬寒之水气而入肾与膀胱；味苦无毒，得地南方之火味而入心。火盛烁液则消渴，火浮于表则身热，火盛于里则烦满，大热火盛则阴虚，阴虚则中失守而不安，栝蒌根之苦寒清火，可以统主之。其主续绝伤者，以其蔓延能通阴络而续其绝也。实名栝蒌，《金匮》取治胸痹，《伤寒论》取治结胸，盖以能开胸前之结也。

张隐庵曰：半夜起阴气于脉外，上与阳明相合而成火土之燥。花粉起阴津于脉中，天癸相合而能滋其燥金。《伤寒》《金匮》诸方，用半夏以助阳明之气，渴者燥热太过，即去半夏易花粉以滋之。圣贤立加减之方，必推物理所以然。（《神农本草经读·中品·栝蒌根》）

### 7. 清·邹澍注

栝蒌根入土最深，且能久在土中，生气不竭，故岁岁引蔓，发叶开花成实，而味苦性寒，恰有合于脾脏之德，而能为效其用，其止渴也，则所谓脾气散精上归于肺者也。

栝蒌根实诸本草家咸谓功用略同，稍有差别。愚则谓其大相径庭，何也？栝蒌根主升，实主降，前且言之详矣。夫升即寓补，降即寓泻，故仲景用实多治结、治痛、治痹阻、治逆抢，隐然一下药也。根则专治渴，凡阴虚火炽，肺肾津液不相交济者咸用之，此不可为一补一泻之验乎！甚者，同一小柴胡汤证，烦者加实去人参，渴者加根更加人参。夫人参之为物，和缓冲融，表未解者不用，里未虚者不用，乃一则与之为伍，一则不与之为伍，亦可以得其物之情矣。《五常政大论》曰："阴精所奉，其人寿；阳精所降，其人夭。"故同一物也，升则为阳，降则为阴，阳则主生，阴则主杀，虽然此亦以性寒者言耳，若气味温和，又不当作如是论矣。（《本经疏证》）

### 8. 明·叶志诜注

果蓏兼名，幽根蟠结，粉沁秋霜，花霏瑞雪，枯润津回，阴纯体洁，入夏筋凝，毒防卤齿。（《神农本草经赞·中经》）

### 9. 清·黄钰注

苦寒。消渴身热，补虚安中，烦满大热，阴络有伤，能续其绝。蒌仁用治胸痹结胸，以其能开胸前之结。（《本草经便读·神农本草经·中品》）

## 苦　参

【原文】苦参，味苦，寒。主心腹结气，癥瘕积聚，黄疸，溺有余沥；逐水；除痈肿；补中，明目，止泪。一名水槐，一名叫苦薏。生山谷及田野。
(《神农本草经·中品·苦参》)

【注释】

**1. 明·缪希雍注**

补中，明目止泪，养肝胆气，安五脏，定志，益精，利九窍，除伏热肠澼，止渴醒酒，小便黄赤，疗恶疮下部䘌疮，平气，令人嗜食，轻身。玄参为之使，恶贝母、漏芦、菟丝子，反藜芦。

疏：苦参禀天地阴寒之气而生，其味正苦，其气寒而沉，纯阴无毒。足少阴肾经君药也。苦以燥脾胃之湿，兼泄气分之热，寒以除血分之热。热则生风，风湿合则生虫，故主心腹结气，癥瘕积聚，黄疸，溺有余沥，逐水，除痈肿，明目止泪，利九窍，除伏热，肠澼，止渴醒酒，小便黄赤，疗恶疮，下部䘌疮。胃家湿热盛，则口淡不思食，食亦不生肌肉。湿热散则胃气平和，而令人嗜食矣。其曰补中养肝胆气，安五脏，定志，益精，轻身者，通指热散湿除，则脏腑气血安和而致然也。味既至苦，性复阴寒，善能杀虫，故《药性论》治热毒风，皮肌烦躁生疮，赤癞眉脱，主除大热嗜睡。

主治参互：

腊月，米醋渍入瓮中封固。主一切天行热病，头疼口渴身热；甚者发狂。饮碗许，得吐则愈。汗亦如之。

同胡麻、刺蒺藜、荆芥穗、甘菊花、豨莶、白芷、当归、川芎、地黄、天门冬、何首乌、牛膝、漆叶、秦艽、龙胆草，治大麻风。同牡蛎粉、白术、青黛，治童子胃热，羸瘦疳蛔。同龙胆草为末，牛胆和丸梧子大，生大麦汤服五丸，日三，治谷疸，食劳头旋，心怫郁不安，而发黄疸，由失饥大食，胃气湿热冲熏所致。

《集验方》：治热毒足肿疼欲脱，酒煮苦参以渍之。

简误：苦参虽能泄血中之热，除湿热生虫为病，然以其味大苦，气大寒，久服能损肾气，肾虚而无大热者，勿服。(《神农本草经疏·草部中品之上·苦参》)

**2. 明·卢之颐注**

生汝南山谷，及田野间，近道处处有之。苗高三四尺，叶青色细碎，极似槐叶，春生冬凋。花色黄白，七月结角，如莱菔荚，内有细子二三粒，如小豆而坚。根三五料并生，长五七寸，两指许大，色黄褐，味极苦。生河北者，无花无子，苗茎根叶，皆相若也。五、六、十月，采根曝干。修事：用糯米浓泔汁浸一宿，有腥秽气，浮在水面上者，须重重淘过，即蒸之，从巳至申，晒干

用。玄参为之使，恶贝母、菟丝子、漏芦，反藜芦。(《本草乘雅半偈·神农本经中品五·苦参》)

### 3. 明·徐彦纯注

洁古云：苦参气寒味苦，是少阴肾经之君药也，治本经须用。《主治秘诀》云：苦，阴，气沉，逐湿。

东垣云：苦参，能治热毒风，皮肤烦躁。主疮，赤癞脱眉。

丹溪云：苦参属水而有火，能峻补阴气。或得之而腰重者，以其气降而不升也，非伤肾之谓。治大风有功，况风热细疹乎？(《本草发挥·苦参》)

### 4. 清·张志聪注

苦参气味苦寒，根花黄白，禀寒水之精，得中土之化，水精上与君火相参，故主治心腹结气，参伍于中土之中，故治癥瘕积聚而清黄疸。禀水精，则能资肾，故治溺有余沥。苦主下泄，故逐水。苦能清热，故除痈肿。得中土之化，故补中。水之精，上通于火之神，故明目止泪。(《本草崇原·本经中品》)

### 5. 清·徐大椿注

此以味为治也，苦入心，寒除火，故苦参专治心经之火，与黄连功用相近。但黄连似去心脏之火为多，苦参似去心腑小肠之火为多。则以黄连之气味清，而苦参之气味浊也。(《神农本草经百种录·苦参》)

### 6. 清·邹澍注

苦参能止溺有余沥，又能止泪，则是收摄水气之物，何以又曰逐水？盖苦参为物本乎土，而受疏于木者也，惟本乎土，故根色黄，而三五并生；受疏于木，故茎干独而色青，与脾土之气结于中，而为患于他处不一者，但得肝胆之气，疏而逐之，使摄归脾土所当输泄之道，其理毫无以异，是所谓以收摄为流通者也。人身之属水者，血以流通经脉，津以荣养诸窍，液以滑泽骨节，湿以熏肤充身。假使血被火结而成癥瘕，津被火结而为积聚，液被火结而为痈肿，湿被火结而为黄疸，其咎皆在土之不能防水。苦参味苦气寒，正除火之附于水者，且复借肝之疏，成土之防，而为水之治，故美其功曰补中，非补中也，去中土所生之患，则中已受益也。然则苦参究竟为利水乎！为摄水乎！夫苦参非利水亦非摄水，而正与利水摄水同，使水不为患于他处，是功同摄；使水归脾统领，复其输泻之常，是功同利。在仲景书湿热生虫者，苦参汤洗之，亦系摄水之效。"妊娠，小便难，当归贝母苦参丸主之。"则利水之效矣。(《本经疏证·苦参》)

### 7. 清·叶志诜注

骈茎三五，萌蘖春催，讖名别菜，叶类骄槐，疏风齿固，遏气腰隤，患增

偏胜，化变心裁。（《神农本草经赞·中经》）

### 8. 清·黄钰注

苦寒。心腹结气，黄疸痎疟，癥瘕积聚，逐水补中，明目止泪。（《本草经便读·神农本草经·中品》）

# 川芎（芎䓖）

【原文】芎䓖，味辛，温。主中风入脑，头痛，寒痹，筋挛缓急，金创，妇人血闭无子。生川谷。（《神农本草经·中品·芎䓖》）

【注释】

### 1. 明·缪希雍注

除脑中冷动（动宜作痛），面上游风去来，目泪出，多涕唾，忽忽如醉，诸寒冷气，心腹坚痛，中恶卒急肿痛，胁风痛，温中内寒。

疏：芎䓖禀天之温气，地之辛味。辛甘发散为阳，是则气味俱阳而无毒。阳主上升，辛温主散，入足厥阴经，血中气药。扁鹊言酸，以其入肝也。故主中风入脑头痛，寒痹筋挛缓急，金疮，妇人血闭无子。《别录》：除脑中冷动，面上游风去来，目泪出，多涕唾，忽忽如醉，诸寒冷气，心腹坚痛，中恶卒急肿痛，胁风痛，温中内寒。以上诸病，皆病在血分，正以其性走窜，而绝无阴凝粘滞之性，故入血药上行，而不可多用耳。

主治参互：

同地黄、当归、芍药，为四物汤，通主入血分补益。同荆芥、白芷、当归、地黄、芍药、术、甘草，治破伤风；冬月加桂枝。同当归、地黄、干漆、延胡索、五灵脂、芍药、牡蛎粉、京三棱，治血瘕。同白芷、茜根、黄芪、金银花、生地黄，能排脓消瘀血。同甘菊花、当归、地黄、天门冬、白芍药、炙甘草，专主血虚头痛；火盛者，加童便服。同当归尾、桂心、牛膝，治子死腹中。同续断、怀熟地、白胶、杜仲、山茱萸、五味子、人参、黄芪、酸枣仁，治血崩久不止。

简误：芎䓖性阳，味辛。凡病人上盛下虚，虚火炎上，呕吐，咳嗽，自汗，易汗，盗汗，咽干口燥，发热作渴烦躁，法并忌之。（《神农本草经疏·草部上品之下·芎䓖》）

### 2. 明·卢之颐注

芎䓖。蘼芜根也。川中者胜，胡戎者曰胡芎；关中者曰京芎；蜀中者曰川芎；天台者曰台芎；江右者曰抚芎，皆以地得名也。清明后宿根生苗，即分其枝，横埋土中，节节作根生苗也。八月后始结芎䒷，叶似芹，微窄有叉，又似白芷而细，亦似胡荽而壮，一种叶似蛇床而稍粗，茎叶俱香，茎细节大，纤柔青整，繁芜藰弱也。种莳者根形块大，实而多脂；山生者细瘦辛苦。五月采苗，十月采根，非时则虚恶，不堪入药矣。凡用其根，取川中大块，色白不油，嚼之辛甘，形如雀脑者佳。白芷为之使。畏黄连。伏雌黄。得细辛，疗金疮止痛。得牡蛎，疗头风吐逆。

参曰：芎䒷，谐声。芎，高也，极也；䒷，究竟也，言主治作用也。故主风中头脑，或脑痛，或头脑俱痛者，此风气通于肝，亦即春气者病在头也；力能直达肝用，从踵彻巅，正鼓而邪自罢矣。风与寒合，斯成筋痹，或挛，或缓，或急者，此属不直，直之使通也。并治金疮者，仍转动摇以成执持。血闭即血痹，逐而通之，使巳亥相合以结胞胎，寅申交会而成种子，皆究竟高远之义。

风气通于肝，物各从其类，春气者病在头，鱼涉负冰之候乎。

巳亥相合，厥阴始结胞胎，寅申交会，少阳乃作乳字。（《本草乘雅半偈·神农本经中品二·芎䒷》）

### 3. 明·徐彦纯注

洁古云：补血，治血虚头疼之圣药也。治妊妇数月胎动，加当归，二味各二钱，水二钱，煎至一钱，服之神效。《主治秘诀》云：性温，味辛苦。气味厚薄，浮而升，阳也。其用有四，手少阳引经一也，诸经所痛二也，助清阳之气三也，去湿气在头四也。

东垣云：头痛须用川芎。如不愈，加各引经药：太阳羌活，阳明白芷，少阳柴胡，太阴苍术，厥阴吴茱萸，少阴细辛，如顶巅痛，去川芎，用加藁本。又云：芎䒷味辛，温，纯阳。主中风入脑，头面风。

海藏云：易老言川芎上行头角，下行血海，故清神，四物皆所用也，入手足厥阴。

《衍义》云：头面风不可缺也，然须以他药佐之。若单服既久，则走散真气。既以他药佐之，又不可久服，中病便已可也。东垣曰：头痛甚者，加蔓荆子；顶与脑痛，加川芎；头顶痛者，加藁本；诸经头痛者，加细辛。若有热者不能治，别有清空之剂能缘诸经头痛，并用此四物。

丹溪云：芎久服能致暴亡，以其辛温也。辛甘发散之过欤？《局方》以沉、檀、脑、麝等诸香作汤，较之芎辛散之祸，孰为轻重？请试思之。（《本草发挥·芎䒷》）

### 4. 清·张志聪注

芎䒷今关陕、川蜀、江南、两浙皆有，而以川产者为胜，故名芎䒷。清明后宿根生叶，似水芹而香，七八月开碎白花，结黑子。川芎之外，次则广芎，外有南芎，只可煎汤沐浴，不堪入药。川芎之叶，名蘼芜，可以煮食。《本经》列于上品。

芎䓖气味辛温，根叶皆香，生于西川，禀阳明秋金之气化。名芎䓖者，乾为天，为金，芎，穹窿也。䓖，穷高也。皆天之象也。主治中风入脑头痛者，芎䓖禀金气而治风，性上行而治头脑也。寒痹筋挛缓急者，寒气凝结则痹，痹则筋挛缓急，弛纵曰缓，拘掣曰急。芎䓖辛散温行，不但上彻头脑而治风，且从内达外而散寒，故寒痹筋挛，缓急可治也。治金疮者，金疮从皮肤而伤肌肉，芎䓖禀阳明金气，能从肌肉而达皮肤也。治妇人血闭无子者，妇人无子，因于血闭，芎䓖禀金气而平木，肝血疏通，故有子也。沈括《笔谈》云：川芎不可久服、单服，令人暴死。夫川芎乃《本经》中品之药，所以治病者也，有病则服，无病不宜服。服之而病愈，又不宜多服。若佐补药而使之开导，久服可也。有头脑中风寒痹筋挛之证，单用可也。遂以暴死加之，谓不可久服、单服，执矣。医执是说，而不能圆通会悟，其犹正墙而立也与。（《本草崇原·本经中品》）

### 5. 清·姚球注

川芎气温，禀天春和之木气，入足厥阴肝经；味辛无毒，得地西方之金味，入手太阴肺经。气味俱升，阳也。

风为阳邪而伤于上，风气通肝，肝经与督脉会于巅顶，所以中风，风邪入脑头痛也；其主之者，辛温能散也。寒伤血，血涩则麻木而痹，血不养筋，筋急而挛；肝藏血而主筋，川芎入肝而辛温，则血活而筋舒，痹者愈而挛者痊也。

缓急金疮，金疮失血，则筋时缓时急也；川芎味辛则润，润可治急，气温则缓，缓可治缓也。妇人禀地道而生，以血为主，血闭不通，则不生育。川芎入肝，肝乃藏血之藏，生发之经。气温血活，自然生生不已也。

制方：川芎同白芍、归身、生地，名四物汤，治血虚。同甘菊、归身、生地、白芍、甘草，治血虚头痛。同归身、桂心、牛膝，治子死腹中。同续断、生地、白胶、杜仲、山萸、北味、人参、黄芪、枣仁，治血崩不止。（《本草经解·草部下·川芎》）

### 6. 清·陈修园注

芎䓖气温，禀春气而入肝；味辛无毒，得金味而入肺。风为阳邪，而伤于上，风气通肝，肝经与督脉会于巅顶而为病，芎䓖辛温而散邪，所以主之。血少不能热肤，故生寒而为痹；血少不能养筋，故筋结而为挛，筋纵而为缓，筋缩而为急；芎䓖辛温而活血，所以主之。治金疮者，以金疮从皮肤以伤肌肉。

芎䓖禀阳明金气，能从肌肉而达皮肤也。妇人以血为主，血闭不通，则不生育；芎䓖辛温，通经而又能补血，所以治血闭无子也。（《神农本草经读·中品·芎䓖》）

### 7. 清·邹澍注

玩《本经》《别录》芎䓖之治，可悟气血必相辅而行也。夫气本乎天者也，血本乎地者也，本乎天者亲上，本乎地者亲下，则血应不至头，气应不至足矣，乃若云蓬蓬然肤寸而合，不终朝而雨，何不出于泽而出于山也。抑若泉涓涓然，引而汇之，遂成江湖，何不出于隰而亦出于山也。在人，发为血余，乃居体之极上，目得血而成视，又居窍之最高，以是知血不至之处，气亦不至，气不至则客气乘之，此"中风入脑，头痛，脑中冷动，面上游风去来，目泪出，多涕唾，忽忽如醉"皆阳气不至也。阳气不至，何又责其血不至，则以其用芎䓖而知，盖肝为阴中之阳，主升发阳气，故其脉上入颃颡，连目系，上出额，与督脉会于巅，血其体也，气其用也，体以范用，故血至则气无不至，气至则头脑面目何得为风寒侵耶！然则仲景于头项强痛，何绝不用芎䓖？则以《本经》《别录》之风寒入脑，但头痛而身不痛，不恶风寒，是知仲景所治在营卫，不专在头，是可悟芎䓖之治，不能统主一身之气血不相维，独能提发阳气陷于血分，斯一隅之与周身所宜着眼矣。

芎䓖《本经》治妇人血闭无子，然则阳陷亦能血闭耶？此非阳陷，乃《金匮要略》所谓："妇人之病，因虚、积冷、结气为诸病，经水断绝，至有历年，积血胞门者也。"夫阳欲其畅，阴欲其和，不畅不和，虽实而成虚矣。积冷、结气皆阳不入也，盖亦未尝无阳，无阳则死矣。譬之火为湿物所遏，则煖气不出，而光耀不彰，拨使焰通，旋即湿物转燥，为火所焬矣。火犹是火也，人身能行血中之阳者肝，肝不行阳，则经水绝，用芎䓖使肝气行，积冷自消，月事自下，是《别录》所谓"温中内寒"者也。

芎䓖，仲景用之最少，如侯氏黑散、薯蓣丸、贲豚汤、芎归胶艾汤、当归芍药散、当归散、温经汤等方，与诸血药同用，不足见制方之长，惟白术散有心下毒痛，倍芎䓖一语，可略窥一斑。若夫酸枣仁汤之用芎䓖，则可得而论矣，夫曰："虚劳，虚烦不得眠，心病也。"心属火而藏神，火者畏水，神则宜安，用茯苓可矣，更用知母之益水，芎䓖之煽火，是何为者？殊不知心于卦象"离"，中含一阴，外包二阳，阳本有余，阴本不足，况劳者火炎阴竭之候，故值此者，宜益阴以配阳，不宜泄阳以就阴。然阴被阳隔于中，为益阴药所不能及，芎䓖者，所以达隔阴之阳，阳舒而知母遂与离中一阴浃，而安神利水，继之以奏绩。是二味者，虽列佐使，实为此方枢机矣。说者谓知母益水以

济火，芎藭平木以生火，而不知是方直截简当，无取乎隔二隔三，此仲景所以为可贵也。（《本经疏证·芎藭》）

### 8. 清·叶志诜注

穿林间觅，横理春分，蛇床蕊碎，雀脑纹纷，翠含清露，香绕黄云，调羹渝茗，御湿功勤。（《神农本草经赞·上经》）

### 9. 清·黄钰注

辛，禀春温气。主中风入脑之头痛，拘挛缓急而寒痹，又主金疮，妇人血闭。（《本草经便读·神农本草经·中品》）

# 当　归

【原文】当归，味甘，温。主咳逆上气；温疟寒热洗在皮肤中；妇人漏下，绝子；诸恶疮疡、金疮。煮饮之。一名干归。生川谷。（《神农本草经·中品·当归》）

【注释】

### 1. 明·缪希雍注

温中止痛，除客血，内塞，中风痓作痉，汗不出，湿痹，中恶，客气虚冷，补五脏，生肌肉。恶䕡茹、面。畏菖蒲、海藻、牡蒙。

疏：当归禀土之甘味，天之温气。《别录》：兼辛，大温无毒。甘以缓之，辛以散之润之，温以通之畅之。入手少阴，足厥阴，亦入足太阴。活血补血之要药，故主咳逆上气也。温疟寒热洗洗在皮肤中者，邪在厥阴也，行血则厥阴之邪自解，故寒热洗洗随愈也。妇人以血为主，漏下绝子，血枯故也。诸恶疮疡，其已溃者温补内塞，则补血而生肌肉也。金疮以活血补血为要，破伤风亦然。并煮饮之。内虚则中寒，甘温益血，故能温中。血凝则痛，活血故痛自止。血溢出膜外，或在肠胃，曰客血。得温得辛，则客血自散也。内塞者，甘温益血之效也。中风痓，痓即角弓反张也。汗不出者，风邪乘虚客血分也。得辛温则血行而和，故痓自柔而汗自出也。痹者，血分为邪所客，故拘挛而痛也。风寒湿三者合而成痹，血行则邪不能客，故痹自除也。中恶者，内虚故猝中于邪也。客气者，外来之寒气也。温中则寒气自散矣。虚冷者，内虚血不荣于肉分故冷也。补五脏生肌肉者，脏皆属阴，阴者血也。阴气足则荣血旺而肌肉长也。患人虚冷，加而用之。

主治参互：

用川芎、芍药、地黄，名四物汤，主妇人血分百病；加炒黑干姜、炒黑豆、泽兰、牛膝、益母草、蒲黄，治妇人产后百病。同桂枝、术、菊花、牛膝，主痹。同牛膝、鳖甲、橘皮、生姜，治疟在阴分久不止。同酸枣仁、远志、人参、茯神，治心血虚不得眠。同黄芪、生熟地黄、黄芩、黄连、黄柏，治盗汗。同荆芥、白芷、芎𦬊、地黄，治破伤风。同续断、牛膝、杜仲、地黄、鹿角屑、桂，治一切折伤跌蹼，挫闪作疼。同川芎、人参，治难产及倒生。同益母草、红蓝花、蒲黄、牛膝，治产后血上薄心。同白胶、地黄、芍药、续断、杜仲，治妇人血闭无子。同地榆、金银花、滑石、红曲，治滞下纯血，里急后重。

简误：当归性辛温，虽能活血补血，终是行走之性，故致滑肠。又其气与胃气不相宜，故肠胃薄弱，泄泻溏薄，及一切脾胃病，恶食不思食，及食不消，并禁用之。即在产后胎前，亦不得入。（《神农本草经疏·草部中品之上·当归》）

### 2. 明·卢之颐注

生陇西川谷，今当州、宕州、翼州、松州、秦州、汶州多种莳矣。仲春生苗布叶，似牡丹叶，嫩绿三瓣。七八月开花，似莳萝花，娇红可目。根黑黄色，肉厚不枯者为胜。秦州者，头圆尾多，色紫气香，肥润多脂，名马尾归，此种最佳。他处者头大尾粗，色白枯燥，名镵头归，不堪用也。大都川产者力刚而善攻，秦产者力柔而善补。雷公云：去芦头，酒浸一宿，止血破血，头尾效各不同，破宜使头，止宜用尾，并服无效，单使为贵也。元素云：头止血，尾破血，身和血，全用则一破一止矣。李杲云：头止血而上行，身养血而中守，尾破血而下流，全活血而不走。时珍云：雷、张两说，功效各异，大凡根茇身半以上，气脉上行，法乎天；身半以下，气脉下行，法乎地。而入身法象天地，则治上当用头，治中当用身，治下当用尾，通治当全用，此一定之理。当以张说为优，以颐论之，雷说为当。经云：脏真高于肺，以行营卫阴阳也。脏真下于肾，肾藏骨髓之气也。唯居上者乃能行，居下者乃能止，所谓欲举必先按，欲按必先举耳。而行中有止，止中有行，此又上下相参之妙。收藏须晒干，乘热裹纸，封固瓮中，则不蛀。

参曰：古人相招以文无。文无，当归也，盖以功用为名矣。味苦气温，臭香色紫，当入心，为心之使药，心之血分气分药也。祇判入血，便失当归本来面目矣。何也？血无气响，则不能运行经隧，灌溉周身，彼此依循，互为关键。经云：脏真通于心，心藏血脉之气也，如咳逆上气，此即气不于归。皮肤之中，营气之所舍也，温疟寒热，不在皮肤外，肌肉内，而洗洗在皮肤中，此邪不于归，营无归向。若漏下，即血不归远。绝子，即血无归息。金疮，即血不归旋。疮疡，即气不归摄，当归助气之用，益血之体，能使气血邪气，各归于所当归之地。煮汁饮之，宣扬帅气耳。唐诗云：胡麻好种无人种，正是归时又不归，良有以也。(《本草乘雅半偈·神农本经中品二·当归》)

### 3. 明·徐彦纯注

成聊摄云：《内经》曰：脉者血之府也。诸血皆属心。通脉者，必先补心益血。苦先入于心，当归之苦，以助心血。

洁古云：当归头止血，尾破血，身和血。若全用，一破一止，亦和血也。使头是一节硬实处，使尾是尖细处。《主治秘诀》云：性温，味辛。气厚味薄，可升可降，阳中阴也。其用有三，心经本药一也，和血二也，治诸病夜甚三也。治上治外，须以酒浸。可以溃坚。凡血受病须用之。眼痛不可忍者，以黄连、当归根酒浸煎服。又云：血壅而不流则痛，当归身辛温以散之，使气血各有所归。

东垣云：当归梢主癥癖，破恶血，并产后恶血上冲。去诸疮疡肿结，治金疮恶血，温中润燥止痛。又云：当归、熟地黄、牡丹皮，此三味于诸经和血生血凉血之药也。又云：血刺痛用当归，详上下用根梢，酒洗糖黄色者，嚼之。大辛，可能溃坚。治血通用，甘以和血，辛温以润内寒，苦以助心散寒。

海藏云：别说言产后恶血上冲，气血昏乱者，服之即定。此盖能使气血各有所归，恐圣人立当归之名，必因此出。入手少阴，以其心生血也。入足太阴，以其能养血也。入足厥阴，以其用藏血也。若令用在参、芪，皆能补血。用在牵牛、大黄，皆能破血。佐使分定，用者当知。从桂、附、茱萸则热，从大黄、芒硝则寒。论诸经头痛，俱在细辛条下，惟酒煎当归，治诸头痛。盖诸头痛皆属肝木，故以血药主之。《本经》云：当归主咳逆上气。当归血药，如何治胸中气？《药性论》云：补女子诸不足。此言尽当归之用。(《本草发挥·当归》)

### 4. 清·张志聪注

当归花红根黑，气味苦温，盖禀少阴水火之气。主治咳逆上气者，心肾之气上下相交，各有所归，则咳逆上气自平矣。治温疟寒热洗洗在皮肤中者，助心主之血液从经脉而外充于皮肤，则温疟之寒热洗洗然，而在皮肤中者，可治也。治妇人漏下绝子者，助肾脏之精气从胞中而上交于心包，则妇人漏下无时，而绝子者，可治也。治诸恶疮疡者，养血解毒也。治金疮者，养血生肌也。凡药皆可煮饮，独当归言煮汁饮之者，以中焦取汁变化而赤，则为血。当归滋中焦之汁以养血，故曰煮汁。谓煮汁饮之，得其专精矣。《本经》凡加别言，各有意存，如术宜煎饵，地黄作汤，当归煮汁，皆当体会。(《本草崇

原·本经中品》)

### 5. 清·姚球注

当归气温，禀天春升之木气，入足厥阴肝经；味苦无毒，得地南方之火味，入手少阴心经；气升味厚，阳也。

其主咳逆上气者，心主血，肝藏血，血枯则肝木挟心火上刑肺金，而咳逆上气也；当归入肝养血，入心清火，所以主之也。

肝为风，心为火，风火为阳，但热不寒者为温疟；风火乘肺，肺主皮毛，寒热洗洗在皮毛中，肺受风火之邪，不能固皮毛也。当归入心入肝，肝血足则风定，心血足则火息，而皮毛中寒热自愈也。

妇人以血为主，漏下绝子，血枯故也；当归补血，所以主之。诸恶疮疡，皆属心火，心血足则心火息，金疮失血之症，味苦清心，气温养血，所以皆主之。用煮汁饮者，取汤液之功近而速也。

制方：当归同黄芪，名补血汤，治血虚发热象白虎症。同川芎，名佛手散，治失血眩晕。本味酒煮，治血虚头痛。同知母，治衄血不止。同牛膝、甘草梢，治小便血。为末酒服，治心下刺痛。酒浸，治臂痛。用一两水煎露服，治温疟。用二两，吴萸一两同炒，去萸为末，蜜丸，治久痢。同白芷，治大便不通。同生地，治妇人血虚。同川芎、砂仁，治胎动及胎死腹中。同炮姜，治产后血胀。同白蜜，治产后腹痛。同黄芪、白芍，治产后自汗。同白术，治面黄色枯。同白芍、川芎等分，香附加三倍，丸，名调经丸，治经水不调。同麦冬、甘草，治热病郑语神昏。同苁蓉、山药、小麦，治肾燥泄泻。同桂枝、白术、甘菊、牛膝，治痹。同牛膝、鳖甲、陈皮、生姜，治疟在阴分久不止。同枣仁、远志、茯神、人参，治心虚不眠。同人参、川芎，治产难倒生。同白胶、地黄、白芍、续断、杜仲，治女人血闭无子。同地榆、金银花、红曲、滑石，治利下纯血。(《本草经解·草部上·当归》)

### 6. 清·徐大椿注

当归辛香而润，香则走脾，润则补血，故能透入中焦荣气之分，而为补荣之圣药。

当归为血家必用之药，而《本经》无一字及于补血养血者，何也？盖气无形可骤生，血有形难速长。凡通闭顺气，和阴清火，降逆生津，去风利窍，一切滋润通和之品，皆能令阴气流通，不使亢阳致害，即所以生血也。当归辛芳温润，兼此数长，实为养血之要品，惟着其血充之效，则血之得所养，不待言而可知。此等当参全经而悟其理。(《神农本草经百种录·中品·当归》)

### 7. 清·陈修园注

当归气温，禀木气而入肝；味苦无毒，得火味而入心。其主咳逆上气者，心主血、肝藏血，血枯则肝木挟心火而刑金；当归入肝养血，入心清火，所以主之也。肝为风，心为火，风火为阳，阳盛则为但热不寒之温疟；而肺受风火之邪，肺气怯不能为皮毛之主，故寒热洗洗在皮肤之中；当归能令肝血足而风定，心血足而火息，则皮肤中之寒热可除也。肝主藏血，补肝即所以止漏也。手少阴脉动甚，则为有子，补心即所以种子也，疮疡皆属心火，血足则心火息矣。金疮无不失血，血长则金疮瘳矣。"煮汁饮之"四字，则言先圣大费苦心，谓"中焦受气，取汁变化而赤是谓血"，当归煮汁，滋中焦之汁，与地黄作汤同义。可知时传炒燥土炒，反涸其自然之汁，大失经旨。（《神农本草经读·中品·当归》）

### 8. 清·邹澍注

刘潜江曰："当归味甘，次苦，次辛，又复甘。苦为火而属心，归于血之所主矣。苦而有辛，是金火相合以孕水也。火因金而和于水，则气化；金孕水而亲于火，则血生。其始甘者，所谓谷入于胃，以传于肺也；其终仍甘者，所谓中焦并胃中出上焦之后，此所受气泌糟粕津液，化其精微，上注于肺，乃化为血是也。肺合于心而气化，为血脉之所由始；肺合于脾而血化，为经脉之所由通，故血所不足处，即有血之生气以裕之润之；血所乖阻处，即有血之化气以和之行之。既能养血，又能和血、行血，随所引而莫不各归其所当归，斯言也，实得古圣命名之微义，于是物之体性备矣，而其用亦不外乎是！盖血所不足，则气袭而居之，行其气而且裕之润之，则血生矣。血性常流行，而乖阻即气为之也，和之行之，则气不为血碍矣。气通利而血流行，则各归其所当归之谓也。

《厥阴篇》列六方用当归者至四，而四方皆以治厥，则当归能开血分所郁之阳气可知矣。矧厥阴热证之极致，曰口伤烂赤，曰下利脓血，曰必发痈脓，无不关乎血分。他如赤小豆当归散之目赤如鸠眼，阳毒、阴毒之喉痛，亦与此类耳，然当归之短不可不知也，乌梅丸中有当归而主久利，则以退在偏裨也；麻黄升麻汤中有当归，则与他物权均力侔也。他凡大便不固者，究与滑润之物不相能，此则所宜深计也。

古人有治风先治血之论，岂漫然血药足以当之，盖必择辛甘发散者用之，风乃能解，则芎䓖、当归其物也。芎䓖治风陷于血，当归治风颡于血，欲血中之风上行而散者，宜芎䓖；欲血中之风旁行而散者，宜当归，以风性喜升喜流荡故也。

当归能治血中无形之气，不能治有形之气，故痈肿之已成脓者，癥癖之已成形者，古人皆不用，独于胎产诸方，用之最多，则以胎元固血分中所钟之阳气也。特既已成形，则月事不行，月事不行，则气滞于血者非一端矣。检胎产诸方，用当归者六方，其与他物并驾齐驱为领袖者，当归贝母苦参丸；当归散一方，其肩随他物为督率者；芎归胶艾汤、当归芍药散、温经汤三方，其所主证，若气因血滞为胞阻，为疠痛，热因血郁为便难，气阻于血而生热，无非血分中无形之蓄聚，是以气行血即安。惟当归生姜羊肉汤之治男子寒疝、腹中痛、胁痛、里急、妇人产后腹中疠痛，全似阴寒结于血分，特疠痛与急痛有别，胁痛里急又与腹痛里急相殊，以是知为气阻血中，乃气之虚，非气之实也。（《本经疏证·当归》）

**9. 清·叶志诜注**

各有攸归，身其余几，细摘蚕头，肥收马尾，望过迟迟，相招亹亹，血海增光，地仙是趿。（《神农本草经赞·中经》）

**10. 清·黄钰注**

苦温。上气咳苦，又主但热不寒之温疟，及寒热洗洗之在肤皮，妇人漏中绝子，疮疡金疮能治，如法饮之，贵在煮汁。（《本草经便读·神农本草经·中品》）

# 麻　黄

**【原文】** 麻黄，味苦，温。主中风，伤寒头痛，温疟；发表出汗，去邪热气，止咳逆上气；除寒热；破癥坚积聚。一名龙沙。生山谷。（《神农本草经·中品·麻黄》）

**【注释】**

**1. 明·缪希雍注**

麻黄，主……五脏邪气缓急，风胁痛，字乳余疾，止好唾，通腠理，疏伤寒头疼，解肌泄邪恶气，消赤黑斑毒。不可多服，令人虚。

疏：麻黄禀天地清阳刚烈之气，故《本经》：味苦，其气温而无毒。详其主治，应是大辛之药。《药性论》加甘，亦应有之。气味俱薄，轻清而浮，阳也，升也。手太阴之药，入足太阳经，兼走手少阴、阳明。轻可去实，故疗伤寒，为解肌第一。专主中风伤寒头痛，温疟，发表出汗，去邪热气者，盖以风寒湿之外邪，客于阳分皮毛之间，则腠理闭拒，荣卫气血不能行，故谓之实。此药轻清成象，故能去其壅实，使邪从表散也。咳逆上气者，风寒郁于手太阴也。寒热者，邪在表也。五脏邪气缓急者，五缓六急也。风胁痛者，风邪客于胁下也。斯皆卫实之病也。卫中风寒之邪既散，则上来诸证自除矣。其曰消赤黑斑毒者，若在春夏，非所宜也。破癥坚积聚，亦非发表所能。

洁古云：去荣中寒邪，泄卫中风热，乃确论也。多服令人虚，走散真元之气故也。

主治参互：

仲景治伤寒，有麻黄汤、大小青龙汤；治肺病上气，有射干麻黄汤、厚朴麻黄汤。同石膏、杏仁、桑白皮、甘草，治寒邪郁于肺经，以致喘满咳嗽。仲景治少阴病发热，脉沉，有麻黄附子细辛汤及麻黄附子甘草汤。同桂可治风痹冷痛。蜜炒麻黄，治冬月疮疱为风寒所郁，以致倒靥喘闷，一服立解。

简误：麻黄轻扬发散，故专治风寒之邪在表，为入肺之要药。然其味大辛，气大热，性轻扬善散，亦阳草也，故发表最速。若夫表虚自汗，阴虚盗汗，肺虚有热，多痰咳嗽，以致鼻塞；疮疱热甚，不因寒邪所郁，而自倒靥；虚人伤风，气虚发喘，阴虚火炎，以致眩晕头痛；南方中风瘫痪，及平日阳虚，腠理不密之人，皆禁用。汗多亡阳，能损人寿。戒之！戒之！自春深夏月，以至初秋，法所同禁。（《神农本草经疏·草部中品之上·麻黄》）

### 2. 明·卢之颐注

核曰：出荥阳、中牟、汴京者为胜。所在之处，冬不积雪。二月生苗，纤细劲直，外黄内赤，中虚作节如竹；四月梢头开黄色花，结实如百合瓣而紧小，又似皂荚子而味甜；根色紫赤，有雌雄两种，雌者开花结实。

修治：去根及节，煮十多沸，掠去白沫，恐令入烦……厚朴、白薇为之使。恶辛夷、石韦。

参曰：表黄里赤，中虚象离，生不受雪，合辅心王，宣扬火令者也。主治寒风温疟，标见头痛之标经，侵淫部署之首，形层之皮，致毛孔满实，逆开反阖者，宣火政令，扬液为汗而张大之，八万四千毛孔，莫不从令，而去邪热气矣。但热非病反其本，得标之病，即寒风暴虐之气，使入毛孔毕直，皮肤闭而为热，劲切之性，仍未反乎本气之寒也。咳逆上气者，毛孔满闭，则不能布气从开，故上逆而咳。癥坚积聚者，假气成形，则不能转阖从开，故积坚而癥。盖不独本性不迁，即本气犹未变易，故仍可转入为出，易冬为春，否则妄汗亡液，败乱心王矣。（《本草乘雅半偈·神农本经中品一·麻黄》）

### 3. 明·徐彦纯注

成聊摄云：寒淫于内，治以甘热，佐以苦辛，以辛润之。麻黄之甘，以解少阴之寒。又云：麻黄、甘草之甘，以散表寒。

洁古云：麻黄，发太阳、少阴经汗，入手太阴。《主治秘诀》云：性温，味甘、辛。气味俱薄，轻清而浮，升阳也。其用有四：去寒邪一也，肺经本药二也，发散风寒三也，去皮肤寒湿及风四也。泄卫中实，去荣中寒。又云：麻黄苦为在地之阴，阴当下行，何谓发汗而升上？经云：味之薄者，乃阴中之阳，所以麻黄发汗而升上。亦不离乎阴之体，故入手太阴也。

东垣云：去表上之寒邪。甘缓，热，去节。用以解少阴经之寒，散表寒，散浮热。又云：麻黄主中风伤寒头痛，发表出汗，通九窍，开毛孔，治咳逆上气。

海藏云：麻黄入足太阳、手太阴。能泄卫实而发汗，及伤寒无汗，咳嗽。夫麻黄治卫实之药，桂枝治卫虚之药。桂枝、麻黄，虽为太阳经药，其实荣卫药也。以其在太阳地分，故曰太阳也。本病者即荣卫，肺主卫，心主荣，卫为气，荣为血，乃肺心所主，故麻黄为手太阴之剂，桂枝为手少阴之剂。故伤寒、伤风而咳者，用麻黄、桂枝，即汤液之源也。（《本草发挥·麻黄》）

### 4. 清·张志聪注

麻黄始出晋地，今荥阳、中牟、汴州、彭城诸处皆有之。春生苗，纤细劲直，外黄内赤，中空有节，如竹形，宛似毛孔。

植麻黄之地，冬不积雪，能从至阴而达阳气于上。至阴者，盛水也，阳气者，太阳也。太阳之气，本膀胱寒水，而气行于头，周遍于通体之毛窍。主治中风伤寒头痛者，谓风寒之邪，病太阳高表之气，而麻黄能治之也。温疟发表出汗，去邪热气者，谓温疟病藏于肾，麻黄能起水气而周遍于皮毛，故主发表出汗，而去温疟邪热之气也。治咳逆上气者，谓风寒之邪，闭塞毛窍，则里气不疏而咳逆上气。麻黄空细如毛，开发毛窍，散其风寒，则里气外出于皮毛，而不咳逆上气矣。除寒热，破癥坚积聚者，谓在外之寒热不除，致中土之气不能外达，而为癥坚积聚。麻黄除身外之寒热，则太阳之气出入于中土，而癥坚积聚自破矣。（《本草崇原·本经中品》）

### 5. 清·姚球注

麻黄气温，禀天春和之木气，入足厥阴肝经；味苦无毒，得地南方之火味，入手少阴心经。气味轻升，阳也。

心主汗，肝主疏泄，入肝入心，故为发汗之上药也。伤寒有五，中风伤寒者，风伤卫，寒伤营，营卫俱伤之伤寒也；麻黄温以散之，当汗出而解也。温疟，但热不寒之疟也，温疟而头痛，则阳邪在上，必发表出汗，乃可去温疟邪热之气，所以亦可主以麻黄也。

肺主皮毛，皮毛受寒，则肺伤而咳逆上气之症生矣；麻黄温以散皮毛之寒，则咳逆上气自平。寒邪郁于身表，身表者，太阳经行之地，则太阳亦病而发热恶寒矣；麻黄温以散寒，寒去而寒热除矣。癥坚积聚者，寒气凝血而成之积也，寒为阴，阴性坚；麻黄苦入心，心主血，温散寒，寒散血活，积聚自破矣。

根节气平，味甘无毒，入足太阳脾经、手太阴肺经，所以止汗也。

制方：麻黄同桂心，治风痹冷痛。同桂枝、甘草、杏仁、生姜、大枣，治伤寒营证。同白芍、甘草、炮姜、细辛、苏梗、北味，治肺寒而喘。麻黄根同黄芪、牡蛎末，小麦汤下，治自汗。（《本草经解·草部下·麻黄》）

### 6. 清·徐大椿注

麻黄，轻扬上达，无气无味，乃气味之最清者，故能透出皮肤毛孔之外，又能深入积痰凝血之中。凡药力所不到之处，此能无微不至，较之气雄力厚者，其力更大。盖出入于空虚之地，则有形之气血，不得而御之也。（《神农本草经百种录·中品·麻黄》）

### 7. 清·陈修园注

麻黄气温，禀春气而入肝；味苦无毒，得火味而入心。心主汗，肝主疏泄，故为发汗上药。其所主皆系无汗之症。太阳证中风伤寒头痛、发热、恶寒、无汗而喘，宜麻黄以发汗。但热不寒，名曰温疟，热甚无汗、头痛，亦宜麻黄以发汗。咳逆上气，为手太阴之寒证；发热恶寒，为足太阳之表证；亦宜麻黄以发汗。即癥坚积聚为内病，亦系阴寒之气，凝聚于阴分之中，日积月累而渐成；得麻黄之发汗，从阴出阳，则癥坚积聚自散。凡此皆发汗之功也。

根节古云止汗，是引止汗之药，以达于表而速效，非麻黄根节自能止汗，旧解多误。（《神农本草经读·中品·麻黄》）

### 8. 清·邹澍注

麻黄气味轻清，能彻上彻下，彻内彻外，故在里则使精血津液流通，在表则使骨节肌肉毛窍不闭，在上则咳逆头痛皆除，在下则癥坚积聚悉破也。

昔人泥于《伤寒·脉法篇》脉浮而紧一节，遂谓寒必伤营，风仅中卫，附以"伤寒无汗，中风汗出"二语，以为麻黄、桂枝二汤方柄，至大小青龙二汤，则既不可隶之寒伤营，又不容隶之风伤卫，遂别立风寒两伤营卫一门，以为鼎峙，殊不知风则伤卫，寒则伤营，仲景之言也，风寒两伤营卫，非仲景之言也。夫寒非风何以能及人之身，风非寒何以能中人之卫，是风与寒，寒与风，一而二，二而一者也。柯韵伯曰："太阳中风，脉浮紧，不汗出而烦躁。阳明中风，脉弦浮大，不得汗。"合而观之，不得以无汗为非中风矣。"太阳病，或未发热，或已发热，必恶寒，体痛，呕逆，脉阴阳俱紧者，名曰伤寒。"而未尝言无汗。"太阳病，头痛，发热，身疼腰痛，骨节疼痛，恶风，无汗而喘者，麻黄汤主之。"此不冠以伤寒，亦不言恶寒，又"伤寒，脉浮，自汗出，微恶寒"，合而观之，不得以有汗为非伤寒矣。今人但据桂枝证之自汗，不究伤寒亦有自汗者，但以麻黄证之无汗，不究中风最多无汗者，谓伤寒脉浮紧，中风脉浮缓，不知伤寒亦有浮缓，中风亦有浮紧者。仲景之论变动不居，后人偏为分疆画界，致使执滞难通，伤寒中风之说拘，则麻黄、桂枝之用混，何如无汗不得用桂枝，有汗不得用麻黄，直接了当也。善夫刘潜江之论麻黄桂枝二汤也，曰："麻黄既以主气名，然寒伤营者用之，营则属血也。桂枝既以主血，然风伤卫者用之，卫则属气也。"营在脉中，伤之则邪入深，是岂止营病，且并卫病矣，故麻黄汤祛营中之邪，使之发越自卫而出，卫在脉外，伤之则邪入犹浅，然风邪干阳，阳气不固，必由卫不与营和，斯汗出耳，故桂枝汤散表外之邪，引卫气与营气谐和。虽然麻黄何以能由营通卫，《本经》谓麻黄苦温，夫苦为在地之阴，是发于阴，出于阳矣，犹助以杏仁之疏卫，乃能遂其由阴达阳之用。桂枝何以能由卫和营，《本经》谓桂辛热，夫辛为在天之阳，是发于阳入于阴矣，且助以白芍之通营，乃能遂其由阳和阴之用。盖风寒既伤于外，营卫本皆乖戾，特伤之重者无汗，无汗则以麻黄从阴中达阳，营气乃通；伤之轻者有汗，有汗则以桂枝从阳中召阴，卫气乃和，谓桂枝不入营，麻黄不由卫，可乎！夫寒着人则水气郁，水气郁则由卫及营，其害有不仅至营而止者，非如麻黄之气味轻扬，出入无间，能使在地之水不凝，出地之阳亦不壅者，何以使血脉利营气通耶！是营卫之义，不可不明，麻黄桂枝之用，断不必泥于在营在卫。《脉法篇》所谓脉浮而紧，浮则为风，紧则为寒，风则伤卫，寒则伤营，营卫俱病，骨节烦疼，当发其汗者，不为虚设矣。

　　或谓麻黄治外寒固矣，然必谓外寒与身中水气相应为病，则不有佐使用寒药者乎？曰：凡用麻黄以寒药为佐使者，大青龙汤、麻黄杏仁甘草石膏汤、越婢汤、《古今录验》续命汤、文蛤汤，皆用石膏。麻黄升麻汤用知母、石膏、黄芩，桂枝芍药知母汤用知母，《千金》三黄汤用黄芩。然大青龙汤、《古今录验》续命汤、《千金》三黄汤治风寒，越婢汤治风水，文蛤汤治水气，桂枝芍药知母汤治风湿，仍系外寒水气交关为害，惟麻黄杏仁甘草石膏汤、麻黄升麻汤，外寒未尽，里已化热，绝不与水气相干，但一则曰："汗下后，不可更行桂枝汤，汗出而喘，无大热。"一则曰："大下后，手足厥冷，咽喉不利，吐脓血，泄利不止。"则皆已服他药。夫已服他药，何以知其发病时不系外寒与身中水气为病耶！且麻黄杏仁甘草石膏汤，冠以不可更行桂枝汤，麻黄升麻汤，冠以伤寒，则其始为外寒无疑矣，而服药后既已变证，仍不离乎伤寒、中风，此最当着眼者也。

有汗不得用麻黄，斯言信矣，然麻黄杏仁甘草石膏汤、越婢汤二证，皆有汗出，汗出更用麻黄，独不畏其亡阳耶？虽然汗多亡阳，为佐使用温药者言耳。夫寒邪外着，热气腾沸，原因身中阴气痹阻，不与阳交，故麻黄、青龙等汤义，在使阴交于阳，阳气既和，遂和于外着之阴寒为汗，设服之过剂，则阳才外泄，阴即内争，此汗多亡阳之谓矣。兹二证者，既已有汗，阳犹甚盛，不与阴和，故或逼阴于外为汗，或逐阴于上为喘，或阳郁不宣为风水，或阻气于上为肺胀，故曰："汗下后，不可更行桂枝汤。若汗出而喘，无大热者，可与麻黄杏仁甘草石膏汤。"曰："风水，恶风，一身悉肿，脉浮，不渴，续自汗出，无大热，越婢汤主之。"曰："咳而上气，此为肺胀，其人喘，目如脱状，脉浮大者，越婢加半夏汤主之。"曰："《千金》用越婢加术汤治肉极热，则身体津脱，腠理开，汗大泄，厉风气，下焦脚弱。"可见皆阴与阳争，不能胜阳，阳结聚而阴散漫，阳上薄而阴不下输，如是而不用麻黄发其阳，阳终不能布，不用石膏泄阳通阴，阴终不能归，故两方者非特用麻黄，且多用（麻黄杏仁甘草石膏汤），且倍用焉（越婢汤），然终以阴阳不能相交，刻刻虑其阴胜阳负，故越婢汤下云："恶风者，加附子一枚。"其中仍有生姜三两，可见虽发其阳泄其阳，仍不忘夫亡阳矣。

然则大青龙汤用石膏倍麻黄，义莫比于此否？曰："大青龙汤与越婢汤对待，固可以知表气疏密；与小青龙汤对待，尤可以知里气虚实。"夫麻黄由表实而用，用麻黄弥重者表弥实，用麻黄至六两已矣，乃大青龙之不汗出，与越婢之续自汗出，固可同日而语软！夫皮毛者，肺之合，肺主卫，卫者一身极外之捍卫也，故表气实者不聚于营卫皮毛，即聚于肺。心者，覆于肺下，表邪既聚于肺，心气无从发舒，故不汗出而烦躁者，大青龙主之，如盛寒之邪聚于皮毛营卫，虽至一身悉肿，在内之心气犹可发舒，故无大热，续自汗出者，越婢汤主之，聚于上则欲其通于营卫，为汗外泄耳。若在营卫皮毛为肿，则不必桂枝之通，毋庸杏仁之降，此大青龙、越婢之殊也。若小青龙寒水之化聚于中，与大青龙之聚于上，又适相对照，盖聚于上能束缚胸中之阳为内热，聚于中则侵损胸中之阳为内寒。内热则烦躁，内寒则喘咳呕哕，烦躁故佐以石膏，内寒故佐以细辛、干姜，然热比于实，寒比于虚，实者治宜急，急者倍麻黄，不急恐石膏增寒于内；虚者治宜缓，缓者半麻黄，不缓恐麻黄、细辛亡阳于外，此又小青龙、大青龙所攸分也。

麻黄非特治表也，凡里病可使从表分消者皆用之，如小续命汤、葛根汤之治风，麻黄附子细辛汤、麻黄附子甘草汤之治寒，麻黄加术汤、麻黄杏仁薏苡甘草汤之治湿，麻黄连轺赤小豆汤、麻黄醇酒汤之治黄，桂枝麻黄各半汤、桂枝二麻黄一汤、桂枝二越婢一汤、牡蛎汤之治寒热，则犹有表证，有表证者用麻黄，《本经》所谓"发汗，去邪热，除寒热"也。若乌头汤之治风，射干麻黄汤、厚朴麻黄汤之治咳，甘草麻黄汤、文蛤汤之治水，则无表证矣，无表证而用麻黄，则《本经》所谓"止咳逆上气，破癥坚积聚"者。然所谓从表分消者谓何？曰："咳而上气，喉中水鸡声。"曰："咳而脉浮。"是病聚于肺，肺者皮毛之合，从皮毛而泄之，所以分消肺病也。曰："里水。"曰："吐后，渴欲得水，脉紧，头痛。"是病仍在上及皮毛，与风寒不殊矣。惟心下悸一证，绝不见可用麻黄踪迹，主以半夏麻黄丸，其义最为难释，盖悸者水饮侵心，心气馁缩，固应半夏之治饮，然用麻黄通心，不用桂枝者，则以桂枝仅能通血脉，不能发舒心阳，然究病轻药峻，不宜急治，故止服如小豆者三丸，日三服以渐去之，于此见用麻黄，仍欲使之和缓有如此者。

凡用麻黄发汗治咳逆，皆可知其治肺矣。治心者，除半夏麻黄丸外，犹有可证者乎！然《伤寒》《金匮》除此却无明文，而在《千金》《外台》者可考也。《千金》治"心热满烦闷，惊恐，安心散，调心泄热"，治"心脉厥大，寸口小肠热，齿龋，嗌痛，麻黄汤"（十三卷），《外台》删繁疗"心劳，实热，好笑无度，自喜，四肢烦热，止烦，下气，麻黄汤"，删繁疗"脉极热，伤风，损脉，为心风。心风状多汗，无滋润，消虚热极，止汗，麻黄汤"（十六卷）。范汪疗"心腹积聚，寒中疠痛，又心胸满，胁下急，绕脐痛，通命丸"（十二卷），皆以麻黄为君，则麻黄之通心阳，散烦满可见矣。然则在肾，独无用麻黄者乎！是亦有之，《金匮》曰："病历节，不得屈伸，疼痛，乌头汤主之。"

《本经》谓麻黄除寒热，仲景亦有用麻黄治寒热之方，而治寒热主剂，实为柴胡，是则柴胡所治寒热，与麻黄所治寒热，当必有别矣。《伤寒论》曰："太阳病，八九日，如疟状，发热，恶寒，热多寒少，一日二三度发，脉微而恶寒，面有热色，身痒，宜桂枝麻黄各半汤。"曰："服桂枝汤后，形如疟，日再发者，宜桂枝二麻黄一汤。"曰："太阳病，发热，恶寒，热多寒少，脉微弱者，宜桂枝二越婢一汤。"夫柴胡所主之寒热，曰："往来寒热，休作有时。"则与麻黄所主之"寒热，一日二三度发，日再发者"有别矣，且此则曰恶寒，小柴胡证则曰外有微热，可见寒热彼此皆有休时，惟柴胡证则不恶寒但有微热，麻黄证则无热而但恶寒，知此则两证之异昭昭然无可疑矣。（《本经疏证·麻黄》）

### 9. 清·叶志诜注

雄雌类办，根杂赤黄，暖无积雪，轻自浮阳，护营通卫，灭热含凉，推行

尼止，理妙难量。(《神农本草经赞·中经》)

**10. 清·黄钰注**

苦温。发汗之剂，风寒头痛，咳逆上气，去邪热而已温疟，破癥坚而消积聚。(《本草经便读·神农本草经·中品》)

# 芍　药

【原文】芍药，味苦，平。主邪气腹痛，除血痹，破坚积、寒热、疝瘕，止痛，利小便，益气。生山谷及丘陵。(《神农本草经·中品·芍药》)

【注释】

**1. 明·缪希雍注**

芍药，味苦、酸，平，微寒，有小毒……通顺血脉，缓中散恶血，逐贼血，去水气，利膀胱大小肠。消痈肿，时行寒气，中恶腹痛，腰痛。

甄权：主妇人血闭不通。

《日华子》：主女人一切病，胎前产后诸疾。治风补劳，退热除烦，益气，目赤，肠风泻血。

元素：主泻肝安脾肺，收胃气，止泻利，固腠理，和血脉，收阴气，敛逆气。

好古：主理中气，治脾虚中满，心下痞，胁下痛，善噫。肺急胀逆喘咳。太阳衄衄。目涩，肝血不足。阳维病苦寒热。带脉病苦腹痛满，腰溶溶如坐水中。

时珍：止下利腹痛后重。

疏：芍药禀天地之阴，而兼得甲木之气。《本经》：味苦平无毒。《别录》加酸，微寒。气薄味厚，升而微降，阳中阴也。又可升可降，阴也，降也。为手足太阴引经药，入肝脾血分。《图经》载有两种：金芍药，色白；木芍药，色赤。赤者利小便散血；白者止痛下气。赤行血，白补血。白补而赤泻；白收而赤散。酸以收之，甘以缓之，甘酸相合用，补阴血通气而除肺燥。故《本经》主邪气腹痛，除血痹，破坚积、寒热、疝瘕，通顺血脉，散恶血，逐贼血，消痈肿，妇人血闭不通，目赤，肠风泻血，赤所治也。缓中，去水气，利膀胱大小肠，中恶腹痛，腰痛，女人一切病，胎前产后诸病，治风补劳，退热除烦，益气，泻肝安脾肺，收胃气，止泻利，固腠理，和血脉，收阴气，敛逆气，理中气，治脾虚中满，心下痞，胁下痛，善噫，肺急胀逆喘咳，太阳衄衄，目涩肝血不足，阳维病苦寒热，带脉病苦腹痛满，腰溶溶如坐水中，止下痢腹痛后重，白所治也。详味《图经》，以金木分赤白，厥有深旨。芍药味酸寒得木化，金色白，故白者兼金气者也。专入脾经血分，能泻肝家火邪，故其所主收而补。制肝补脾，陡健脾经，脾主中焦，以其正补脾经，故能缓中。土虚则水泛滥，脾实则水气自去，故去水气。土坚则水清，故利膀胱大小肠。中焦不治则恶气乘虚而客之，为腹痛，补脾则中自和而邪不能留，腹痛自止矣。脾虚则湿气下流客肾，故腰痛得补则脾气运而上行，故腰痛自愈。女人以血为主，脾统血，故治女人一切病。胎前产后，无非血分所关，酸寒能凉血补血，故主胎产诸病。土实则金肃而木气自敛，故治风除热。益血，故能补劳退热除烦。脾统后天元气，得补则旺，故益气。酸寒能泻肝，肝平则脾不为贼邪所干，脾健则母能令子实，故安脾肺。胃气属土，土虚则缓而散，木化作酸，故收胃气。脾虚则中气下陷而成泻利，东垣以中焦用白芍药，则脾中升阳，又使肝胆之邪不敢犯，则泻利自止矣。肺主皮毛腠理，脾主肌肉，而为肺之母，母能令子实，故固腠理。脾统血，脾和则血脉自和。酸敛入阴，故收阴气，敛逆气，理中气。脾虚则中满，实则满自消。治中则心下不痞，泻肝则胁下不痛。善噫者，脾病也。脾健则不噫。肝脾之火上炎，则肺急胀逆喘咳，酸寒收敛以泻肝补脾，则肺自宁，急胀逆喘咳之证自除。凉血补血则太阳衄衄自愈。脾虚则目涩，得补则涩除。肝家无火则肝血自足。阳维病苦寒热，及带脉病苦腹痛满，腰溶溶如坐水中，皆血虚阴不足之候也。肝脾和，阴血旺，则前证自瘳矣。

木芍药，色赤。赤者主破散，主通利，专入肝家血分，故主邪气腹痛。其主除血痹，破坚积者，血瘀则发寒热，行血则寒热自止，血痹疝瘕，皆血凝滞而成，破凝滞之血，则痹和而疝瘕自消。凉肝故通顺血脉。肝主血，入肝行血，故散恶血，逐贼血。荣气不和则逆于肉里，结为痈肿，行血凉血则痈肿自消。妇人经行属足厥阴肝经，入肝行血，故主经闭。肝开窍于目，目赤者，肝热也。酸寒能凉肝，故治目赤。肠风下血者，湿热伤血也，血凉则肠风自止矣。

主治参互：

白芍药酒炒为君，佐以炙甘草，为健脾最胜之剂，能治血虚腹痛。同黄连、滑石、甘草、升麻、人参、莲肉、扁豆、红曲、干葛，为治滞下之神药。同人参、白术、茯苓、炙甘草、肉豆蔻、橘皮、车前子，治脾虚泄泻。酒炒白芍药二两，炙甘草二钱，莲心（去心）五十粒，水煎，治痘疮有热作泄，热甚加酒炒黄连一钱。同荆芥、防风、生地黄、黄芪、炙甘草，治肠风下血。同当归、地黄、牛膝、炒黑干姜、续断、麦门冬、五味子，治产后血虚发热。君白芷、炙甘草，治痘疮血虚发痒。同黄芪、防风，治表虚伤风自汗。赤芍药同藿香、橘皮、木瓜、甘草，治中恶腹痛。同芎䓖、红花、生地黄、当归、白芷、荆芥，治破伤风发热疼痛。同牛膝、当归、地黄、延胡索、山楂、泽兰、红蓝花、五灵脂，治初产恶露不下腹痛；冬月加肉桂。同金银花、白芷、鲮鲤甲、紫花地丁、夏枯草、茜草、生甘菊，消一切痈肿。同香附、当归、地黄、延胡索、青皮，治经阻腹痛。加五灵脂、蒲黄，能散恶血，逐败血。

简误：白芍药酸寒。凡中寒腹痛，中寒作泄，腹中冷痛，肠胃中觉冷等证忌之。赤芍药破血，故凡一切血虚病，及泄泻，产后恶露已行，少腹痛已止，痈疽已溃，并不宜服。（《神农本草经疏·草部中品之上·芍药》）

### 2. 明·卢之颐注

出中岳川谷，及丘陵。今出白山、蒋山、茅山者最好。处处亦有，入家种莳矣。昔称洛阳牡丹、广陵芍药甲天下。今药中亦取广陵者为胜。十月生芽，至春乃长，赤茎丛生，三枝五叶，花叶子实，都似牡丹，第逗芽在牡丹之前，作花在牡丹之后。传云：惊蛰之节，后二十五日芍药荣是也。花有单叶千叶，千叶者，俗呼小牡丹，今群芳中，牡丹昌第一，芍药第二，故世谓牡丹为花王，芍药为花相。又或以为花王之副也。花之名，曰余容、绰约、庆云红、莲香白、醉夫容、步步娇、玫瑰紫、绿衣郎、同心结、西施睡起、杨妃吐舌，概言之，曰花婢，种种幻巧，难以缕述。根之名曰铤，曰犁食，曰白木，曰余容，入药只宜白花单瓣之根，气味全厚，然根之赤白，亦随花之赤白也。白者曰金芍药，赤者曰木芍药。概根茎花叶，统名曰离草，一名曰将离。

修治：先别赤白，白根固白，赤根亦白，每根切取一片，各以法记，火酒润之，覆盖过宿，白根转白，赤根转赤矣。各以竹刀刮去皮，并头，锉细，蜜水拌蒸，从巳至未，晒干用。今市肆一种赤芍药，不知为何物草根，疡瘰儿医多用之，此习矣而不察，其为害殊甚也。须丸为之使。恶石斛、芒硝，畏硝石、鳖甲、小蓟。反藜芦。

参曰：《尔雅翼》云：芍药花之盛者，当春暮被除之时，故郑之士女，取以相赠，董仲舒以为将离赠以芍药者，芍药一名可离，犹相招赠以文无。文无一名当归也，然则相谑之后，俞使去尔。其根可以和五脏，制食毒、故古之遗法，马肝食之至毒者，文成以是死，言食之毒，莫甚于马肝，则制食之毒，宜莫良于芍药。故独得药之名，犹食酱掌和庶羞之类，而酱又因以为名也。

《子虚赋》云：芍药之和，共而后御之。《南都赋》云：归雁鸣鸥，香稻鲜鱼，以为芍药气恬臭酸，百种千名，是因致其滋味也。故隐居一名犁食，盖被除不祥，制服食毒，和御众情，则离中有合，合中有离，一勺之多，万钧之力矣。顾其时值闭藏，便行甲拆，一派生阳，绝不以党锢为禁忌。则凡药之所难及，力之所难到者，靡不骈驰翼驱，叶直以往，故引导最先。窦机极早，虽牡箽二桂，先聘通使，亦必藉之以为前驱。世称气味酸敛，唯堪降入，此不识臭味，不顾名义者矣。观主邪气入腹，遂闭拒成痛，芍从中开发，逐邪从内以出，至涤除血痹，入破寒热疝瘕。已成坚积，唯堪消隤者，芍力转倍。若小便不利，为癃为约，裨益肝气，偏行疏泄，虽属在下，先开在上，欲按则举，欲举则按，此必然之势，芍亦两得之矣。遍阅别录方书，比量推度，尽人之性，则能尽物之性，不致为耳食所缚，药物之幸大矣。（《本草乘雅半偈·神农本经中品二·芍药》）

### 3. 明·徐彦纯注

成聊摄云：芍药白补而赤泻，白收而赤散也。又云：芍药之酸，收敛津液而益荣。又云：正气虚弱，收而行之。芍药之酸，以收正气。又云：酸收也，泄也。芍药之酸，收阴气而泄邪气。又云：肺燥气热，以酸收之，以甘缓之。芍药之酸，以敛逆气。

洁古云：白芍药补中焦之药，炙甘草为辅，治腹中痛。如夏月腹痛，少加黄芩；恶热而痛，加黄檗；若恶寒腹痛，加肉桂一分，白芍药二分，炙甘草一分半，此仲景神品药也。如寒月大寒腹痛，加桂一钱半，水二盏，煎一盏服。《主治秘诀》云：性寒，味酸，气厚味薄，升而微降，阳中阴也。其用有六：安脾经一也，治腹痛二也，收胃气三也，止泻痢四也，和血脉五也，固腠理六也。白补赤散，泻肝补脾。酒浸引经，止中部腹痛。去皮用。

东垣云：芍药味酸而苦，微寒。气薄味厚，阴也，降也。收脾经之阴气，能除腹痛。酸以收之，扶阳而收阴气。泄邪气。扶阴与枣、生姜同用，以温经散湿通塞，利腹中痛。谓气不通，肺燥气热，酸收甘缓，下利必用之药也。经云：肺欲收，以白芍药之酸收之。

海藏云：《衍义》言芍药全用根，其品亦多，须用花红而单叶，山中者为佳。花叶多则根虚，然其根亦多赤色。其味涩，若有色白粗肥者益好，余如经。然血虚寒人禁此一物。古人有言，减芍药以避中寒，诚不可忽。今见花赤者为赤芍药，花白者为白芍药。俗云白补而赤泻。东垣云：但涩者为上。或问古今方论，以涩为收，今《本经》言利小便，何谓也？东垣云：芍药能停诸湿而益津液，使小便自行，非通利之也。又肾主大小二便，以此益阴滋湿，故小便通也。又问：缓中何谓？曰：损其肝者，缓其中，即调血也。又问：当用何药？曰：当用四物汤，其内有芍药故也。赤者利小便下气，白者止痛散血。入手足太阴，大抵酸涩者为收敛停湿之剂，故主手足太阴收降之体。又能治血海而入九地之下，复至厥阴也。后人用赤泻白补者，以其色在西方故补，在南方故泻也。

丹溪云：白芍药酒浸炒，与白术同用则补脾，与川芎同用补肝，与人参、白术同用则补气。治腹中痛不利者必炒，后重者不炒。惟治血虚腹痛，诸腹痛皆不可治。（《本草发挥·白芍药》）

### 4. 清·张志聪注

芍药……开赤花者，为赤芍，开白花者，为白芍。

初之气，厥阴风木。二之气，少阴君火。芍药春生红芽，禀厥阴木气而治肝。花开三四月间，禀少阴火气而治心。炎上作苦，得少阴君火之气化，故气味苦平。风木之邪，伤其中土，致脾络不能从经脉而外行，则腹痛。芍药疏通经脉，则邪气在腹而痛者，可治也。心主血，肝藏血，芍药禀木气而治肝，禀火气而治心，故除血痹。除血痹，则坚积亦破矣。血痹为病，则身发寒热。坚积为病，则或疝或瘕。芍药能调血中之气，故皆治之。止痛者，止疝瘕之痛也。肝主疏泄，故利小便。益气者，益血中之气也。益气则血亦行矣。

芍药气味苦平，后人妄改圣经，而曰微酸。元明诸家相沿为酸寒收敛之品，凡里虚下利者，多用之以收敛，夫性功可以强辩，气味不可诬传，试将芍药咀嚼，酸味何在？又谓：新产妇人忌用芍药，恐酸敛耳。夫《本经》主治邪气腹痛，且除血痹寒热，破坚积疝瘕，则新产恶露未尽正宜用之。若里虚下利，反不当用也。又谓：白芍、赤芍各为一种，白补赤泻，白收赤散，白寒赤温，白入气分，赤入血分，不知芍药花开赤白，其类总一。李时珍曰：根之赤白，随花之色也。卢子由曰：根之赤白，从花之赤白也，白根固白，而赤根亦白，切片，以火酒润之，覆盖过宿，白根转白，赤根转赤矣。今药肆中一种赤芍药，不如何物草根，儿医、疡医多用之。此习焉而不察，为害殊甚。愚观天下之医，不察《本经》，不辨物性，因讹传讹，固结不解，咸为习俗所误，宁不悲哉。（《本草崇原·本经中品》）

### 5. 清·姚球注

芍药气平，禀天秋收之金气，入手太阴肺经；味苦无毒，得地南方之火味，入手少阴心经。气味俱降，阴也。

腹者足太阴行之地，邪气者，肝木之邪气乘脾土作痛也；芍药入肺，气平伐肝，所以主之。血痹者，血涩不行而麻木也；芍药入心，苦以散结，故主之也。

坚积，坚硬之积也；疝者，小腹下痛，肝病也；瘕者，假物而成之积也。寒热疝瘕者，其原或因寒或因热也，芍药能破之者，味苦散结，气平伐肝也。

诸痛皆属心火，味苦清心，所以止痛。膀胱津液之出，皆由肺气；苦平清肺，肺气下行，故利小便。肺主气，壮火则食气；芍药气平益肺，肺清故益气也。

赤者入心与小肠，心主血，小肠主变化，所以行而不留，主破血也。

制方：芍药醋炒则入肝。同白术补脾，同川芎泻肝，同人参补气，同归身补血，同甘草止痛，同黄连止泻，同姜枣温经散湿。同甘草，夏加黄芩，冬加桂枝，治腹中虚痛。同甘草，治消渴引饮。同犀角，治衄血、咯血。同香附、熟艾，治经水不止。同香附末，盐汤调服，治血崩带下。同川连、滑石、甘草、升麻、人参、莲心、扁豆、红曲、干葛，治痢。同荆芥、防风、生地、甘草，治肠风。同归身、生地、牛膝、炮姜、续断、麦冬、五味，治产后虚热。同黄芪、防风，治表虚自汗。同陈皮、藿香、木瓜、甘草，治中恶腹痛。同白术、白茯、猪苓、陈皮，治脾湿腹痛。(《本草经解·草部上·芍药》)

### 6. 清·徐大椿注

芍药花大而荣，得春气为盛，而居百花之殿，故能收拾肝气，使归根返本，不至以有余肆暴，犯肺伤脾，乃养肝之圣药也。(《神农本草经百种录·中品·芍药》)

### 7. 清·陈修园注

芍药气平，是夏花而禀燥金之气；味苦，是得少阴君火之味。气平下降，味苦下泄而走血，为攻下之品，非补养之物也。邪气腹痛、小便不利及一切诸痛，皆气滞之病，其主之者，以苦平而泄其气也。血痹者，血闭而不行，甚则为寒热不调。坚积者，积久而坚实，甚则为疝瘕、满痛者，皆血滞之病；其主之者，以苦平而行其血也。又云：益气者，谓邪气得攻而净，则元气自然受益，非谓芍药能补气也。今人妄改圣经，以酸寒二字易苦平，误认为敛阴之品，杀人无算。试取芍药而嚼之，酸味何在乎？张隐庵曰："赤芍、白芍花异而根无异，今肆中一种赤芍药，不知何物之根，为害殊甚。"(《神农本草经读·中品·芍药》)

### 8. 清·邹澍注

芍药……特其味苦酸，苦者能降不能开，故凡阴沍之结于上，非开无以致其力者忌之，酸则能破能收，故凡阴结既破，不欲其大泄降者宜之，此则所宜分别者也。统计两书（指《伤寒论》与《金匮要略》，编者注），用芍药者六十四方，其功在合桂枝，以破营分之结；合甘草，以破肠胃之结；合附子，以破下焦之结，其余合利水药则利水，合通瘀药则通瘀。其体阴，则既破而又有容纳之善；其用阳，则能布而无燥烈之虞。虽必合他药始能成其功，实有非他药所能兼者，世之人徒知其能收，而不知其收实破而不泄之功也。

芍药之任莫重于小建中汤，其所治"若烦，若悸，若里急，若腹满痛"，为阴气结无疑，惟其治黄，则有不可解者，盖小便自利，即不能发黄，仲景固言之矣。今云小便自利，何以得成黄耶？用小建中，夫是以知芍药能入脾开结也，胃能纳受，膀胱能输泄，水谷之道一若无恙，乃病于黄，则独为脾病矣。黄者，水谷之精，郁于中而变见于外也。小便不利为黄，是水谷之气皆不化，水谷之气皆不化，是阴阳互结。阴阳互结者，其不得用芍药审矣，今小便自利而为黄，是水气化，谷气不化，水气化而谷气不化，是阴结而阳不布。食入于阴，不长气于阳，与湿热成黄，盖有虚实之判矣，夫如是，焉得不用建中，焉得不重芍药，抑非特此也。《虚劳篇》之"衄，失精，四肢酸疼，咽干，口燥"似皆桂枝、芍药所宜，而不知皆由阴气结，阳不得入，故浮游四射耳。阴气开，阳气入，则浮火归元矣，非芍药之功哉！仲景于是篇著一小建中汤证，于《虚劳篇》著一大黄䗪虫丸证，可见实证中有虚，虚证中有实，学者最宜体察也。

小柴胡汤、通脉四逆汤、防己黄芪汤，皆以腹痛加芍药，前言不为谬矣。桂枝加芍药汤、脾约麻仁丸，则似用芍药为下药者，盖因阴结而地道不行，得此即可通降故也。

芍药能开阴结，湿痹之骨节疼烦、掣痛，水气之聚水成病，独非阴结耶！皆不用何也？盖芍药外能开营分之结，不能解筋骨间结，内能开下焦肝脾肾之结，不能开上焦心肺之结也。何以故？夫外而营分，内而肝脾肾，皆血所常流行宿止者也，芍药璀璨之色，馥郁之气，与血中之气相宜，不与水谷之气为伍，则能治血分之阴气结，不能治雾露水谷之阴气结，故湿痹、水气虽为阴结，非芍药所能开也，然则血淤岂非阴结之尤者，而有用有不用，其义何居？盖芍药能治血之定，不能治血之动（桂枝龙骨牡蛎汤、桂枝救逆汤、柏叶汤、黄土汤、赤小豆当归散、泻心汤、旋覆花汤，虽为血分之病，乃因阳气逼逐而然，不关阴结，故不用）；能治血中气结，不能治血结（桃仁承气汤、抵当汤丸、下瘀血汤、大黄甘遂汤、矾石丸、红蓝花酒等证，皆为血结，非血中之气结，故不用）。辨此之法，气主煦之，血主濡之，不濡为血病，不煦为气病，是以芍药所主之血证，多拘急腹痛也。

"太阴病，脉弱，其人续自便利，设当行大黄、芍药者，宜减之，以胃气弱，易动故也。"夫芍药岂大黄之俦欤！殊不知芍药开阴结，大黄开阳结，品物迥殊，开胃和中则同，故以相提并论耳。曰："若胃气不和谵语者，少与调胃承气汤。"曰："以小承气汤少与微和之。"是视大黄不甚重也。曰："若厥愈足温者，重与芍药甘草汤。"曰："防己黄芪汤证，胃中不和者加芍药。"是视芍药不为轻矣。曰："发汗后，恶寒者，虚故也，芍药甘草附子汤主之。不恶寒但热者，实也，当和胃气，与调胃承气汤。"其寒热虚实之机，用大黄、芍药之义，不昭昭然若发蒙乎！然则芍药甘草附子汤，芍药、附子孰为主，盖两物功齐力侔者也。芍药、甘草得桂枝汤之半，尽太阳未尽之风邪；附子、芍药得真武汤之半，抑少阴方兴之水气。太阳病热邪未除，将合少阳者，于芍药甘草汤中加黄芩；寒热未除，将入少阴者，于芍药甘草汤中加附子，以此言之，则发纵指示者，芍药；其附子、黄芩不过追逐得兽之力耳。（《本经疏证·芍药》）

### 9. 清·叶志诜注

阶翻绰约，花色随科，金浓脂腻，紫瘦脉多，将离谑赠，具味滋和，酸收甘缓，深察弗讹。（《神农本草经赞·中经》）

### 10. 清·黄钰注

苦平。腹痛邪气，破坚积疝瘕，除寒热血痹，益气止痛，小便能利。（《本草经便读·神农本草经·中品》）

# 玄参（元参）

【原文】元参，味苦，性微寒。主腹中寒热，积聚，女子产乳余疾；补肾气，令人目明。一名重台。生川谷。（《神农本草经·中品·元参》）

【注释】

### 1. 明·缪希雍注

主暴中风伤寒，身热支满，狂邪忽忽不知人，温疟洒洒，血瘕，下寒血，除胸中气，下水止烦渴，散颈下核，痈肿，心腹痛，坚癥，定五脏。久服补虚明目，强阴益精。忌犯铜器。甄权：杀瘤、瘘、瘰疬。时珍：解斑毒，利咽喉。

疏：玄参正禀北方水气，而兼得春阳之和，故味苦而微寒无毒。《别录》兼咸，以其入肾也，为足少阴经君药。黑乃水色，苦能下气，寒能除热，咸能润下软坚，故主腹中寒热积聚，女子产乳余疾。补肾气，令人明目者，益阴除热，故补肾而明目也。热则生风，故主暴中风，及疗伤寒至春变温病，身热支满，狂邪忽忽不知人。主温疟洒洒者，邪热在表也。胸中气亦邪热也。止烦渴，散项下核痈肿者，解热软坚之效也。心腹痛亦热也。坚癥者，内热血瘀而干也。益阴除热，故定五脏，久服补虚强阴益精也。散结气而能软坚，故主瘰病也。散结凉血降火，故解斑毒，利咽喉也。下寒血三字，疑有误。

主治参互：

同升麻、甘草等分，水煎，治发斑咽痛，出《活人书》。同鼠粘子半生半炒，各两许，为末，新汲水服，治急喉痹风。同地黄、甘菊花、蒺藜、枸杞子、柴胡，能明目。同贝母、连翘、甘草、栝楼根、薄荷、夏枯草，治瘰疬。同知母、麦门冬、竹叶，治伤寒阳毒汗下后，热毒不散，心下懊憹，烦不得眠，心神颠倒欲绝。同黄连、大黄等分，蜜丸如梧子，每三四十丸白汤下，治三焦积热。《经验方》烧香治劳：玄参一斤，甘松六两，为末，炼蜜一斤和匀，入瓶中封闭，地中埋窨十日取出，更用灰末六两，炼蜜六两，同和入瓶，更窨五日取出，烧之，尝令闻香，其疾自愈。

简误：血少目昏，停饮寒热支满，血虚腹痛，脾虚泄泻。并不宜服。（《神农本草经疏·草部中品之上·玄参》）

### 2. 明·卢之颐注

生河间川谷及冤句，山阳近道亦有之。二月生苗，高四五尺，茎方而大，作节若竹，色紫赤，有细毛，叶生枝间，四四相值，形似芍药。七月开花，白色或茄花色，形似大蓟，花端丛刺，刺端有钩，最坚且利，八月结子黑色。一种茎方而细，色青紫，叶似脂麻对生，又似槐柳尖长，边有锯齿，七月开花青碧，八月结子黑褐，根都科生，一根五七枚，生时青白，干即紫黑，宜三八月采。修治：用蒲草重重相隔，入柳木甑，蒸两伏时，勿犯铜铁器，饵之噎人喉，丧人目。恶黄芪、干姜、山茱萸。反藜芦。

参曰：玄正子半，一阳将复之时也。非动非静，若显若匿，一点微芒，万钧之力；其味苦，已向乎阳，其气寒，未离乎阴，俨似少阴之枢象。参赞化育之元始，具备少阴之体用者也。主治功力，与芍药相似，芍则端倪已破，玄则酝藉幽微，故主寒热积聚之欲成坚凝闭密，与产乳余疾之已出未净。补肾气者，补肾气方萌之机兆，非补肾脏欲藏之形质。体用周备，则精华上注，故令目明。（《本草乘雅半偈·神农本经中品一·玄参》）

### 3. 明·徐彦纯注

洁古云：气寒味苦。治心中懊憹，烦而不得眠，心神颠倒欲绝，血滞，小便不利。

东垣云：足少阴肾经君药也，治本经须用。

海藏云：易老言玄参乃枢机之剂，管领诸气上下，肃清而不浊，风药中多用之。故《活人》治伤寒阳毒，用玄参升麻汤，治汗吐下后毒不散，即知肃清枢机之剂。以此论之，治空以氤氲之气，无根之火，以玄参为圣药也。

（《本草发挥·玄参》）

### 4. 清·张志聪注

玄乃水天之色，参者参也，根实皆黑，气味苦寒，禀少阳寒水之精，上通于肺，故微有腥气。主治腹中寒热积聚者，启肾精之气，上交于肺，则水天一气，上下环转，而腹中之寒热积聚自散矣。女子产乳余疾者，生产则肾脏内虚，乳子则中焦不足，虽有余疾，必补肾和中。玄参滋肾脏之精，助中焦之汁，故可治也。又曰补肾气，令人明目者，言玄参补肾气，不但治产乳余疾，且又令人明目。中品治病，则无久服矣，余俱仿此。（《本草崇原·本经中品》）

### 5. 清·姚球注

元参气微寒，禀天冬寒之水气，入足少阴肾经；味苦无毒，得地南方之火味，入手少阴心经、手厥阴心包络经。气味俱降，阴也。

腹中者，心肾相交之区也，心为君火，心不下交于肾，则火积于上而热聚；肾为寒水，肾不上交于心，则水积于下而寒聚矣。元参气寒益肾，味苦清心，心火下而肾水上，升者升而降者降，寒热积聚自散矣。

女子以血为主，产乳余疾，产后诸症以产血伤也；心主血，味苦清心，所以主之。补肾气者，气寒壮水之功也。令人明目者，益水可以滋肝，清心有以泻火，火平水旺，目自明也。

制方：元参同生地、甘菊、蒺藜、杞子、柴胡，能明目。同贝母、连翘、甘草、花粉、薄荷、夏枯草，治瘰疬。同升麻、甘草，治发癍咽痛。同知母、麦冬、竹叶，治热病燥热烦乱。（《本草经解·草部下·元参》）

### 6. 清·陈修园注

元参所以治腹中诸疾者，以其启肾气上交于肺，得水天一气，上下环转之妙用也。张隐庵诠解甚妙，详于丹参注中。其云主产乳余疾者，以产后脱血则阴衰，而火无所制。

治之以寒凉既恐伤中，加之以峻补又恐拒隔，惟元参清而带微补，故为产后要药。令人目明者，黑水神光属肾，自能明目也。（《神农本草经读·中品·元参》）

### 7. 清·徐大椿注

玄参色黑属肾而性寒，故能除肾家浮游上升之火。但肾火有阳有阴，阳火发于气分，火盛则伤气。《内经》所谓壮火食气是也。阴火发于血分，火盛则伤血。《内经》所谓诸寒之而热者，取之阴是也。产后血脱则阴衰，而火无所制，又不可以寒凉折之；气血未宁，又不能纳峻补之剂。惟玄参宁火而带微补，用之最为的当也。（《神农本草经百种录·中品·玄参》）

### 8. 清·邹澍注

刘潜江曰:"元参所疗,皆本于气之化热,故为热所结之气,不限上下,不分虚实,皆可肃清矣。"夫实为邪实,除邪不能全藉元参,则假元参化气之并于邪者;虚为正虚,补虚尤不可全藉元参,则假元参助气之歉于正者。惟然,故凡血液、痰饮、六淫、七情已离乎阴,未尽着于阳,趋于热,遂与热俱化者,服此能使化于热者仍转,趋于阳者仍归,邪势不能诱引正气为附从,正气即能抵拒邪气之侵犯,此《别录》所列功能,均可以此义裁之矣。(《本经续疏·中品》)

### 9. 清·叶志诜注

上下枢机,控清引浊,高节竹萌,垂阴柳弱,肠系鹿蟠,根潜蚕嚼,涣散氤氲,香馥百濯。

张元素曰:元参乃枢机之剂,管领诸气,上下清肃而不浊。(《神农本草经赞·中经》)

### 10. 清·黄钰注

气寒,具有苦味。女子产乳余疾,腹中寒热积聚,令人目明,能补肾气。(《本草经便读·神农本草经·中品》)

## 百　合

【原文】百合,味甘,平。主邪气腹胀心痛;利大、小便,补中益气。生川谷。(《神农本草经·中品·百合》)

【注释】

### 1. 明·缪希雍注

除浮肿胪胀,痞满寒热,通身疼痛,及乳难喉痹,止涕泪。

疏:百合得土金之气,而兼天之清和,故味甘平,亦应微寒无毒。入手太阳、阳明,亦入手少阴,故主邪气腹胀。所谓邪气者,即邪热也。邪热在腹故腹胀,清其邪热则胀消矣。解利心家之邪热,则心痛自瘳。肾主二便,肾与大肠二经有热邪,则不通利,清二经之邪热,则大小便自利。甘能补中,热清则气生,故补中益气。清热利小便,故除浮肿胪胀,痞满寒热,通身疼痛,乳难,足阳明热也。喉痹者,手少阳三焦,手少阴心家热也。涕泪,肺肝热也。清阳明、三焦、心部之热,则上来诸病自除。

主治参互:

仲景治伤寒病百合证,有柴胡百合汤。同知母、贝母、天门冬、麦门冬、百部、桑根白皮、薏苡仁、枇杷叶,治肺热咳嗽及吐脓血。同麦门冬、白芍药、甘草、通脱木，利大小便。同知母、柴胡、竹叶，治寒热邪气，通身疼痛。同白芍药、炙甘草、麦门冬、五味子，补中益气。同白芍药、白茯苓、车前子、桑根白皮，治浮肿。

简误：中寒者勿服。（《神农本草经疏·草部中品之上·百合》）

### 2. 明·卢之颐注

百合，百瓣合成也。雌雄二种，雄主脏用，雌主脏体。俱入心主包络，心主百脉故也。腹满心痛，便不利，此夏气病脏之邪，百合力能益气，以补中虚，则邪无所容，从内以出，即夏大张布于外者，亦无内顾之虞矣。《金匮》云：百合病者，百脉一宗悉致其病也。即假药象，以着病形尔。盖心主为病，则时间时甚，故无常证可拟，象形从治法也。客曰：《别录》主入肺脏，悦皮毛，安脏腑，定权衡，此亦象形乎。颐曰：经云：肺朝百脉，输精皮毛，毛脉合精，行气于腑，腑精神明，留于四脏，气归权衡，权衡以平，气口成寸，一线穿成，不烦造作，此正象形也。（《本草乘雅半偈·神农本经中品三·百合》）

### 3. 清·张志聪注

百合近道山谷处处有之。三月生苗，高二三尺，一茎直上，叶如竹叶，又似柳叶，四向而生，五月茎端开白花，芬芳六出，四垂向下，昼开夜合，故名夜合花。其根如蒜，细白而长，重叠生二三十瓣。煮食甘美，取瓣分种，如种蒜法，一种花红不四垂者，山丹也。一种花红带黄而四垂，上有黑斑点，其子黑色，结在枝叶间者，卷丹也。其根皆同百合，皆可煮食，而味不美。盖一类三种，唯白花者入药，余不可用。

百合色白属金，味甘属土，昼开夜合，应天道之昼行于阳，夜行于阴，四向六合，应土气之达于四旁。主治邪气腹胀心痛者，邪气下乘于脾，则地气不升而腹胀。邪气上乘于肺，则天气不降而心痛。盖腹者脾之部，肺者心之盖也。利大小便者，脾气上升，肺气下降，则水津四布，糟粕运行矣。补中者，补脾。益气者，益肺也。（《本草崇原·本经中品》）

### 4. 清·姚球注

百合气平，禀天秋平之金气，入手太阴肺经；味甘无毒，得地中正之土味，入足太阴脾经。气降味和，阴也。

肺主气，气逆则腹胀心痛，谓之邪者，盖非其位则为邪也；气平下降，所以主之。膀胱者州都之官，津液气化则出，肺主气，而与大肠为合，脾者又为胃行津液者也；百合甘平，平则气降，气化及于州都，则小便利，甘则脾润，脾行胃之津液，则大便利也。脾为中州，补中者味甘益脾也；肺主气，益气者气平肃肺也。

制方：百合同麦冬、白芍、甘草、木通，利大小便。同知母、柴胡、竹叶，治寒热邪气，通身疼痛。同麦冬、五味、白芍、甘草，补中益气。同白芍、白茯、车前、桑皮，治皮毛浮肿。（《本草经解·草部上·百合》）

### 5. 清·徐大椿注

味甘平。主邪气，腹胀心痛，肺气不舒之疾。利大小便，肺为水源。补中，甘能补脾。益气。肺主气，补肺则气益矣。

此以形为治也，百合色白而多瓣，其形似肺，始秋而花，又得金气之全者，故为清补肺金之药。（《神农本草经百种录·中品·百合》）

### 6. 清·邹澍注

玩百合知母汤，可以见汗则伤气，邪搏于气分，为消渴、热中也。玩百合代赭汤，可以见下则伤血，邪搏于血分，为血脉中热也。玩百合鸡子汤，可以见吐则伤上，邪扰于心，为烦懊不寐。玩百合地黄汤，可以见不经吐下发汗，则系百脉一宗悉致其病，无气血上下之偏矣。所谓百脉一宗者何？《平人气象论》曰："胃之大络名曰虚里，出于左乳下，其动应衣，为脉宗气。"是最近于心，乃着邪焉。是以"意欲食复不能食，常默默，欲卧不得卧，欲行不得行，饮食或有美时，或有不欲闻食臭时，如寒无寒，如热无热"，皆心中辗转不适之状，"口苦，小便数，身形如和，其脉微数"，皆心中热郁气俛（音瞒）之征，以此例之邪气腹满心痛，盖有若合符节者，而治法始终不外百合，则以心本不任受邪，心而竟为邪扰，则不责将之谋虑不审，即责相之治节不行。今邪阻于上而不下行，为肺之不主肃降无能遁矣，故欲征其愈期，亟宜验其小便，凡溺时必肺气下导，小便乃出，今气挂于头，即欲下行，上先有故，则肺形之轩举不垂，气之支结不降，亦又何疑。乃头中之不适，复分三等，其最甚者，至气上挂而为痛，其次则不痛而淅淅然，又其次则因小便通而快然，即此验其轩举支结之浅深微甚，既了然如指掌矣。况合之以百合地黄汤下云："大便当如漆。"百合滑石散下云："微利者止服，热则除。"则百合之能利大小便，又岂有殊于《本经》之旨哉！要之百合病之邪是余邪，以其多在发汗吐下后也。百合所治之邪是虚邪，以其利大小便，仍不失返顾根本也。百合之性，从横行而下行，以其形也。百合之用，能使痰涎别于津液，以其渍之则白沫自出也，即《别录》所谓"除浮肿、胪胀、痞满、寒热、通身疼痛、乳难、喉痹"，何莫非邪阻肺气，能横不能下。止涕泪，又莫非津液能上不能下耶！百合之能事尽矣。（《本经疏证·百合》）

### 7. 清·叶志诜注

蒜结莲含，夜深香引，四向旁歧，中逢合紧，味胜蹲鸱，化传结蚓，似柳

如萱，莳连畦畛。(《神农本草经赞·中经》)

**8. 清·黄钰注**

甘平。邪气，腹胀心痛，大小便利。(《本草经便读·神农本草经·中品》)

# 知　母

【原文】知母，味苦，寒。主消渴热中；除邪气，肢体浮肿，下水；补不足，益气。一名蚔母，一名连母，一名野蓼，一名地参，一名水参，一名水浚，一名货母，一名蝭母。生川谷。(《神农本草经·中品·知母》)

【注释】

**1. 明·缪希雍注**

疗伤寒，久疟烦热，胁下邪气，膈中恶，及风汗内疽。多服令人泄。

疏：知母禀天地至阴之气，故味苦气寒而无毒。《药性论》兼平，《日华子》兼甘，皆应有之。入手太阴、足少阴经。苦寒能除烦热，至阴能入骨，故主消渴热中，除邪气。脾肾俱虚则湿热客之，而成肢体浮肿。肺为水之上源，肾属水，清热滋肺金，益水脏，则水自下矣。补不足者，清热以滋金水之阴，故补不足。热散阴生，故益气。苦寒至阴之性，烦热得之即解，故疗伤寒，久疟烦热，及胁下邪气。凡言邪者，皆热也。膈中恶，即邪恶之气中于膈中也。风汗者，热则生风，而汗自出也。内疽者，即女劳色疸也。热火既散，阴气即生，故主上来诸证也。多服令人泄者，阴寒之物，其味复苦，则必伤脾胃生发之气，故作泄也。

主治参互：

入白虎汤，解伤寒阳明证。口渴，头疼烦热，鼻干不得眠，加竹叶、麦门冬，名竹叶石膏汤。治阳明经前证，大渴引饮，头疼欲破，因作劳而得者。加人参，名人参白虎汤。汗后烦热不解亦用之。

同麦门冬、石膏、贝母、橘红、鳖甲、青蒿、牛膝，治久疟烦热而渴。同贝母、天门冬、麦门冬、沙参、甘草、桑白皮、枇杷叶、五味子、百部，治阴虚咳嗽。同黄柏、车前子、木通、天门冬、生甘草，治强阳不萎。

简误：阳萎，及易举易萎，泄泻脾弱，饮食不消化，胃虚不思食，肾虚溏泄等证，法并禁用。(《神农本草经疏·草部中品之上·知母》)

**2. 明·卢之颐注**

知母，天一所生，水德体用具备者也。故主濡润燥涸，对待热中，除邪气，肢体浮肿，润下水道者也。设舍肺金之母气，难以游溢转输矣。何也，母气之脏真高于肺，以行营卫阴阳，乃能游溢通调，转输决渎耳。盖益气者，亦母益子气；补不足者，亦母能令子实也。原夫金为水母，知母者，如子知有母也。别名蝭母、蚳母者，依母彰名也。儿草、儿踵、昌支者，繇母命名也。水浚、水参、水须者，离母立名也。连母者，正显子连母义。货母者，即子母递迁以成变化也。知此则立名之义，或远取物，近取身，可深长思矣。（《本草乘雅半偈·神农本经中品五·知母》）

**3. 明·徐彦纯注**

成聊摄云：上热者以苦泄之。知母、黄芩之苦，凉心去热。

洁古云：知母治足阳明大热，大补益肾水膀胱之寒。《主治秘诀》云：性寒，味苦。气味俱厚，沉而降，阴也。其用有三：泄肾经之火一也，作利小便之佐使二也，治痢疾脐下痛三也。肾经本药。苦欲上头引经，皆须用酒炒。刮去皮毛，用里白者佳。

东垣云：知母味苦，阴中微凉，肾经。

海藏云：东垣言入足阳明经、手太阴经，味苦，寒润。治有汗骨蒸，肾经气劳，泻心。仲景用此，为白虎汤。治不得眠者，烦躁也。烦者肺也，躁者肾也。以石膏为君主，佐以知母之苦寒，以清肾之源；缓以粳米、甘草之甘，而使之不速下也。经云：胸中有寒者，瓜蒂散主之。又云：表热里寒者，白虎汤主之。夫以瓜蒂、知母味皆苦寒，而治胸中之寒，何也？盖成无己注云：即伤寒寒邪之毒为热病者也。读者当逆识之。如《论语》言乱臣十人之类，乱字训作治字也。仲景所言寒之一字，举其初而言之，热病在其中矣。若以寒字为寒冷之寒，则无复用寒苦之剂。兼言白虎汤证，尺寸俱长，则其热可知之矣。（《本草发挥·知母》）

**4. 清·张志聪注**

知母质性滋润，得寒水之精，故气味苦寒，有地参、水参之名。又名连母、蚳母者，皮有毛而肉白色，禀秋金清肃之气，得寒水之精，而禀秋金之气，须知水之有母也。禀寒水之精，故主治消渴热中。皮外有毛，故除皮毛之邪气。肉厚皮黄，兼得土气，故治肢体浮肿、下水。补不足者，补肾水之不足。益气者，益肺气之内虚。夫金生其水，故补肾水之不足。土生其金，故益肺气也。（《本草崇原·本经中品》）

**5. 清·姚球注**

知母气寒，禀天冬寒之水气，入足少阴肾经；味苦无毒，得地南方之火味，入手少阴心经。气味俱降，阴也。

肾属水，心属火，水不制火，火烁津液，则病消渴；火熏五内，则病热中。其苦之者，苦清心火，寒滋肾水也。

除邪气者，苦寒之味，能除燥火之邪气也。

热胜则浮，火胜则肿；苦能清火，寒能退热，故主肢体浮肿也。肾者水脏，其性恶燥，燥则开合不利，而水反蓄矣；知母寒滑，滑利关门而水自下也。补不足者，苦寒补寒水之不足也。益气者，苦寒益五脏之阴气也。

制方：知母同麦冬、石膏、贝母、陈皮、鳖甲、青蒿、牛膝，治久疟烦渴。同桂枝、白芍、甘草、饴糖，治脾虚胃热，多食而烦。同牛膝、生地、白芍、甘草、桂枝、桑枝，治手足牵引，夜卧不安。同白芍、花粉、甘草、桂枝，治柔痉，惊呼不安卧。同黄柏、车前、木通、天冬、甘草，治强阳不痿。（《本草经解·草部上·知母》）

### 6. 清·陈修园注

愚按：《金匮》有桂枝芍药知母汤，治肢节疼痛、身体尪羸、脚肿如脱，可知长沙诸方，皆从《本经》来也。（《神农本草经读·中品·知母》）

### 7. 清·邹澍注

陶隐居云："知母形如菖蒲，根白色，叶至难死，掘出随生，须枯燥乃已，则其具金之色，秉至阴之性，与土极相浃者。惟其具金质而与土浃，故阴气有余，遂能生水，此其入肺肾胃二脏一腑为不可易矣。"

刘潜江云："味甘而苦，苦复兼辛，虽苦居其胜，然以甘始，以辛终，且其四月花，则气畅于火；八月实，则气孕于金，是不谓其入肺胃气分不可也。"予按主消渴，此其入肺也；热中，此其入胃也。夫然，故阳明火刑太阴，大热烦渴者，在所必需。第消渴之病，小便少者，古人谓之消渴；小便多者，谓之渴利。消渴者，多用知母而兼行水；渴利者，多不用知母而兼温通。盖小便少者，多由胃热，胃热则下焦反无阳，不能化水；小便多者，多由肾热，肾热则吸引水精直达于下，脏摄其气，府泻其质为至速矣。两者审证之权衡，用药之精理也。

知母能益阴、清热、止渴，人所共知，其能下水，则以古人用者甚罕，后学多不明其故，盖水能为患，正以火用不宣也。火用不宣，更用知母，是以水济水，益增泛滥矣，不知病变之极，难以常理论也。夫人之所恃以为生者，曰气血，所以播迁鼓舞，使气血互相生化者，曰阴阳。阴阳之征兆，曰水火，无火，则水汪洋四射；无水，则火烁石流金者，其常也，然不有火盛水反不流者乎！每土润溽暑大雨时行之际，沟浍多盈，及清风戒寒，水遂以涸。夫人岂无因热而渴，因渴而引饮，因饮多水不化而肿者，故《千金》《外台》两书用知母治水气各一方。《千金》曰："有人患水肿，腹大，其坚如石，四肢细，少劳苦足胫即肿，少饮食便气急，此终身之疾，服利下药不瘥者，宜服此药，微除风湿，利小便，消水谷，岁久服之，乃可得力，瘥后可常服。"其所用药，则加知母于五苓散中，更增鬼箭羽、丹参、独活、秦艽、海藻也。《外台》曰："《古今录验》泽漆汤，疗寒热，当风，饮多，暴肿，身如吹，脉浮数者。"其所用药，则泽泻、知母、海藻、茯苓、丹参、秦艽、防己、猪苓、大黄、通草、木香也。其曰："除风湿，利小便。"曰："疗寒热当风，饮多暴肿。"可见《本经》所著下水之效，见于除肢体浮肿，而知母所治之肢体浮肿，乃邪气肢体浮肿，非泛常肢体浮肿比矣。正以寒热外盛，邪火内着，渴而引饮，火气不能化水，水遂泛滥四射，治以知母是泄其火，使不作渴引饮，水遂无继，蓄者旋消，由此言之，仍是治渴非治水也。

于此见，凡肿在一处，他处反消瘦者，多是邪气勾留，水火相阻之候，不特《千金方》"水肿，腹大，四肢细"，即《金匮要略》中桂枝芍药知母汤治"身体尪羸，脚肿如脱"亦其一也。《金匮方》邪气水火交阻于下，《千金方》邪气水火交阻于中。阻于下者，非发散不为功；阻于中者，非渗利何由泄，此《千金方》所以用五苓散，《金匮》方所以用麻黄、附子、防风，然其本则均为水火交阻，故其用桂、术、知母则同也。桂、术治水之阻，知母治火之阻，于此遂可见矣。(《本经疏证·知母》)

### 8. 清·叶志诜注

宿根分系，厥状虾蜥，呼聆众母，踵接群儿，燕收火定，热濯阴滋，槐砧适性，镔铁相违。(《神农本草经赞·中经》)

### 9. 清·黄钰注

苦寒，无毒。消渴热中，下水而补不足，兼治肢体浮肿，益气而邪可除。(《本草经便读·神农本草经·中品》)

## 贝　母

【原文】贝母，味辛，平。主伤寒烦热，淋沥，邪气，疝瘕，喉痹，乳难，金疮风痉。一名空草。(《神农本草经·中品·贝母》)

【注释】

### 1. 明·缪希雍注

疗腹中结实心下满，洗洗恶风寒。目眩，项直，咳嗽上气，止烦热渴，出汗，安五脏，利骨髓。厚朴、白薇为之使。畏秦艽。反乌头。

疏：贝母在地则得土金之气，在天则禀清肃之令，故味辛平。《别录》：兼苦，微寒无毒。入手太阴、少阴。阴中微阳，可升可降，阴也。色白象金而主肺。肺有热，因而生痰，或为热邪所干，喘嗽烦闷，必此主之。其主伤寒烦热者，辛寒兼苦，能解除烦热故也。淋沥者，小肠有热也。心与小肠为表里，清心家之烦热，则小肠之热亦解矣。邪气者，邪热也。辛以散结，苦以泄邪，寒以折热，故主邪气也。经曰：一阴一阳结为喉痹。一阴者少阴君火也，一阳者少阳相火也。解少阴少阳之热，除胸中烦热，则喉痹自愈矣。乳难者，足厥阴、足阳明之气结滞而不通。辛能散结气，通其结滞则乳难自瘳。热解则血凉，血凉则不痛，故主金疮。热则生风，故主风痉。《别录》又疗腹中结实心下满，洗洗恶风寒者，肺主皮毛也。目眩者，热上攻也。项直即风痉也。咳嗽上气，气上逆也。烦热渴，邪不解，汗不出者，邪热盛也。其性专能散结除热，则上来诸证皆自愈矣。病去则五脏自安，骨髓自利也。

主治参互：

同知母、前胡、葛根、麦冬、甘草，治阳明斑疹初发，壮热喘嗽有痰，不得眠，即《本经》所谓伤寒烦热邪气。君橘皮、前胡、石膏、知母、麦门冬、竹沥，治痰疟。同知母、天麦门冬、桑白皮、枇杷叶、百部、桔梗、甘草，治肺热咳嗽及胸中烦热。同生甘菊、紫花地丁、金银花、白及、白蔹、鼠粘子、甘草、夏枯草，治一切热毒，消一切痈疽。同鼠粘子、玄参、栝楼根、白僵蚕、甘草、桔梗，治风痉。同郁金、橘叶、连翘、栝楼根、鼠粘子、夏枯草、山慈菇、山豆根、玄参，消一切结核、乳岩、瘰疬。同百部、百合、薏苡仁、麦冬、苏子、郁金、童便、竹沥、鱼腥草，治肺热吐脓血。同番降香、郁金、橘红、远志、苏梗、苏子、香附、白豆蔻，开郁痰；加抚芎、神曲，并解一切气郁。

简误：寒湿痰及食积痰火作嗽，湿痰在胃恶心欲吐，痰饮作寒热，脾胃湿痰作眩晕，及痰厥头痛，中恶呕吐，胃寒作泄，法应以辛温燥热之药，如南星、半夏、天麻、苍白术、茯苓之类治之者，并禁用。(《神农本草经疏·草部中品之上·贝母》)

### 2. 明·卢之颐注

贝母，一名勤母、空草、苦菜、苦花。出晋地、润州者最佳。今河中、江陵、郧、寿、随、郑、蔡、滁诸州亦有之。二月生苗，叶随苗出，如荞麦状，茎叶并青。七月开花，碧绿色，形如百合，斜悬向下，上有红脉，若似入肺。八月采根，根有瓣子，黄白色，如聚贝子。一种叶如瓜蒌而细小，子在根下，如芋子，正白色，连累相着而可分解。一种叶如韭而花色白，根子亦作两瓣也。

修治：先于柳木灰中炮黄，擘去口中米许大心，再拌糯米同炒，俟米黄，去米用。勿用独粒，不作两瓣者，号丹龙精，误服令人筋脉永不收，唯黄精、小蓝汁服之可立解。厚朴、白薇为之使。恶桃花。畏秦艽、莽草、矾石。反乌头。先人云：形如聚贝，独贵其母，若用空解，肺肝可施。

参曰：虽有多种，但苗叶别异，萼悉上昂，花悉下垂，此开机巨阖，阖机互开，少阳胆之枢药也。根形如贝，色白味辛，以金为用，肝之肺药，肺之肝药也。以太阴肺主开，厥阴肝主阖，靡不取决于少阳胆主枢者。如伤寒烦热，喉痹风痉，乃开机反阖，不能转开；如淋沥，乃开机反折，不能互阖；如乳难，乃不能为开；如金疮，乃不能为阖；如疝瘕，乃不能为开为阖也。贝母功力，能使阖者开，开者阖，阖折不能互开者，能使之互开；开折不能互阖者，能使之互阖；不能阖者，能顺其阖；不能开者，能顺其开；不能为开为阖者，能顺其为开为阖也。盖开与阖，莫不取决于枢，以为开阖故尔。

萼主垂而昂，花主昂而垂，此阴阳颠倒象。金木互交机也。其使之互交，令之颠倒者，谁主之耶。(《本草乘雅半偈·神农本经中品四·贝母》)

### 3. 明·徐彦纯注

成聊摄云：辛散而苦泄。桔梗、贝母之苦辛，用以下气。

海藏云：寒实结胸无热证者，仲景以小陷胸汤主之。白散亦可服，以其内有贝母也。别说云，贝母能散心胸郁结之气，殊有功。今用以治心口气不快，多愁郁者，信然。海藏祖方下乳三母散，用牡蛎、知母、贝母三物为细末，以猪蹄调下。(《本草发挥·贝母》)

### 4. 清·张志聪注

贝母《尔雅》名䓖，《国风》名虻。河中、荆襄、江南皆有，唯川蜀出者为佳，其子在根下，内心外瓣，其色黄白，如聚贝子，故名贝母。

贝母川产者味甘淡，土产者味苦辛。《本经》气味辛平，合根苗而言也。根形象肺，色白味辛，生于西川，清补肺金之药也。主治伤寒烦热者，寒邪在胸，则为烦为热。贝母清肺，胸中之烦热可治也。淋沥邪气者，邪入膀胱，不能随太阳而出于肤表，见小便淋沥。贝母通肺气于皮毛，故淋沥邪气可治也。疝瘕乃肝木受病。治疝瘕，金能平木也。喉痹乃肺窍内闭，治喉痹，通肺气也。乳难乃阳明津汁不通。金疮风痉，乃阳明经脉受伤，贝母色白味辛，禀阳明秋金之气，内开郁结，外达皮肤，故皆治之。(《本草崇原·本经中品》)

### 5. 清·姚球注

贝母气平，禀天秋平之金气，入手太阴肺经；味辛无毒，得地西方之金味，入手阳明燥金大肠经。气味降多于升，阴也。

其主伤寒烦热者，伤寒有五，风寒湿热温，而风与热，乃阳盛之证，阳盛所以烦热也；贝母气平则清，味辛润散，故主之也。淋沥者膀胱有热也，邪气者热邪之气也，膀胱以气化为主；贝母味辛润肺，肺乃主气之脏，肺化则气润及于州都，小便通而不淋沥矣。

其主疝瘕者，肺气不治，则不能通调水道，下输膀胱，因而湿热之邪，聚结成疝成瘕；贝母气平，可以通调水道，味辛可以散热结也。大肠之脉，其正者上循咽喉，火发于标，乃患喉痹，痹者闭也；其主之者，味辛气平，能解大肠之热结也。

肺乃津液之腑，主乳难者，味辛能润，润则乳自通也。肺主皮毛，味辛气平，则肺润而皮毛理，可愈金疮也。风痉者，风湿流于关节，致血不能养筋而筋急也；贝母味辛，辛则散风湿而润血，且贝母入肺，肺润则水道通而津液足，所以风湿逐而筋脉舒也。

制方：贝母、姜汁，丸，治忧郁不伸。同厚朴，丸，化痰降气。同知母、牡蛎，末，猪蹄汤调服，治乳汁不下。专末，治吐血、衄血；吹鼻中，治吹乳作痛。同知母、前胡、麦冬、葛根、甘草，治伤寒烦热。同陈皮、前胡、石膏、知母、麦冬、竹沥，治痰疟。同白芷、白蒺藜，治郁症乳痈。(《本草经解·草部下·贝母》)

### 6. 清·陈修园注

贝母气平味辛，气味俱属于金，为手太阴、手阳明药也。其主伤寒烦热者，取西方之金气以除酷暑；《伤寒论》以白虎汤命名，亦此义也。其主淋沥邪气者，肺之治节行于膀胱，则邪热之气除，而淋沥愈矣。疝瘕为肝木受病，此则金平木也。喉痹为肺窍内闭，此能宣通肺气也。乳少为阳明之汁不通，金疮为阳明之经脉受伤，风痉为阳明之宗筋不利，贝母清润而除热，所以统治之。今人以之治痰嗽，大失经旨。

且李士材谓：贝母主燥痰，半夏主湿痰，二物如水炭之反，皆臆说也。(《神农本草经读·中品·贝母》)

### 7. 清·邹澍注

刘潜江云："贝母八月采，取其受金气之专，其味苦胜辛，微辛在苦后，是苦合于气之微寒，以归于辛，皆二阴至肺之处也，况其色白象金乎！第苦合微寒，是在地之阴也，焉能遽至于在天之阳以治肺，则当参其叶随苗出之义，而体其但有直透更无濡留矣。但有直透能开热之结，更无濡留能达肺之郁。"

当归贝母苦参丸之治，是分其浊者，随苦参而泄入于下也。（《本经疏证·贝母》）

### 8. 清·叶志诜注

陟彼阿邱，物融心会，叶接苗生，根连蒂荟，采候熟葫，聚陈编贝，精结丹龙，筋摧脉害。（《神农本草经赞·中经》）

### 9. 清·黄钰注

气平，具有辛味。伤寒烦热，淋沥邪气，乳难金疮，疝痛喉痹，性主阳明，风痉亦治。（《本草经便读·神农本草经·中品》）

# 白　芷

【原文】白芷，味辛，温。主女人漏下赤白，血闭，阴肿；寒热；风头侵目泪出；长肌肤润泽，可作面脂。一名芳香。生川谷。（《神农本草经·中品·白芷》）

【注释】

### 1. 明·缪希雍注

疗风邪，久渴宜作泻呕吐，两胁满，风痛头眩目痒。可作膏药，面脂，润颜色。

疏：白芷得地之金气，兼感天之阳气，故味辛气温，无毒。其气香烈，亦芳草也。入手足阳明，足太阴。走气分，亦走血分，升多于降，阳也。性善祛风，能蚀脓，故主妇人漏下赤白。辛以散之，温以和之，香气入脾，故主血闭阴肿，寒热，头风侵目泪出。辛香散结而入血止痛，故长肌肤。芬芳而辛，故能润泽。辛香温散，得金气，故疗风邪久泻，风能胜湿也。香入脾，所以止呕吐。疗两胁风痛，头眩目痒，祛风之效也。兼可作膏药，面脂，润颜色，乃祛风散结之余事耳。

主治参互：

同芍药、黄芪、当归、地黄、续断、杜仲、益母草、香附、白胶，主漏下赤白；加牛膝，主血闭阴肿寒热。同甘菊、细辛、藁本、决明子、蒺藜子、荆芥穗、辛夷，治头风侵目泪出。同黄芪、甘草、地黄、麦冬、五味子，能长肉。同黄芪、甘草、茜草、皂角刺、金银花、夏枯草、地黄、赤芍药，排脓止痛消痈肿。同升麻、柴胡、干葛、羌活，治湿泄。同羌独活、防风、荆芥、蒺藜、胡麻仁、甘菊花、何首乌，治风邪。同贝母、漏芦、连翘、金银花、夏枯草、蒲公英、紫花地丁、橘皮，消乳痈结核。《衍义》蚀脓方：白芷一两，单叶红蜀葵根二两，白芍药、白矾（烧枯）各半两，别研，余俱为细末，黄蜡丸如梧子大，空腹及饭前米饮下十丸或十五丸，俟脓尽，仍别以他药补之。同雄黄烧，可以辟蛇。同白芍药，治痘疮作痒，及皮肤瘙痒。

简误：白芷性升而温，呕吐因于火者，禁用。漏下赤白，阴虚火炽血热所致者，勿用。痈疽已溃，宜渐减去。（《神农本草经疏·草部中品之上·白芷》）

### 2. 明·卢之颐注

所在有之，吴地尤多。近钱唐笕桥亦种莳矣。春生苗，叶叶对生，花白微黄。入伏后结子，立秋后苗枯。根长尺余，粗细不等，黄泽者为佳。修事：勿使四条一处生者，名丧公藤。又勿用马兰根。采得刮去皮，细锉，以黄精片等份，同蒸一伏时，晒干，去黄精用。近时用石灰蒸煮，及拌石灰暴晒，为不易蛀，并欲色白，不特失其本性，而燥烈之毒最深，用之无忽也。当归为之使。恶旋覆花，制雄黄、硫黄。

参曰：楚辞以芳草比君子，而言茝为多。茝，白芷也。一物多名。茞也，芷也，芳也，药也，蒚也，苻蓠也，泽芬也。其取象于草木之芳泽者，无所不备矣。王逸云：行清洁者佩芳，白茝之属是也。具春生发陈之气，洁齐生物者也。合从青阳高明之上，一阴隐僻之下，对待污浊者，齐之以洁，如女子漏下赤白，血闭阴肿寒热。此一阴之下，血浊及气浊也。如风头侵目泪出，此青阳之上，气浊及血浊也。长肌肤，即洁肌肤浊，以气洁则气精于肌也。泽颜色，即洁颜色浊，以血洁则血华于色也。可作面脂，此不独饵可激浊，即肤受亦可表洁矣。（《本草乘雅半偈·神农本经中品三·白芷》）

### 3. 明·徐彦纯注

洁古云：治足阳明头痛，中风寒热，解利药也。以四味升麻汤中加之，通行手足阳明经也。《主治秘诀》云：性温，味辛。气味俱轻，阳也。阳明行经之药。治阳明经头痛在额，及治风通用，去肺经风热，头面皮肤燥痒。

东垣云：白芷，味辛纯阳。治风邪，止渴，呕吐，头风侵目泪出，头眩目痒，治目赤胬肉，排脓，治疮痍疥癣，长肌肉，散阳明经之风。又云：通行手足阳明经，又为手太阴之引经。

海藏云：其气芳香，治正阳阳明头痛。与辛夷、细辛同用，治鼻病。内托，用此长肌，则阳明可知也。（《本草发挥·香白芷》）

### 4. 清·张志聪注

白芷臭香色白，气味辛温，禀阳明金土之气化。主治妇人漏下赤白，血闭阴肿者,《经》云:阳明胃脉,其气下行而主阖。白芷辛温,禀阳明燥金之气下行,则漏下赤白,血闭阴肿可治也。治寒热头风侵目泪出者,白芷芳香,气胜于味,不但禀阳明燥金之气下行,且禀阳明中土之气上达,故寒热头风侵目泪出可治也。土主肌肉,金主皮肤,白芷得阳明金土之气,故长肌肤。面乃阳明之分部,阳气长,则其颜光,其色鲜,故润泽颜色。白芷色白,作粉如脂,故可作面脂。(《本草崇原·本经中品》)

### 5. 清·姚球注

白芷气温,禀天春和之木气,入足厥阴肝经;味辛无毒而芳香,得西方燥金之味,入足阳明胃经、手阳明大肠经。气味俱升,阳也。

其主女人漏下赤白者,盖肝主风,脾主湿,风湿下陷,则为赤白带下;白芷入肝散风,芳香燥湿,故主之也。肝藏血,血寒则闭气;温散寒,故治血闭。阴者,男子玉茎,女人牝户也,属厥阴肝,肿而寒热,肝经风湿也,湿胜故肿也;白芷入肝,辛可散风,温可行湿,所以主之也。

肝经会督脉于巅顶,风气通肝,肝开窍于目,头风侵目泪出,肝有风而疏泄也;其主之者,以辛温可散风也。胃主肌肤而经行于面,辛温益胃,故长肌肤;芳香辛润,故泽颜色也。可作面脂,乃润泽颜色之余事也。

制方:白芷同黄芪、甘草、生地、麦冬、五味,能长肉。同辛夷、细辛,治鼻症。同甘草、生姜、豆豉、大枣,名神白散,治一切伤寒。同贝母酒煎,治乳痈初起。同白芍、甘草、白茯、焦米,治胃虚泄漏。(《本草经解·草部下·白芷》)

### 6. 清·徐大椿注

凡驱风之药,未有不枯耗精液者。白芷极香,能驱风燥湿,其质又极滑润,能和利血脉而不枯耗,用之则有利无害者也。盖古人用药,既知药性之所长,又度药性之所短,而后相人之气血,病之标本,参合研求,以定取舍,故能有显效而无隐害。此学人之所当殚心也。(《神农本草经百种录·中品·白芷》)

### 7. 清·黄钰注

辛温。漏下赤白,血闭阴肿,头风寒热,止目泪而长肌肤,作面脂而能润泽。(《本草经便读·神农本草经·中品》)

## 淫 羊 藿

【原文】淫羊藿,味辛,寒。主阴痿绝伤,茎中痛;利小便,益气力;强

志。一名刚前。生山谷。(《神农本草经·中品·淫羊藿》)

【注释】

1. 明·缪希雍注

强志坚筋骨，消瘰疬赤痈，下部有疮，洗出虫。丈夫久服，令人无子。薯蓣为之使。

疏：淫羊藿本得金土之气，而上感天之阳气，故其味辛甘，其气温而无毒。《本经》言寒者，误也。入手厥阴，为补命门之要药，亦入足少阴、厥阴。可升可降，阳也。辛以润肾，甘温益阳气，故主阴痿绝阳，益气力，强志。茎中痛者，肝肾虚也。补益二经，痛自止矣。膀胱者，州都之官，津液藏焉，气化则能出矣。辛以润其燥，甘温益阳气以助其化，故利小便也。肝主筋，肾主骨，益肾肝则筋骨自坚矣。辛能散结，甘能缓中，温能通气行血，故主瘰疬赤痈，及下部有疮，洗出虫。

丈夫久服令人无子者，因阳旺则阳道数举，频御女而精耗伤，故无子也。一名仙灵脾。柳文作毗。毗者，人脐也。脐为命蒂，故主入命门。修事如雷公法。

主治参互：

淫羊藿，阳草也。甘温益阳气，辛则走而能补，宜与白蒺藜、甘枸杞、肉苁蓉、五味子、牛膝、山茱萸同用，为补阳之妙剂。渍醇酒饮，益丈夫，兴阳道，理腰膝冷，亦治偏风不遂。大约每藿一斤，渍酒十斤，如常法，勿令过醉。修事时忌鸡犬妇人见。与五味子等分为末，炼蜜丸如梧子大，每三十丸姜茶汤下，治三焦咳嗽，腹满不饮食，气不顺。

《圣济总录》：治目昏生翳，用仙灵脾、生王瓜（即小栝楼红色者）等分为末。每服一钱，茶下，日三服。

《百一选方》治病后青盲目，日近者可治。仙灵脾一两，淡豆豉一百粒，水一碗半，煎一碗，顿服即愈。

《普济方》：治小儿雀盲。仙灵脾、晚蚕蛾各半两，炙甘草、射干各二钱半，为末，羊肝一枚切开，掺药末二钱，扎定，以黑豆一合，米泔一盏，同煮熟。分二次食，以汁送之。痘疹入目，用仙灵脾、威灵仙等分为末，每服五分，米汤下。

简误：虚阳易举，梦遗不止，便赤口干，强阳不痿，并忌之。(《神农本草经疏·草部中品之上·淫羊藿》)

2. 明·卢之颐注

出上郡阳山山谷，江东、陕西、泰山、汉中、湖湘间皆有。一根数茎，茎细颇坚，高二三尺，一茎三桠，一桠三叶，长二三寸，如豆藿，叶如杏叶，面光背淡，边有细齿，薄而有刺。四月开花白色，亦有紫色者。碎小独头，经冬不凋，根似黄连，色紫多须，即仙灵脾也。景曰：西川北部，有兽曰淫羊，与山羊无异，日群百遍，盖食此藿所致也。羊食之而淫，故曰淫羊，若以为川北有淫羊似乎曲为之解矣。又名仙灵脾，当是取其益气力，强志而名之耳。

修治：取生处不闻水声者乃良，以夹刀夹去叶之四畔花枝，每斤用羊脂四两拌炒，待脂尽为度。薯蓣、紫芝为之使。得酒良。

参曰：羊性善群，淫羊功力相似，藿则以形举也。茎高二三尺，细紧劲直，经冬不凋，可想见其作用矣。一茎三桠，一桠三叶，具巽木生成之数，助长厥阴之用，坚固淫业者也。但不可久服，以有余于用，不足于体，令人无子故也。（《本草乘雅半偈·神农本经中品五·淫羊藿》）

### 3. 清·张志聪注

陶隐居云：西川北部有淫羊，一日百遍交合，盖食此藿所致，因以为名。《唐本草》名仙灵脾，有仙灵脾酒，益丈夫，兴阳，理腰膝冷。

羊为火畜，藿能淫羊，盖禀水中之天气，而得太阳阳热之气化也。禀水中之天气，故气味辛寒。得太阳之阳热，故主治阴痿绝伤。太阳合膀胱寒水之气，故治茎中痛，利小便。太阳之气，上合于肺，内通于肾，故益气力，强志。

淫羊藿禀太阳之气，而功能治下，与紫萍禀太阳之气，而浮越于肤表者，少有不同，故生处不闻水声者良。欲使太阳之气藏于水中，而不征现于外也。圣人体察物性，曲尽苦心，学人潜心玩索，庶几得之。（《本草崇原·本经中品》）

### 4. 清·姚球注

淫羊藿气寒，禀天冬令之水气，入足少阴肾经；味辛无毒，得地润泽之金味，入手太阴肺经。气味降多于升，阴也。

阴者宗筋也，水不制火，火热则筋失其刚性而痿矣；淫羊藿入肾而气寒，寒足以制火而痿自愈也。绝伤者，阴绝而精伤也，气寒益水；味辛能润，润则阴精充也。

茎，玉茎也，痛者火郁于中也，热者清之以寒，郁者散之以辛，所以主茎中痛也。小便气化乃出，辛寒之品，清肃肺气，故利小便。肺主气；肾统气，寒益肾，辛润肺，故益气力也。气力既益，内养刚大，所以强志，盖肾藏志也。

制方：淫羊藿浸酒，治偏风不遂，水涸腰痛。同五味、覆盆丸，治三焦咳

嗽。专为末，泡汤漱，治牙痛。（《本草经解·草部上·淫羊藿》）

### 5. 清·陈修园注

淫羊藿气寒，禀天冬水之气而入肾；味辛无毒，得地之金味而入肺；金水二脏之药，细味经文，俱以补水脏为主。阴者，宗筋也；宗筋属于肝木，木遇烈日而痿；一得气寒之羊藿，即如得甘露而挺矣。绝伤者，络脉绝而不续也。《金匮》有云：络脉者，阴精阳气所往来也。羊藿气寒味辛，具水天之气环转转运而能续之也。茎主茎也，火郁于中则痛，热者清之以寒，郁者散之以辛，所以主茎中痛也。小便主于膀胱，必假三焦之气化而出，三焦之火盛则孤阳不化而为溺短。溺闭之证，一得羊藿之气寒味辛，金水相涵，阴阳濡布，阳得阴而化，则小便利矣。肺主气，肾藏志。孟夫子云："夫志，气之帅也。"润肺之功归于补肾，其益气力强志之训，即可于孟夫子善养刚大之训悟之也。第此理难与时医道耳！

叶天士云：淫羊藿浸酒治偏风不遂，水涸腰痛。（《神农本草经读·中品·淫羊藿》）

### 6. 清·叶志诜注

九叶三枝，植谋背水，紫溢柔须，青敷细齿，蹩躠腾骞，劤勐奋起，放杖逍遥，刚前振靡。（《神农本草经赞·中经》）

### 7. 清·黄钰注

辛，禀寒水气。主阴痿与绝伤，益气力而强志，茎中痛除，小便能利。（《本草经便读·神农本草经·中品》）

# 黄　芩

【原文】黄芩，味苦，平。主诸热，黄疸，肠澼泄痢，逐水，下血闭，恶疮疽蚀，火疡。一名腐肠。生川谷。（《神农本草经·中品·黄芩》）

【注释】

### 1. 明·缪希雍注

疗痰热，胃中热，小腹绞痛，消谷，利小肠，女子血闭，淋露下血，小儿腹痛。

其子：主肠澼脓血。山茱萸、龙骨为之使。恶葱实。畏丹砂、牡丹、藜芦。

疏：黄芩禀天地清寒之气，而兼金之性，故味苦平无毒。《别录》益之以大寒。味厚气薄，阴中微阳，可升可降，阴也。入手太阴、少阴、太阳、阳明，亦入足少阳。其性清肃，所以除邪；味苦所以燥湿；阴寒所以胜热，故主诸热。诸热者，邪热与湿热也。黄疸、肠澼泄痢，皆湿热胜之病也。折其本则诸病自瘳矣。苦寒能除湿热，所以小肠利而水自逐，源清则流洁也。血闭者，实热在血分，即热入血室，令人经闭不通。湿热解则荣气清而自行也。恶疮疽蚀者，血热则留结而为痈肿溃烂也。火疡者，火气伤血也。凉血除热则自愈也。《别录》消痰热者，热在胸中则生炎火，在少腹则绞痛，小儿内热则腹痛。胃中湿热去，则胃安而消谷也。淋露下血，是热在阴分也。其治往来寒热者，邪在少阳也。五淋者，湿热胜所致也。苦寒清肃之气胜，则邪气自解，是伐其本也。

主治参互：

入仲景小柴胡汤，治伤寒寒热邪在少阳。亦治少阳疟往来寒热，伤寒心下痞满。泻心汤凡四方，皆用黄芩，以其主诸热，利小肠故也。又太阳病下之，利不止，喘而汗出者，有葛根黄芩黄连汤。又太阳少阳合病下利，黄芩汤。成无己言：黄芩苦而入心，泄痞热，是黄芩能入手少阴、阳明，手足太阴、少阳六经明矣。盖以苦入心，寒胜热，泄心火，去脾湿，则胃火不熏蒸于肺，乃所以救肺也。

同芍药、黄连、炙甘草、车前子、防风、升麻，治湿热作泄腹痛。同芍药、黄连、炙甘草、滑石、升麻，治滞下腹痛。

洁古：风热有痰，眉眶作痛，酒浸黄芩，同白芷、天麻等分为末，每服二钱，茶调下。

同芍药、麦门冬、白术，能安胎清热。

一切火丹，为细末，鸡子清调傅。又治驴马负重伤破，洗净傅之，主生肌肉。

简误：黄芩为苦寒清肃之药，功在除热邪而非补益之品。当与黄连并列。虽能清湿利热消痰，然苦寒能损胃气而伤脾阴，脾肺虚热者忌之。故凡中寒作泄，中寒腹痛，肝肾虚而少腹痛，血虚腹痛，脾虚泄泻，肾虚溏泻，脾虚水肿，血枯经闭，气虚小水不利，肺受寒邪喘咳，及血虚胎不安，阴虚淋露，法并禁用。（《神农本草经疏·草部中品之上·黄芩》）

### 2. 明·卢之颐注

出川蜀，及河东、陕西，近道亦有。二月生苗，茎干粗如箸子，中空外方，叶色黄赤，四四作丛而起，花色紫，实色黑，根色黄。一种独茎者，其叶细长而青，两两相对，花、实、根色则一也。曰子芩根圆；曰条芩，即小根之内实者；破者曰宿芩、曰片芩，即大根之内虚者，其腹皆烂，故有腐肠、妒妇诸名，谓妒妇心黯，芩腹心黑也。山茱萸、龙骨为之使。恶葱实，畏丹砂、牡丹、藜芦。得厚朴、黄连止腹痛；得五味子、牡蛎令人有子；得黄芪、白蔹、赤小豆疗鼠瘘。

先人云：病从内实为证，诸热为因者，对待能空之芩，则内无实。内无实，则无诸热之因矣。

参曰：黄芩一曰腐肠，一曰内虚，有黄离之象。柔得乎中，体虚而用实也。芩中腐，乃腐化耳。故主腹肠诸热，实满于中，为黄疸澼痢，水停血闭失于腐化，反现腐败者，对待治之。恶疮、疽蚀、火疡，实者虚之，热者平之，若厚肠腹，并厚肌肉矣。（《本草乘雅半偈·神农本经中品四·黄芩》）

### 3. 明·徐彦纯注

成聊摄云：苦入辛而泄热，黄芩、黄连之苦以泄痞热。又云：阳有余，以苦除之，黄连、黄芩之苦以除热。

洁古云：治肺中湿热，疗上热目中赤肿，瘀肉壅盛，必用之药。泄肺中火邪，上逆于膈上。补膀胱之寒水不足，乃滋其化源。《主治秘诀》云：性凉，味苦甘。气厚味薄，浮而降，阳中阴也。其用有九：泻肺经热一也，夏月须用二也，上焦及皮肤气热三也，去诸热四也，妇人产后养阴退阳五也，利胸中气六也，消膈上痰七也，除上焦热及皮湿八也，安胎九也。单制、二制、不制，分上中下也。酒炒上行，主上部积血，非此不能除。肺苦气上逆，急食苦以泄之，正谓此也。又治下痢脓血，稠粘腹痛，后重身热，久不可者，与芍药、甘草同用。易老又云：肌热及去痰，用黄芩。上焦湿热，亦用黄芩，泻肺火故也。疮痛不可忍者，用苦寒药，如黄芩、黄连。详上下，分梢根，及引经药用之。

东垣云：黄芩除阳有余，凉心，去热，通寒格。又云：治发热口苦。

海藏云：东垣言黄芩味苦而薄，中枯而飘，故能泄肺火而解肌热，入手太阴经之剂也。细实而中不空也，治下部妙。陶隐居云：色深坚实者好。圆者名子芩，又治奔豚，脐下热痛。飘与坚有高下之分，与枳实、枳壳同例。黄芩，其子主肠澼脓血；其根得厚朴、黄连，主腹痛；得五味子、牡蒙、牡蛎，令人有子；得黄芪、白蔹、赤小豆，以疗鼠瘘。张仲景治伤寒，心下痞满，泻心汤四方皆用黄芩，以其主诸热，利小肠故也。又太阳病，下之利不止，有葛根黄芩黄连汤。而主妊娠，安胎散内多用黄芩，医亦常用。

《千金方》：巴郡太守奏加减三黄丸，治男子五劳七伤，消渴，不生肌肉，妇人带下，手足寒热者。久服之，行及奔马，甚验。

丹溪云：黄芩安胎者，乃上中二焦药，降火行下也。缩砂安胎者，治痛行

气也。若血虚而胎不安者，阿胶主之。治痰热者，假此以降其火也。(《本草发挥·黄芩》)

### 4. 清·张志聪注

黄芩色黄内空，能清肠胃之热，外肌皮而性寒，能清肌表之热，乃手足阳明兼手太阴之药也。主治诸热黄疸，肠澼泄痢者，言诸经之热，归于胃土而为黄疸，归于大肠而为泄痢。黄芩中空，主清肠胃之热，故能治之。肠胃受浊，得肺气通调，则水津四布，血气运行，逐水下血闭者，黄芩外肌皮而清肌表。肌表清，则肺气和，而留水可逐，血闭自下矣。火热之气留于肌肉皮肤，则为恶疮疽蚀。恶疮疽蚀名曰火疡。黄芩治之，清肌表也。(《本草崇原·本经中品》)

### 5. 清·姚球注

黄芩气平，禀天秋凉之金气，入手太阴肺经；味苦无毒，得地南方之火味，入手少阴心经。气味俱降，阴也。

心者火脏也，十二官之君，诸热之主也；苦平清心，故主诸热。黄疸者，湿热乘脾之症也，脾为太阴湿土，土湿热，则本色现而发黄疸；黄芩苦平清肺，肺亦太阴，太阴湿热退，而脾疸亦平也。

肺与大肠为表里，大肠湿热则肠澼泄痢；黄芩清肺，肺清则通调水道而湿热下逐，肠肺复其燥金之气，而泄痢愈矣。肺司水道，热则肺失清肃之令而水道不通，水因而蓄焉；黄芩清肺，则化气下及膀胱而水下逐矣。

血闭者，实热在血分而经闭不通也；心主血，味苦清心，则能下泄，所以主之。

恶疮疽蚀者，疮疽败坏溃腐而不收口也；火疡者，火伤疮也：皆心火有余而腐坏肺之皮毛也。苦平清心肺，所以主诸痛痒疮疡也。

制方：黄芩同白芍、甘草，名黄芩汤，治湿热肠痛及泻痢。同白芍、甘草、半夏，治吐泻。同白芍、麦冬、白术，治胎不安内热。(《本草经解·草部下·黄芩》)

### 6. 清·徐大椿注

此以形色为治，黄芩中空而色黄，为大肠之药，故能除肠胃诸热病。

黄色属土属脾，大肠属阳明燥金，而黄芩之黄属大肠，何也？盖胃与大肠为出纳水谷之道，皆统于脾。又金多借土之色以为色。义详决明条下，相参益显也。(《神农本草经百种录·中品·黄芩》)

### 7. 清·陈修园注

黄芩与黄连、黄柏皆气寒味苦而色黄，主治大略相似。大抵气寒皆能除热，味苦皆能燥湿，色黄者皆属于土，黄而明亮者则属于金，金借土之色以为色，故五金以黄金为贵也。但黄芩中空似肠胃，肠为手阳明，胃为足阳明。其主诸热者，指肠胃诸热病而言也。

黄疸为大肠经中之郁热；肠澼泄痢者，为大肠腑中之郁热。逐水者，逐肠中之水。下血闭者，攻肠中之蓄血。恶疮疽蚀火疡者，为肌肉之热毒；阳明主肌肉，泻阳明之火即所以解毒也。《本经》之言主治如此，仲景于少阳经用之：于心下悸易茯苓，于腹痛易芍药，又于《本经》言外别有会悟也。（《神农本草经读·中品·黄芩》）

### 8. 清·邹澍注

刘潜江曰："黄芩主诸热、黄疸、肠澼、泄利、逐水，是《本经》固以治湿热。"推之与张洁古所谓"泻肺火，治脾湿"者不殊矣，乃罗天益谓"肺主气，热伤气，黄芩能泻火益气利肺"，则其说不同，何欤？曰："黄芩专主上焦阳中之阴者也。"盖惟下焦阴中有阳而气生，故阴恒由命门以升；上焦阳中有阴而气化，故阳恒由膻中以降。今者上焦阳实阴虚，则气无由化，气不化则热阻生湿，故《本经》所谓指阳实言也，洁古所谓指阴虚气不化言也。齐其本末，约其初终，皆为热搏于气，与罗氏所谓泻火利肺者，岂有异耶！肺之热除，则阴下降入心，心气既和，斯恶疮、疽、蚀、火疡悉消，于是膻中之阴，自和胃以浃于脾，脾得阴济，遂能复其健运，而黄疸泄利能已。胃得阴和，遂能复其通降而痰热胃热自除，且能消谷。大肠者，肺之合；小肠者，心之合。上窍阻则下窍亦阻，上窍通则下窍悉通，肠澼、水气能不解耶！如此则黄芩能清气分之热是已，乃亦能治血分之病，何欤！盖黄芩所主血分诸病，本由乎气，上焦阳中之阴治，肺得降阴于心，血分之源浚矣，源既浚则流自清，又何患血闭及淋露下血耶！夫阳中之阴化，气化乃行，气化行，水道乃畅，故《本经》逐水下，即继之以下血闭，血与水一而二，二而一者也，虽然黄芩于肺热属气虚者即不可妄投，以气虚即阳虚，阳虚更用黄芩，是虚虚也，故黄芩治气分之热为专功，大肠次之，清心胃之热者，由肺而推及之，未有肺热，心胃能清者也。小肠、膀胱又因心胃既治，而推及之，未有心胃留热而血能和，血不和而水道能清者也。

仲景用黄芩有三耦焉。气分热结者，与柴胡为耦（小柴胡汤、大柴胡汤、柴胡桂枝干姜汤、柴胡桂枝汤）；血分热结者，与芍药为耦（桂枝柴胡汤、黄芩汤、大柴胡汤、黄连阿胶汤、鳖甲煎丸、大黄䗪虫丸、奔豚汤、王不留行散、当归散）；湿热阻中者，与黄连为耦（半夏泻心汤、甘草泻心汤、生姜泻心汤、葛根黄芩黄连汤、干姜黄芩黄连人参汤）。以柴胡能开气分之结，不能泄气分之热；芍药能开血分之结，不能清迫血之热；黄连能治湿生之热，不能治热生之湿。譬之解斗，但去其斗者，未平其致斗之怒，斗终未已也，故黄芩协柴胡能清气分之热，协芍药能泄迫血之热，协黄连能解热生之湿也。

李濒湖言："有人素多酒欲，少腹绞痛不可忍，小便如淋，诸药不效，偶用黄芩、木通、甘草三味，煎服遂止。"王海藏言："有人因虚服附子药，多病小便闷，服芩连药而愈。"大抵黄芩之用，凡气分有余，挟热攻冲他所者，乃为的对，若他所自病，不系热气攻冲者，则不可服，服之必益虚其气，他所之病，反足以攻冲于气矣。

李濒湖自缘感冒咳嗽既久，且犯戒，遂病骨蒸发热，肤如火燎，每日吐痰盈碗，暑月烦渴，寝食既废，脉浮洪，遍服柴胡、麦门冬、荆、沥诸药月余，益剧，皆以为必死，其尊人以谓李东垣治肺热如火燎，烦躁引饮，昼甚者，宜一味黄芩以泻肺经气分之火，遂按方用黄芩一两煎服，次日身热尽退，痰嗽皆愈，于此益可知黄芩所治，必肺经气分之热，肺经气分之热，必昼甚于夜也。（《本经疏证·黄芩》）

### 9. 清·叶志诜注

修条尾似，黠鼠奔狄，黄深北塞，黔杂西原，枯飘利表，坚实滋源，督邮耐苦，决躁疏烦。（《神农本草经赞·中经》）

### 10. 清·黄钰注

苦寒。肠澼泄痢，主诸热与黄疸，逐水而下血闭，恶疮疽蚀，火疡亦治。（《本草经便读·神农本草经·中品》）

## 白茅根（茅根）

【原文】茅根，味甘，寒。主劳伤虚羸，补中益气；除瘀血、血闭、寒热；利小便。其苗，主下水。一名兰根，一名茹根。生山谷、田野。（《神农本草经·中品·茅根》）

【注释】

### 1. 明·缪希雍注

下五淋，除客热在胃，止渴坚筋，妇人崩中。久服利人。

疏：茅根正禀土之冲气，而兼感乎春阳生生之气以生，故其味甘气寒而无毒。入手少阴，足太阴、阳明。劳伤虚羸必内热。甘能补脾，甘则虽寒而不犯胃，甘寒能除内热，故主劳伤虚羸。益脾所以补中，除热所以益气，甘能益血。血热则瘀，瘀则闭，闭则寒热作矣。寒凉血，甘益血。热去则血和，和则痰消而闭通，通则寒热自止也。小便不利由于内热也。热解则便自利。淋者，血分虚热所致也，凉血益血则淋自愈，而肠胃之客热自解。津液生而渴亦止矣。肝藏血而主筋。补血凉肝则筋坚矣。血热则崩。凉血和血，崩自愈矣。血热则妄行，溢出上窍为吐，为咯，为鼻衄，齿衄。凉血和血则诸证自除。益脾补中利小便，故亦治水肿、黄疸，而兼理伤寒哕逆也。

主治参互：

同麦冬、生地、枸杞子，治劳伤内热。同生地、麦冬、苏子、枇杷叶、白芍药、甘草、蒲黄、童便，治诸血。同牛膝、生地黄、童便，治血热经枯而闭。同竹茹、麦冬、石膏、人参，治伤寒胃热哕逆。同芍药、赤小豆、赤白茯苓、车前子、薏苡仁、木瓜、石斛、木通，治水肿。同枇杷叶、竹茹、麦门冬，治火炎内热，反胃上气。同生地、天麦门冬、车前子、牛膝、白茯苓、黄柏、五味子、枸杞子、童便，治溺血。

简误：因寒发哕，中寒呕吐，湿痰停饮发热，并不得服。(《神农本草经疏·草部中品之上·茅根》)

### 2. 清·卢之颐注

茅之为物薄，而用可重也。体柔而性直，故先王用之以藉。《易》曰：藉用白毛，无咎，象曰柔在下也。盖兑金在上，巽柔在下，而柔丽乎中，慎斯术也以往，其无所失矣。诚阳中之阴，入手太阴肺，中见阳明中治法，以行营卫阴阳者也。盖太阴肺，其始从中焦，明丽于内，慎斯于中，布气以往，斯无所失，是以补中，气乃益，劳乃复，伤乃续，虚乃实，羸乃充。以及除瘀血闭，寒热便利，咸成布往之功力休征尔。《别录》广利便，及五淋、瘀血，及崩中，劳伤虚羸，及强筋坚骨，肥肌致胰。《大明》广血闭，及月水不匀，血脉淋沥。《肘后》咀嚼茅根，辟谷不死，亦广补中益气尔。庞安常主温病伏热在内，令胸满呕哕，属大下协热所致。茅根建立中央，葛根起呕阴气，更广仲景先生葛根汤法，从中布气，从肌解散尔。《肘后》疗虚后水肿，为命门火衰，肾虚水泛，赤小豆是肾水之心谷，藉茅根之明丽，釜底燃薪，吸呼肺气，营卫乃将，水道乃行也。若黄胆、谷胆、劳疸、黄汗、石水，色变于色，标见于皮者，猪为水畜，君以茅根，亦广《肘后》治水方法，但前方偏于向右，此更兼于从左。若《千金》解中酒毒，恐烂脏腑者，饮茅根汁，以涤中焦，还须佐以葛花，想更神异。若卒中五尸，致损生阳之属，为腹痛胀急不得息，上冲心胸，旁攻两胁，若魂礌然，牵引涌动尸鬼为害者，利以坚金，烧以茅火，追穷寻逐，令生阳以死死阴，壮百骸以转中气，助中气以起百骸，饵食肤受，罔不有功，藉用白茅，何咎之有，慎之至也。(《本草乘雅半偈·神农本经中品

四·白茅》)

### 3. 清·张志聪注

茅草处处田野有之，春生芽，布地如针，俗谓之茅针。其叶如矛，边有锋棱，又名刀茅。茅有白茅、菅茅、黄茅、香茅、芭茅数种，叶皆相似。白茅根甚洁白，味甘如蔗，其根柔软如筋，故一名地筋，干之夜视有光，故腐则变为萤火茅，叶可以苫盖，及供祭祀苞苴之用。

白茅色白味甘，上刚下柔，根多津汁，禀土金水相生之气化。主治劳伤羸瘦者，烦劳内伤，则津液不荣于外，而身体羸瘦。茅根禀水精而多汁，故治劳伤羸瘦。补中益气者，中土内虚，则气不足。茅根禀土气而味甘，故能补中益气。除瘀血血闭者，肝气内虚，则血不荣经，而为瘀血血闭之证。茅根禀金气而色白，故除瘀血血闭。肺金之气外达皮毛，则寒热自愈。皮毛之气下输膀胱，则小便自利。(《本草崇原·本经中品》)

### 4. 清·邹澍注

刘潜江云："白茅初春而芽，届夏而花，用其根，采以六月，岂非以其始于木，畅于火，成于土乎！故味为甘，甘者专乎土也，然当火土司令时，偏不禀其燥热，而独全其甘寒，是能于至阳中禀清和之阴，即以清和之阴转达其至阳之化者也。"观《本经》所主，非以其裕阴和阳乎！固非谓其以通利为能，然亦不以止畜为功，盖其能行能止者，皆阳从外而依阴，阴从中而起阳，流行坎止，得应自然之节耳。即谓其甘寒能和血，血和而通塞不爽其度者，犹浅之乎视先圣之言也。其扼要只在热散而阴和，阴和而阳愈宣，盖在天之阳无阴，则无以化，犹在地之阴无阳，则亦无以化也。(《本经续疏·中品》)

### 5. 清·叶志诜注

猗彼菅茅，白华洁质，三脊标灵，连茹汇吉，诱喻蘦包，光留萤出，布地针穿，春郊比栉。(《神农本草经赞·中经》)

### 6. 清·黄钰注

甘寒。补中益气，劳伤虚羸，瘀血血闭，兼除寒热，小便可利。(《本草经便读·神农本草经·中品》)

## 紫菀（紫苑）

【原文】紫菀，味苦，温。主咳逆上气，胸中寒热结气；去蛊毒；痿躄；安五脏。生山谷。(《神农本草经·中品·紫菀》)

【注释】

1. 明·缪希雍注

疗咳唾脓血，止喘悸，五劳体虚，补不足，小儿惊痫。款冬为之使。恶瞿麦、雷丸、远志。畏茵陈蒿。

疏：紫菀感春夏之气化，而兼得地中之金性，故味苦温。《别录》：兼辛无毒。入手太阴，兼入足阳明。苦以泄之，辛以散之，温以行之。辛先入肺，肺主诸气，故主咳逆上气，胸中寒热结气。去蛊毒，亦辛之力也。痿蹶者，阳明之湿热熏蒸于肺，则肺热而津液不能下滴，伤其气化，以困水之上源，故为痿蹶也。肺为五脏之华盖，而主诸气。肺安则能朝百脉，散精布液于各脏，故云：安五脏也。疗咳逆吐脓血，止喘悸者，散肺气之邪也。能安五脏，故治五劳及体虚不足。小儿惊痫亦虚而有热故也，热散则惊痫自止矣。得蜜蒸焙良。

主治参互：

《古今传信方》治久嗽，紫菀、款冬花各一两，百部半两，为末作散。每服三钱，生姜三片，乌梅一枚，同煎汤下，食后、临卧各一服。入噙化丸，治阴虚咳嗽。

《千金方》：治妇人卒不得小便，紫菀末，以井花水服三撮，便通。小便血，服五撮便止。

《斗门方》：治缠喉风喉闭，饮食不通欲死者，返魂草根一茎，洗净，纳入喉中，取恶涎出即瘥，神效。更以马牙硝津咽之，即绝根。一名紫菀，南人呼为夜牵牛。

《全幼心鉴》：治小儿咳嗽声不出者，紫菀末、杏仁泥等分，入蜜同研，丸芡实大，每服一丸，五味子汤化下。

简误：观其能开喉痹，取恶涎，则辛散之功烈矣。而其性温，肺病咳逆喘嗽，皆阴虚肺热证也。不宜专用及多用，即用亦须与天门冬、百部、麦冬、桑白皮苦寒之药参用，则无害。（《神农本草经疏·草部中品之上·紫菀》）

2. 明·卢之颐注

菀，郁也。解肺金郁以成名也。胸为肺部，寒热气结在中，致蛊毒、脏不安。上见咳逆，下见痿蹶，菀从结心。解即分散，表解便利为外征。经云：金郁则泄之，解表利小水也。观息奔，及小便卒不得出，其义自见。设中虚，或肺金体衰者，宜斟酌投之。

解从结心，如表解为上为下之分散；便利为下为内之分散；息奔为上为外之分散；小便卒不得出，为下为内之结象也。当虚其实，毋虚其虚。

赤火刑金，紫则水火合璧，故转行金用，火金水三缘交会，同一支派矣。

然太阴开，结则阖，非含火大种子者，亦不转阖仍开耳。(《本草乘雅半偈·神农本经中品四·紫菀》)

### 3. 清·张志聪注

紫菀之根紫色，而其质柔宛，故名紫菀。近道处处有之，三四月布地生苗，本有白毛，其叶二四相连，五六月开黄白紫花，结黑子。其根细而白者，白菀，即女菀也。

紫，黑赤之间色也。黑赤，水火之色也。紫菀气味苦温，禀火气也。其质阴柔，禀水气也。主治咳逆上气者，启太阳寒水之气，从皮毛而合肺也。治胸中寒热结气者，助少阴火热之气，通利三焦而上达也。蛊毒在腹属土，火能生土，故去蛊毒。痿躄在筋，属木，水能生木，故去痿躄。水火者，阴阳之征兆也。水火交，则阴阳合，故安五脏。(《本草崇原·本经中品》)

### 4. 清·姚球注

紫菀气温，禀天春升之木气，入手厥阴心包络经；味苦无毒，得地南方之火味，入手少阴心经。气升味降，阴也。

心为君火，火刑肺金则咳逆上气矣；紫菀入心，味苦清火，所以主之也。心包络手厥阴脉，起于胸中，手厥阴之筋，其支者入腋散胸中，厥阴主散寒热结气者，厥阴有或寒或热之气结也，结而不散，厥阴病矣；紫菀，气温可以散寒，味苦可以散热也。

蛊毒者，湿热之毒，化虫成蛊也，味苦无毒，泄而杀虫，所以主之也。痿躄者，肺受湿热熏蒸，不能行清肃之令，心气热下脉厥而上，上实下虚，枢折挈胫纵不任地，而生痿躄也；味苦入心，清热降气，故主痿躄也。心为君，主十二官之宰，五脏之主也；味苦益心，心安则五脏皆安也。

制方：紫菀五钱煎，治肺伤咳嗽。紫菀、款冬各一两，百部五钱末，姜、乌梅煎汤，调服三钱，治久咳嗽。同杏仁等分，蜜丸，五味汤化服，治小儿咳嗽。同五味丸含化，治吐血痰咳。为末水服三撮，治女人卒不小便，及小便血。(《本草经解·草部上·紫菀》)

### 5. 清·邹澍注

卢芷园曰："菀即古郁字，故治郁结，其色不一，取色紫味苦者，以治胸中寒热结气。"夫胸中者，肺之部分也，肺中有火，内郁而为咳喘，肺热叶焦，外发而为痿躄(音蔽，扑倒腿瘸)，所以致五脏不安，用其色以行肺之用，用其气以散肺之结，用其味以顺火之性，而助肺之降，以诸气膹郁皆属肺也，倘无结气而用之，未免亡走肺之津液矣。

紫菀色紫质柔，为水与火合(紫者，赤黑相兼也。凡物煮之则柔，是为水火合德），其味苦胜辛劣，为火为金用，水既与火合，火既为金用，宁有胸中寒热结气不散，咳逆上气不除者耶！抑痿躄属何因，亦以紫菀疗之也。《痿论》曰："肺者，脏之长，心之盖也。"有所失亡，所求不得，则发肺鸣，鸣则肺热叶焦，发为痿躄。夫有所亡失则思，所求不得则虑，举是二端以类推，其烦心、耗血皆能致肺之阴气消而叶焦举矣。《举痛论》曰："悲则心系急，肺布叶举，上焦不通，营卫不散，热气在中，故气消矣。"是不可证肺之热而叶举者，皆由于心软！然则肺所以主气而行营卫治阴阳者，岂徒恃有八叶，叶中有二十四空，行列分布，以行诸脏之气哉！盖亦以心主，其下有心包络之生血，不致因热郁蒸，令阳中之阴，上与清虚之肺合，故能行营卫治阴阳耳。知此，则紫菀之所以安五脏疗痿躄者，固的系火为金用矣。虽然紫菀所主治尚当推寻其故，使辅之者各得其当，乃收全功，如在上热壅，以致包络阴伤，则宜清热；在下阴伤，相火并于包络，则宜益阴，若肺之阴气不足，阳气益微，则宜补益，不得以切于治而徒手使之则善矣。（《本经疏证·紫菀》）

### 6. 清·叶志诜注

有菀其特，上气夷瘳，紫深节润，白贲毛柔，山疏春暮，水注东流，羊须练色，漫易牵牛。（《神农本草经赞·中经》）

### 7. 清·黄钰注

苦温。上气咳逆，又主胸中寒热气结安脏，去蛊兼疗痿躄。（《本草经便读·神农本草经·中品》）

## 败酱草（败酱）

【原文】败酱，味苦，性平。主暴热，火疮赤气，疥瘙，疽，痔，马鞍热气。一名鹿肠。生山谷。（《神农本草经·中品·败酱》）

【注释】

### 1. 明·卢之颐注

败酱，一名苦菜。又名苦蘵，苦蘵同酸酱名，酸酱叶则高大也。亦与苦买、龙葵同名，种类则迥别矣。生江夏川谷，所在溪涧近水处亦有之。春初嫩苗塌地，似松菜叶，略狭长，面深背浅，有锯齿。采作菜蔬，漂去苦味，有陈酱气。三月茎渐高，数寸一节，节间生叶，各起小枝，四散如伞。高三四尺。入夏白花成簇，根白紫，八月采取，曝干用。

参曰：诠名败酱，烹之色臭相似，形脏腹肠之所需也。气平味苦，盖炎上作苦，苦性走下，苦肃肤腠，苦厚肠胃，平则无过不及矣。因名苦菜，月令小满，苦菜秀，白花整密敷布如盖。夏三月，此谓蕃秀，若所爱在外，犹夏曰在肤，泛泛乎，若万物之有余也。盖夏火主时，金遇庚伏，而乃白花金布，抑秉制为用，制则化生软。故从治暴热，火疮赤气，焦烁肺金肤皮形脏，而为疥瘙疽痔，马鞍热气者。热解则清而愈，此即点火成金，不烦另觅种子矣。

仲景先生用治肠痈之为病，其身甲错，腹皮急，按之濡，如肿状，腹无积聚，身无大热，脉数，此为腹内有痈脓。不独焦烁肺金之形脏，并毁败腑配之大肠。金至斯坚，将来者进，成功者退，理势然也。（《本草乘雅半偈·神农本经中品·败酱》）

### 2. 明·徐彦纯注

海藏云：仲景治腹痈肠有脓，用薏苡仁附子败酱汤。薏苡仁十分，附子二分，败酱五分，三物为末，取方寸匕，以水二升，煎取一升，顿服之。小便当下愈。《时习》云入手厥阴、足少阴经。（《本草发挥·败酱》）

### 3. 清·张志聪注

败酱俗名苦菜，处处原野皆有。春初生苗，深冬始凋，野人多食之。

败酱味苦性寒，故主治暴热火疮赤气，而疥瘙疽痔，马鞍热气，皆为火热之病。马者，火之畜也。《金匮》方有薏苡附子败酱散，亦主肠痈而消热毒。（《本草崇原·本经中品》）

### 4. 清·邹澍注

余敏求曰："酱缘日逼而成，夏月成之尤速，俗传暑候酷日，曝之水有毒，取作浴汤必生疮痏。"则酱岂能无毒，是物能败酱中之毒，故以为名。《本经》取治火疮、赤气、疥瘙、疽、痔之因暴热而成者，其义正与此合。暴系日曝之曝，不作疾速解也。徽人以是物作菹，云食之不生疮疖。（《本经疏证》）

### 5. 清·叶志诜注

丛生冈岭，败味含嘉，浅深菈叶，碎簇芹花，酸咸并具，甘苦交加，谓鹿呼马，命意纷拿。（《神农本草经赞·中经》）

### 6. 清·黄钰注

苦平。疥瘙疽痔，兼主暴热，火疮赤气。（《本草经便读·神农本草经·中品》）

## 白鲜皮（白鲜）

【原文】白鲜，味苦，寒。主头风，黄疸，咳逆，淋沥，女子阴中肿痛，

湿痹死肌，不可屈伸，起止行步。生山谷。(《神农本草经·中品·白鲜》)

【注释】

1. 明·缪希雍注

疗四肢不安，时行腹中大热饮水，欲走大呼，小儿惊痫，妇人产后余痛。恶螵蛸、桔梗、茯苓、萆薢。

疏：白鲜皮禀天地清燥阴寒之气，其味苦寒。《别录》：兼咸无毒。降多于升，阴也。入足太阴、阳明，兼入手太阳。苦能泄热，寒能除热，故主头风有火证。性寒而燥，能除湿热，故主五疸。咳逆者，实火上冲也。得寒而散，则咳逆止矣。淋沥及女子阴中肿痛，亦皆下部湿热乘虚客肾与膀胱所致也。湿痹死肌，不可屈伸起止行步者，地之湿气感则害人皮肉筋脉也。脾主四肢，恶湿而喜燥。今为湿邪所干，故四肢不安也。时行腹中大热，因而饮水。大呼欲走者，邪热盛也。小儿惊痫，亦热则生风之候也。散湿除热，蔑不济矣。妇人产后余痛，应是血虚而热，非所宜也。

主治参互：

得牛膝、石斛、薏苡仁、黄柏、苍术，疗足弱顽痹。去下部湿热，多加金银花，佐以汉防己，治下部一切湿疮。

简误：下部虚寒之人，虽有湿证勿用。(《神农本草经疏·草部中品之上·白鲜》)

2. 明·卢之颐注

出河中、江宁、滁州、润州，而蜀中者为胜。苗茎都青，叶色稍白，如槐叶，亦如茱萸叶。四月开花淡紫色，似小蜀葵花。根似小蔓青，皮黄白而中实。气臭正似羊膻也，春采者坚白，夏采者虚恶。恶螵蛸、桔梗、茯苓、萆薢。先人云：膻者肝之臭，当入肝，为肝之用药，从治风气者也。亦可入脾除湿，脾以肝为用耳。

参曰：白曰金，鲜曰腥，金之色与臭也。又不以寿终者曰鲜，故唯春采者坚白，夏采者虚恶。以方生则力锐，形腐则气萎而力不专矣。味苦气寒，对待以热为病，以风为本，如风中头而标头风；郁肌层而标黄疸；入毫窍而标咳逆；客膀胱而标淋沥；侵阴中而标肿痛；更合湿曰痹，如痹肌而标死肌；痹筋而标不可屈伸；及起止行步不正也。设合寒本，气味不相投矣。(《本草乘雅半偈·神农本经中品五·白鲜根皮》)

3. 清·张志聪注

白鲜臭腥色白，气味苦寒，禀金水之精，而治风热之证，主治头风，金能制风也。治黄疸，水能清热也。禀金气而益肺，故治咳逆。禀水气而益膀胱，故治男子淋沥，女子之阴中肿痛。燥气属金，故治湿痹之死肌。水气主骨，故治骨属不可屈伸，及不可起止行步也。(《本草崇原·本经中品》)

### 4. 清·叶志诜注

茎类槐荥，远搜栈阁，春孕坚凝，炎蒸虚恶，羶近白羊，累垂金雀，表里融通，黄消风却。(《神农本草经赞·中经》)

### 5. 清·黄钰注

苦寒。咳逆淋漓，头风黄疸，湿痹死肌，兼主女子之阴中肿痛，并治不可屈伸之在四肢。(《本草经便读·神农本草经·中品》)

# 狗　脊

【原文】狗脊，味苦，平。主腰背强，机关缓急，周痹寒湿膝痛，颇利老人。一名百枝。生川谷。(《神农本草经·中品·狗脊》)

【注释】

### 1. 明·缪希雍注

疗失溺不节，男子脚弱腰痛，风邪淋露，少气，目暗，坚脊利俯仰，女子伤中，关节重。萆薢为之使，恶败酱。

疏：狗脊禀地中冲阳之气，而兼感乎天之阳气，故其味苦，其气平。《别录》云：甘，微温无毒，兼火化也。苦能燥湿，甘能益血，温能养气，是补而能走之药也。入足少阴。肾主骨，骨者肾之余也。肾虚则腰背强，机关有缓急之病。滋肾益气血，则腰背不强，机关无缓急之患矣。周痹寒湿膝痛者，肾气不足而为风寒湿之邪所中也。兹得补则邪散痹除而膝亦利矣。老人肾气衰乏，肝血亦虚，则筋骨不健。补肾入骨，故利老人也。失溺不节，肾气虚脱故也。经曰：腰者肾之府，动摇不能，肾将惫矣。此腰痛亦指肾虚而为湿邪所乘者言也。气血不足，则风邪乘虚客之也。淋露者，肾气与带脉冲任俱虚所致也。少气者，阳虚也。目得血而能视，水旺则瞳子精明。肝肾俱虚故目暗。女子伤中，关节重者，血虚有湿也。除湿益肾，则诸病自瘳。坚脊，俯仰利矣。

主治参互：

得鹿茸、白蔹、艾、茯苓、蛇床子，治室女冲任带脉三经虚寒下白带。得牛膝、菟丝子、地黄、山茱萸、白胶、杜仲，固精强骨壮腰肾。得沉香、牛膝、石斛、木瓜、五加皮、白鲜皮、菊花、漆叶、蒺藜子，能通利关节，除五缓六急。

简误：肾虚有热，小水不利，或短涩赤黄，口苦舌干，皆忌之。(《神农

本草经疏·草部中品之上·狗脊》)

### 2. 明·卢之颐注

出常山川谷，及太行山、淄、温、眉州山野间。茎细叶花，两两相对，似大叶蕨，及贯众叶，边有锯齿，面背皆光。根形如狗脊骨，凸凹巃嵸，金毛密布者是也。勿用透山根，其形状相似，只入顶苦不可饵。修治：火燎去毛，细锉，酒浸一夜，蒸之，从巳至申，取出晒干。先人云：狗脊绵韧，如筋如骨，味苦性坚，而叶对生，犹脊分两胁也。能强关机者，唯精与气，体用俱备故也。

参曰：此以功用立名，亦因形相类也。狗，叩也，声有节，若叩物也；脊，积也，积续骨节筋脉上下也。主肝肾体用，权衡形脏之关机者也。故治寒湿周痹，致关机缓急，为腰背强，及膝痛。颇利老人者，利老人之筋骨关机也。《别录》、甄权，广关机不利于目，为目暗，不利于膀胱，失溺不节，及淋露，寒湿痹，及风虚，毒风腰强，及腰痛，膝痛，及脚弱软脚，伤中，及关节重，筋骨绝。若坚脊，即所以强肝肾，健筋骨，以利俯仰，少气，即关机失利之故也。《济生方》治冲任寒热，室女白带，此又广关机不利冲任与带。并可广阳维、阴维、阳跷、阴跷以及督与十二经脉经络之失利关机，则凡关机为病，与病及关机者，咸可因势而利导之。吴绶方，病后足肿，狗脊煎汤渍洗，此法《金匮要略》治百合病。百合煎汤洗之。百合病者，百脉之宗主为病，此筋骨脉络之关机为病也。以此推广，真不胜其用，唯在专司佐使者何如耳。（《本草乘雅半偈·神农本经中品三·狗脊》）

### 3. 清·张志聪注

李时珍曰：狗脊有二种，一种根黑色如狗脊骨，一种有金黄毛如狗形，皆名狗脊。《本经》一名百枝，以形名也。《别录》一名强膂，一名扶筋，以功名也。

狗脊根坚似骨，叶有赤脉，主利骨节而通经脉之药也。治腰背强，机关缓急，利骨节也。血脉不和，则为周痹，或因于寒，或因于湿，皆能为痹。治周痹寒湿，通经脉也。又曰膝痛者，言机关缓急，则膝亦痛。老人精血虚而机关不利，故颇利老人。（《本草崇原·本经中品》）

### 4. 清·徐大椿注

老人精血衰，则筋骨空隙中尤不能舒展，故于此药为尤宜也。

此以形为治，狗脊遍体生毛而多节，颇似狗之脊。诸兽之中，惟狗狡捷，而此药似之。故能入筋骨机关之际，去其凝滞寒湿之气，而使之强健利捷也。形同而性亦近，物理盖可推矣。（《神农本草经百种录·中品·狗脊》）

### 5. 清·邹澍注

狗脊者，皮黑肉青绿，律以肝主筋、肾主骨之义，绝似骨含筋用。周痹者，风寒湿之气，内不在脏，外未发于皮，致真气不能周也，故其治在刺法，则痛从上下者，先遏其下，后脱其上；从下上者，先遏其上，后脱其下，是截其流以探其源。狗脊之所治，腰背强，是其源；关机缓急，寒湿膝痛，是其流。关机缓急，所谓左缓右急、右缓左急者也；寒湿膝痛，所以别湿热膝痛、风湿膝痛也。夫众痹之痛各在其处，更发更止，更起更居，以右应左，以左应右，是以不得为周，今曰关机缓急，则非以右应左，以左应右矣，曰寒湿膝痛，则必更发更止，更起更居，各在其处矣，故关机缓急冠于周痹之前，而寒湿膝痛系于周痹之后，以明寒湿膝痛之非周痹，惟关机缓急乃为周痹，而腰背强，则狗脊之主证，为两病之所均有也，此《本经》之最明析周详，遥应《灵枢·周痹篇》，黍铢无漏者也。虽然味苦气平，则性专主降，惟其苦中有甘，平而微温，乃为降中有升。降中有升，是以下不能至地；本专主降，是以上不能至天，而盘旋于中下之际，为活利之所凭借，非补虚亦非泄邪，有邪者能活利，无邪者亦能活利，是以"颇利老人"句著于周痹膝痛两证之外，以见其不专治邪耳！其《别录》以疗失溺不节，更治男女有异，何也？盖溺虽出于膀胱，而启闭由于肾，启闭之以时，犹关节之之利，利者过利，必有不利者过于不利；利者以时，则不利者利矣。所以然者，肾固主藏五脏六腑之精而敷布于周身百节者也，故以启闭之机关，可验屈伸之机关；以屈伸之机关，可揣启闭之机关。用是知狗脊所治之失溺不节，必机关有倔强之萌者矣。治痿者独取阳明，阳明者主宗筋，宗筋主束骨而利机关，病涉宗筋，男女自应有别，脚弱偄仰不利，痿之似而缓急之根；关节重，则痹之似而亦缓急之根，其源于湿一也。特宗筋纵者，其病也疾；宗筋缩者，其病也徐，故男子用狗脊，遇弱而无力即应投之；女子用狗脊，虽至关节已重，可也。（《本经续疏·中品》）

### 6. 清·叶志诜注

强扶百枝，舒拳如蕨，赤脉簇须，金茸歧骨，髀膂偾盈，筋骸超越，黄耇康强，清秋健鹘。（《神农本草经赞·中经》）

### 7. 清·黄钰注

苦平。颇利老人，主腰背强而关机缓急，治周痹痛而寒湿膝疼。（《本草经便读·神农本草经·中品》）

## 萆　薢

【原文】萆薢，味苦，平。主腰脊痛，强骨节，风寒湿周痹，恶创不瘳，

热气。生山谷。(《神农本草经·中品·萆薢》)

【注释】

1. 明·缪希雍注

萆薢,味苦、甘,平,无毒。主腰背痛强,骨节风寒湿周痹,恶疮不瘳,热气伤中恚怒,阴痿失溺,关节老血,老人五缓。薏苡为之使。畏葵根、大黄、柴胡、前胡。

疏:萆薢得火土之气,而兼禀乎天之阳气,故味苦甘平无毒。阳中之阴,降也。入足阳明、少阴、厥阴。为祛风除湿,补益下元之要药,故主腰背痛强,骨节风寒湿周痹。恶疮不瘳,热气伤中,恚怒,阴痿,失溺,关节老血,老人五缓,正以苦能燥湿,甘入脾而益血,故悉主之……

《日华子》主头旋痫疾,补水脏,坚筋骨,益精明目,中风失音。

海藏主肝虚。李氏治白浊,茎中痛,痔漏坏疮。

已上诸证无非阳明湿热流入下焦,客于肝肾所致。此药祛阳明之湿热以固下焦,故能去浊分清,而疗下元虚冷湿邪为病也。

主治参互:

得牛膝、木瓜、薏苡仁、黄柏、骨碎补、续断、杜仲、石斛、生地黄、狗脊,治腰脊痛强骨节;加术、菖蒲、茯苓,治周痹。同黄芪、生地黄、金银花、皂角刺、皂荚子、牛膝、木瓜、石斛、薏苡仁、海风藤、白僵蚕、胡麻,治恶疮久不瘳。同莲子、茯苓、车前子、木通、泽泻、牛膝、黄柏、甘草,可分清除湿。

《杨氏家藏方》:治真元不足,下焦虚寒,小便频数,白浊如膏,有萆薢分清饮。

又杨子建《万金护命方》云:凡人小便频数,不计度数,便时茎中痛不可忍者,此疾必先大腑不通,水液只就小肠,大腑愈加干竭,甚则浑身热,心躁,如此即重证也。此疾本因贪酒色,积有热毒,腐物瘀血之类乘虚流入于小肠,故便时作痛也。不饮酒者,必平生过食辛热荤腻之物,又因色伤而然。此乃小便频数而痛,与淋证涩而痛者不同也。宜用萆薢一两,水浸少时,以盐半两同炒,去盐为末。每服二三钱,水一盏煎八分,和滓服之。使水道转入大肠,仍以葱汤频洗谷道,令气得通,则小便数及痛自减也。

简误:萆薢本除风湿,若下部无湿,阴虚火炽以致溺有余沥,茎中痛,此真阴不足之候也。无湿肾虚腰痛,并不宜服。

附:菝葜、土茯苓,与萆薢形虽不同,而主治不甚相远。李氏疑为一物数种,理或然也。总之,皆善除湿祛风消水,去浊分清,固下焦元气,故能兴阳

道而主诸痹，及恶疮不瘳也。"主治"及"简误'并同前。忌茗，醋。(《神农本草经疏·草部中品之上·萆薢》)

### 2. 明·卢之颐注

萆薢，一名赤节，一名百枝。出真定山谷，及河、陕、汴东、荆、蜀诸郡。作蔓生，苗叶俱青。叶有三叉，似山薯叶，又似绿豆叶。花有红、黄、白数种，亦有无花结白子者。根黄白多节。三指许大。大者如商陆，茎有刺者，根白实；无刺者，根虚软，软者入药最胜。一种叶似荞麦，子作三棱，根如山薯而体硬。市肆皆以土茯苓为萆薢，又以萆薢为狗脊者，误矣。薏苡为之使。畏葵根、大黄、柴胡、前胡。先人云：根多枝节，故一名赤节。主关节之疾，甚相当也。顾萆薢之名，更宜于身之下矣。

参曰：萆，覆蔽也；薢，解脱也。风寒湿相合成周痹，覆蔽经脉骨节之外，致腰脊骨节强痛，及恶疮不瘳热气，力可使之解脱。与狗脊功力似同而异，狗脊主关机失利于内，致筋脉劲强于外；萆薢主经脉劲强于外，致关机失利于内。虽咸从脾生，内外之情迥别耳。

天地解而雷雨作，雷雨作而百果草木皆甲拆，萌蘖自内，解乎从外也。《雷公炮炙论》序，一名竹木，亦以其有节也。主治溲多，溲多，即白浊，此风瘅客脬，下焦失于决渎耳，力能通而解之，宜身之下，于此可见。(《本草乘雅半偈·神农本经中品四·萆薢》)

### 3. 清·姚球注

萆薢气平，禀天秋降之金气，入手太阴肺经；味苦无毒，得地南方之火味，入手少阴心经。气味俱降，阴也。

太阳寒水经挟脊抵腰中，太阳有湿则阳气不布，腰脊强而痛矣，太阳经行身表附皮毛而为外卫者也，皮毛者肺之合；萆薢气平入肺，味苦燥湿，肺之皮毛理而太阳之湿亦逐，所以主腰脊强痛也。

骨节者，节犍之处也，亦属太阳经，湿流孔窍，故风寒湿合而成痹，则周身麻木而骨节更甚也；其主之者，萆薢入肺，肺通调水道，下输膀胱，可以去太阳之湿而理痹也。

恶疮热气皆属心火，萆薢味苦清心，心火退，则疡疮愈而热气解矣。

制方：萆薢同莲子、白茯、车前、木通、泽泻、牛膝、甘草、黄柏，可分清治湿。同杜仲，治腰脚痹软。同菖蒲、益智、乌药，治白浊。佐杜仲、肉苁蓉、菟丝子、北味，丸，名金刚丸，治筋痿足不能行。(《本草经解·草部下·萆薢》)

### 4. 清·邹澍注

主腰背痛，强骨节，风寒湿周痹，恶疮不瘳，热气，伤中恚怒，阴痿，失溺，关节老血，老人五缓。一名赤节。生真定山谷，二月、八月采根，暴干。薏苡为之使，畏葵根、大黄、柴胡、牡蛎。

萆薢作蔓生，苗叶俱青，叶作三叉，似山薯，又似绿豆叶，花有黄红白数种，亦有无花结白子者，根黄白色多节，三指许大。茎有刺者，根白实；无刺者，根虚软。软者为胜，春秋采根，暴干。（《图经》参《唐本》）

或谓刘潜江于萆薢约"化阴导阳"四字为宗旨，推而广之，诚得左右逢源之妙，不知萆薢者何以为化阴导阳，而《本经》《别录》所主，何因可以化阴导阳愈也。予谓："能化阴者，以其或不花而实也；能导阳者，以其根多节也。"夫物之与气必相感化而发，又必相感化而藏，感化之候即其极荣之际。草木当花，非其时乎，而萆薢者不硁硁于花，亦不硁硁于不花，即花亦其色不一，均无碍得成归根复命之实，味苦秉火，气平秉金，金火相媾，其所趋向，盖不问可知其必在阴矣。何况节之义为阳出于阴，阳阻于阴而终能上出，又且迭出迭微，阴阳因得相称，是其象明著于节卦，犹不可为趋于阴而化，导于阳而伸证耶！是故化阴能使阴气化也，导阳能使阳气伸也。腰背痛、骨节不强、阴痿、失溺、老人五缓，非阴不化而阳不伸乎！风寒湿周痹及恶疮不瘳之热气，伤中、恚怒、关节老血，非阳不伸而阴不化乎，若恃他物，则化阴者未必能导阳，导阳者未必能化阴，纵兼取而并收焉，亦已彼此各效其长，而不能一气联络矣，又何以利机缄调缓急耶！惟导阳即以化阴，化阴即以导阳，斯视阴阳如一气，平偏侧为太和，而止者自行，行者自利矣。善夫潜江之言，谓萆薢为足三阴药，而足三阴即足三阳化原，如阳虚则阴必实，能化阴而导阳以达，讵非补阳之助乎！若阴亦不足难遽补阳，亦惟益其阴气而借化阴者以导于阳耳，更如益血而不有此以化阴导阳，则骤补之血不将与亢阳扞格乎！故亦须是以转其枢，盖肾为至阴，脾为太阴，而肝则阴中少阳经，所谓一阴为枢者，固化阴导阳之关键也，即如后世咸谓此能分清浊。夫阴化则清升，阳导则浊降，故能止小水之数，又疗小水数而茎中痛，是非其化阴而清升者，乃所以止便数；导阳而浊降者，乃所以疗茎痛乎！然又何以见其入足三阴也。夫有花有实，有茎有叶，而独用其根，故有以知取其入下矣。况茎有刺者，根白实；茎无刺者，根虚软。而虚软者为胜，不更可知取其松发于内而条帖于外哉！抑其团结于下而扶疏于上，又确然其根与茎之概，且叶必三叉，则其底里之具于中，效验之著于外，舍足三阴其孰克似之，即其化阴而不致阴亏，导阳而不使阳亢，亦于此可寻其端矣。（《本经续疏·中品》）

### 5. 清·叶志诜注

百枝赤节，质异名仍，花研众采，叶镂三棱，春秋分撷，虚实搜微，金根

铁角，味办淄渑。(《神农本草经赞·中经》)

# 牡 丹 皮

【原文】牡丹，味辛，寒。主寒热，中风，瘈疭，痉，惊痫，邪气；除癥坚，瘀血留舍肠胃；安五脏；疗痈创。一名鹿韭，一名鼠姑。生山谷。(《神农本草经·中品·牡丹》)

【注释】

### 1. 明·缪希雍注

除时气头痛，客热五劳，劳气头腰痛，风噤癫疾。

疏：牡丹皮禀季春之气，而兼得乎木之性，阴中微阳，其味苦而微辛，其气寒而无毒，其色赤而象火，故入手少阴、厥阴，足厥阴，亦入足少阴经。辛以散结聚，苦寒除血热，入血分凉血热之要药也。寒热者，阴虚血热之候也。中风瘈疭，痉，惊痫，皆因阴虚内热，荣血不足之故。热去则血凉，凉则新血生、阴气复，阴气复则火不炎，而无热生风之证矣，故悉主之。痈疮者，热壅血瘀而成也。凉血行血，故疗痈疮。辛能行血，苦能泄热，故能除血分邪气，及癥坚瘀血留舍肠胃，脏属阴而藏精，喜清而恶热，热除则五脏自安矣。《别录》并主时气头痛，客热五劳，劳气头腰痛者，泄热凉血之功也。甄权又主经脉不通，血沥腰痛，此皆血因热而枯之候也。血中伏火非此不除，故治骨蒸无汗，及小儿天行痘疮血热。东垣谓心虚肠胃积热，心火炽甚，心气不足者，以牡丹皮为君，亦此意也。忌胡荽。赤花者利，白花者补。

主治参互：

神不足者，手少阴；志不足者，足少阴。故仲景肾气丸，用之治神志之不足。究竟牡丹皮，乃入心经正药。心主血，凉血则心不热而阴气得宁。用之肾经药中者，阴阳之精互藏其宅。神志水火藏于心肾，即身中坎离也。交则阴阳和而百病不生，不交则阴阳否而精神离矣。欲求弗夭，其可得乎？入清胃散，治阳明胃经，血热齿痛。洁古曰：叶为阳，发生也；花为阴，成实也；丹者赤色火也，故能泻阴胞中之火。四物汤加之，治妇人骨蒸。又曰：牡丹皮入手厥阴、足少阴，故治无汗之骨蒸，然须与青蒿子、天麦门冬、沙参、地黄、五味子、牛膝、枸杞之属同用，始得其力。

简误：牡丹皮，本入血凉血之药，然能行血。凡妇人血崩，乃经行过期不净，并忌与行血药同用。(《神农本草经疏·草部中品之下·牡丹》)

## 2. 明·卢之颐注

美颜色。

核曰：出汉中、剑南，及丹州、延州、青州、越州、滁州、和州，近以洛阳者为胜。

修事：用铜刀劈破，去骨，锉如大豆，好酒拌蒸，从巳至未，日干用。畏贝母、大黄、菟丝子。忌蒜、胡荽。伏砒。

参曰：牡，门户枢。丹，英花色也。取象与色，当入足少阳厥阴。以少阳经主枢，府主决断，厥阴肝主色，主筋，主藏魂，主藏血，主谋虑故也。牡丹精胜者色，辛发者味，宣气散生者性，合鼓吾身风大，以全木德者也。故主中风寒热，瘛疭惊痫，痈肿疮疡，谓外来风气使然亦可。谓吾身风大不及亦可。癥坚瘀血，留舍肠胃，固肝主藏血，坚瘀留碍，则非所应藏物矣。所当决而断之，安五脏，美颜色，十一脏皆取决于胆，安而后能虑，枢机其神乎。

花名补阙，天香白眉、碧玉点翠、焦白、焚香拱璧、阆苑仙姿、玉蟾、天香湛露、冰轮乍涌、玉蓝、天香玉液、丽水金丹、胜琼、玲珑玉、金蛾舞翠、荆璞、玉龙鳞、月娥舞袖、和璧、黄金堆玉、海月辉天、淑素、玉砌琼卮、玉灿银光、璩素、飞琼喷玉、玉兔凌春、金玉奇逢、瑶池玉露、玉轮星月双辉、玉露含香、冰轮、月轮、苎萝白、蓝田玉、金缨白、瑞凤楼、琼瑶对燕、连城玉、建白、淡云笼月、松绫白、素魁、金玉交章、鹅绒白、冰山、金玉交辉、瑶台露、雪塔、软玉、玉珍珠立、金茎露、彩玉、秋水神、栗玉香、露华、嫦娥坠、金菊黄、抒素、和玉香、潇湘月、金丸、玉生香、真如玉、玺凝辉、雪剪绒、宛若玉、寒潭月影、玉胜妆、玉盘珠、韩家红、笑微微、乌衣玄奇、龙翔凤舞、金谷毓秀、千娇百媚、名世红轮、红轮射翠黄楼子、绿蝴蝶。（《本草乘雅半偈·神农本经中品二·牡丹》）

## 3. 明·徐彦纯注

洁古云：治肠胃积血，及衄血、吐血必用之药。是犀角地黄汤中一味也。《主治秘诀》云：辛、苦，阴中阳也。凉骨热。

东垣云：牡丹皮辛味苦寒，阴中之阳。主除癥坚瘀血，留舍肠胃，妇人冷热血气，排脓，通经，凉骨蒸。又云：去肠胃中留血滞血于诸经，皆能和血生血凉血。

海藏云：易老言治神志不足。神不足者，手少阴也；志不足者，足少阴也。故仲景八味丸用之。牝牡乃天地之称。牡为群花之首，叶为阳，发生，花为阴，成实。丹为赤，即火，故能泻阴中之火。牡丹皮主手厥阴、足少阴无汗之骨蒸，地骨皮主足少阴、手少阳有汗之骨蒸。又云：牡丹皮，治胞中之火。

（《本草发挥·牡丹皮》）

### 4. 清·姚球注

丹皮气寒，禀天冬寒之水气，入手太阳寒水小肠经；味辛无毒，得地西方之金味，入手太阴肺经。气味降多于升，阴也。

寒水太阳经，行身之表而为外藩者也，太阳阴虚，则皮毛不密而外藩不固，表邪外入而寒热矣；其主之者，气寒可以清热，味辛可以散寒解表也。肝者风木之脏也，肺经不能制肝，肝风挟浊火上逆，中风、瘛疭、惊痫之症生矣；丹皮辛寒，益肺平肝，肝不升而肺气降，诸症平矣。

小肠者受盛之官，与心为表里，心主血，血热下注，留舍小肠，瘀积成瘕，形坚可征；丹皮寒可清热，辛可散结，所以入小肠而除瘕也。

五脏藏阴者也，辛寒清血，血清阴足而藏安也。荣血逆于肉里，乃生痈疮；丹皮辛寒，可以散血热，所以和荣而疗痈疮也。

制方：丹皮同防风末酒服，治癫疝。同麦冬、五味、白茯、甘草、木通、生地，治心包络之火。（《本草经解·草部下·丹皮》）

### 5. 清·陈修园注

丹皮气寒，禀水气而入肾；味辛无毒，得金味而入肺。心火具炎上之性，火郁则寒，火发则热；丹皮禀水气而制火，所以主之。肝为风脏，中风而害其筋则为瘛疭，中风而乱其魂则为惊痫，丹皮得金味以平肝，所以主之。邪气者，风火之邪也，邪气动血，留舍肠胃，瘀积瘕坚；丹皮之寒能清热，辛能散结，可以除之。肺为五脏之长，肺安而五脏俱可安。痈疮皆属心火，心火降而痈疮可疗。（《神农本草经读·中品·丹皮》）

### 6. 清·邹澍注

心为牡脏，牡丹色丹属心，气厚味薄为阳中之阴，心者体阴用阳，其所主血脉。今有物焉，入其体，调其用，而宣通其所主，则不谓其入心而何哉？味辛则能通，气寒则能降，是以不为补剂而为通剂。凡血之所至，气必至焉，血不宣则气亦壅，气壅则不能卫外而为固，于是阳与阴相争，气与血相搏，而为寒热。血宣气行，外入者不解自去，此牡丹之首功，在鳖甲煎丸所由取重也。大抵牡丹入心，通血脉中壅滞，与桂枝颇同，特桂枝气温，故所通者血脉中寒滞；牡丹气寒，故所通者血脉中热结。桂枝究系枝条，其性轻扬，故凡沉寒痼冷，未必能通；牡丹则本属根皮，为此物生气所踞，故积热停淤，虽至成脓有象，皆能削除净尽，此则非特性寒性热之殊矣。牡丹有枝有叶，有花有实，皆所不用，独用其根者，则以凡物有实，则生气系于实，根株遂朽，此虽成实生条布叶之具，仍在于根，是其气全在根，非茎条花叶所能该耳。是其微义，不可不触类旁通者也。

《本经》言牡丹主"中风，瘛疭，惊痫，邪气"，明瘛疭有由于中风者，有不由于中风者。曰中风瘛疭，则与瘛疭之不由中风者有别矣。惊痫有有邪气者，有无邪气者，曰惊痫邪气，则与惊痫之无邪气者有别矣。再证之以《别录》所主"时气，头痛，客热，五劳，劳气，头腰痛，风噤，癫疾"，则凡风热之中，血分者为牡丹所专治无可疑矣。独是牡丹入心，通行血分，能行血中久痼瘀结，虽至化脓，亦所擅长，假如血结不流，不有血脉虚而纵驰者乎！不有脉随血聚而拘急者乎！不有因血结而热生，因热熏而惊痫者乎！由此以观，则牡丹之用，未为不广也。

仲景治癥坚瘀血用牡丹者，推桂枝茯苓丸、温经汤两方，两方所主之证，不得云在肠胃也，其亦有说欤？夫桂枝茯苓丸证，胎动在上，漏下不止，是为癥在小肠，故血从前阴下也。温经汤证，少腹里急，腹满，烦热，唇干，下痢，是淤在大肠，故谷道窘急而痢也。且病有暂有常，自其同者观之，则热迫冲任而下血，滞积肠胃而肠澼，计亦不甚相远也；自其异者观之，则妊娠下血，必不久而胎堕，决不能按期自行自止至三月矣。肠澼暮即发热，不剧必差，未有常常如是能至数十日者，此何以故？则以下血肠澼为暴病故也。若癥坚瘀血积久方病，既病亦不骤愈，故虽同在肠胃而有久暂之殊，遂使治有天渊之别，《本经》于癥坚瘀血在肠胃，必下"留舍"二字者此也。或谓淤在大肠未必下痢，或者阻碍水道，故小水入大肠而下痢欤？非也。夫滞在大肠亦能下痢，淤何独不然，若小便则必不以淤而碍。

《伤寒论》云："小便不利者，为无血也。小便自利者，血证谛也。"以小便由气化，气分无病，小便必调为可据矣。温经汤证，暮即发热，手掌烦热，唇口干燥。大黄牡丹汤证，时时发热，自汗出，复恶寒，可知瘀血痈脓在大肠者，必兼表证，盖大肠与肺为表里，大肠病必延及肺，肺主皮毛则寒热矣。温经汤证，少腹里急，腹满下痢，而不云小便不利；大黄牡丹汤证，少腹痞，按之即痛，如淋，小便自调，又可知大肠虽逼处膀胱，但气不病，终不为膀胱害也。

牡丹《本经》主疗痈疮，《金匮要略》中排脓散、排脓汤、王不留行散皆不用，肠痈二方，则一用一不用，《千金方》治诸疔肿痈疽疮漏皆不用，肠痈三方毕用之，可知牡丹为物，非特主癥坚瘀血留舍肠胃，即痈脓亦必涉及肠胃方可用矣，然牡丹何以独能去肠胃中壅结瘀积也？盖心属火而主降，牡丹气寒味辛微苦，辛则能开，苦则能降，故心交于肾而膀胱之化行，若有所隔碍者，牡丹在所必须，此肾气丸用之也。非特此也，胃者受盛之腑，肠者传化之腑，既受而盛，则非火莫化，既化而用，则非火莫行。牡丹非能助火之行也，凡火结不行者，牡丹能开降之，此所以专主留舍肠胃中癥坚瘀血也。

肾气丸之治，在《金匮要略》中有四，而皆涉及小便，与牡丹无涉者也，牡丹果何为者哉？《金匮真言论》云："北方黑色，入通于肾，开窍于二阴。"《水热穴篇》云："肾者，胃之关，关门不利，故聚水而从其类也。"夫肾兼蓄水火，火不宣则水不行，水不行则火益馁，于是不行之水郁而生热，益馁之火暗而不燃。水中有热，则小便反多；火中有寒，则小便不利。水中有热，火中有寒，非牡丹色丹气寒味辛苦者，孰能治之，此附桂之壮阳，地黄之滋水，虽能为之开阖，不能为转其枢，则牡丹之功不小矣。是方也，养阴之力虽厚，振阳之力亦雄，养阴之力厚，恐其水中之热延留，故必以牡丹泄阴中之阳者佐之。振阳之力雄，恐其燥急而难驯，故以山茱萸于阴中摄阳者辅之也。（《本经疏证·牡丹》）

**7. 清·叶志诜注**

百两精金，丹延植盛，荆棘同传，琅玕是竞，艳思移姿，真香失性，枯燥形全，四经顺令。（《神农本草经赞·中经》）

**8. 清·黄钰注**

辛寒。寒热中风则瘛疭，及惊痫邪气留肠胃为舍宅，疗痈疮而安五脏，除癥坚而消瘀血。（《本草经便读·神农本草经·中品》）

# 款　冬　花

【原文】款冬花，味辛，温。主咳逆上气善喘，喉痹，诸惊痫，寒热邪气。一名橐吾，一名颗涷，一名虎须，一名菟奚。生山谷。（《神农本草经·中品·款冬花》）

【注释】

**1. 明·缪希雍注**

款冬花，主……寒热邪气，消渴，喘息呼吸。

疏：款冬花得天地阴寒之气，而兼禀乎金水之性，故凌冰雪而独秀。其味辛甘，温而无毒，阴中含阳，降也。辛能散而能润，甘能缓而能和，温则通行不滞，善能降下。咳逆上气，善喘，喉痹，诸惊痫寒热邪气，消渴，喘息呼吸，一皆气升火炎之病也。气降则火自降，气降则阳交于阴，水火既济，既济则火不上炎，气不逆升，肺不受邪，得清肃之常道，而诸证自退矣。杏仁为之使，得紫菀良。

主治参互:

款冬花虽畏贝母，然得贝母、桑根白皮、紫菀、枇杷叶、栝楼根、百部、天麦门冬、杏仁，治喘逆及咳嗽反良，物有相制故也。如半夏畏生姜，得之则制其毒，而愈能奏效也。

得麻黄、杏仁、桑根白皮、甘草，治风寒郁实热于上焦，肺分作喘，其效甚速。

一味烧烟吸之治喘嗽。俱如《本草》注中所载。

《济生方》：痰嗽带血。款冬花、百合蒸焙等分，为末，蜜丸龙眼大。每卧时嚼一丸，薄荷汤下。款冬花，古今方用之为治嗽要药，以其辛温，散而能降，于肺无逆，无分寒热虚实，皆可施用，故无"简误"。(《神农本草经疏·草部中品之下·款冬花》)

### 2. 明·卢之颐注

出关中，及雍州、南山、溪水、华州，山谷水涧间；多丛生，叶似葵叶而大，不顾冰雪，先春而花，去土一二寸，出萼如菊，色青紫，通直而肥，开时花黄色，花在根下也。一种花红者，叶如荷而斗直，大可容升，俗呼蜂斗。修事：须取微见花者，如以芬芳，则无气力。拣去向里裹花蕊壳，并向里实如栗零壳，及枝叶，以甘草水浸一宿，却取款冬叶相拌，蒸一夜，晒干，去叶用。杏仁为之使，得紫菀良。恶皂荚、硝石、玄参。畏贝母、辛夷、麻黄、黄芪、黄芩、连翘、青葙。

参曰：以坚冰为膏壤，吸霜雪以自濡，此水里阳生，宜当入肾，肾之心药也。故出肺肾之邪，先肝心之用，与缊藉幽深者不相侔也。惊痫邪气，伏匿于中，对待治之，发越尽净。若咳逆上气，善喘喉痹，因肾苦燥，及形寒饮冷，秋伤于湿者始宜，或火热刑金，或肺气焦满，恐益消铄毁伤矣。(《本草乘雅半偈·神农本经中品·款冬花》)

### 3. 明·徐彦纯注

东垣云：味辛甘，纯阳。温肺，止嗽。治肺痿劳嗽，消渴，喘息。(《本草发挥·款冬花》)

### 4. 清·张志聪注

款冬生于水中，花开红白，气味辛温，从阴出阳，盖禀水中之生阳，而上通肺金之药也。太阳寒水之气，不从皮毛外交于肺，则咳逆上气而善喘。款冬禀水气而通肺，故可治也。厥阴、少阳木火之气，结于喉中，则而喉痹。款冬得金水之气，金能平木，水能制火，故可治也。惊痫寒热邪气为病，不止一端，故曰：诸惊痫寒热邪气，款冬禀太阳寒水之气而上行外达，则阴阳水火之气，自相交会，故可治也。

愚按：款冬气味辛温，从阴出阳，主治肺气虚寒之咳喘，若肺火燔灼，肺气焦满者，不可用。《济生方》中，用百合、款冬二味为丸，名百花丸。治痰嗽带血，服之有愈有不愈者，寒嗽相宜，火嗽不宜也。卢子由曰：款冬《本经》主治咳逆上气，善喘喉痹，因形寒饮冷，秋伤于湿者，宜之。如火热刑金，或肺气焦满，恐益销烁矣。（《本草崇原·本经中品》）

### 5. 清·姚球注

款冬气温，禀天春和之木气，入足厥阴肝经；味辛无毒，得地西方润泽之金味，入手太阴肺经。气味俱升，阳也。

肺金主气，气逆则火乘金，而咳逆上气气喘矣；其主之者，味辛润肺，气温宣通，则肺金下降之令行而诸症平也。喉痹者，火结于喉而闭塞也，喉亦属肺；款冬辛温通肺，故并主喉痹也。

诸惊痫寒热邪气者，惊有虚实之别，痫有五脏之分，其类不一，所以邪气亦有寒热之殊也，其主之者，以其邪虽有寒热之殊，然皆厥阴肝木气逆火炎之证；款冬辛温，温能达肝，辛能降气，气降火平，邪气退矣。

制方：款冬同麻黄、杏仁、桑皮、甘草，治寒郁气喘。同百合煎膏，名百花膏，治痰咳有血。（《本草经解·草部下·款冬花》）

### 6. 清·邹澍注

刘潜江云："《易·系辞》曰：'一阴一阳之谓道。'《素问·阴阳应象大论》曰：'积阳为天，积阴为地。'故在天则阳为主而生阴，在地则阴为主而生阳，然天之阳不得阴和，则为亢阳，不能化阴以降；地之阴不得阳和，则为穷阴，不能化阳以升。人气应之，故肾为阴中之阳，能上际乎天；肺为阳中之阴，能下极于地，然肺必得肾气至而降，肾必得肺气至而升。肾不升则水气肿满之患作，肺不降则咳逆、上气、喘息、喉痹之病生，是故咳逆、上气、喘息、喉痹者，阴中之阳不上朝，以致阳中之阴不下降也。款冬花气得天之温，味其辛甘发散，本为至阳之物，特当隆冬，天地闭塞之候，以坚冰为膏壤，吸霜雪以自濡，且其花不丽于茎端，不缘于叶际，偏附近于赤黑相兼之根，则不谓'其能在阳吸阴，以归于下而从阴生阳'不可。惊痫者，阳不依阴也。寒热邪气者，阴阳不和而相争也。治诸惊痫、寒热、邪气，言凡阴阳不和，阳不依阴，阴不附阳之证，得此在阳吸阴，从阴生阳之物，则阴阳自相依附而和也。"

紫菀、款冬花，仲景书他处不用，独于《肺痿上气咳嗽篇》射干麻黄汤中用之。射干麻黄汤即小青龙汤去桂枝、芍药、甘草加射干、紫菀、款冬花、大枣也，小青龙汤盖即麻黄汤、桂枝汤合方去杏仁、大枣、生姜，加细辛、五味、干姜，外以发表，内以下气消饮者。今咳而上气，喉中水鸡声，则为风寒混于气，水饮混于痰，痰碍其气，气触其痰，上焦心肺之间，势将郁而生火，故生姜易干姜以煤饮为散饮，紫菀易桂枝以通营为化营，款冬易芍药以破阴为吸阴，大枣易甘草以缓中为补中，加射干协五味以下气，仍是小青龙局法，已化峻为和，寓补于散矣。紫菀、款冬虽不得为是方主剂，然局法之转移，实以紫菀、款冬变，故《千金》《外台》凡治咳逆久嗽并用紫菀、款冬者，十方而九，则于此方亦不可不为要药矣。然二物者，一则开结使中焦之阴化血，一则吸阴下归，究之功力略同，而其异在《千金》《外台》亦约略可见，盖凡唾脓血失音者，及风寒水气盛者，多不甚用款冬，但用紫菀。款冬则每同温剂、补剂用者为多，是不可得其大旨哉！（《本经疏证·款冬花》）

**7. 清·叶志诜注**

类形芤茁，保质三冬，兔奚钻冻，蜂斗能容，丰肥尊直，茂悦冰封，阴蒸阳煦，心似寒松。（《神农本草经赞·中经》）

**8. 清·黄钰注**

气温，中含辛味。咳逆善喘喉痹，疗诸惊痫寒热邪气。（《本草经便读·神农本草经·中品》）

# 栀　子

【**原文**】栀子，味苦，主五内邪气，胃中热气，面赤，酒疱皶鼻，白癞，赤癞，疮疡。一名木丹。生川谷。（《神农本草经·中品·栀子》）

【**注释**】

**1. 明·缪希雍注**

疗目热赤痛，胸心大小肠大热，心中烦闷。

疏：栀子感天之清气，得地之苦味，故其性无毒。气薄而味厚，气浮而味沉，阳中阴也。入手太阴，手少阴，足阳明经。少阴为君主之官，邪热客之则五脏皆失所主。清少阴之热，则五内邪气自去，胃中热气亦除。面赤酒疱皶鼻者，肺热之候也。肺主清肃，酒热客之，即见是证，于开窍之所延及于面也。肺得苦寒之气则酒热自除，而面鼻赤色皆退矣。其主赤白癞疮疡者，即诸痛痒疮疡，皆属心火之谓。疗目赤热痛，及胸心大小肠大热，心中烦闷者，总除心肺二经之火热也。此药味苦气寒，泻一切有余之火，故能主如上诸证。

主治参互：

仲景治伤寒汗吐下后，虚烦不得眠，及心中懊憹者。

有栀子豉汤：用栀子十四枚，香豉四合，水煎服。

入茵陈大黄汤，治伤寒湿热发黄，腹胀。栀子十四枚，茵陈六两，大黄三两，水一斗，先煮茵陈，减六升，纳二味，煮取三升。分三服，小便当利，尿如皂角汁状正赤，一宿腹减，黄从小便出也。

同甘草、黄柏，为栀子柏皮汤，亦治发黄身热。

同厚朴、枳实，为栀子厚朴汤。治伤寒下后心烦，腹满卧起不安者，得吐即愈。

同鼠矢作汤，治大病后劳复，小便不利者，小便利即愈。以上皆仲景法。

同连翘、麦门冬、竹叶、灯心草、生甘草、黄连，能泻心经有余之火。加赤茯苓、木通、滑石、泽泻，泻小肠火。

同桑黄或桑白皮、黄芩、甘草、桔梗、五味子、干葛，治酒热伤肺，发出鼻皶。

同茵陈蒿、滑石、车前子、秦艽、黄连、车前草、萹蓄，治酒热发黄。

《梅师方》治热病后劳复，及因交接后发动，欲死不能语者。栀子三十枚，水三升，煎一升服，令微汗。

《救急方》治汤烫火伤。栀子末，和鸡子清浓涂之。丹溪方治胃脘火痛。山栀七枚，炒，水一盏，煎七分，入生姜汁饮之，立止。

简误：栀子禀至苦大寒之气，苦寒损胃而伤血。凡脾胃虚弱者忌之，血虚发热者忌之。性能泻有余之火，心肺无邪热者不宜用。小便不通，由于膀胱虚，无气以化，而非热结小肠者，不宜用。疮疡因气血虚不能收敛，则为久冷败疮，非温暖补益之剂则不愈。此所谓既溃之后，一毫寒药不可用是也。世人又以治诸血证，不知血得热则行，得寒则凝，瘀血凝结于中，则反致寒热，或发热劳嗽，饮食减少，为难疗之病。凡治吐血，法当以顺气为先，盖血随气而行，气降则火降，火降则血自归经，不求其止而止矣。此治疗之要法，不可违也。（《神农本草经疏·木部中品·栀子》）

**2. 明·卢之颐注**

南方、西蜀皆有。木有高下，叶似李而硬厚。五月生花，芬香六出，即西域之薝卜也。夏秋结实如诃子，生青熟黄，中仁红色。修治须如雀脑，并长须九路赤色者为上。去皮取仁，同甘草水浸一宿，漉出焙干，捣筛为末，勿用大而长者，谓之伏尸，入药无力。先人云：栀子有色，故主色变。凡苦寒之物，能下能坚，唯栀子反使坚结者解而上出，火空则发之义也，故并作涌泄之剂。

参曰：白英六出，色香俱胜，体性轻浮，棱壳似介，合入手太阴，宣气四达者也。故主阳气郁结，致色变于色而标见于皮，及浸淫肤肉而疮疡癞癫，此皆火热烁金，非此不能转热恼为清凉耳。五内邪气，胃中热气结而未实者，易于分解，已成燥坚者，非所宜矣。　（《本草乘雅半偈·神农本经中品三·栀子》）

### 3. 明·徐彦纯注

成无己云：苦以涌之。栀子之苦，以涌虚烦。

洁古云：性寒味苦，气薄味厚，轻清上行，气浮而味降，阳中阴也。其用有四：去心经客热，除烦躁，去上焦虚热，疗风热，是为四也。又云：栀子气寒，味微苦。治心烦懊憹，烦不得眠，心神颠倒欲绝，血滞，小便不利。又云：苦，纯阳，止渴。

海藏云：仲景用栀子治烦，胸为高之分也。故易老云：轻飘而象肺，色赤而象火，故能泻肺之火也。本草不言吐，仲景用此为吐药，栀子本非吐药，为邪气在上，拒而不纳，故令人上吐，邪因得以出。经曰高者因而越之，此之谓也。或用栀子利小便，实非利小便，清肺也。肺气清而化，膀胱为津液之府，小便得以出也。《本经》云：治大小肠热。辛与庚合，又与丙合，又能泄戊，其先入中州故也。去皮泄心火，连皮泄肺火，入手太阴、手少阴经。栀子豉汤治烦躁。烦者气也，躁者血也，气主肺，血主肾，故用栀子以治肺烦，用香豉以治肾躁。烦躁者，懊憹不得眠也。少阴虚满者，加甘草。若呕哕者，加生姜、橘皮。下后腹满而烦，栀子厚朴枳实汤。下后身热微烦，栀子甘草干姜汤，栀子大而长者，染色不堪入药。皮薄而圆，七棱至九棱者，名曰山栀子，所谓越桃者是也。

《衍义》云：仲景治伤寒，汗吐下后，虚烦不得眠，若剧者必反覆颠倒，心中懊憹，以栀子豉汤治之。因虚故不用大黄，有寒毒故也。栀子虽寒无毒，治胃中热气，既亡血亡津液，藏府无润养，内生虚热，非此物不可除也。又治心经留热，小便赤涩，去皮山栀子、火炮大黄、连翘、甘草（炙），等分末之，水煎三二钱，七服之，无不效。张仲景《伤寒论》及古今名医治发黄皆用栀子、茵陈、香豉、甘草等，分四物作汤饮之。又治大病起劳复，皆用栀子、鼠矢等汤，并小利而愈。其方极多，不可悉载。用仁去心胸中热，用皮去肌表间热。

丹溪云：山栀子屈曲下行，降。又能治肺中之火也。　（《本草发挥·栀子》）

### 4. 清·张志聪注

卮，酒器也，栀子象之，故名，俗作栀。《本经》谓之木丹，《别录》谓之越桃，今南方及西蜀州郡皆有之。木高七八尺，叶如李，厚而深绿，春荣夏茂，凌冬不凋，五月花开，花皆六出，洁白芬芳，交秋结实，如诃子状，生青，熟则黄赤，其中仁穰亦红赤，入药宜用山卮子，皮薄而圆小，刻房七棱至九棱者为佳。李时珍曰：蜀中有红栀子，花烂红色，其实染物亦赭红色。

栀子气味苦寒，其色黄赤，春荣夏茂，凌冬不凋，盖禀少阴之气化。少阴寒水在下，而君火在上也。花多五瓣，而栀花六出。六者水之成数也。稍杪结实，味苦色赤，房刻七棱九棱，是下禀寒水之精，而上结君火之实。主治五内邪气，胃中热气者，禀寒水之精，而治热之在内也。面赤，酒皰鼻，白癞，赤癞，疮疡者，结君火之实，而治热之在外也。栀子能启寒水之精，清在上之火热，复能导火热之气以下降者，如此。

栀子生用能起水阴之气上滋，复导火热以下行，若炒黑则但从上而下，不能起水阴以上滋，故仲祖栀子豉汤生用不炒，有交姤水火、调和心肾之功。而后人委言栀子生用则吐，炒黑则不吐，且以栀子豉汤为吐剂。愚每用生栀及栀子豉汤，并未曾吐。夫不参经旨，而以讹传讹者，不独一栀子为然矣。(《本草崇原·本经中品》)

### 5. 清·徐大椿注

面赤，酒皰、齇鼻，白癞、赤癞，疮疡，此皆肌肉之病，乃阳明之表证也。

栀子正黄，亦得金色，故为阳明之药。但其气体轻虚，走上而不走下，故不入大肠而入胃，胃在上焦故也。胃家之蕴热，惟此为能除之。又胃主肌肉，肌肉有近筋骨者，有近皮毛者，栀子形开似肺，肺主皮毛，故专治肌肉热毒之见于皮毛者也。(《神农本草经百种录·中品·栀子》)

### 6. 清·陈修园注

栀子气寒，禀水气而入肾；味苦，得火味而入心。五内邪气，五脏受热邪之气也。胃中热气，胃经热烦懊憹不眠也。心之华在面，赤则心火盛也。鼻属肺，酒皰齇，金受火克而色赤也。白癞为湿，赤癞为热，疮疡为心火。栀子下禀寒水之精，上结君火之实，能起水阴之气上滋，复导火热之气下行，故统主之。以上诸症，唯生用之，气味尚存，若炒黑则为死灰，无用之物矣。仲景栀子豉汤用之者，取其交姤水火、调和心肾之功；加香豉以引其吐，非栀子能涌吐也。俗本谓栀子生用则吐，炒黑则不吐，何其陋欤？按：仲景云：旧有微溏者，勿用。(《神农本草经读·中品·栀子》)

### 7. 清·邹澍注

五内邪气之后，继以胃中热气，则所谓邪者，未必尽热矣。胃中热气以前，冠以五内邪气，则所谓热者未必有邪矣。栀子苦寒涌泄，其可治非热之邪，无邪之热耶！不知五内邪气而能为面赤、酒疱、皶（音 zhā，面部所生的粉刺）鼻、白癞、赤癞、疮疡，又乌得云无热。胃中热气乃竟致面赤、酒疱、皶鼻、白癞、赤癞、疮疡，又决非劳伤虚热。仲景云："凡用栀子汤，病人旧微溏者，不可与服。"则可见五内寒邪，胃中虚热，乃非栀子可胜耳，据此则五内邪气、胃中热气，皆为面赤、酒疱、皶鼻、白癞、赤癞、疮疡，述病由而庐氏主色变之说，遂不可易矣。夫庐氏之言诚无以易，第有当分析者，不可不知也。栀子味苦气寒，禀性严肃，乃偏开花结实于阳气极盛时，固有以知其体阴而效用于阳矣。其花白蕊黄仁赤，五色之中惟具其三，故所主面赤、酒疱、皶鼻、白癞、赤癞亦惟此三色，其它若青黑痣斑之类，概不能治，是亦与茜草、红花、苏方木，色赤而治血者无异矣。然世俗捣栀子敷伤，经夕之后，敷处仅变青黑，不为黄白，与赤又曷故哉？夫栀子非能治伤，特伤之浅未及筋骨仅在肌肉者，则或气阻生火，将变为紫，将变为赤，乃至阁血成脓，故急以解烦愠之物敷之，俾火不生而气行，竟无变赤变紫之咎，则青黑者即胜夫赤紫之色也。连类而推，则仲景以之治黄，均贯于此矣。

仲景用栀子，实具此二义，于热邪烦懊怃证，取其于土中收清肃之气以胜之，则栀子豉汤、栀子甘草豉汤、栀子生姜豉汤、枳实栀子豉汤皆是也。于湿热成黄证，取其于郁中鼓畅发之气而开之，则茵陈蒿汤、栀子大黄汤、大黄硝石汤皆是也。特于清肃中，偏同豆豉之散发，于畅发中偏协大黄之荡涤，何欤？夫烦懊非特上焦阳盛也，盖下焦阴亦逆而阻阳之降焉，用豆豉泄其下焦之阴，使交郁蒸之阳，于以供栀子清肃下行之化也。试即离豆豉未离栀豉局之栀子厚朴汤、栀子干姜汤观之，一以寒下而中宫气壅，则佐以枳朴之开泄。一以温下而阳气不羁，则佐以干姜之守中，亦以凑栀子之清肃耳。发黄者，火迫于中，津液不能自行，则蒸盦而成焉，用大黄推其火以远于津液，即津液中火有未尽，则藉栀子之严厉以畅其机也。试即不用大黄之栀子檗皮汤观之，则于黄疸中并兼发热，发热则其阳犹足达于外而结于内者未深，遂不必大黄之峻利，但用栀子清肃畅达之可耳。于此见栀子于烦懊之火，是化之而非析之，于黄疸之火是畅之而非泻之也。

既曰："凡用栀子汤，病人旧微溏者，不可与服。"又曰："下痢后，更烦，按之心下濡者，为虚烦也，栀子豉汤主之。"何也？夫下痢有热证、实证，便溏则一于虚寒而已，栀子豉汤治热证不治实证，下痢后烦可见，非虚寒证矣，矧加一"更"字，益可见下痢时本烦，及痢止而烦愈甚，热证已定矣，然尚恐其属实也，故必按之，按之而鞕者，小承气证也，必按之濡，始审为栀子豉汤证焉，是两条之义相去殊远非混也。然则便旧微溏者，误服栀子汤应何如？夫固曰："栀子于热湿燥得令时，反能畅茂条达，而叶本青黑，于寒与风得令时，则蓄缩黄瘁，其遇中虚中寒，亦惟气萎败而伤土，增其下痢已耳。"然则同以栀、豉、枳实、大黄成方，治差后劳复挟宿食者，则曰枳实栀子豉汤。治酒疸，心中懊侬或热痛者，则曰栀子大黄汤。且枳实栀子豉汤枳实仅三枚，而反以名汤；栀子大黄汤枳实用五枚，而反让栀子居首，何也？夫治烦非治黄比，前固曰一取其清肃，一取其畅达耳。栀子大黄汤则并烦与黄悉治之，若仍用栀豉煎法，先煮枳实、栀子，后入豆豉，则嫌于治烦热而非治黄，故不分先后，四味同煎，若别出方名，则嫌于治黄，不治烦热，故仍以栀子称首，曰栀子大黄汤，正以其不尽合栀豉法也，枳实栀子豉汤尽合栀豉法矣。以劳复加枳实，复以宿食加大黄，本无黄证可治，又有烦热可凭，讵可别出方名不谓之栀豉耶！譬如栀子厚朴汤、栀子干姜汤无豆豉，而仍以栀子冠方，以栀子冠方为其有烦也。茵陈蒿汤、大黄消石汤何尝不治黄，何尝无栀子，而方名不出栀子，则栀子者为治烦之要剂欤！

　　栀子为治烦要剂，仲景治烦不必以栀子，各有故焉。盖烦非一类，所当审察辨明而后栀子之用可无误也。夫病在表有烦热，在里有烦躁，与栀子所治之烦天渊，固无庸辨，若夫小建中所治之烦悸，小柴胡所治之烦呕，瓜蒂散所治之烦满，饥不能食，黄连阿胶所治之烦不得卧，猪肤汤所治之下痢、咽痛、胸满、心烦，乌梅丸所治之得食而呕又烦，桂枝所治之解后复烦，白虎所治之烦渴，亦与栀子所治之烦有别，而无庸辨。曰："发汗、吐、下后，虚烦不得眠，若剧者，必反复颠倒，心中懊侬。"此方是栀子所治之烦，夫发汗吐下后，是阳邪内入也，阳邪内入，不因汗吐下后，则为里实，故曰："阳明病，不吐不下，心烦者，可与调胃承气汤。"若夫汗吐下后，有干呕烦者，有脉浮数烦渴者，有胸满烦惊者，又非栀子所宜，则栀子所治之烦，必系误治以后，胸中烦满而不鞕不下痢者，方为合剂也。

　　然则大柴胡汤证为下后有烦有呕，与栀子生姜豉汤证究有何异？盖此中分别，相去径庭，亦何难辨？夫若呕之与呕不止，心下急之与虚满，郁郁微烦之与反复颠倒、心中懊侬，已不啻天渊，况柴胡证仍在耶！且论病必先理其本末，柴胡证仍在，句中含无限兼证，呕不止所以别于喜呕，心下急所以别于胸胁满，郁郁微烦所以别于心烦喜呕耳，岂得与烦满懊侬而或呕之栀子生姜豉汤比，若此可相比，则下后汗后之昼日烦躁不得眠者，亦可相比乎！不揣本而齐末，此之谓矣。（《本经疏证·栀子》）

**8. 清·叶志诜注**

雪莹倾卮，薰风吹度，圆脑含苞，直棱分数，黄烁柔金，红嫣染素，木戟钩枝，同方类附。(《神农本草经赞·中经》)

**9. 清·黄钰注**

苦寒。五内邪热，酒疱皶鼻，癞疾赤白，又主疮疡，面赤胃热。(《本草经便读·神农本草经·中品》)

# 竹 叶

**【原文】**竹叶，味苦，平。主咳逆上气，溢筋急，恶疡；杀小虫。根，作汤，益气止渴，补虚下气。汁，主风痓。实，通神明，益气。(《神农本草经·中品·竹叶》)

**【注释】**

**1. 明·缪希雍注**

主胸中痰热，咳逆上气。

疏：竹叶禀阴气以生，《本经》：味辛平，气大寒无毒。甄权言：甘寒。气薄味厚，阴中微阳，降也。入足阳明，手少阴经。阳明客热则胸中生痰，痰热壅滞则咳逆上气。辛寒能解阳明之热结，则痰自消，气自下，而咳逆止矣。仲景治伤寒发热大渴，有竹叶石膏汤，无非假其辛寒散阳明之邪热也。

主治参互：

煎汤调酸枣仁(炒熟，末)五钱，临卧服，治心虚不得眠。同麦门冬、酸枣仁、远志、丹参、茯神、丹砂、犀角，治心经蕴热，虚烦不眠。入白虎汤治伤寒烦热，大渴引饮。《肘后方》治时行发黄，竹叶五升，小麦七升，石膏三两，水一斗半，煮取七升，细服，尽剂愈。(《神农本草经疏·木部中品·竹叶》)

**2. 明·卢之颐注**

核曰：土中苞笋，各以时出，旬日落箨成竹也。茎有节，节有枝，枝有节，节有叶。叶必三之，枝必两之。

先人《博议》云：易生易长，虚中有节，性质疏畅，映苍幽独，岁寒不凋，春荣自若，真隐君子，真林下友。

又云：秋深引根，冬半孕笋，然以偶生，略分先后发也。春分出十成竹，枝必偶，叶必三，空中直上，具木中有火之象。故笋可发疮，沥通经脉，茹主呕哕，叶清烦热，皆透达木火之所不及者也。

又云：去外皮一重，取青白之交曰茹，此竹气通上彻下，透表及里之所，用之可通上下，而使气清，达表里，而不致骤急者也。

又云：直达中空，抽水土之力迅捷，沥即竹中之水，顾理文如膝，而界节似经，则通中之节，固非往而不返者矣。如病久渴，即节而不通；心烦，为通而不节；竹沥之力，通节交互，故渴可解，而烦可息。但竹沥行中有节，直达之力居多，须佐以姜汁，便可横遍，且得尽木火之体用也。

参曰：竹者，物之有筋节者也。故筋节字皆从竹，又竹从两个，枝必二，叶必三，即火二木三之象也。（《本草乘雅半偈·神农本经中品一·竹叶》）

### 3. 清·张志聪注

竹之种类最多，《本经》用筸竹，后人兼用淡竹、苦竹。一种薄壳者，名甘竹，亦佳。竹禀冬令之水精，其根硬，喜行东南，是气禀西北，而体尚向东南也。冬时孕笋，春时抽筸，夏时解箨，秋日成竿，得天地四时之气。

竹叶凌冬不落，四季常青。凌冬不落者，禀太阳标阳之气也。太阳标阳本寒，故气味苦寒。四季常青者，禀厥阴风木之气也，木主春生，上行外达，故主治咳逆上气。溢筋急者，肝主筋，竹叶禀风木之精，能滋肝脏之虚急也。消恶疡者，恶疡主热，竹叶禀水寒之气，能清心脏之火热也。虫为阴类，竹叶得太阳之标阳，而小虫自杀矣。（《本草崇原·本经中品》）

### 4. 清·姚球注

淡竹叶气大寒，禀天冬寒之水气，入足少阴肾经；味甘平无毒，得地中央燥土之味，入足阳明燥金胃土。气味俱降，阴也。

足少阴之脉，其支者注胸，少阴肾，主五液，水泛成痰，痰滞胸中则热；其主之者，寒可清也。阳明胃气本下行，气逆而上，则熏肺而咳；竹叶寒可清胃，甘平可以下气也。

制方：竹叶同陈皮，治上气发热。同石膏、知母、甘草、麦冬，名竹叶石膏汤，治壮热口渴。（《本草经解·竹部·竹叶》）

### 5. 清·邹澍注

是故《金匮》竹叶汤治"产后，中风，发热，面正赤，喘而头痛"，乃阳无根而上泛，复为阴翳所累，遂以桂枝、附子、人参、甘草、大枣、生姜回其阳，用竹叶率葛根、防风、桔梗以解散其阴，盖风寒所着之阴与为阳累之阴，固自不同，不得全仗葛根、防风、桔梗而能解也。《伤寒论》竹叶石膏汤治"大病解后，虚羸少气，气逆欲吐"，乃强阳既未全衰于中，微阴不能无扰于上，徒以石膏、人参、半夏、麦门冬、粳米、甘草安其中，又恐其阴随寒药入内，不如以柔润者、和阳轻清者散阴之为愈，盖正旺之阳与方衰之阳，原自有别，非若白虎汤证可径情直行也。至若皮茹，原系运输津液上朝之道路，其中虽有属阳之节为阻，其外实一在线行，并无留滞，内之阻正以外之通而得生，故治中气之有阻而逆者，如相激为呕哕，相争为寒热，相迫为吐血，相逐为崩中，何莫非以阳格阴，阴不流通，奔突外出之候，若在外得通，在内自可转旋，即不能自致通畅，更为或和其阴，或和其阳，亦自有力而少隔阂，如橘皮竹茹汤之治哕逆，乃于中宫用阳和阴；竹皮大丸之治妇人乳中虚烦乱呕逆，乃于中宫用阴和阳，皆一举可平，故目其功能曰安中益气。以是知竹皮之功，全从在外转旋在内之气，比之竹叶从在上解阴翳而畅在中之阳者，又不侔矣。（《本经疏证·竹叶》）

### 6. 清·叶志诜注

缥节黄苞，露凝寒湿，绿助秋声，粉含沥汁，绷锦龙狞，蔬珠凤粒，千亩胸中，森森玉立。（《神农本草经赞·中经》）

### 7. 清·黄钰注

苦平。上气咳逆，主杀小虫，恶疡筋急，根竹汤服渴止气益，又能补虚，下气可必。（《本草经便读·神农本草经·中品》）

## 黄柏（蘗木）

【原文】蘗木，味苦，寒。主五脏、肠胃中结热，黄疸，肠痔；止泄利，女子漏下赤白；阴阳伤（通壮，编者注）；蚀疮。一名檀桓。生山谷。（《神农本草经·下品·蘗木》）

【注释】

### 1. 明·缪希雍注

疗惊气在皮间，肌肤热赤起，目热赤痛，口疮。久服通神。

疏：黄柏禀至阴之气而得清寒之性者也，其味苦，其气寒，其性无毒，故应主五脏肠胃中结热。盖阴不足则热始结于肠胃。黄疸虽由湿热，然必发于真阴不足之人。肠澼痔漏，亦皆湿热伤血所致。泄痢者，滞下也，亦湿热干犯肠胃之病。女子漏下赤白，阴伤蚀疮，皆湿热乘阴虚流客下部而成。肤热赤起，目热赤痛，口疮，皆阴虚血热所生病也。以至阴之气，补至阴之不足。虚则补之，以类相从，故阴回热解湿燥而诸证自除矣。乃足少阴肾经之要药，专治阴虚生内热诸证，功烈甚伟，非常药可比也。洁古用以泻膀胱相火，补肾水不足，坚肾壮骨髓，疗下焦虚，诸痿瘫痪，利下窍除热。东垣用以泻伏火，救肾水，治冲脉气逆，不渴而小便不通，诸疮痛不可忍。丹溪谓：得知母滋阴降火，得苍术除湿清热，为治痿要药。得细辛泻膀胱火，治口舌生疮。

主治参互：

黄柏，为足少阴肾经药。然以柴胡引之，则入胆；以黄连、葛根、升麻引之，则入肠胃及太阴脾经。治湿热滞下。佐牛膝、枸杞、地黄、五味子、鳖甲、青蒿，则益阴除热。佐甘菊、枸杞、地黄、蒺藜、女贞实，则益精明目。得猪胆汁、水银粉，则主诸热疮有虫，久不合口。得铅丹，则生肌止痛。得木瓜、茯苓、二术、石斛、地黄，则除湿健步。佐白芍药、甘草，则主火热腹痛。

《外台秘要》治口中及舌上生疮，锉黄柏含之。

《千金方》治小儿重舌，以黄柏，苦竹沥浸，点舌上。

《肘后方》治咽喉卒肿，食饮不通。黄柏捣末，苦酒和傅肿上，佳。

又方：治伤寒时气温病，毒攻手足肿痛欲断，亦治毒攻阴肿。细锉黄柏五斤，以水三斗煮渍之。《伤寒类要》。

葛氏方：治食自死六畜肉中毒。黄柏末服方寸匕，未解再服之。

《经验方》治呕血。黄柏蜜涂炙干，杵为末。用麦冬汤调下二钱匕，立瘥。

《梅师方》治痈疽发背，或发乳房，初起微赤，不急治之即杀人。捣黄柏末，和鸡子白涂之。

《简要济众方》治吐血热极。黄柏二两，蜜炙捣末。每服二钱，温糯米饮调下。

《十全博救方》治小儿热泻。黄柏削皮焙为末，用糯米饮丸如粟大。每服十丸，米饮下。

《深师方》治伤寒热病口疮。黄柏削去粗皮，蜜渍一宿，唯欲令浓，含其汁，良久吐，更含。若胸中热有疮时，饮三五合尤佳。

《衍义》云：檗木，今用皮以蜜炙，与青黛各一分，同为末，入生龙脑一字，研匀。治心脾热，舌颊生疮，当掺疮上，有涎即吐。又张仲景檗皮汤，无不验。《伤寒论》中已著。

《妇人良方》治妊娠下痢白色，昼夜三五十行，根黄厚者，蜜炒令焦为末，大蒜煨熟，去皮捣烂如泥，和丸梧子大。每空心米饮下三五十丸，日三服。神妙不可述。

《洁古家珍》治赤白浊淫，及梦泄精滑。真珠粉丸：黄柏（炒）、真蛤粉各一斤，为末，炼蜜丸绿豆大。每服一百丸，空心温酒下。黄柏苦而降火，蛤粉咸而补肾也。又方：加知母（炒）、牡蛎（煅）、山药（炒），等分为末，糊丸梧子大。每服八十丸。盐汤下。

许学士《本事方》治积热梦遗，心忪恍惚，膈中有热，宜清心丸主之。黄柏末一两，片脑一钱，炼蜜丸梧子大。每服十五丸，麦冬汤下，此大智禅师方也。

《三因方》治口疮臭烂，绿云散：黄柏五钱，铜绿二钱，为末掺之，漱去涎。

《圣惠方》治鼻疳有虫。黄柏二两，冷水浸一宿，绞汁温服。

《普济方》治鬒毛毒疮生头中，初生如蒲桃，痛甚。黄柏一两，乳香二钱半，为末，槐花煎水，调作饼，贴于疮上。

《子母秘录》治小儿脐疮不合者。黄柏末涂之。又方：治臁疮，热疮。黄柏末一两，轻粉三钱，猪胆汁调搽之。或只用蜜炙黄柏末一味。

张杲《医说》治火毒生疮，凡人冬月向火，火气入内，两股生疮，其汁淋漓。用黄柏末掺之，立愈。一妇生此，人无识者，用此而愈。

《宣明方》：敛疮生肌，黄柏末，面糊调涂，效。

简误：黄柏固能除热益阴，然阴阳两虚之人，病兼脾胃薄弱，饮食少进，及食不消，或兼泄泻，或恶冷物，及好热食，肾虚天明作泄，上热下寒，小便不禁，少腹冷痛，子宫寒，血虚不孕，阳虚发热，瘀血停滞，产后血虚发热，金疮发热，痈疽溃后发热，伤食发热，阴虚小水不利，痘后脾虚，小水不利，血虚不得眠，血虚烦躁，脾阴不足作泄等证，法咸忌之。（《神农本草经疏·木部上品·檗木黄柏也》）

### 2. 明·卢之颐注

出汉中山谷，及永昌、邵陵、山东诸处，今唯蜀中者皮厚色深为佳。树高数丈，叶似吴茱萸，又似紫椿，经冬不凋。皮外黄白，其里正黄，其根结块如松下茯苓，故根名桓檀。修治：削去粗皮，生蜜浸半日，取出晒干，再以蜜涂，文武火炙令蜜尽为度。每檗皮五两，用蜜三两。恶干漆，伏硫黄。

先人云：黄本土色，可及五脏肠胃之科。苦寒相结，能解热结致疾之本。故《本经》主治热结两字为因，疸痔诸疾为证，五脏肠胃，皆部署也。

参曰：树高根结，经冬不凋，味大苦，气大寒，禀太阳高广之象，得太阳寒水之化，以待极阴中见之热，此秉土制为用，所以防水也。如是则气专力备，解五脏肠胃中缘热为因，致疸痔泄漏，阴伤蚀疮，种种证形，热解则清而愈矣。设散漫流注之火热，所当避忌，如火实类结，亦可假用火空则发之义耳。

檗木高，檗根结，而专精者皮，则皮具全木之体与用矣。（《本草乘雅半

偈·神农本经中品四·蘗木》)

### 3. 明·徐彦纯注

成聊摄云：蛔得甘则动，得苦则安，黄连、黄蘗之苦安蛔。

洁古云：治肾水膀胱不足，诸痿厥，腰脚无力，于黄芪汤中少加用之，使两足膝气力涌出，痿软即时去矣。蜜炙此一味为细末，治口疮如神。瘫痪必用之药也。

《主治秘诀》云：性寒味苦，气味俱厚，沉而降，阴也。其用有六：泻膀胱龙火一也，利小便热结二也，除下焦湿肿三也，治痢疾先见血四也，去脐下痛五也，补肾气不足壮骨髓六也。二制则治上焦，单制则治中焦，不制则治下焦也。既能泄泻膀胱火，亦能利窍。小便黄用蘗皮，涩者加泽泻。

东垣云：黄蘗味辛、苦，苦厚辛微，阴中之微，降也。太阳经引经之药。泻膀胱经火，补本经及肾不足。若寒，安蛔，补下焦虚，坚肾。经曰：苦以坚之。凡痿厥除湿药中不可缺也。

海藏云：足少阴之剂。肾苦燥，故骨停湿也。栀子、黄芩入肺，黄连入心，黄蘗入肾，燥湿所归，各随其类也。活人解毒汤，上下内外通治之。

丹溪云：蘗皮属金，而有水与火。走手厥阴经，而有泻火补阴之助，舌颊疮多生于郁用之。以配细辛，治口疮有奇效。（《本草发挥·蘗皮》）

### 4. 清·张志聪注

黄蘗气味苦寒，冬不落叶，禀太阳寒水之精。皮厚色黄，质润稠粘，得太阴中土之化。盖水在地之下，水由地中行，故主治五脏肠胃中之结热，黄疸，肠痔。治结热者，寒能清热也。治黄疸、肠痔者，苦能胜湿也。止泄痢者，先热泄而后下痢，黄柏苦寒，能止之也。女子漏下赤白，阴伤蚀疮，皆湿热下注之病。苦胜湿而寒清热，故黄蘗皆能治之也。以上主治，皆正气无亏，热毒内盛，所谓下者举之，结者散之，热者寒之，强者泻之，各安其气，必清必静，则病气衰气，归其所宗，此黄蘗之治皆有余之病也。如正气稍虚，饮食不强，便当禁用。

愚按：黄蘗禀寒水之精，得中土之化，有交济阴阳、调和水火之功，所治至广。而《真珠囊药性》云：黄蘗疮用，一言蔽之。后人徒事歌括者，信为疮药而已。其曰珍珠，殆以鱼目欺世尔。（《本草崇原·本经中品》）

### 5. 清·姚球注

黄柏气寒，禀天冬寒之水气，入足少阴肾经；味苦无毒，得地南方之火味，入手少阴心经。气味俱降，阴也。

五脏六腑，心为君主，心属火，结热，火气结也；味苦泄热，主之。黄疸，胃经湿热之证；肠痔，大肠火结之病；泄痢，大肠湿热之证。其主之者，黄柏入肾，肾者胃之关，大肠肾所主也，气寒能清，味苦能燥，故治以上诸症也。

漏下赤白，胎漏下血及赤白带也，一因血热妄行，一因湿热下注；黄柏入肾，寒能清热，苦可燥湿，所以主之。阴阳蚀疮，阴户伤蚀成疮也。诸疮皆属心火，其主之者，苦寒泻火也。

制方：黄柏同知母，滋阴降火。同茅术，除湿清热，治痿要药。同细辛，泻膀胱火。用蜜炙成末，煨大蒜，丸，治妊娠下痢白色。同木瓜、白茯、二术、石斛、生地，治痿。同白芍、甘草，治火热腹痛。（《本草经解·木部·黄柏》）

### 6. 清·徐大椿注

黄柏极黄，得金之色，故能清热。其味极苦，若属火，则又能燥湿。凡燥者未有不热，而寒者未有不湿，惟黄柏于清热之中而兼燥湿之效。盖黄色属金，阳明为燥金，故其治皆除阳明湿热之疾，气类相感也。（《神农本草经百种录·上品·柏木》）

### 7. 清·陈修园注

黄柏气寒，禀天冬寒之水气。味苦无毒，得地南方之火味；皮厚色黄，得太阴中土之化。五脏为阴，凡经言主五脏者，皆主阴之药也。治肠胃中热结者，寒能清热也。治黄疸、肠痔者，苦能胜湿也。止泄利者，湿热泄痢，唯苦寒能除之，而且能坚之也。女子胎漏下血，因血热妄行；赤白带下，及阴户伤蚀成疮，皆因湿热下注；黄柏寒能清热，苦可燥湿，所以主之。然皆正气未伤，热毒内盛，有余之病，可以暂用，否则不可姑试也。

凡药之燥者，未有不热；而寒者，未有不湿；黄柏于清热之中，而兼燥湿之效。（《神农本草经读·中品·黄柏》）

### 8. 清·邹澍注

檗木根结如茯苓，皮色鲜黄，味苦，气寒，性燥，故其为治，能使在内之伏热解，而肌肉、九窍之病尽除。第《本经》主治所谓五脏肠胃中结热者，当作五脏之热结于肠胃中解，若谓五脏肠胃中结热遍能治之，则檗之功似宜更广，所治之证必不若是之狭矣。惟其所主"肠痔、泄利、女子漏下、赤白、阴伤蚀疮"均系九窍，斯不可谓九窍不和，乃肠胃之所生病耶！刘潜江云："肾之阴气不足，则热自结于胃，胃壅结热，则湿土之阴气无从施化而还病于湿。"此由肾及胃之征，率是推之，则肠胃因五脏热结而病于湿热者不少矣，讵独在肾？况肠痔、泄利、女子漏下、赤白、阴伤蚀疮，何一非挟湿为病，不仅是热耶！特《本经》所主，皆下窍之病，且俱属湿。《别录》所主，则上窍之病俱不属湿，何哉？夫湿本下溜，火则上出，湿病于下与火相合，但火能升，津不能升，故病于九窍之下者多涉湿，病于九窍之上者多联燥，理固宜然，无足怪也。第五脏之间，病连心与肝者必杂血，连脾与肾者湿尤剧耳。檗之治，解湿热之为病于肠胃，则其源之自五脏来者能清，其流之及九窍者皆罢。缘其色黄，固入胃，气寒能胜热，性燥可已湿也。至惊气、在皮间肌肤热赤，则肝家之气已入肌肉而化热，尚未碍津液之流行致化湿也，故尤能治之，则气之来自五脏，至于胃而热甚生湿，为更可信矣。

　　或曰：子治《本经》，证以仲景，大抵欲明药之所以用也。譬如檗皮，仲景以栀子檗皮汤治黄疸，用之于身黄发热者，则似檗皮于黄疸，不离发热以为治矣，乃大黄硝石汤中用之，则不必以发热也。其以白头翁汤治下利，用之于热利下重者，则似檗皮于下利，亦不离发热以为治矣。乌梅丸中亦用之，又不必以发热矣。又何从确然指其所以哉？予谓黄疸与下利之候甚多，而表里寒热错杂，其孰多孰少，不可不辨也。凡黄疸之属里属寒者不论，举其属表属热者言之，则麻黄连轺赤小豆汤证，其标见于太阳。小柴胡汤证，其标见于少阳。栀子大黄汤、茵陈蒿汤、大黄消石汤、栀子檗皮汤证，其标皆见于阳明。阳明者有在经在腑之分，"发热，懊憹，汗出"皆经证也，"腹满，小便不利"皆腑证也。栀子大黄汤证经多而腑少，茵陈蒿汤证有腑而无经，栀子檗皮汤证有经而无腑，大黄消石汤证经少而腑多。试于栀子檗皮汤证，以黄疸为里，则发热为表；于大黄消石汤证，以腹满、小便不利为里，则汗出为表。是汗出为表和，则发热为里和，而檗皮之用，正在表里之间，湿热壅于肌肉，是胃中结热为疸者也。下利之所属尤多，然白头翁汤、乌梅丸证只在厥阴一经，厥阴尤寒热错杂之所，则寒与热之多少，尚可循其数以证之也。其厥逆无脉，汗出身冷，纯属寒者无论，若兼烦兼呕，脉大脉数，谵语欲饮水，则属热矣。试以脉大脉数烦且呕者为寒热参半，则干姜黄连黄芩人参汤之寒差轻，乌梅丸之寒差重。若以谵语欲饮水为纯乎热，则白头翁汤之热比于虚，小承气汤之热比于实。下利之虚者，寒热参半，其寒多而参用温者，皆用檗皮，则檗皮之用，正在五脏间有以和其热，使其热不移于肠胃而已。要之，九窍之病，无不本于肠胃，肠胃之热有不系五脏所移者，则非檗皮所主，统观黄疸、下痢二证之用檗皮者，皆比于虚，则檗之治热必虚而挟湿者，始为当耳。（《本经疏证·檗木》）

　　**9. 清·叶志诜注**

　　叶伴椿紫，色亚栀黄，生金丽水，负阴抱阳，通中染卷，元吉垂裳，木芝

著品，冬茂房商。（《神农本草经赞·上经》）

### 10. 清·黄钰注

苦寒。肠胃结热，疗黄疸与肠痔，主五脏而止痢泄，兼治女子阴伤，蚀疮漏下赤白。（《本草经便读·神农本草经·中品》）

# 吴　茱　萸

【原文】吴茱萸，味辛，温。主温中，下气止痛；咳逆，寒热；除湿；血痹；逐风邪，开腠理。根，杀三虫。一名蔱，生川谷。（《神农本草经·中品·吴茱萸》）

【注释】

### 1. 明·缪希雍注

吴茱萸，味辛，温、大热，有小毒。主温中，下气，止痛，咳逆寒热，除湿血痹，逐风邪，开腠理，去痰冷，腹内绞痛，诸冷实不消，中恶心腹痛，逆气，利五脏。

疏：吴茱萸禀火气以生，故其味辛，气温，有小毒。甄权：辛苦大热。气味俱厚，阳也。入足阳明、太阴，兼入足少阴、厥阴经。凡脾胃之气，喜温而恶寒。寒则中气不能运化，或为冷实不消，或为腹内绞痛，或寒痰停积，以致气逆发咳，五脏不利。辛温暖脾胃而散寒邪，则中自温，气自下，而诸证悉除。其主除湿血痹，逐风邪者，盖以风寒湿之邪多从脾胃而入，脾胃主肌肉，为邪所侵则腠理闭密而寒热诸痹所从来矣。辛温走散开发，故能使风寒湿之邪从腠理而出。中恶腹痛，亦邪恶之气干犯脾胃所致，入脾散则腹痛自止矣。

主治参互：

仲景吴茱萸汤，治少阴病，吐利，手足逆冷，烦躁欲死者。吴茱萸一斤，人参二两，生姜六两，大枣十二枚（劈），四味以水七升，煮二升，去滓温服七合，日三服。厥阴，干呕吐涎沫，头痛者，用此方。

又：当归四逆加吴茱萸汤，治厥阴证，手足厥冷，脉细欲绝，其人内有久寒者。当归三两，芍药三两，炙甘草二两，通草二两，桂枝三两，细辛三两，生姜半斤，吴茱萸二升，大枣二十五枚，以水六升，清酒六升，同煮取五升，去滓，分五服。

《食疗》治冬月感寒。吴茱萸五钱，煎汤，服之取汗。

《圣惠方》治阴毒伤寒，四肢逆冷。用吴茱萸一升，酒拌湿，绢袋二个包，蒸极热，更互熨足心。候气透，痛亦即止，累有效。

《肘后方》治寒疝往来。吴茱萸一两，生姜半两，清酒一升煎，分温服。

《圣惠方》治食已吞酸，胃虚冷者。吴茱萸汤（泡七次，焙）、干姜等分，为末，汤服一钱。

孙氏《仁存方》治多年脾泄，老人多此，谓之水土同化，吴茱萸三钱（泡），入水煎汁，入盐少许，通口服。盖茱萸能暖膀胱，水道既清，大肠自固，他药虽热，不能分解清浊也。

《和剂局方》戊己丸，治脾胃受湿，下痢赤白，腹痛，米谷不化。吴茱萸、黄连、白芍药各一两，同炒为末，蒸饼丸梧子大。每服二三十丸，米饮下。

简误：阳厥似阴，手足虽逆冷，而口多渴，喜饮水，大小便秘结，小便或通亦赤涩短少，此火极似水，守真所谓禁栗如丧神守，皆属于火之谓耳。此与桂、附、干姜之类同忌。呕吐吞酸，属胃火者，不宜用。咳逆上气，非风寒外邪及冷痰宿水所致，不宜用。腹痛属血虚有火者，不宜用。赤白下痢，病名滞下，因暑邪入于肠胃，而非酒食生冷，停滞积垢者，不宜用。小肠疝气，非骤感寒邪，及初发一二次者，不宜用。霍乱转筋，由于脾胃虚弱冒暑所致，而非寒湿生冷干犯肠胃者，不宜用。一切阴虚之证，及五脏六腑有热无寒之人，法所咸忌。（《神农本草经疏·木部中品·吴茱萸》）

### 2. 明·卢之颐注

所在有之，江浙、蜀汉尤多，闽中者最胜。木高丈许，皮色青绿，枝柔而肥，叶长而皱，似椿叶，阔厚色紫。三月梢头开红紫色花，七八月结实，累累成簇而无核，嫩时微黄，熟则深赤。一种粒大，一种粒小，小者入药。修事：去叶梗，每十两，用盐二两，投四斗东流水中，分作百度洗之，自然无涎，日干之，入丸散者。每十两，用醋一镒，煮三十沸，后入茱萸，熬干用。蓼实为之使。恶丹参、硝石、白垩，畏紫石英。

参曰：茱者，火胎于木；萸者，乙胎于甲；吴其产也。故主寒中，其进甚锐，除逐痹闭，其退甚速。开发上焦，宣五谷味，熏肤充身泽毛，若雾露之溉，阳生气分之良剂也。故气下者自上，咳逆者自平，痹闭成虫者自杀矣。设中热人所当避忌，形寒饮冷者，为效颇捷。佐以黄连，用治淡阴，两得之矣。（《本草乘雅半偈·神农本经中品四·吴茱萸》）

### 3. 明·徐彦纯注

成聊摄云：寒淫于内，治以甘热，佐以苦辛，吴茱萸、生姜之辛以温胃。

洁古云：治寒在咽隘，塞胸中。经云：咽膈不通，食不可下，食则呕，令人口闭目瞪，寒邪所结，气不得上下，此病不已，令人寒中腹满，膨胀下利。

寒气用之如神，诸药不可代也。《主治秘诀》云：性热味辛，气味俱厚，气浮而味降，阴中阳也。其用有四：去胸中满，止心痛，治感寒腹痛，消宿酒。为白豆蔻之佐也。

东垣云：治胸中气逆。不宜多用，辛热恐损元气。入足太阴脾经。又云：心腹疼痛，温中下气，温胃，去痰冷。

海藏云：吴茱萸入足太阴、足厥阴。少阴震坤合，为其色绿。仲景吴茱萸汤、当归四逆汤、大温脾汤及脾胃药，皆用此也。《衍义》云：须探汤中浸去苦裂，凡六七过，始可用。此物下气最速，肠虚人服之愈甚。（《本草发挥·吴茱萸》）

### 4. 清·张志聪注

山茱萸、吴茱萸咸禀木火之气。禀火气，故主温中。禀木气，故主下气。中焦温而逆气下，则痛自止矣。湿血痹者，湿伤肌腠，故充肤热肉之血凝泣为痹。少阳炎热之气，行于肌腠，肝主冲任之血，淡渗皮肤，则湿血痹可除矣。又曰：逐风邪者，言湿痹可除，而风邪亦可逐也。气味辛温，故开腠理。腠理开，则肺病之咳逆，皮肤之寒热皆治矣。（《本草崇原·本经中品》）

### 5. 清·姚球注

吴萸气温，禀天春和之木气，入足厥阴肝经；味辛有小毒，得地西方燥烈之金味，入手太阴肺经。气味俱升，阳也。

中者脾也，太阴经也，肺主气，亦太阴也，气温则肺令下行，而太阴亦暖，所以温中下气也。

寒邪客于胸腹，则真气不通而痛矣；辛温则流行和散，所以止痛也。辛温暖肺，肺气通行，则水道通调，故又除湿。血泣则成痹。肝藏血，血温则活，故主血痹，辛温为阳，则能发散，故逐风邪。

肺主皮毛而司腠理，辛温疏散，腠理自开，形寒饮冷则伤肺，肺伤则气不下降，而火反上逆，咳逆寒热之症生焉；吴萸辛温暖肺，肺气下降，而寒热咳逆之症自平也。

制方：吴萸同人参、生姜、大枣，名吴萸汤，治呕涎头痛。同陈皮、附子，治肾气上哕。同川连、白芍丸，治痢。同炮姜，末，汤服一钱，治食已吞酸。同肉桂、炮姜，丸，名和中丸，治寒腹胀。　（《本草经解·木部·吴茱萸》）

### 6. 清·徐大椿注

吴茱萸味极辛，辛属金，金平木，故为驱逐肝风之要药。但肝风有二，一为挟寒之风，一为挟火之风。吴茱萸性温，于挟寒之风为宜，此又不可不审

也。(《神农本草经百种录·中品·吴茱萸》)

### 7. 清·陈修园注

吴萸气温，禀春气而入肝。味辛有小毒，得金味而入肺。气温能祛寒，而大辛之味，又能俾肺令之独行而无所旁掣；故中寒可温，气逆可下，胸腹诸痛可止；皆肺令下行，坐镇而无余事。仲景取治阳明食谷欲呕症，及干呕吐涎沫症，从《本经》而会悟于言外之旨也。肺喜温而恶寒，一得吴萸之大温大辛，则水道通调而湿去。肝藏血，血寒则滞而成痹，一得吴萸之大辛大温，则血活而痹除。风邪伤人，则腠理闭，而为寒热咳逆诸症，吴萸大辛大温，开而逐之，则咳逆寒热诸症俱平矣。然犹有疑者，仲景用药悉遵《本经》，而"少阴病吐利，手足逆冷，烦躁欲死者，吴茱萸汤主之"二十字，与《本经》不符。而不知少阴之脏，皆本阳明水谷以资生，而复交于中土。若阴阳之气不归中土，则上吐而下利；水火之气不归中土，则下燥而上烦；中土之气内绝，则四肢逆冷而过肘膝，法在不治。仲景取吴茱萸大辛大温之威烈，佐人参之冲和，以安中气，姜、枣之和胃，以行四末；专求阳明，是得绝处逢生之妙。张隐庵、叶天士之解俱浅。(《神农本草经读·中品·吴茱萸》)

### 8. 清·邹澍注

据仲景之用吴茱萸，外则上至巅顶，下彻四肢；内则上治呕，下治痢，其功几优于附子矣。不知附子、吴茱萸功力各有所在，焉得并论。附子之用以气，故能不假系属，于无阳处生阳；吴茱萸之用以味，故仅能拨开阴霾，使阳自伸、阴自戢耳。历观吴茱萸所治之证，皆以阴壅阳为患，其所壅之处，又皆在中宫，是故"干呕，吐涎沫，头痛，食谷欲呕"，阴壅阳于上，不得下达也。"吐利，手足逆冷，烦躁欲死，手足厥寒，脉细欲绝"，阴壅阳于中，不得上下，并不得外达也。《伤寒论》中但言其所以，而未及抉其奥，《金匮要略》则以一语点明之，曰"呕而胸满"。夫不壅何以满，谓之胸满则与不满有间，可知不在他所矣。然则温经汤独不以吴茱萸为主欤！何以其满在腹，且云少腹里急也？此盖有在气在血之不同，故所处之地亦不同，然其系于壅一也。夫手掌烦热，非太阴证所谓四肢烦疼乎！即其主证唇口干燥，核之《六节藏象论》，所谓"脾、胃、大小肠、三焦、膀胱为仓廪之本，营之居，而其华在唇四白"者，亦岂能外于中土乎！惟其在血则不得不在下，是即《本经》所谓湿血痹者也。或曰古之人皆以吴茱萸为肝药，今若子言则似脾药矣，不既显相背耶？予谓中品之药以疏通气血而治病，乌得以五脏六腑印定之，且土壅则木不伸而为病，土气疏通，则木伸而病已，盖其施力之所在脾，所愈者实肝病也，谓之为肝药，又何不可之有与？(《本经疏证·吴茱萸》)

9. **清·叶志诜注**

白藏节授，朱实纷敷，囊盛充佩，铃系含珠，高山九日，东舍三株，匹椒和菊，香满杯盂。（《神农本草经赞·中经》）

10. **清·黄钰注**

辛，气温小毒。温中下气而止痛，并血痹湿气而能除，兼主咳逆寒热，开腠理而风邪可逐。（《本草经便读·神农本草经·中品》）

# 桑白皮（桑根白皮）

【原文】桑根白皮，味甘，寒。主伤中，五劳六极，羸瘦，崩中，脉绝；补虚益气。叶，主除寒热出汗。桑耳，黑者，主女子漏下赤白汁，血病癥瘕积聚，阴痛，阴阳寒热无子。五木耳，名檽，益气不饥，轻身强志。生山谷。（《神农本草经·中品·桑根白皮》）

【注释】

1. **明·缪希雍注**

去肺中水气，唾血热渴，水肿腹满胪胀，利水道，去寸白，可以缝金疮。出土上者杀人。

疏：桑根白皮得土金之气，故味甘气寒而无毒。东垣、海藏俱云：兼辛。然甘厚辛薄，降多升少，阳中阴也。入手太阴经。甘以固元气而补不足，辛以泻肺邪之有余，故能止嗽也。凡肺中有水气及肺火有余者宜之。伤中者，中气伤也。五劳者，五脏劳伤也。六极者，六腑之中气极也。羸瘦者，肌肉脱也。崩者中，血脱也。脉绝者，气血两虚之至，故脉不来也。之数者，皆由阴不足则阳有余，阳有余则火盛而内热，火与元气不两立，火能消物，造化自然也。惟甘也可以补元气，惟寒也可以除内热，热除矣，元气生矣，则上来诸证自瘳，故《本经》终之以补虚益气焉。《别录》去肺中水气者，即《十剂》中云：燥可去湿，桑白皮之属是已。吐血热渴者，热伤肺，火炎迫血妄行，溢出上窍，而兼发热作渴也。其主水肿腹满胪胀者，即利水道，除湿补虚之功也。湿热盛则寸白生，消除湿热则虫自不能留也。缝金疮者，甘寒补益，宜于伤损也。

主治参互：

得天麦二冬、款冬花、百部、薄荷、甘草、沙参、贝母、枇杷叶、五味子，为治嗽要药。得芍药、薏苡仁、木瓜、茯苓、橘皮、赤小豆，为治水肿之神剂。

《经验方》治咳嗽吐血甚者。鲜桑根白皮一斤，米泔浸三宿，刮去黄皮，锉细，入糯米四两，焙干为末。每服一钱，米饮下。

《肘后方》治消渴尿多。入地三尺桑根，剥取白皮，炙黄黑，锉，以水煮浓汁，随意饮之。亦可少入米。勿用盐。

《肘后方》治产后下血。炙桑白皮，煮水饮之。

《经验方》治坠马拗损。桑根白皮五斤，为末，以水五升煎膏，傅之便止。以后亦无宿血，终不发动。

《子母秘录》治小儿重舌。桑根白皮煮汁、涂乳上饮之。

《圣惠方》治小儿流涎，脾热也，胸膈有痰。新桑根白皮捣自然汁，饮之甚效。煎饮亦良。

《圣惠方》治小儿天吊惊痫。取家桑东行根，研汁服。

《千金方》治石痈坚硬不作脓者。桑白皮，阴干为末，烊胶和酒调傅，以软为度。

苏颂：取皮中白汁，主治小儿口疮白漫，拭净，涂之便愈。又涂金刃所伤燥痛，须臾血止，仍以白皮裹之，甚良。

时珍：取汁涂蛇、蜈蚣、蜂蛛伤，有验。取枝烧沥，治大风疮疥，生眉发。

《子母秘录》治小儿鹅口。桑皮汁，和胡粉涂之。

《圣惠方》治小儿唇肿。桑木汁，涂之即愈。

《摘玄方》治破伤中风。桑沥、好酒，对和温服，以醉为度。醒服消风散。

简误：肺虚无火，因寒袭之而发咳嗽者，勿服。（《神农本草经疏·木部中品·桑根白皮》）

**2. 明·卢之颐注**

核曰：先人云：桑为蚕食，桑是蚕之天矣。蚕质作丝，丝是蚕之精矣。丝丝缕缕，如人身外之毛发，身内之经络，毛发广之须眉，经络广之肉腠，又深之广之，如经络为营血流行之处，或经脉损而营血崩，或营血去而经脉涸，从脉生病，咸可以桑。

参曰：季夏取桑柘之火，桑当入脾，为脾之心药，以丝缕如脉，心主脉故也。丝发五音，皮坚似革，色白属金，亦可入肺，脾之肺药也。曲直仆伛，靡不怒生，得木全性，亦可入肝；脾之肝药也。精英在椹，色黑气寒，亦可入肾，脾之肾药也。虽入五脏，以脾为主，然伤中央土，致五脏之劳与极耳。羸瘦即肉极；崩中绝脉即脉极。桑司中央火，且丝缕专胜，故治肉脉之极，其功

特着。补虚者，补脾土之虚。益气者，益中央之气。丝缕在叶，叶可通心以除寒热，汗乃心液故也。(《本草乘雅半偈·桑根白皮》)

### 3. 明·徐彦纯注

海藏云：入手太阴经。甘厚辛薄，甘以固元气之不足，辛以泻肺气之有余。(《本草发挥·桑根白皮》)

### 4. 清·张志聪注

《纲目》误书中品。夫桑上之寄生得列上品，岂桑反在中品也，今改入上品。

桑处处有之，而江浙独盛，二月发叶，深秋黄陨，四月椹熟，其色赤黑，味甘性温。

桑名白桑，落叶后望之，枝干皆白，根皮作纸，洁白而绵，蚕食桑精，吐丝如银，盖得阳明金精之气。阳明属金而兼土，故味甘。阳明主燥而金气微寒，故气寒，主治伤中，续经脉也。五劳，志劳、思劳、烦劳、忧劳、恚劳也。六极，气极、血极、筋极、骨极、肌极、精极也。羸瘦者，肌肉消减。崩中者，血液下注。脉绝者，脉络不通。桑皮禀阳明土金之气，刈而复茂，生长之气最盛，故补续之功如此。(《本草崇原·本经上品》)

### 5. 清·姚球注

桑皮气寒，禀天冬寒之水气，入足少阴肾经；味甘无毒，得地中正之土味，入足太阴脾经。气降味和，阴也。

中者中州脾也，脾为阴气之原，热则中伤；桑皮甘寒，故主伤中。五劳者，五脏劳伤真气也；六极者，六腑之气虚极也。脏腑俱虚，所以肌肉削而羸瘦也。其主之者，桑皮甘以固脾气而补不足，寒以清内热而退火邪，邪气退而脾阴充，脾主肌肉，自然肌肉丰而劳极愈矣。

崩中者血脱也，脉者血之腑，血脱故脉绝不来也，脾统血而为阴气之原；甘能益脾，所以主崩中绝脉也。

火与元气，势不两立，气寒清火，味甘益气，气充火退，虚得补而气受益矣。

制方：桑皮同白芍、苡仁、木瓜、白茯、陈皮、赤小豆，治水肿如神。同白芍、沙参、杞子、黄芪、甘草、北味，治虚劳。同糯米，末，米饮下，治吐血咳嗽。桑皮一味，治皮水。(《本草经解·木部·桑皮》)

### 6. 清·陈修园注

叶天士曰：桑皮气寒，禀水气而入肾；味甘无毒，得土味而入脾。中者，中州脾也。脾为阴气之原，热则中伤，桑皮甘寒，故主伤中。五劳者，五脏劳伤真气也。六极者，六腑之气虚极也。脏腑俱虚，所以肌肉削而羸瘦也。其主之者，桑皮甘以固脾气而补不足，寒以清内热而退火邪，邪气退而脾阴充，脾主肌肉，自然肌肉丰而劳极愈矣。崩中者，血脱也；脉者，血之府；血脱故脉绝不来也。脾统血而为阴气之原，甘能益脾，所以主崩中绝脉也。火与元气势不两立，气寒清火，味甘益气，气充火退，虚得补而气受益也。

陈修园曰：今人以补养之药，误认为清肺利水之品，故用多不效。且谓生用大泻肺气，宜涂蜜炙之。然此药忌火，不可不知。（《神农本草经读·上品·桑根白皮》）

### 7. 清·邹澍注

况劳极之病，有由伤中者，有由伤外者，有羸瘦者，有不羸瘦者，桑根白皮之所主，仅伤中之五劳六极且羸瘦者，不既已不广欤？所以然者，桑根白皮为物，甘辛而寒，寒者其气下归于肾，甘辛者其味上达于肺脾。肺脾者，水津运化之通衢；肾者，水津归宿之庐舍。上焦运化不愆，则中之伤者以渐可瘳；下焦归宿有方，则外之羸者以渐能旺。且其物坚致韧密，洁净无瑕，剔其皮为纸，则牢固难败，以其叶饲蚕，则吐丝连续，故于崩中脉绝之候，又能补虚益气，明其于内崩则能补虚，而去者可复；于脉绝则能续气，而断者可联也。曰："桑根白皮还瘦为丰，固有诸矣。"《别录》以之去肺中水气，肺中有水必面浮，又以疗水肿、腹满、胪胀，非过不羸瘦乎！夫惟其不羸瘦，转有以知其羸瘦矣。水为有形之物，必其胸腹中有空隙乃能容之，如其肌肉丰盈，气道充满，则水更居何所？且脾肺之气化连属，水道之通降得常，所以治羸瘦者，正其所以治水，又岂有二致哉！惟其叶甘寒之外，不兼辛而兼苦，则有异于根皮，而清虚肃降之气过之。故主寒热病之汗出者，斯不得牵连前说耳。（《本经疏证·桑根白皮》）

### 8. 清·叶志诜注

东方神木，公桑女桑，休哉苞系，沃若条扬，寄生耳黑，构接衣黄，附疏五楃，志奋功襄。楃音软。（《神农本草经赞·中经》）

### 9. 清·黄钰注

甘寒。伤中羸瘦，五劳六极可治，又主崩中绝脉，兼能补虚益气。（《本草经便读·神农本草经·上品》）

# 枳 实

【原文】枳实，味苦，寒。主大风在皮肤中如麻豆苦痒；除寒热结；止

痢；长肌肉；利五脏；益气轻身。生川泽。（《神农本草经·中品·枳实》）

**【注释】**

**1. 明·缪希雍注**

除胸胁痰癖，逐停水，破结实，消胀满，心下急痞痛，逆气胁风痛，安胃气，止溏泄，明目。

疏：枳实感天地苦寒之气以生，故其味苦，气寒无毒。《别录》、雷公加酸。甄权加辛。察其功用，必是苦为最，而酸辛次之。气味俱厚，阴也。入足阳明、太阴经。细详《神农》主治，与本药气味大不相侔。究其所因，必是枳壳所主。盖二物古文原同一条，后人分出时误入耳。

其《别录》所主除胸胁痰癖，逐停水，破结实，消胀满，心下急痞痛，逆气胁风痛，安胃气，止泄泻者，是其本分内事，皆足阳明、太阴受病。二经气滞则不能运化精微，而痰癖、停水、结实、胀满所自来矣。胃之上口名曰贲门，贲门与心相连。胃气壅则心下亦自急痞痛，邪塞中焦，则升降不舒而气上逆。肝木郁于地下，则不能条达而胁痛，得其破散冲走之力，则诸证悉除。所以仲景下伤寒腹胀实结者，有承气汤；胸中痞痛者，有陷胸汤。洁古疗心下痞满者，有枳术丸。壅滞既去，则胃气自安，而溏泄亦止矣。末云明目者，经曰：目得血而能视。气旺乃能生血，损气破散之性岂能明目哉？无是理也！

主治参互：

同三棱、蓬术、青皮、槟榔，为消磨坚积之剂，然须能食脾胃健者宜之。同白术、橘皮、厚朴、甘草、砂仁为枳术丸，治心下痞满因于食。入陷胸汤，治伤寒寒热结胸。入大小承气汤，治伤寒热邪入里，结实胀满，痛不可当，数日不更衣者。

简误：此药性专消导，破气损真。观朱震亨云：泻痰有冲墙倒壁之力。其为勇悍之气可知。凡中气虚弱，劳倦伤脾，以为痞满者，当用补中益气汤，补其不足则痞自除。此法所当忌也。胀满非实邪结于中下焦，手不可按，七八日不更衣者，必不可用。挟热下痢，亦非燥粪留结者，必不可用。伤食停积，多因脾胃虚，不能运化所致，慎勿轻饵。如元气壮实有积滞者，不得已用一二剂，病已即去之。即洁古所制枳术丸，亦为脾胃有积滞者设，积滞去则脾胃自健。故谓之益脾胃之药，非消导之外，复有补益之功也。时医不识病之虚实，药之补泻，往往概施，损人真气，为厉不浅。设误投之，虽多服参芪补剂，亦难挽其克削之害也。世人多踩其弊，故特表以为戒。（《神农本草经疏·木部中品·枳实》）

### 2. 明·卢之颐注

橘逾淮而枳，故江北有枳无橘，江南虽有枳，不及江北者，气全而力厚也。树如橘而小，叶如橙而刺。春作白花，至秋成实。九、十月采者，曰枳壳。修事：用小麦麸拌炒，至麦麸黑色，去麸乃用。

参曰：枳以气胜，为剂之宣剂，而枳从只，只起语辞，亦语已辞，宣扬且宣摄矣。但枳实瓤核未判，性勇而速，枳壳瓤核已分，性详而疏，咸从居中之胃署，横遍身半已内已外之形层者也。故主大风在身半已外之皮肤，如麻豆苦痒，及寒热结在身半已内之腹肠，而滞下成利。若主南北之画界分经，以殊方域也。长肌肉轻身者，即宣扬谷味以充形脏。利五脏益气者，即宣摄谷精以安神脏，顾谷之精与味，莫不起于胃，而已于胃，旨哉只乎。

只具扬摄，方界南北，实性勇，壳性疏，中央分形层部署。扬摄别谷味谷精，经隧定起胃已胃，此《灵》《素》法也。（《本草乘雅半偈·神农本经中品三·枳实》）

### 3. 明·徐彦纯注

成聊摄云：枳实味苦寒，溃坚破积。

洁古云：去胃气湿热。《主治秘诀》云：气味升降与枳壳同。其用有五：主心下痞一，化胸胁痰二，消宿食三，散败血四，破坚积五。凡治心下痞及宿食不消，并用枳实、黄连。

东垣云：枳实味苦微寒。苦以泄之，治心下痞。洁古用治脾经积血，故能去心下痞，脾无积血则心下不痞。散气消食。苦寒，炙用以泄气，除内热。

海藏云：欲益气则佐之以人参、干姜、白术，破气则佐之以大黄、牵牛、芒硝，此《本经》所以言益气，而复言消痞也。非白术不能去湿，非枳实不能除痞。壳主高而实主下。高者主气，下者主血。主气者在胸膈，主血者在心腹。仲景治心下坚，大如盘，水饮所作，枳实白术汤主之，枳实七枚，白术三两，水一斗，煎至三升，分三服，腹中软，即消。

《衍义》云：枳壳、枳实一物也，小则其性酷而速，大则其性详而缓。故仲景治伤寒仓卒之病，承气汤中用枳实，此其意也。皆取其疏通决泄，破结实之义。他方但导散风壅之气，可常服者，故用枳壳。其意如此。故胸中痞有桔梗枳壳汤，心下痞有枳实白术汤，高低之分，易老详定为的也。

丹溪云：枳实泻痰，能冲墙倒壁，滑窍泻气之药。（《本草发挥·枳实》）

### 4. 清·张志聪注

枳实气味苦寒，冬不落叶，禀少阴标本之气化，臭香形圆，花白多刺，穰肉黄白，又得阳明金土之气化，主治大风在皮肤中。如麻豆苦痒者，得阳明金气而制风，禀少阴水气而清热也。除寒热结者，禀少阴本热之气而除寒，标阴之气而除热也。止痢，长肌肉者，得阳明中土之气也。五脏发原于先天之少阴，生长于后天之阳明，故主利五脏，得少阴之阴，故益气；得阳明之气，故轻身。

仲祖本论，有大承气汤，用炙厚朴、炙枳实。小承气汤，用生厚朴、生枳实，生熟之间，有意存焉。学者不可不参。（《本草崇原·本经中品》）

### 5. 清·姚球注

枳实气寒，禀天冬寒之水气，入手太阳寒水膀胱经、手太阳寒水小肠经；味苦无毒，得地南方之火味，入手少阳相火三焦。气味俱降，阴也。

太阳主表，经行身表，为外藩者也，大风在皮肤中如麻豆苦痒者，皮毛患大麻风也，其主之者，枳实入太阳，苦寒清湿热也，小肠为寒水之经，丙火之腑，寒热结者，寒热之邪结于小肠也，其主之者，苦以泄结也，小肠为受盛之腑，化物出焉，受物不化，则滞而成痢，枳实苦寒下泄，所以止痢，太阴脾主肌肉，乃湿土之脏也，土湿则脾困，而肌肉不生，枳实入小肠膀胱，苦寒湿热，所以脾土燥而肌肉长也，三焦人身一大腔子也，苦寒清三焦之相火，火息则阴足，而五脏皆安也，益气者，枳实泄滞气，而正气受益也，轻身者，邪去积消，则正气流通而身轻也。

制方：枳实同白术，名枳术汤，治心下坚，水饮痞满。同白芍，治产后腹大满痛。同川芎、甘草，治左胁痛胀。（《本草经解·木部·枳实》）

### 6. 清·陈修园注

按：《本经》有枳实，无枳壳，唐《开宝》始分之。然枳壳即枳实之大者，性宣发而气散，不如枳实之完结，然既是一种，亦不必过分。（《神农本草经读·中品·枳实》）

### 7. 清·邹澍注

橘踰淮北变而为枳，即在江南，但年岁久亦叶生刺，遂不可食，故江南有橘有枳，淮以北则有枳无橘，是枳与橘本一类二种。橘乘阳明宣发之气，则味辛甘；枳秉阴冽敛降之气，则味苦酸。辛甘，故主胸已上逆气；苦酸，故主胸已下滞气，同为入中，有宣泄之殊矣。夫人身之气，阳欲其藏，阴欲其上朝，迨有病则阳上逆而阴下泄，若上逆下泄皆不得透达，则中宫之病也。中宫之病，尚偏于有余者多，故病于上者，随其性以宣发之，气不能无伤，病则已去，是橘皮所以主瘕热、逆气、止咳呕、利水谷也。病于下者，亦顺其性以泄降之，是枳实所以主除寒热结、止痢，且利五脏也。

刘潜江曰："枳实味苦而辛，苦多辛少，苦中又含酸意。"夫苦酸涌泄，其气又寒，且结于降令，故本下行之性，乘降令之旺以就阴，最烈而速。

二物之用，厚朴偏于外，枳实偏于内，厚朴兼能治虚，枳实惟能治实，既言之详矣。若夫厚朴始终只在气分，枳实却能兼入血分，则于王不留行散、厚朴半夏汤、枳实芍药散、排脓散见之。盖金疮者，血去既多，自无淤滞，故但流通血分，缝纫疮口，提去热毒，既皆有其物矣。惟疏导气机者，能不属之厚朴耶！……统而言者，厚朴利气，利气之着于外者也；枳实利气，利气之悬于中者也。厚朴除满，是除胀满；枳实除满，是除坚满。枳实除满而且除痛，厚朴除满而不治痛，不徒偏内偏外兼虚兼实已耳。（《本经疏证·枳实》）

#### 8. 清·叶志诜注

种枳编篱，鸾栖讵拟，櫾（编者注：《说文解字》云"从木由声……余救切"）碧移情，枫红著美，大小殊功，速详具理，山叩崇吾，食宜孙子。（《神农本草经赞·中经》）

#### 9. 清·黄钰注

苦寒。主大风之在皮肤，如麻豆兮苦痒，寒热结兮可除，益气而利五脏，止痢而长肌肉。（《本草经便读·神农本草经·中品》）

## 厚　朴

【原文】厚朴，味苦，温。主中风，伤寒头痛，寒热，惊悸，气血痹死肌；去三虫。生山谷。（《神农本草经·中品·厚朴》）

【注释】

#### 1. 明·缪希雍注

温中益气，消痰下气，疗霍乱，及腹痛胀满，胃中冷逆，胸中呕不止，泄痢，淋露，除惊，去留热，心烦满，厚肠胃。

疏：厚朴禀地二之气以生，兼得乎春阳之气而成，故其味苦，其气温。甄权：苦辛大热。应是辛热苦温之药。辛热太过，则其性宜有毒。以其得阳气之正，故无毒耳。气味俱厚，阳中之阴，降也。入足太阴，手足阳明经。其主中风伤寒，头痛寒热，气血痹，死肌者，盖以风寒外邪伤于阳分，则为寒热头痛。风寒湿入腠理，则气血凝涩而成痹，甚则肌肉不仁。此药辛能散结，苦能燥湿，温热能祛风寒，故悉主之也。《别录》又主温中，消痰，下气，疗霍乱及腹痛胀满，胃中冷逆，胸中呕不止，泄痢，心烦满者，何莫非肠胃气逆壅滞，及痰饮留结，饮食生冷所致。得引下泄开通，温热暖胃，暖胃则诸证不求其止而止矣。至于淋露，虽属下焦为病，然多因胃家湿热下流。三虫亦肠胃湿热所生。苦能燥湿杀虫，故亦主之也。《本经》又主惊悸，及《别录》除惊去留热者，皆非其所宜。惊悸属心虚，于脾胃绝无相干。气味大温之药，又岂能去留热哉？至益气，厚肠胃，盖亦指邪气去，正气自益之谓。积滞消，肠胃自厚之意耳。非消散之外，复有补益之功也。用者详之。

主治参互：

同陈皮、枳壳、麦蘗、草果、山楂、砂仁、矾红，治伤食腹胀。同橘皮、黄连、甘草、苍白术、葛根，治湿热作泻。同槟榔、木香、黄连、滑石、橘皮、甘草、白芍药，治滞下初起。同白术、人参、白芍药、茯苓，消腹胀。佐生姜、橘皮、藿香、砂仁、半夏，止胃寒呕吐。同三棱、蓬术、槟榔、人参、青皮，治积年冷癖坚块。同苍术、橘皮、甘草，为平胃散，治胸中敦厚之气，使饮食倍增。

《圣惠方》治痰壅呕逆，心胸满闷，不下饮食。用厚朴一两，姜汁炙黄为末。米饮调下二钱匕。

张仲景《金匮》方治腹胀脉数，厚朴三物汤：用厚朴半斤，枳实五枚，以水一斗二升，煎取五升，入大黄四两，再煎取三升，温服一升。转动更服，不动勿服。

又：七物厚朴汤，治腹痛胀满。用厚朴半斤，甘草、大黄各三两，枣十枚，枳实五枚，桂二两，生姜五两，以水一斗，煎取四升，温服八合，日三。呕者加半夏五合。

简误：厚朴气味辛温，性复大热，其功长于泄结散满，温暖脾胃。一切饮食停积，气壅暴胀，与夫冷气逆气，积年冷气入腹，肠鸣虚吼，痰饮吐沫，胃冷呕逆，腹痛泄泻，及脾胃壮实之人偶感风寒，气实人误服参芪致成喘胀，诚为要药。然而性专消导，散而不收，略无补益之功，故凡呕吐不因寒痰冷积，而由于胃虚火气炎上；腹痛因于血虚脾阴不足，而非停滞所致；泄泻因于火热暴注，而非积寒伤冷，腹满因于中气不足，气不归元，而非气实壅滞；中风由于阴虚火炎，猝致僵仆，而非西北真中寒邪；伤寒发热头疼而无痞塞胀满之候；小儿吐泻乳食，将成慢惊；大人气虚血槁见发膈证；老人脾虚不能运化，偶有停积；娠妇恶阻，水谷不入；娠妇胎升眩晕；娠妇伤食停冷；娠妇腹痛泻痢；娠妇伤寒伤风，产后血虚腹痛；产后中满作喘；产后泄泻反胃，以上诸证，法所咸忌。若误投之，轻病变重，重病必危。世人不究其原，一概滥用，虽或一时未见其害，而清纯冲和之气，默为耗矣。可不慎哉！（《神农本草经疏·木部中品·厚朴》）

### 2. 明·卢之颐注

出交趾、冤句，及雒阳、陕西、江淮、湖南、川蜀山谷亦有之。近以建平、宜都，及梓州、龙州者为上。木高三四丈，径一二尺，叶似槲叶，四季不凋。五六月开花红色，结实如冬青子，生青熟红，实中有核，味颇甘美。木皮鳞皴，以肉厚色紫多液者，入药最良。修治：刮去粗皮，每斤用生姜汁八两，炙尽为度，若入丸散，用乳酥四两炙之。干姜为之使，恶泽泻、硝石、寒水石。忌豆，食之动气。

先人云：厚为坤土之德，赤有离明之象，名之曰朴，犹未离乎木也。又云：苦是心火之味，温是心火之性，紫是心火之色，使之以姜，通神明也。

参曰：朴，皮也。以皮表木者，谓专精在皮，若所爱在外，敦厚以从朴也。气味苦温，色性赤烈，备火木之体与用者，盖火自木袭，从内而外，以司夏出横遍之令。故主寒风劲敛向内，而为头痛寒热，若惊则风扬，致令气上，悸则寒抑，致令气冲，或寒风合痹气血，外现死肌，内伏三虫者，俾之使通，即从内而外，以行夏出横遍之令耳。（《本草乘雅半偈·神农本经中品四·厚朴》）

### 3. 明·徐彦纯注

成聊摄云：厚朴之苦，以泄腹满。又云：燥淫于内，治以苦温，厚朴之苦以下结燥。

洁古云：能除腹胀。若元气虚弱，虽腹胀宜斟酌用之，寒胀是也。大热药中，兼用结者散之，乃神药也。误服脱人元气，切禁之。《主治秘诀》云：性温味苦，气味俱厚，体重浊而微降，阴中阳也。平胃气，去腹胀。孕妇忌之。

东垣云：厚朴味苦而辛，大温，阳中之阴。专去腹胀满，去邪气。又云：腹胀用姜制厚朴。

海藏云：经言治中风伤寒头痛，温中益气，消痰下气，厚肠胃，去腹胀满。果泄气乎？益气乎？若与枳实、大黄同用，则能泄实满，经云消痰下气者是也。若与陈皮、苍术同用，则能泄湿满，经云温中益气者是也。若与解利药同用，则治伤寒头痛。与治痢药同用，则厚肠胃。大抵苦温，用苦则泄，用温则补。

《衍义》云：平胃散中用之，最调中。至今此药盛行，既能温脾胃气，又能走冷气，为世所须也。加减随证，如五积散，治疫同功。

丹溪云：属土而有火。气药也，温而能散泻胃中之实也。而平胃散用之，佐以苍术，正为泻上焦之湿，平胃土不使之太过，而复其平，以致于和而已，

非谓温补脾胃也。习以成俗，皆谓之补，哀哉！又云：厚朴能治腹胀，因其味辛，以提其气。(《本草发挥·厚朴》)

### 4. 清·张志聪注

厚朴取其木质朴而皮厚以命名，一名烈朴，又名赤朴，谓其性辛烈而色紫赤也。洛阳、陕西、江淮、河南、川蜀山谷中，往往有之，近以建平、宜都及梓州、龙州者为上。木高三四丈，径一二尺，肉皮极浓，以色紫油湿润者为佳。春生叶如槲叶，四季不凋，五六月开红花，结实如冬青子，生青熟赤，实中有核，其味甘美。厚朴之实，别名逐折。《别录》云：主疗鼠瘘，明目，益气。

厚朴气味苦温，色赤性烈，花实咸红，冬不落叶，肉厚色紫，盖禀少阳木火之精，而通会于肌腠者也。主治中风伤寒头痛寒热者，谓能解肌而发散也。助木火之精气，故能定肝心之惊悸也。气血痹者，津液随三焦出气以温肌肉，肝主冲任之血，充肤热肉，痹则气血不和于肌腠。厚朴气温色紫，能解气血之痹而活死肌也。去三虫者，三焦火气内虚，则生虫。厚朴得少阳之火化，而三虫自去矣。

愚按：厚朴色赤性烈，生用则解肌而达表，禀木火之气也。炙香则运土而助脾，木生火而火生土也。《金匮》方中厚朴大黄汤，用厚朴一尺，取象乎脾也。(《本草崇原·本经中品》)

### 5. 清·姚球注

厚朴气温，禀天春升之木气，入足厥阴肝经；味苦无毒，得地南方之火味，入手少阴心经。气味升多于降，阳也。

《难经》云，伤寒有五，中风、伤寒、湿温、热病、温病是也。中风伤寒者，中风证也，风气通肝，肝脉与督脉会于巅，风为阳邪而伤上，所以头痛；其主之者，厚朴入肝温散也。

寒热惊悸者，病寒热而惊悸也，心虚则悸，肝虚则惊；厚朴气温可以达肝，味苦可以清心也。肝藏血，心主血，血凝泣则成痹；苦可以泄，温可以行，故主血痹。死肌者，亦血泣而皮毛不仁麻木也；苦泄温行，故亦主之。

三虫湿所化也，味苦燥湿，可以杀虫，所以去虫也。

制方：厚朴同槟榔、木香、川连、滑石、陈皮、甘草，治痢初起。同白术、人参、白茯、白芍，治腹胀。同生姜、陈皮、藿香、砂仁、半夏，治胃寒呕逆。(《本草经解·木部·厚朴》)

### 6. 清·陈修园注

厚朴气温，禀木气而入肝；味苦无毒，得火味而入心。然气味厚而主降，降则温而专于散，苦而专于泄，故所主皆为实症。中风有便溺阻隔症，伤寒有下之微喘症，有发汗后腹胀满症、大便鞭症，头痛有浊气上冲症，俱宜主以厚朴也。至于温能散寒，苦能泄热，能散能泄，则可以解气逆之惊悸。能散则气行，能泄则血行，故可以治气血痹及死肌也。三虫本湿气所化，厚朴能散而泄之，则三虫可去也。宽胀下气，经无明文，仲景因其气味苦温而取用之，得《本经》言外之旨也。（《神农本草经读·中品·厚朴》）

### 7. 清·邹澍注

温中，益气，消痰，下气，疗霍乱及腹痛胀满、胃中冷逆、胸中呕不止、泄利、淋露，除惊，去留热、心烦满，厚肠胃。一名厚皮，一名赤朴。其树名榛，其子名逐折，疗鼠瘘，明目，益气。生交趾、冤句，三、九、十月采皮，阴干。（干姜为之使，恶泽泻、寒水石、消石）

中风、伤寒、头痛、寒热，正三阳表证也。厚朴非表药何以独推为首功耶？夫厚朴固非表药，惊悸、气血痹、死肌又岂尽表证也，《本经》之旨，盖谓厚朴主伤寒、中风、头痛、寒热之或惊悸，或气血痹，且有死肌者耳。刘潜江谓："草木能四时不凋者，或得于纯阴，或得于纯阳。"如厚朴则所谓纯阳者，故取木皮为用，而气味苦辛，色性赤烈也。夫味之苦者，应于花赤皮紫，是味归形也；形色紫赤者，应于气温，是形归气也。苦能下泄，然苦从乎温，则不下泄而为温散，若苦从乎寒，则直下泄，如枳实是已。且气之生化在中土，此物虽味苦，苦后觉有微甘，所以直归中土而散结气，斯言也，可为治伤寒中风根于中土者之确据也。夫伤寒、中风变幻虽多，大旨不越乎伤阴伤阳二者，伤阴为燥化则惊悸，伤阳为湿化则气血痹。惊悸实包谵妄、烦懊等候，气血痹实包胀满、呕泄等候，两候者皆与表邪连横，表以里为根柢，但散其表不究其里，则枝叶不能复生；里以表为应援，但通其里不究其表，则外邪因之内陷，此厚朴不必治伤寒、中风而伤寒、中风内外牵连者，必不可无厚朴，此所以推为首功欤！所谓死肌当与他死肌有别，后世论证有谓之麻者，有谓之木者，仲景无是也，在仲景书，则麻曰虫行皮中，木曰不知痛处。麻为表气久虚之候，木为阳气拂郁之候，此条死肌当作木解，斯厚朴之用可无惑。

厚朴始尝之苦，苦中微微有甘，最后有辛意，非辛也，乃苦温之余烈，俗所云麻味也。然则厚朴从苦温以散结者，不若枳实从苦寒以泄滞欤？夫气以温热为升为补，苦甚者转从升补以散之；以寒凉为泄为降，苦甚者转从降泄以导之，故厚朴之治，宜于寒或宜于湿；枳实之治，宜于热或宜于燥，各从其对待以投之，反是则厚朴施于燥热之结者，犹可借从治以奏功。若枳实误施于寒湿，是气本下而复降之，不惟无盈且有害矣。

或曰仲景于枳朴每多联用，说者谓其善泄胸中至高之邪，乃今一断之曰治中，得无有戾于古人耶？予谓至高之用，决非枳朴可治，何则？枳朴所泄者气，上焦气分有病必兼停饮、宿水故也。夫上焦为化阴之所，其氤氲之气主变为津而下溉，下焦乃能化气，气于是乎为柔和而不为刚烈，以上焦原系脾肺太阴所主，太阴本湿土之化也。若上焦不化阴，则氤氲之上凑者，咸壅遏而为痰为水，故仲景治上焦多用杏仁、桔梗、葶苈、甘遂，陷胸等汤可按矣。若夫中焦虽水谷杂居，而传化物而不藏，譬土之于水，立能治之使尽，以胃与大肠俱属阳明，阳明本燥金之化也，苟中焦有壅滞不化，但以峻药导之，滞虽去而滞之所熏蒸留于肠胃者未去，则岂不能勾引新谷新邪，据旧滞之位以为患，故仲景治中焦，纵已投硝黄，亦必协枳朴，承气等汤可验已。两书中用枳实之方十有七，用厚朴之方十有四，而枳朴联用者八方，八方之中与大黄同用者六，譬之西人之制火器焉，大黄则药，枳朴则木炭也。譬之古人之制劲弩焉，大黄则矢，枳朴则机栝也，故夫枳朴联用，不同大黄者仅二方，曰枳实薤白桂枝汤，曰栀子厚朴汤二证者，一由表邪方炽而误下，故心腹烦满，卧起不安，乃却欲出表而不得，故方名但出厚朴，不出枳实，以厚朴之性原向表也；一由里气壅逆，故心中痞、留气结在胸，胸满，胁下逆抢心，乃气欲下归而不得，故方名但出枳实，不出厚朴，以枳实之性原向下也，于此可见枳朴之同而异。"发汗不解，腹满痛者，宜大承气汤。""腹满不减，宜大承气汤。""腹胀，不大便者，宜大承气汤。""其热不潮，未可与承气汤，若腹大满不通者，可与小承气汤，微和胃气，勿令大泄下。""病腹满，发热，十日，脉浮而数，饮食如故，宜厚朴七物汤。""腹满，痛而闭者，宜厚朴三物汤。""支饮，胸满者，宜厚朴大黄汤。"是枳朴明为胀满设矣，而方中分数，惟小承气汤枳朴最少，厚朴七物汤、厚朴三物汤即小承汤，惟以枳朴多用易其名，且表证多者厚朴多，表证少者厚朴少，于此可见枳朴之异而同，同异之间，枳实之所以泄满，厚朴之所以已胀者，可窥矣。

枳朴二物，仲景不甚令与补剂并用，有之则所谓"心中坚，大如盘，边如旋杯，水饮所作，枳术汤主之。""发汗后，腹胀满者，厚朴生姜甘草半夏人参汤主之。"是也。两证者，一则中有形，外不言胀满；一则外胀满，中不言有形。参、术补中之辨，于此可测其奥；枳朴之分，亦因可了然矣。夫两证之由，皆系中虚，而虚复有微甚之别，其候又有久暂之殊，枳术汤证缘脾气濡滞，所受于胃之精微，不能速化以上输，停于心中，日积月累，以至成形。厚朴生姜甘草半夏人参汤证，缘汗后肺气外薄，失于吸引脾津，致脾气随津横溢四出，若能聚而不散，犹是虚中之实，散而不能聚，允系虚中之虚，惟其为虚中之虚，故纵重用泄满化饮，然必久煎使之气淳而力优柔（厚朴生姜甘草半夏人参汤，以水一斗煮取三升）。为虚中之实，故纵用补中而不重（枳术汤，枳实用七枚，白术止用一两），且必少煎，使其气锐而力雄猛（以水五升，煮取三升），而注之曰腹中软，即可见其患鞕不患满也。藉此又可见古人治病，每因势利导，不加逆折。腹满者，其机横溢，故用厚朴随横溢以泄其满；中坚者，其机根固，故用枳实随根固而泄其坚，一横一直之用，即枳朴至理之所在矣。

　　二物之用，厚朴偏于外，枳实偏于内，厚朴兼能治虚，枳实惟能治实，既言之详矣。若夫厚朴始终只在气分，枳实却能兼入血分，则于王不留行散、厚朴半夏汤、枳实芍药散、排脓散见之。盖金疮者，血去既多，自无淤滞，故但流通血分，缝纫疮口，提去热毒，既皆有其物矣。惟疏导气机者，能不属之厚朴耶！咽中帖帖如有炙肉，吐之不出，吞之不下，乃气着于咽，惟其帖于旁，不哽于中，斯可用着表之疏气药，惟其有所帖，方足见为有形之痰，于是小半夏加茯苓汤遂与着表疏气之厚朴伍矣，此所谓只在气分者也。腹痛、烦满、不得卧是小承气证，若在产后则非特为气分壅结，血分且必有留滞。破阴结，布阳气，芍药能利血中之气；破热结，坠坚气，枳实能利气中之血。气利而满减，血利而痛已，此枳实芍药散制剂更狭于小承气，其效反有过于小承气者。若加桔梗、鸡子黄为排脓散，则内有物象形而托其脓（鸡子黄象脓），外有以会意而达于表（桔梗味辛色白，为归肺与皮毛），此所谓兼入血分者也。统而言者，厚朴利气，利气之着于外者也；枳实利气，利气之悬于中者也。厚朴除满，是除胀满；枳实除满，是除坚满。枳实除满而且除痛，厚朴除满而不治痛，不徒偏内偏外兼虚兼实已耳。（《本经疏证·厚朴》）

### 8. 清·叶志诜注

不残纯朴，龙梓储珍，半出黄榭，层蔽苍榛，白凝肤厚，紫透鳞皱，从容典职，佐助姜辛。（《神农本草经赞·中经》）

### 9. 清·黄钰注

气味：苦温，木气火味。主治：风寒头痛，寒热惊悸，行气血而治痹痛死肌，散寒湿而三虫可去，能得言外之旨，用以宽胀下气。（《本草经便读·神农本草经·中品》）

# 山　茱　萸

【原文】山茱萸，味酸平。主心下邪气，寒热，温中，逐寒湿痹，去三虫。久服轻身。一名蜀枣。生山谷。（《神农本草经·中品·山茱萸》）

【注释】

### 1. 明·缪希雍注

山茱萸，主……肠胃风邪寒热，疝瘕，头风风气去来，鼻塞，目黄，耳聋，面疱，温中下气，出汗，强阴益精，安五脏，通九窍，止小便利。久服轻身，明目，强力长年。

疏：山茱萸感天地春生之气，兼得木之酸味，《神农》：气平。《别录》：微温。总言其得春气之正耳。岐伯、甄权加辛。然尝其味，必是酸多辛少。入足厥阴、足少阴经。阳中之阴，降也。其治心下邪气寒热，肠胃风邪寒热，头风风气去来，鼻塞，面疱者，皆肝肾二经所主。二经虚热，故见前证。肝为风木之位。经曰：诸风掉眩，属肝木。此药温能通行，辛能走散，酸能入肝而敛虚热，风邪消散则心下肠胃寒热自除，头目亦清利，而鼻塞、面疱悉愈也。逐寒湿痹者，《经》曰：邪之所凑，其气必虚。总借其辛温散结，行而能补也。至于三虫。亦肠胃湿热所生，湿去则虫自除。能温中则气自下，汗自出矣。凡四时之令，春气暖而生，秋气凉而杀，万物之性，喜温而恶寒。人身精气亦赖阳气温暖而后充足，况肝肾在下，居至阴之位，非得温暖之气则孤阴无以生。此药正入二经，气温而主补，味酸而主敛，故精气益而阴强也。精气则五脏自安，九窍自利。又肾与膀胱为表里，膀胱虚寒则小便不禁；耳为肾之外窍，肾虚则耳聋。肝开窍于目，肝虚则邪热客之而目黄。二经受寒邪则为疝瘕，二脏得补则诸证无不瘳矣。轻身强力长年者，益精安五脏之验也。

主治参互：

同菟丝子、肉苁蓉、巴戟天、鹿茸、牛膝、白胶、车前子、枸杞子、生地黄、沙苑蒺藜、麦门冬，能添精固髓，暖腰膝，益阳道，令人有子。同人参、五味子、牡蛎、益智子，治老人小便淋沥，及遗尿。同人乳、沙苑蒺藜、熟地黄、人参、麦门冬、牛膝、甘菊花，治脑骨痛。脑为髓之海，髓足则脑痛自除。同石菖蒲、甘菊花、地黄、黄柏、五味子，治肾虚耳聋。同杜仲、牛膝、地黄、白胶、山药，治肾虚腰痛。入六味地黄丸，为肾虚而有湿热者所须。

简误：命门火炽，强阳不痿者忌之。膀胱热结，小便不利者，法当清利，此药味酸主敛，不宜用。阴虚血热不宜用，即用当与黄柏同加。（《神农本草

经疏·木部中品·山茱萸》)

### 2. 明·卢之颐注

生汉中山谷，及琅琊、冤句，今海州、兖州，近道诸山中亦有。木高一二丈，叶如梅而有刺，二月开花如杏。四月结实如酸枣，深赤色。一种叶干花实俱相似，但核有八棱，名雀儿苏，别是一种，不堪入药。修治：以酒润去核，缓火熬干，勿误食核，令人滑精。蓼实为之使。恶桔梗、防风、防己。先人云：酸温津润，合从水脏之精液亦非自力所能致，必欲待人待时而兴者。

参曰：茱谐朱，谓木胎火，含阳于内也；萸谐臾，谓冤曲从乙，木之性也。春半开花，夏半结实，色赤味酸，入肝之体，肝之心药也。心下为寒热所薄则火失暖热性，茱萸温中，对待治之。痹逐虫去而身轻矣。客曰：肝主疏泄，癃闭者当用茱萸。《别录》止小便利者，何也？颐曰：此肝用太过，茱萸补体，使体用均平耳。(《本草乘雅半偈·神农本经中品五·山茱萸》)

### 3. 明·徐彦纯注

洁古云：味酸，阳中阴也。温肝藏。

东垣云：山茱萸味酸平，微温，阴中之阳。主心下邪气，暖腰膝，助水藏，除一切风，逐一切冷。

海藏云：入足少阴、厥阴经。《圣济经》云：滑则气脱，涩剂所以收之，山茱萸之涩以收其滑。仲景八味丸用为君主，如何涩剂以通九窍。雷公用之去核，取肉四两，缓火熬用，能壮元气，秘精。核滑精，故去之。 (《本草发挥·山茱萸》)

### 4. 清·张志聪注

山茱萸今海州、兖州、江浙近道诸山中皆有。木高丈余，叶似榆有刺，二月开花白色，四月结实如酸枣，色紫赤，九月十日采实，阴干去核用肉。

山茱萸色紫赤而味酸平，禀厥阴少阳木火之气化。手厥阴属心包，故主治心下之邪气寒热。心下乃厥阴心包之部也。手少阳属三焦，故温中。中，中焦也。中焦取汁，奉心化赤而为血，血生于心，藏于肝。足厥阴肝主之血，充肤热肉，故逐周身之寒湿痹。木火气盛，则三焦通畅，故去三虫。血充肌腠，故久服轻身。

愚按：仲祖八味丸用山茱萸，后人去桂附，改为六味丸，以山茱萸为固精补肾之药。此外并无他用，皆因安于苟简，不深探讨故也。今详观《本经》山茱萸之功能主治如此，学者能于《本经》之内会悟，而广其用，庶无拘隘之弊。(《本草崇原·本经中品》)

### 5. 清·姚球注

山萸气平，禀天秋成之金气，入手太阴肺经；味酸无毒，得地东方之木味，入足厥阴肝经。气味俱降，阴也。

心下脾之分也，脾之邪，肝木之邪也，肝木血少气亢，则克脾土，并于阳则热、并于阴则寒矣；山萸味酸入肝，益肝血而敛肝气，则心下之寒热自除也。山萸味酸收敛，敛火归于下焦，火在下谓之少火，少火生气，所以温中。

山萸气平益肺，肺主皮毛而司水道，水道通调，则皮毛疏理而寒湿之痹瘳矣。三虫者湿热所化也。湿热从水道下行，则虫亦去也，久服味过于酸，肝气以津，肝者敢也，生气生血之脏也，所以身轻也。

制方：山萸同人参、五味、牡蛎、益智，治老人小便淋沥及遗尿。同菖蒲、甘菊、生地、黄柏、五味，治肾虚耳聋。同杜仲、牛膝、生地、白胶、山药，治肾虚腰痛。同生地、山药、丹皮、白茯、泽泻、柴胡、白芍、归身、五味，名滋肾清肝饮，治水枯木亢之证。同杜仲，治肝肾俱虚。（《本草经解·木部·山茱萸》）

### 6. 清·陈修园注

山茱萸色紫赤而味酸平，禀厥阴、少阳木火之气化。手厥阴心包、足厥阴肝，皆属于风木也；手少阳三焦、足少阳胆，皆属于相火也。心下巨阙穴，乃手厥阴心包之募，又心下为脾之分。曰邪气者，脾之邪实为肝木之邪也。足厥阴肝木，血少气亢则克脾土，并于阳则热，并于阴则寒也。又寒热往来，为少阳之病，山萸禀木火之气化，故咸主之。山萸味酸收敛，敛火归于下焦，火在下谓之少火，少火生气，所以温中。山萸味酸入肝，肝主藏血，血能充肤热肉，所以逐周身寒湿之痹。三虫者，厥阴风木之化也；仲景乌梅丸之酸，能治蛔厥，即此物悟出。肝者，敢也，生气生血之脏也。孙真人生脉散中，有五味之酸，能治倦怠而轻身，亦从此物悟出。（《神农本草经读·中品·山茱萸》）

### 7. 清·邹澍注

李濒湖谓山茱萸、吴茱萸甚不相类，未审何缘同名？予则谓惟其同类，是以同名耳。盖至九、十月之交，万象萧索，惟三种茱萸（吴、山、食）累然朱实，灿烂可观，且三物者荣茂最早，收成反迟，均为善物。朱者，丹也。臾者，善也（《广韵》云）。以是得名，讵不允协耶！且山茱萸于气交湿令，与吴茱萸俱有行所无事之概，惟吴茱萸则既开花，而于是时不结实；山茱萸则既结实，而于是时不长茂，并作游行跌荡之态，故其主病关中上，且在心下者，尤为异曲同工。第结实于秋者，其性严烈，故辛窜而峻；结实于春者，其性醇和，故酸润而温。惟其酸润而温，故气深稳而力优柔，不然则心下既有邪气寒热，在外复有寒湿成痹，譬如天下之事已至内外云扰，又何可以温中解之，以温中而能悉解内外云扰，必其秉疏通之智，其镇定之识，施练达之才，行敦厚之政者也。故山茱萸之主心下邪气、寒热、逐寒湿痹也，以游行无碍于中土之资，入其中而据之，乃施其春和发越之令，俾出于外，则随汗而能泄，俾入于肠胃，则随下而能通，在于中者既行，闭于外者又安得而不动，是知所谓邪气寒热与寒湿痹者，必系肝以虚而失其疏通之职，土遂硗瘠不能运邪，肌肉应之，亦为寒湿所著而痹阻，此《本经》之旨，皆论其因于中者耳，若夫《别录》则又参出阴虚而火浮于上，阳弱而水脱于下两节。夫阴以静为职，阳以密为功，故《生气通天论》曰："阴者，藏精而起亟也；阳者，卫外而为固也。"阴不起亟，则徒火在上，而头风、风气去来、鼻塞、目黄、耳聋、面疱；阳不卫外，则小便多、汗出。惟得温和润泽之物镇于中，更以酸味招而收之，斯浮于上者回，脱于下者固，既回既固，气自含蓄于中，阴又安得不强，精又安得不固，阴强精固，五脏又焉得不安，九窍又焉得不开阖合节耶！总之，山茱萸之长，在结实于春而备受夏秋冬之气，不吐不茹，能常保其酸温之气味，常布其煦育之清标，在阴则能使阴谐而阳不僭，在阳则能使阳秘而阴不耗，山茱萸之功力毕于此矣。或言山茱萸濒湖谓五月采实，不得竟泥元古之《别录》。夫自《别录》《千金翼》《外台秘要》至《图经》，均云九月、十月采，惟《图经》载一云五月采，与此小异，明明别著一说，不可为凭。王摩诘山茱萸诗云："朱实山下开，清香寒更发，幸与丛桂花，窗前向秋月。"则于五月采之说更何如耶！（《本经疏证·山茱萸》）

### 8. 清·叶志诜注

名亦茱萸，性殊治疗，梅叶绿稠，杏枝红闹，樲棘同酸，荆桃袭貌，春气半含，雀酥同调。（《神农本草经赞·中经》）

### 9. 清·黄钰注

酸，气平无毒。心下邪气，寒湿之痹可遂，祛寒热而去三蛊。温中轻身宜久服，去核。（《本草经便读·神农本草经·中品》）

# 猪　苓

【原文】猪苓，味甘，平。主痎疟；解毒蛊疰不祥；利水道。久服轻身耐老。一名猳猪屎。生山谷。（《神农本草经·中品·猪苓》）

【注释】

### 1. 明·缪希雍注

疏：猪苓禀戊土之阳气，得风木之阴气，《本经》谓其味甘，应兼淡苦，其气平而无毒。气味俱薄，降也，阳中阴也。入足太阳、足少阴经。其主痎疟者，疟必由暑，暑必兼湿，淡以利窍，引暑湿之气从小便出，所以分消之也。淡涌之性，故利水道。湿胜则身重，湿去则身轻。利窍之药，必能走泄精气，其曰久服耐老，必无是理矣。解蛊毒疰不祥，义将安出？亦未可尽信也。

主治参互：

入五苓散，为除湿之要药。佐白芍药、白茯苓、人参、橘皮、术、泽泻，治水肿之属阳分者。佐白芍药、生地黄、桑寄生、桑根白皮、茯苓、泽泻、琥珀、石斛、薏苡仁、肉桂，治水肿之属阴分者，均为要药。其功长于利水，故善除湿。

简误：寇宗奭曰：猪苓利水之功多，久服必损肾气，昏人目。洁古曰：淡渗太燥，能亡津液，无湿证勿服。皆确论也。有湿尚宜暂用，久服断乎不可。（《神农本草经疏·木部中品·猪苓》）

### 2. 明·卢之颐注

所在有之。枫树苓也，皮黑肉白，坚实者佳。修事：铜刀刮去粗黑皮，东流水浸一夜，至明取出，细切，再以升麻叶对蒸一日，去叶，晒干用。先人云：通利水道，原当先开玄府，斯上下通调，水始有用。

参曰：木之有余于气与脂者，唯松与枫焉。松则兼气与脂而咸有余；枫则余气为苓，不复余脂为香矣。余脂为香，不复余气为苓矣。顾苓与香，各禀气与脂之体与用也。苓曰猪苓，形相似耳，猪为水畜，苓即木令。自上而下者，使之自下而上；自下而上者，使之自上而下。痎疟则金郁，蛊疰则土郁，癃闭则水郁，水郁则折之，土郁则夺之，金郁则泄之，苓则兼而有之，转气化之机衡故尔。

世知行水，未知折水，并夺土泄金。（《本草乘雅半偈·神农本经中品四·猪苓》）

### 3. 明·徐彦纯注

成聊摄云：淡味渗泄，为阳。猪苓、茯苓之甘，以行小便。

洁古云：大燥除湿。比诸淡渗药，大燥亡津液。无湿证勿服。《主治秘诀》云：性平味淡，气味俱薄，升而微降，阳也。其用与茯苓同，去心中懊恼。

东垣云：猪苓味甘苦而淡，性平。甘重于苦，阳也。苦以泄滞，甘以助阳，淡以利窍，故能除痹湿而利小便也。

海藏云：治妊娠淋，及治妊娠从肺上至腹肿胀，小便不利。仲景治少阴渴者用猪苓汤。入足太阳、少阴经。《衍义》：行水之功多，久服必损肾气，昏人目。（《本草发挥·猪苓》）

### 4. 清·张志聪注

按：陶弘景曰：猪苓是枫树苓。苏颂曰：生土底不必枫根下始有。李时珍曰：猪苓是木之余气所结，如松之余气结茯苓之理。他木皆有，枫树为多。卢子由曰：木之有余于气与脂者，唯松与枫，松则兼气与脂而咸有余，枫则余气为苓，不复余脂为香。余脂为香，不复余气为苓，苓与香各禀气与脂之体与用也。合诸说，观之苓虽他木皆有，唯枫树下者，入药为良。犹寄生、螵蛸二物他树亦有，而唯取桑上者入药，亦此理耳。谓之猪苓者，以其形似猪矢命名。

枫树之瘿，遇雷雨则暗长，以泥涂之，即天雨，是禀水精所主之木也。猪苓新出土时，其味带甘，苓主淡渗，故曰甘平。痎疟，阴疟也。主治痎疟者，禀水精之气以奉春生，则阴疟之邪，随生气而升散矣。解毒蛊疰不详者，苓禀枫树之精华，结于中土，得土气则解毒，禀精华则解蛊疰不祥也。味甘平而淡渗，故利水道。久服则水精四布，故轻身耐老。（《本草崇原·本经中品》）

### 5. 清·姚球注

猪苓气平，禀天秋凉之金气，入手太阴肺经，味甘无毒，得地中正之土味，入足太阴脾经。气味降多于升，阴也。

其主痎疟者，盖主太阴呕吐之湿疟也；猪苓入脾肺以化气，则湿行而疟止也。蛊疰不祥，皆湿热之毒；甘平渗利，所以主之。肺主气，气平益肺，肺气化及州都，则水道利，所以利水。

久服则味甘益脾，脾统血，血旺故耐老。气平益肺，肺主气，气和故身轻也。

制方：猪苓同白茯、泽泻、滑石、阿胶，名猪苓汤，治伤寒口渴，及呕而思水。（《本草经解·木部·猪苓》）

### 6. 清·邹澍注

松下有茯苓，竹下有雷丸，枫下有猪苓，则凡树下皆有苓，未为妄也。第凡树皆有寄生，皆有螵蛸，而入药必取在桑者（张隐庵），则猪苓之必取在枫者又何疑焉！

惟茯苓、猪苓得木气而生于地下，既不苗萌挺茎，又不溃腐消败，是其却湿可知，乃复久而不变，则非特能却湿，且能化湿气为生气矣。虽然茯苓可利水道，猪苓亦利水道，则凡木之苓皆能利水道，是猪苓不必定以生枫下者，且茯苓、猪苓尽可混用，乃仲景书中茯苓、猪苓各自为功，又每相连为用，似若断难相混者，何哉？盖亦可察物理而知之矣。夫松之概，挺拔劲正；枫之概，柔弱易摇。松之理粗疏，枫之理坚细；松之叶至冬益苍翠而不凋，枫之叶至冬遂鲜赤而即落。是其一柔一刚，显然殊致。茯苓属阳，治停蓄之水不从阳化者；猪苓属阴，治鼓荡之水不从阴化者，是故仲景以猪苓名方者，其所治之证，曰："阳明病，脉浮，发热，渴欲饮水，小便不利者，猪苓汤主之。"曰："少阴病，下利，咳而呕、渴，心烦不得眠者，猪苓汤主之。"曰："诸病在脏欲攻之，当随其所得而攻之，如渴者，与猪苓汤。"曰："呕吐而病在膈上，后思水者，猪苓散主之。"统而核之，莫不有渴，若五苓散则其治有渴者，有不渴者，至茯苓入他方所治之病，则不渴者居多。盖渴者，水气被阳逼迫欲得阴和而不能也，与之猪苓，使起阴气以和阳化水，譬之枫叶已丹，遂能即落也，或曰猪苓之化水，与茯苓异，是则然矣。凡淡渗之物皆上行而复下降，泽泻亦其一也，所以与猪苓、茯苓异者，其旨安在？是其义已见泽泻条中，所谓泽泻能使水中生气上朝，二苓则能化之者是也，惟五苓散、猪苓汤用泽泻，使未熟之水就上矣，乃既用茯苓使从阳化，又用猪苓使从阴化，此则不能不剖其疑。夫水既曰生，则不使从阳化，何以令其熟，若使徒从阳化，又置渴于何所，此亦浅显易明，不劳深释者也。(《本经疏证·猪苓》)

### 7. 清·叶志诜注

气感木余，枫根采掇，瑿采苞零，琼腴囊括，圆比竹丸，拳如松拨，升降咸宜，涤烦疗渴。(《神农本草经赞·中经》)

### 8. 清·黄钰注

甘平。通利水道，蛊疰不祥，瘕疟亦效。(《本草经便读·神农本草经·上品》)

## 合欢皮（合欢）

【原文】合欢，味甘，平。主安五脏，利心志，令人欢乐无忧。久服轻身，明目，得所欲。生山谷。(《神农本草经·中品·合欢》)

【注释】

### 1. 明·缪希雍注

疏：合欢禀土气以生，故味甘气平无毒。入手少阴、足太阴经。土为万物之母。主养五脏，心为君主之官，本自调和。脾虚则五脏不安，心气躁急则遇事拂郁多忧。甘主益脾，脾实则五脏自安。甘可以缓，心气舒缓则神明自畅而欢乐无忧，神明畅达则觉照圆通，所欲咸遂矣。嵇叔夜《养生论》云：合欢蠲忿，正此之谓欤。其主轻身，明目，及《大明》主消痈疽，缓筋骨者，皆取其能补心脾，生血脉之功耳。

主治参互：

与白蜡同入膏，能长肌肉，续筋骨，甚捷。

《独行方》：肺痈唾浊，心胸甲错。取夜合皮一掌大，水三升，煎取一半，分二服。

《百一选方》：扑损折骨。夜合树皮（去粗皮，炒黑色）四两，芥菜子（炒）一两，为末。每服二钱，温酒卧时服，以滓外傅，接骨神妙。

子，合橘核、木瓜、牛膝，能治疝。湿热者为黄柏；寒湿者加茴香子。（《神农本草经疏·木部中品·合欢》）

### 2. 明·卢之颐注

生豫州山谷，及益州、汴雒，所在山谷亦有。植之庭除，令人不忿。嵇康《养生论》云：合欢蠲忿，萱草忘忧。古今注云：欲蠲人忿，赠以青裳。青裳，合欢也，越人谓之乌赖树，《金光明经》谓之尸利洒树，俗谓之萌葛树也。干似梧桐，枝甚柔弱。叶如皂角，细而繁密，互相交结，每一风来，辄自相解，了不相牵。五月发花红白，上有丝茸。秋实作荚，子极纤薄。收采皮叶，不拘时月。修治其皮，削去粗皮，缓火焙炒。先人云：阳动而开，阴静而合，此至和，此至安也。动而能静，开而必合，此方至和，此方至安也。若动不能开，静不能合，与动不能静，开不能合，斯不和，斯不安矣。合欢昼而阳舒，夜而阴合，静时交结，动不相牵，开合动静，咸得所欲，是得阴阳之正，既安且和，人心如此，何忿不蠲。

参曰：昼开夜合，以昼夜为呼吸者也。当安心肺之阳，肾肝之阴，并安中州，滋培后天者欤。和心志欢乐无忧者，以脏安则神安，神安则志溢，志溢则无恐惧忧悲矣。儗似卫气之出入，亦可安卫气之昼出于阳，夜入于阴。更安营气之周行经隧，镇定中州故也。息同天地，故久服轻身明目，皆得所欲。

呼出心与肺，吸入肾与肝。呼吸之间，脾受谷味，其脉在中。脾者，中州也。

惟脏安心和，故欢乐无忧。惟欢乐无忧，久之自身轻目明，而欲得矣。盖气郁闷则重滞，乐则飞扬而轻也。肝屈抑则目昏，乐则开爽而明也。心愁虑，则不能如意，乐则从心所欲，无弗得也。（《本草乘雅半偈·神农本经中品四·合欢》）

### 3. 明·徐彦纯注

丹溪云：合欢属土，而有水与金。补阴之有捷功者，长肌肉续筋骨，既可见矣。而外科家曾录，用何欤？（《本草发挥·合欢》）

### 4. 清·叶志诜注

根植庭畔，夏景长暄，游缨蘸晕，翦翠滋繁，来欢蠲忿，迎昼合昏，有情

多种，共宿双鸳。(《神农本草经赞·中经》)

# 乌梅（梅实）

【原文】梅实，味酸，平。主下气，除热烦满，安心；肢体痛，偏枯不仁，死肌；去青黑痣、恶肉。生川谷。(《神农本草经·中品·梅实》)

【注释】

### 1. 明·缪希雍注

止下痢，好唾口干。

疏：梅实，即今之乌梅也。梅得木气之全，故其味最酸，所谓曲直作酸是也。经曰：热伤气。邪客于胸中，则气上逆而烦满，心为之不安。乌梅味酸，能敛浮热，能吸气归元，故主下气，除热烦满，及安心也。下痢者，大肠虚脱也。好唾口干者，虚火上炎，津液不足也。酸能敛虚火，化津液，固肠脱，所以主之也。其主腰体痛，偏枯不仁者，盖因湿气侵于经络，则筋脉弛纵，或疼痛不仁。肝主筋，酸入肝而养筋，肝得所养，则骨正筋柔，机关通利，而前证除矣。其主去死肌，青黑痣，恶肉者，白梅之功也。白梅味咸，咸能软坚故也。又能消痰，醒睡，止霍乱，解酒毒。弘景云：生梅、乌梅、白梅功用大约相似，第乌梅较良，资用更多。

主治参互：

乌梅同川黄连、白芍药、滑石、甘草、莲肉、白扁豆、葛根、升麻、红曲、橘红作丸，治滞下如神。

一味作汤代茶饮，治火炎头痛。

仲景乌梅丸：治蛔厥，蛔上入膈，故烦，须臾复止，得食而呕，又烦者，蛔闻食即出故耳。用乌梅三百个，细辛、附子、人参、桔梗、黄柏各六两，当归、蜀椒各四两，黄连一斤，干姜十两，捣乌梅肉和丸桐子大。先食饮服十丸，日三服。

《刘涓子鬼遗方》：蚀恶疮胬肉。用乌梅肉烧为灰，傅上，恶肉立尽。

《圣惠方》：赤痢腹痛。乌梅肉、黄连各四两，炼蜜丸梧子大。每米饮下二十丸，日三服。

《图经本草》治劳疟。用乌梅十四枚，豆豉二合，甘草三寸，生姜一块，以童便二升，煎去一半，温服即止。治暑气霍乱。白梅一个，和仁捣碎，入丝瓜叶一叶，或扁豆叶，再捣烂，用新汲水调，灌下即释。

简误：《素问》云：味过于酸，肝气以津。又云：酸走筋，筋病无多食酸。以肝主筋，性喜升发，酸味敛束，是违其性之所喜也。梅实过酸，不宜多食。齿痛及病当发散者，咸忌之。(《神农本草经疏·果部三品·梅实》)

### 2. 明·卢之颐注

梅，味也。爽旦微明，春生之象也。先春而华，吸冰雪以自濡。色青味酸，入厥阴肝，肝色青，肝味酸故也。故主吮泄肾液，以润筋膜。经云：味过于酸，肝气已津。谭说酢梅，口中酸出，吮泄之力可征矣。是以对待水液焦涸，致热烦满闷，及上气令心不安，与偏枯不仁、致肢体痛，及死肌恶肉，青黑痣者，咸可濡以润之，藉子母更相生耳。(《本草乘雅半偈·神农本经中品四·梅实》)

### 3. 明·徐彦纯注

成聊摄云：肺主气。肺欲收，急食酸以收之，乌梅之酸以收阳。

东垣云：乌梅味酸，温，收肺气，阳也。

海藏云：《鬼遗方》治一切疮肉突出，以乌梅烧灰杵末，傅上恶肉，立尽，极效。仲景有治吐蛔下利，乌梅丸主之。(《本草发挥·乌梅》)

### 4. 清·张志聪注

梅实将熟时，采微黄者，篮盛于突上熏黑，若以稻灰淋汁，润湿蒸过，则肥泽不蛀。

梅花放于冬，而实熟于夏，独得先春之气，故其味酸，其气温平而涩，涩附于酸也。主下气者，得春生肝木之味，生气上升，则逆气自下矣。除热烦满者，禀冬令水阴之精，水精上滋，则烦热除而胸膈不满矣。安心者，谓烦热除而胸膈不满，则心气亦安。肢体痛，偏枯不仁，死肌，皆阳气虚微，不能熏肤充身泽毛，若雾露之溉。梅实结于春而熟于夏，主敷布阳气于肌腠，故止肢体痛，及偏枯不仁之死肌。阳气充达，则其颜光，其色鲜，故去面上之青黑痣，及身体虫蚀之恶肉。

愚按：乌梅味酸，得东方之木味，放花于冬，成熟于夏，是禀冬令之水精而得春生之上达也。后人不体经义，不穷物理，但以乌梅为酸敛收涩之药，而春生上达之义未之讲也，惜哉！(《本草崇原·本经中品》)

### 5. 清·姚球注

乌梅气平，禀天秋收之金气，入手太阴肺经；味酸无毒，得地东方之木味，入足厥阴肝经。气味俱降，阴也。

肺主气，气平则降，所以下气。肝属木，木苦火炎，逆于胸中，则热而烦满；乌梅味酸，能收浮热，吸气下行，所以止烦满也。心者火也，木之子也；味酸气平，能平肝木，木和心自安也。

肢体属脾，脾为土，肝木克土则痛；味酸则敛，所以止痛；肝藏血，血枯则偏枯不仁死肌矣；味酸益肝血，血和则润，不仁死肌愈也。去青黑痣及蚀恶肉，酸收之味，外治能消痣与肉也。

制方：乌梅作汤，治火炎头痛。同豆豉、甘草、生姜、童便，治劳疟。同川连丸，治赤痢。专烧灰，敷治胬肉。（《本草经解·果部·乌梅》）

### 6. 清·陈修园注

乌梅气平，禀金气而入肺；气温，禀木气而入肝；味酸无毒，得木味而入肝；味涩即酸之变味也。味胜于气，以味为主。梅得东方之味，花放于冬，成熟于夏，是禀冬令之水精，而得春生之气而上达。主下气者，生气上达，则逆气自下矣。热烦躁、心不安，《伤寒论》厥阴症，以气上撞心、心疼热等字该之，能下其气，而诸病皆愈矣。脾主四肢，木气克土，则肢体痛；肝主藏血，血不灌溉，则偏枯不仁，而为死肌；乌梅能和肝气，养肝血，所以主之。去青黑痣及蚀恶肉者，酸收之味，外治能消痣与肉也。（《神农本草经读·中品·乌梅》）

### 7. 清·邹澍注

梅之花，苞于盛冬，开于先春。梅之实，结于初春，成于初夏。故梅之用，能吸寒水，以成制相火之功。其所以吸，则厥阴风木为之体；所以制，则少阴君火为之用。是何也？风木者，宣发之气，而其味酸则主乎收。君火者，昌明之气，而属少阴，则主乎静。今夫因气逆乱不收，为上气，为满，相火随之以逆为烦，皆缘心不静，不能御诸气而使之降，又不能使相火听命而定而不动也。梅之实当君火主令时，安详不扰而毓其真，遂以长而成，且至于熟。安于是时者，必见宜于是时，是以能致心之安，心安则诸气相火咸惟命是听，上气、热烦满均毋敢作矣。虽然上气，肺病也，烦满，胃病也，梅非治肺，治胃者也，是又何说焉？夫肝属木，木得津润，遂畅茂条达，一身之壅塞皆除，其有不津则气乱为逆，逆于肺则为上气，逆于胃则为烦满，治之以梅亦直探其源耳。水衰不能养木，内因也；火逼而致津枯，外因也，无间内外，皆可治以梅耶？然则梅能吸人之气以为津，不吸外来之寒湿，故因津枯而为烦为满，则内外因一也，亦又何别，特肾阴虚不能上济者，不得用此耳。其能治肢体痛，何也？是盖宜连下二句读，谓梅能主肢体痛、偏枯不仁之死肌也。夫死肌有肢体不痛，不偏枯不仁者，是津气凝滞，不主滑泽肤腠也。则有肢体痛、偏枯不仁者，不可知为津气枯，肤腠不得滑泽耶！试观古今方书有用梅治肢体痛、偏枯不仁之方否？此无他，肢体痛、偏枯不仁是液枯，死肌则津枯也。夫液，所谓"谷入气满，淖泽注于骨，骨属屈伸，泄泽补益脑髓，皮肤润泽"者；津，所谓"腠理发泄，汗出溱溱"者。梅之为物，能撮气以为津，不能撮谷以为液，彰彰可见也，则其治，止能吸气化津，通在外之死肌，又何疑焉！且证之以下文"青黑痣"，与死肌何异？其与在内之肢体痛、偏枯不仁，可强使之同耶！即此可以知梅之用矣。

仲景用药多紧帖《本经》，独于梅似若未尽其功能，而取以治厥治蛔，又非《本经》所载，殊不知只消渴、气上撞心，已该"下气"，而心中疼热饥不欲食，又该"除热烦满，安心"矣。何则？梅实生青，半熟红，全熟黄，腌之则白，蒸之则黑，能具五色之全，而青时酸，红时甘酸，黄时甘多于酸，白者咸苦，黑者苦酸，五味又具其四，其所以用乌梅者，岂不以能从肝而媾心肾乎！夫黑而酸，水生木也，酸缘蒸熟而变苦，木生火也，故凡"脉微而厥、肤冷、其人躁无暂安时"，即非所宜，若"病者本静，乃复时烦，须臾复止，得食而呕，又烦"，斯为合用。是知厥为阳气不伸，吐蛔为阳气因不伸，内烁津气，致蛔无所吸受而上出，故曰："蛔闻食臭出。"厥非脏寒（从《医宗金鉴》），其实仍是气上撞心，心中疼热之现据。其用梅仍是吸水以济火，非有他也，然则谓仲景用梅，但得《本经》之一节则可，若谓治厥治蛔非《本经》之旨，则误矣。扩而充之，后人以之治吐治利，何莫非因仲景乌梅丸推类及之，若夫白梅之蚀恶肉，仍是去死肌青黑痣之旨；黄梅浆之解暑渴，仍是安心除烦满下气之用。特其变酸为咸苦，则致津之外，自有软坚去鞕之功；变酸为甘，则致津之中，更有调燮阴阳之效。循是以思，梅之功盖犹未尽乎此，而所以启人元悟，尚是仲景用梅，有以诱之耳。（《本经疏证·梅实》）

### 8. 清·叶志诜注

迎雨摇风，著枝叠累，掭齿津回，颦眉渴止，脍兽多春，和羹其美，酸点百人，升盘桃李。（《神农本草经赞·中经》）

### 9. 清·黄钰注

酸涩，气禀温平。下气除热，烦满安心，止肢体痛，偏枯不仁，能蚀恶肉，去痣黑青。（《本草经便读·神农本草经·中品》）

## 桃仁（桃核仁）

【原文】桃核仁，味苦，平。主瘀血，血闭，癥瘕；邪气；杀小虫。桃花，杀疰恶鬼，令人好颜色。桃凫：微温，主杀百鬼精物。桃毛：主下血瘕寒热，积聚，无子。杀鬼邪恶不祥。生川谷。（《神农本草经·下品·桃核仁》）

## 【注释】

### 1. 明·缪希雍注

止咳逆上气，消心下坚，除卒暴击血，破癥腹，通月水，止痛。

疏：桃核仁禀地二之气，兼得天五之气以生，故其味苦重甘微，气平无毒。思邈言：辛。孟诜言：温。皆有之矣。气薄味厚，阳中之阴，降也。入手、足厥阴经。夫血者，阴也，有形者也。周流乎一身者也。一有凝滞，则为癥瘕、瘀血血闭，或妇人月水不通，或击扑伤损积血，及心下宿血坚痛，皆从足厥阴受病，以其为藏血之脏也。苦能泄滞，辛能散结，甘温通行而缓肝，故主如上等证也。心下宿血去则气自下，咳逆自止。桃为五木之精，能镇辟不详，故主邪气。味苦而辛，故又能杀小虫也。

主治参互：

仲景桃仁承气汤：治伤寒湿热在内，小便利而大便黑，为蓄血。用桃仁五十粒，桂枝二两，大黄四两，芒硝二两，甘草一两，以水七升，煮取二升半，去滓，纳芒硝，更上火微沸，空心温服五合，日三，当微利。

入抵当汤，治太阳病六七日，表证仍在，脉微而沉，反不结胸，其人如狂者，以热结在下焦，少腹当硬满，小便自利，下血乃愈。用桃仁二十粒，水蛭三十个（熬），虻虫三十个（去翅足，熬），大黄三两（酒浸），以水五升，煮取三升，温服一升，不下再服。

同当归、芍药、泽兰、延胡索、苏木、五灵脂、红花、牛膝、生地黄、益母草，治产后瘀血，结块作痛，并治壮盛妇人经闭不通。同当归、麻仁、地黄、麦门冬、芍药、黄芩、肉苁蓉、甘草，治大肠血燥，便结不通。同番降香、川通草、山楂、穿山甲、乳香、没药、红花、续断、当归，治上部内伤，瘀血作痛。

《圣济总录》：大便不快，里急后重。用桃仁三两（去皮），以吴茱萸二两，食盐一两，同炒熟，去二物，每嚼桃仁五七粒，效。兼可预辟瘴疠。

《删繁方》：妇人难产，数日不出。桃仁一个劈开，用朱砂书一片"可"字、一片"出"字，吞之即生。

《肘后方》：妇人阴痒。桃仁杵烂，绵裹塞之。杏仁亦可用。

简误：桃仁性善破血。凡血结、血秘、血燥、瘀血、留血、蓄血、血痛、血瘕等证，用之立通。第散而不收，泻而无补，过用之及用之不得其当，能使血下不止，损伤真阴，为害非细。故凡经闭不通由于血虚，而不由于留血结块，大便不通由于津液不足，而不由于血燥闭结，法并忌之。（《神农本草经疏·果部三品·核桃仁》）

### 2. 明·卢之颐注

桃品甚多，华艳称最，不培而蕃，且早结实，世遂以凡品目之。然有黄者、绛色垂丝者、龙鳞者、饼子者、牡丹者，亦凡中之异矣。若汉上林苑之细桃、紫纹桃、金城桃、霜桃，常山所献巨核桃，凌霜花灼，后暑实黄，是又仙凡迥别，不可得也。惟山中毛桃，即《尔雅》所谓褫桃者，小而多毛，其仁充满多脂，可入药用。修事：去皮，用白术、乌豆，于坩锅中，煮二伏时，漉出，劈开，中心黄如金色，乃用。

《埤雅》云：桃，有花之盛者，其性早花。又花于仲春，故周南以典女之年时恰当。桃生三岁即花果，故首虽已白，其花子之利可待也。周南取少桃以兴，所谓桃之夭夭是也。首章曰：灼灼其华者，言其花之红而丽也。言女以盛时而嫁也。二章曰：有黄其实，黄大貌，盖桃性更七八年便老，老则子细，此言少桃也。言非但华色，又嫁而有子，夫妇之道成焉。三章曰：其叶蓁蓁，蓁蓁盛也。言能成其家，又以芘其所类也。且桃性华叶齐生，至于有黄其实，然后其叶蓁蓁，盖其序如此。

张正见赋曰：万株成锦，千林如翼，苔画波文，花然树色，发秦源而逸气，飘汉绶而芳流，譬兰缸之夜炷，似明镜之朝妆。

皮日休赋曰：厥花伊何，其美实多；台隶众芳，缘饰阳和；开破嫩萼，压低柔柯；其色则不淡不深，若素练轻茜，玉颜半酡，若夫美景妍时，春含晓滋；密如不干，繁若无枝；娃娃婉婉，夭夭怡怡，或俯者若想，或闲者如痴，或向者若步，或倚者如疲，或温香而可薰，或婑婧而莫持，或幽柔而傍午，或扯冶而倒披，或翘矣如望，或凝然若思，或奕傑以作态，或窈窕而骋姿。日将明兮似喜，天将惨兮若悲，近榆钱兮妆翠靥，映杨柳兮颦翠眉。轻红拖裳，动则裹香，宛若郑袖初见吴王。夜凉皎洁，哄然秀发，又若嫦娥欲奔明月。蝶散蜂寂，当闺脉脉，又若妲己未闻裂帛。或开故楚，艳艳春曙，又若息妫含情不语。或临金塘，或交绮井，又若西子浣纱见影。玉露猒浥，妖红坠湿，又若骊姬将潜而泣。或在水滨，或临江浦，又若神女见郑交甫。或临广筵，或当高会，又若韩娥将歌敛态。微动轻风，婆婆暖红，又若飞燕舞于掌中。半沾斜吹，或动或止，又若文姬将赋而思。丰茸旖旎，互立递倚，又若丽华侍宴初醉。狂风猛雨，一阵红去，又若褒姒初试戎虏。满地春色，阶前砌侧，又若戚姬死于鞠域。花品之中，此花最异。其花可以畅君之心目，其实可以充君之口腹。匪乎兹花，他则碌碌。

先人云：术以劝之，豆以培之，火以变之。色黄，则气淳矣。

参曰：……仁主下瘀血血闭，癥瘕邪气者。桃，肺果，精专尤在仁，故司肺气，为营血之师帅，则留者行，行者留矣。故《千金方》以桃仁烧灰，酒调服方寸匕，止崩中漏下。然则血之不行不濡，即气之不决不运。气如橐龠，血如波澜故也。桃毛功力似胜，肺主皮毛，入肺更相亲尔。

世但知主留者行，不知主行者留。非留行，安能好色有子，非行留，安能去瘀逐闭。然则色之不好，子之无有，亦即瘀闭之为咎乎。（《本草乘雅半偈·神农本经中品一·桃核仁》）

### 3. 明·徐彦纯注

成无己云：甘以缓之，少腹急结，缓以桃仁之甘。

洁古云：治大便血结、血秘、血燥，通润大肠。七宣丸中用之，专治血结，破血。以汤退去皮尖，研如泥用。又云：破滞血须用桃仁、苏木。

东垣：桃仁味苦、甘，性平，苦重于甘，阴中阳也。苦以去滞血，甘以生新血，故破凝血者须用之。又能去血中之热。又云：桃仁性微寒，味苦，气薄味厚，沉而降，阴也。其用有四：治热入血室一也，去腹中滞血二也，皮肤血热燥痒三也，皮肤凝聚之血四也。

海藏云：桃仁破血，手足厥阴经药也。

《衍义》云：老人虚秘，与柏子仁、大麻仁、松子仁等分同研，熔腊和丸如梧子大，黄丹汤下。张仲景治中焦畜血用之。（《本草发挥·桃核仁》）

### 4. 清·张志聪注

桃仁、杏仁味俱甘苦。杏仁苦胜，故曰甘苦；桃仁甘胜，故曰苦甘。桃色先青后紫，其味甘酸，禀木气也，其仁亦主疏肝，主治瘀血血闭，疏肝气也。癥瘕邪气乃血与寒汁沫，留聚于肠胃之外，凝结而为癥瘕，肝气和平，则癥瘕邪气自散矣。杀小虫者，厥阴风胜则生虫，肝气疏通而虫自杀矣。

《素问》五果所属，以桃属金，为肺之果，后人有桃为肺果，其仁治肝之说。

愚按：桃味酸甘，其色生青熟紫，并无金体，窃疑《素问》之桃，乃胡桃也，俗名核桃，外壳内白，庶几似之。若谓桃，则唯毛桃仁之桃，皮色白有毛，余俱无矣。生时肉青白，熟则紫矣。若以外核内仁当之，则杏梅未始不如是，献疑于此，俟后贤正之。

桃胶（附）气味苦平，无毒。炼服保中不饥，忍风寒。《别录》附。

桃茂盛时，以刀割树皮，久则胶溢出，采收以桑灰汤浸过晒干用。（《本草崇原·本经中品》）

### 5. 清·姚球注

桃仁气平，禀天秋收之金气，入手太阴肺经；味苦甘无毒，得地中南火土之味，入手少阴心经、足太阴脾经。气味降多于升，阴也。

心主血，脾统血，血者阴也，有形者也，周流乎一身，灌溉乎五脏者也，一有凝滞，非瘀即闭矣，至有形可征即成癥，假物成形则成瘕，盖皆心脾不运故也；桃仁甘以和血、苦以散结，则瘀者化、闭者通，而积者消矣。

桃为五木之精，能镇辟不祥，所以主邪气；禀火之苦味，所以杀小虫也。

制方：桃仁同大黄、朴硝、甘草、桂枝，名桃仁承气汤，治蓄血。(《本草经解·果部·桃仁》)

### 6. 清·徐大椿注

桃得三月春和之气以生，而花色最鲜明似血，故凡血郁血结之疾，不能调和畅达者，此能入于其中而和之、散之。然其生血之功少，而去瘀之功多者，何也？盖桃核本非血类，故不能有所补益。若瘀瘕皆已败之血，非生气不能流通，桃之生气，皆在于仁，而味苦又能开泄，故能逐旧而不伤新也。(《神农本草经百种录·下品·核桃仁》)

### 7. 清·邹澍注

止咳逆、上气，消心下坚，除卒暴击血，破癥瘕，通月水，止痛。七月采取仁，阴干，生泰山川谷。(《本经疏证》)

《本经》曰桃仁主瘀血、血闭瘕、邪气，似乎凡由血闭而成瘕，其无邪气者，不足当之矣，乃仲景用桃仁承气汤、抵当汤丸、鳖甲煎丸、大黄牡丹汤所治证，诚因邪气而致。若大黄䗪虫丸、桂枝茯苓丸、下瘀血汤，亦可谓因邪气而致者乎？愚以为是亦皆因邪气而致者也。夫五劳、虚极、羸瘦，至腹满不能饮食，肌肤甲错，两目黯黑，非积年累月不能成，而推原其本，曰："食伤、饮伤、饥伤、劳伤、经络营卫气伤。"无不由于外因，非本实之先拨也，惟忧伤、房室伤，为七情内因之咎，然能至积年累月。不过，腹满不能饮食，肌肤甲错，两目黯黑，则亦未免因忧因房室致外感耳。若夫内有宿症，苟一身之生气皆为血阻，则不应有孕，有症仍能得孕，非因邪气之入内与血结仅阻于一处，不害生气之流行阖辟耶！至产妇腹痛，其因恶血未尽，与枳实芍药散而必可瘳，其不瘳而血反瘀于脐下焉。若不由邪入，断无此病，细探而力索之，则仲景之用桃仁与《本经》之所主，有不爽铢黍者矣。

然桃仁所主血闭癥瘕、邪气，皆内证也。其外候云何？然此可考核而知者也。仲景书并《千金》附方用桃仁者凡九，其方中同用之物，既因大黄、芒消、虻虫、水蛭，可知其为附于里证矣。不可因瓜瓣、丹皮、桂枝、芍药，而可知其为附于表证耶！是故用桃仁证之外候有三，曰表证未罢，曰少腹有故，曰身中甲错，何以言之？盖桃仁承气汤证曰："太阳病不解。"抵当汤证曰：

"表证仍在。"抵当丸证曰："伤寒有热。"苇茎汤证曰："咳而有微热。"鳖甲煎丸证曰："疟一月不解。"大黄牡丹皮汤证曰："时时发热，自汗出，复恶寒。"以是知其必由表证来也。桃仁承气汤证曰："少腹急结。"抵当汤证曰："少腹鞕满。"抵当丸证曰："少腹满。"大黄䗪虫丸证曰："腹满不能饮食。"大黄牡丹皮汤证曰："少腹肿痞。"下瘀血汤证曰："腹中有瘀血着脐下。"以是知其少腹必有故也。大黄䗪虫丸证曰："皮肤甲错。"苇茎汤证曰："胸中甲错。"大黄牡丹皮汤证之前条曰："肠痈之为证，其身甲错。"以是知其身中必有甲错处也。虽然风寒为病，皆有表证；畜水停痰，皆能腹满。肠痈并不用桃仁，用桃仁者乃肿痈，是三者果可为确据耶！夫固有辨矣。曰："太阳病，六七日，表证仍在，脉微而沉，其人发狂者，以热在下焦，少腹当鞕满。小便自利者，下血乃愈。"曰："伤寒有热，少腹满，应小便不利，今反利者，为有血也。"是知表证未罢，必少腹满，乃得窥桃仁证之一斑。少腹满矣，必小便利，乃得为桃仁证之确据。肠痈虽不用桃仁，然前条起首云肠痈之为病，明系发凡起例之词，下条起首云肿痈者，明谓肿痈即肠痈之别。肠痈可该肿痈，则肿痈亦可有甲错矣。况三者谓不必比连而见，得其二即用桃仁可也。若三者一件不见，竟用桃仁，则必无之事矣，循是而求桃仁之所当用，又岂有他歧之惑哉！（《本经疏证·杏核仁》）

### 8. 清·叶志诜注

练精五木，灵药辽东，壤藏仁白，墙覆花红，枝留果硕，胆拭毛茸，竹檠梢挂，允彼飞虫。（《神农本草经赞·下经》）

# 杏仁（杏核仁）

【原文】杏核仁，味甘，温。主咳逆上气雷鸣，喉痹下气，产乳；金创；寒心贲豚。生川谷。（《神农本草经·中品·杏核仁》）

【注释】

### 1. 明·缪希雍注

杏核仁，主……惊痫，心下烦热，风气去来，时行头痛，解肌，消心下急，杀狗毒。

疏：杏核仁禀春温之气，而兼火土之化以生。《本经》：味甘，气温。《别录》加苦，有毒。其言冷利者，以其性润利下行之故，非真冷也。气薄味厚，阴中微阳，降也。入手太阴经。太阴为清肃之脏，邪客之则咳逆上气。火炎乘金，则为喉痹。杏仁润利而下行，苦温而散滞，则咳逆上气、喉痹俱除矣。其主心下烦热者，邪热客于心肺之分也。风气去来，时行头痛者，肺主皮毛，风邪自外而入也。温能解肌，苦能泄热，故仲景麻黄汤中用之，亦取其有发散之功也。主产乳、金疮者，亦指为风寒所乘者言之。消心下急者，以其润利而下气也。心寒贲豚者，心虚而肾邪凌之也。惊痫者，痰热盛也。雷鸣者，大肠不和也。总之，取其下气消痰，温散甘和，苦泄润利之功也。

主治参互：

同桑根白皮、前胡、薄荷、桔梗、苏子、贝母、甘草、五味子、橘红、紫菀，治风寒入肺，咳嗽生痰。入麻黄汤，治太阳病无汗，恶寒，喘急。

《千金方》：咳逆上气。以杏仁三升去皮尖，炒黄研膏，入蜜一合，杵熟。每食前含之，咽汁。

《梅师方》：食狗肉不消，心下坚胀，口干，发热妄语。杏仁一升去皮尖，水三升，煎减半，取汁分三服效。

简误：杏仁性温，散肺经风寒滞气殊效。第阴虚咳嗽，肺家有虚热、热痰者忌之。风寒外邪，非壅逆肺分，喘急息促者，不得用。产乳、金疮无风寒击袭者，不得用。惊痫，喉痹，亦非必须之药。用者详之。双仁者能杀人。《本经》言有毒，盖指此耳。（《神农本草经疏·果部三品·杏核仁》）

### 2. 明·卢之颐注

诸杏叶皆圆而端有尖，二三月开淡红色花，妖娆艳丽，比桃花伯仲间，亦可爱也。故骚人咏物，与梅并言，则曰梅杏，盖取其叶之似也。与桃并言，则曰桃杏，盖取其花之近也。有叶多者，黄花者，千瓣者。单瓣者结实，实甘而沙曰沙杏，黄而酢曰梅杏，青而黄曰㮈杏。金杏大如梨，黄如橘。《西京杂记载》：蓬莱杏花五色。北方有肉杏，赤大而扁曰金刚拳。有曰杏熟时色青白，入药宜山杏，收取仁用。修治：以沸汤浸去皮尖，每斤用白火石一斤，黑豆三合，以东流水同煮，从巳至午，漉出，劈开如金色，晒干乃用。得火良。恶黄芩、黄芪、葛根。畏蘘草。

参曰：枝叶花实皆赤，肉理络脉如营，气味苦温，诚心之果，具心之体与用者。仁则包蕴全体，窦发端倪，枢机颇锐，偏心之用与气者。咳逆上气，雷鸣喉痹，寒心奔豚，此一唯从升，不能从出，正回则不转矣。杏仁窦发横遍之机，使竖穷者，随玉衡以为旋转，正神转不回，乃得其机矣。咳逆上气，息若雷鸣，以及喉痹，谓心之火用不及亦可；谓客淫外束亦可；谓客淫外束，致心之火用不及亦可；谓心之火用不及，致客淫外束亦可；寒心奔豚，谓心之火体不及亦可；谓心之火用不及亦可；谓心之火用不及，致心之火体不及亦可；谓心之火体不及，致心之火用不及亦可；盖火爱物以显用，即用以显体故也。奔豚者肾之积，上逆奔心，缘火位之下，水气承之，火不及，则承乃亢，亢则害矣。与妄汗致承者不同类，妄汗则出有余，此则升太过。下气者，转竖穷为横遍，下非降也，降则涉金，非火令矣。产乳固属甲拆，而解乎全仗横遍，横遍始甲拆耳。金刃成疮，此肉理断绝，络脉不营，杏以脉胜，仍续其绝，络其营，心主脉，心主包络故尔。（《本草乘雅半偈·神农本经中品一·杏核仁》）

### 3. 明·徐彦纯注

洁古云：除肺中燥，治风燥在于胸膈。《主治秘诀》云：性温味甘、苦，气薄味厚，浊而沉降，阴也。其用有三：润肺气，消宿食，下降气。面炒，去皮尖。

东垣云：杏仁味苦、甘，性温。散结润燥，散肺中风及热，是以风热嗽用之。

海藏云：杏仁破气，入手太阴经。王朝奉治伤寒，气上逆喘者，麻黄汤内加杏仁、陈皮；若气不上喘逆者，减杏仁、陈皮，故知其能泻肺也。东垣云：杏仁下喘，用治气也。桃仁治狂，用治血也。杏、桃仁俱治大便秘，亦当以气血分之。昼则难便，行阳气也；夜则难便，行阴血也。大肠虽属庚为白肠，以昼夜言之，气血不得不分也。年高虚人，大肠燥秘，不可过泄者，脉浮在气，杏仁、陈皮；脉沉在血，桃仁、陈皮。所以俱用陈皮者，以其手阳明病与手太阴俱为表里也。贲门上主往来，魄门下主收闭，故王氏言肺与大肠为通道也。

丹溪云：杏仁属土而有水与火。能坠痰下行。须细研之。其性热，因寒者可用。（《本草发挥·杏核仁》）

### 4. 清·张志聪注

杏叶似梅，二月开淡红花，五月实熟有数种，赭色而圆者，名金杏。甘而有沙者，名沙杏，黄而带酢者，名梅杏。青而带黄者，名柰杏，入药用苦杏。

杏仁气味甘苦，其实苦重于甘，其性带温，其质冷利。冷利者，滋润之意，主治咳逆上气者，利肺气也。肺气利而咳逆上气自平矣。雷鸣者，邪在大肠。喉痹者，肺窍不利。下气者，谓杏仁质润下行，主能下气。气下则雷鸣，喉痹皆愈矣。产乳者，产妇之乳汁也。生产无乳，杏仁能通之。金疮者，金刃伤而成疮也。金伤成疮，杏仁能敛之。寒心奔豚者，肾脏水气凌心而寒，如豚上奔。杏仁治肺，肺者金也，金为水之母，母能训子逆。又，肺气下行，而水逆自散矣。（《本草崇原·本经中品》）

### 5. 清·姚球注

杏仁气温，禀天春和之木气，入足厥阴肝经；味甘，得地中正之土味，入足太阴脾经；杏果本苦，且属核仁而有小毒，则禀火性，入手少阴心经。气味俱升，阳也。

肺为金脏，气上逆乘肺则咳，肺苦气逆，急食苦以泄之；杏仁苦而下泄，所以止咳也。

火结于喉，闭而不通，则为喉痹；雷鸣者，火结痰雍声如吼也。杏仁温能散结，苦能下泄，甘可缓急，所以主之也。

杏仁味苦制肺，制则生化，则肺金下行，所以下气。肝藏血，血温则流行，故主产乳；血既流行，疮口亦合，故又主金疮也。心阳虚，则寒水之邪自下，如豚上奔冲犯心君矣，故为寒水奔豚；其主之者，杏仁禀火土之气味，能益心阳而伐水邪也。

杏本有小毒，若双仁则失其常，所以能杀人也。

制方：杏仁同白芍、甘草、北味、苏梗、百合、款冬，治火逆气喘。专一味，消狗肉积。（《本草经解·果部·杏仁》）

### 6. 清·陈修园注

杏仁气味甘苦，其实苦重于甘，其性带湿，其质冷利（冷利者，滋润之意也）。下气二字，亦足以尽其功用。肺实而胀，则为咳逆上气。雷鸣喉痹者，火结于喉为痹痛，痰声之响如雷鸣也；杏仁下气，所以主之。气有余便是火，气下即火下，故乳汁可通，疮口可合也。心阳虚，则寒水之邪，自下上奔，犯于心位；杏仁有下气之功，伐寒水于下，即所以保心阳于上也。凡此皆治有余之症，若劳伤咳嗽之人，服必死。时医谓产于叭哒者，味纯甘可用，而不知纯甘非杏仁之正味。既无苦降之功，徒存其湿以生痰，甘以壅气，阴受其害，至死不悟，惜哉！（《神农本草经读·中品·杏仁》）

### 7. 清·邹澍注

杏仁所主咳逆、上气、贲豚，是下气之物皆能治者也，雷鸣由于喉痹，且当下气，则可知其非寻常上气，为血络不通，气被壅逆者矣。更推以仲景之用桃仁，无不与是吻合者。

麻黄汤、大青龙汤、麻黄杏仁甘草石膏汤、麻黄加术汤、麻黄杏仁薏苡甘草汤、厚朴麻黄汤、文蛤汤，皆麻黄、杏仁并用，盖麻黄主开散，其力悉在毛窍，非藉杏仁伸其血络中气，则其行反濡缓而有所伤，则可谓麻黄之于杏仁，犹桂枝之于芍药，水母之于虾矣。然用麻黄者不必尽用杏仁，在《伤寒》《金匮》两书可案也。惟"喘家，作桂枝汤加厚朴杏子汤佳"。凡麻黄汤证多兼喘，则凡用杏仁皆可谓为喘设矣，乃小青龙汤偏以喘，去麻黄加杏仁，其故何欤？此其义盖见于《金匮·痰饮篇》，夫支饮冒而呕，既以服桂苓五味甘草去桂加姜辛半夏汤，水去呕止矣，则不应肿，肿而无水，即所谓无水虚肿，为气水也。气水，发其汗即已，谊得用麻黄，乃不用麻黄而用杏仁，云以其人血虚，则其故有在矣。然则杏仁遂为补血之剂欤？斯殆非也。夫杏仁外苞血络，内韫生机，无水虚肿为气水，分明气乘血络之虚，袭而入之，遂为肿也，得杏仁致生气于血络，推而行之，于以化肿气为生气，于以除壅遏而得节宣，肿遂愈矣。喘者，肿之根；肿者，喘之渐，治肿以是，治喘即以是，犹不可知杏仁之所治，乃气入血络，壅肿而不得外达之喘耶！曰："太阳病，下之后，其气上冲者，可与桂枝汤。若不上冲，则不得与。"又曰："太阳病，下之微喘者，表未解也，桂枝加厚朴杏仁汤主之。"汗能伤阴，下后气上冲，虽是邪还阳分，然欲由外解，必经血络而后及于肌肤。多恐血络既虚，则邪入之，遂生壅肿，故加厚朴、杏仁，一从直道下降，一从血络外出，仍与治肿同一理也。虽然麻黄协杏仁，所治之证多有不喘者，盖亦皆以血络壅遏，不能外达用之。玩麻黄连轺赤小豆汤证，所谓"伤寒，瘀热在里，身必发黄"条，只一瘀字，其关于血络可知矣。

然则大陷胸丸、麻仁丸、茯苓杏仁甘草汤、矾石丸之用杏仁，尽以其能行血络之气耶？盖亦有之而稍异。夫旁通直降，杏仁之性，两者兼备，是以合麻桂而播其先声，协硝黄而壮其后劲，且大陷胸汤证猛于大陷胸丸证，麻仁丸证劣于小承气汤证。大陷胸丸中全有，大陷胸汤不必杏仁、葶苈而可通；麻仁丸中全有，小承气汤不必麻仁、杏仁、芍药乃能降，所以然者，大陷胸汤所主无心已上证，小承气所主无不足证。假使大陷胸丸证用大陷胸汤，则结胸纵解，项强如柔痓难除；麻仁丸证用小承气汤，则脉浮虽愈，枯涩难泽延于下后。能保其在上与不足之余患，不幻为他变耶！是故项强如柔痓者，结胸余威乘血络虚而溢于上也。脉涩者，大便鞕，小便自利之消耗，既使胃中液乏，复能吸伤血络也。是杏仁在大陷胸丸，为葶苈引导，以剿捕余党；在麻仁丸，则为麻仁引导，以安帖反侧，均为善后起见耳。触类而长之，则产乳既伤其内，金疮复伤其外，血液内外交泄，脉络势将中绝之候，不可知杏仁乃添补血液剂中开通内外之使耶！胸痹，胸中气塞，短气，是饮闭于上。经水闭不利，脏坚癖不止，中有干血，下白物，是湿闭于下。饮闭于上，能使水液皆化痰涎；湿闭于下，能使血液皆成白物。在上者宜利之，利之而横溢者，不能全去也；在下者宜却之，却之而方来者，犹将化也，故茯苓杏仁甘草汤中用杏仁，乃为茯苓旁搜溢入之饮；矾石丸中用杏仁，乃为矾石直通血脉之气，其一横一直之间，已足见杏仁在直剂中能横，在横剂中能直。已引而伸之，则咳逆为由下而上逆，喉痹为由横而阻中，以至金疮、贲豚无非一横一直，亦无非自下而上，不又可见杏仁原一线直达之物，而善带曳横阻之邪以出，本非能横行者耶！

或问："《伤寒》《金匮》两书，何以独大黄䗪虫丸一方桃仁、杏仁并用？"曰："夫仁，生气之钟于极内者也。核，其骨也。果，其肉也。温分肉，泽筋骨，断藉仁中之生气，至理所在，毋可易也。然其气之出于外面，温泽分肉筋骨，必先刚而后柔，乃桃则肉白而骨赤，杏则肉黄赤而骨白，于此可见桃仁入血分而通气，杏仁入气分而通血脉矣。干血之为物，非气血并坚癖不能成，若气煦血濡，有一件足自立，必不致血之干，且阻气之行，而至虚极羸瘦，腹满不能食矣。大黄䗪虫丸泽血通血，搜血消血，既皆有其物，非桃仁之入阻血中'行气'，杏仁之入阻气中'行血'，又何以使两者成和，而化干物为润物，起死物为生物耶！观矾石丸所主，曰：'妇人经水闭不利，藏坚癖不止，中有干血，下白物。'尽血病也，偏用杏仁。《千金》苇茎汤所主'咳有微热，烦满，胸中甲错'尽气病也，偏用桃仁，其故亦可思矣。"（《本经疏证·杏核仁》）

**8. 清·叶志诜注**

遣嫁春婚，卜收秋获，花簇金丹，饧调冰酪，羊熟酥含，虫衔油灼，聪利怡神，华滋咀嚼。（《神农本草经赞·下经》）

**9. 清·黄钰注**

气味之性冷利有小毒，其气味则甘苦而带温。主咳逆上气，喉痹而雷鸣，通产乳兮而功专下气，疗金疮兮并寒心奔豚。汤泡去皮尖，双仁者大毒勿用。（《本草经便读·神农本草经·中品》）

# 鹿　茸

【原文】鹿茸，味甘，温。主漏下恶血，寒热，惊痫；益气强志；生齿；不老。角，主恶疮、痈肿；逐邪恶气；留血在阴中。（《神农本草经·中品·鹿茸》）

【注释】

**1. 明·缪希雍注**

鹿茸，味甘、酸，温、微温，无毒……疗虚劳洒洒如疟，羸瘦，四肢酸疼，腰脊痛，小便利，泄精，溺血，破留血在腹，散石淋，痈肿，骨中热，疽痒。痒应作疡。凡用取形如分歧马鞍，茸端如玛瑙红玉，破之肌如朽木者最良。先以酥薄涂匀，于烈炎中燎去毛，再炙。

疏：鹿茸禀纯阳之质，含生发之气，故其味甘气温。

《别录》言：酸微温。气薄味厚，阴中之阳也。入手厥阴、少阴，足少阴、厥阴经。妇人冲任脉虚则为漏下恶血，或瘀血在腹，或为石淋；男子肝肾不足则为寒热惊痫，或虚劳洒洒如疟，或羸瘦，四肢酸疼，腰脊痛，或小便数利，泄精溺血。此药走命门、心包络，及肾肝之阴分，补下元真阳，故能主如上诸证，及益气、强志、生齿、不老也。痈肿疽疡，皆荣气不从所致。甘温能通血脉，和腠理，故亦主之。

《日华子》：主补男子腰肾虚冷，脚膝无力，夜梦鬼交，精溢自出；女人崩中漏血，赤白带下。炙末，空心酒服方寸匕。

主治参互：

同牛膝、杜仲、地黄、山茱萸、补骨脂、巴戟天、山药、肉苁蓉、菟丝子，治肾虚腰痛，及阴痿不起。

《澹寮方》斑龙丸：治诸虚。用鹿茸（酥炙）、鹿角胶（炒成珠）、鹿角霜、阳起石（煅红醋淬）、肉苁蓉（酒浸）、酸枣仁、柏子仁、黄芪各一两，地黄（九蒸）八钱，朱砂半钱，各为末，酒糊丸梧子大。每空心酒下五十丸。昔西蜀市中有一道人货之，一名茸珠丹。每醉高歌曰："尾闾不禁沧海竭，九转灵丹都漫说。唯有斑龙顶上珠，能补玉堂关下穴。"朝野遍传之，即此方也。

《普济方》鹿茸酒；治阳事虚痿，小便频数，面色无光。用嫩鹿茸一两（去毛切片），山药末一两，绢袋裹，置酒瓮中，七日后开瓮，日饮三杯。将茸焙干作丸服。

《本事方》：阴虚腰痛，不能反侧。鹿茸、菟丝子各一两，茴香半两，为末，以羊肾一对，和酒煮烂，捣和泥，和丸梧子大，阴干。每服三五十丸。酒下，日三服。

《济生方》：室女白带，因冲任虚寒者。鹿茸（酒蒸，焙）二两，金毛狗脊、白蔹各一两，为末，用艾煎醋，打米糊丸梧子大。每酒下五十丸，日二服。

简误：同白胶。（《神农本草经疏·兽部中品·鹿茸》）

### 2. 明·卢之颐注

核曰：陶隐居云：古称鹿之似马者，直千金。今荆楚之地，其鹿绝似马，当解角时，望之无辨，土人谓之马鹿，以是知赵高指鹿为马，盖以类尔。角解之后，始生之角曰茸，色如茄紫者为上。

修事：白胶，采全角锯开，并长三寸，急水中浸一百日。取出，刮去黄皮，拭净，以碱醋煮七日，旋旋添醋，勿令少歇，戌时不用着火，只从子至戌也，日足，角白色软如粉，便捣烂。每十两，入无灰酒一镒，煮成胶，阴干，研筛用。又法用米泔浸角七日令软，入急流水中浸七日，去粗皮，以东流水、桑柴火，煮七日，旋旋添水，入醋少许，捣成霜用。其汁，加无灰酒，熬成胶用。修事：鹿茸，用黄精自然汁浸两日，取出，切焙，免渴人也。

参曰：鹿，阳兽也。卧则口接尾闾，以通督脉。性喜食龟，以交任脉；能取所不足以自辅，兽之至灵者也。故任病则先治督，以阴生于阳，而阳为督，阴为任也。即奇经六脉，与两手足各十二阴阳经脉，亦莫不综于任督也。《礼记疏》云：鹿夏至而解角，谓消长使然。不知革故所以鼎新，即此可见阴生于阳之妙矣。故角之力用虽广，而茸为独专。茸主漏下恶血，寒热惊痫，任为病也。角主伤中劳绝羸瘦，诸经肉理为病也。咸不能与督脉相交所致，腰痛，吕为病也，鹿力在吕，亦即督脉所过也。血闭无子，任不通也，不得相辅于督也。胎不安，胞系化薄也，不得依循任与督也。若益气强志，生齿，不老，延年者，即任督已交，阴气乃生，骨气以精之外征耳。（《本草乘雅半偈·鹿茸》）

### 3. 清·张志聪注

鹿性纯阳，息通督脉，茸乃骨精之余，从阴透顶，气味甘温。有火土相生之义。主治漏下恶血者，土气虚寒，则恶血下漏。鹿茸禀火气而温土，从阴出阳，下者举之，而恶血不漏矣。寒热惊痫者，心为阳中之太阳，阳虚则寒热。心为君主而藏神，神虚则惊痫。鹿茸阳刚渐长，心神充足，而寒热惊痫自除矣。益气强志者，益肾脏之气，强肾藏之志也。生齿不老者，齿为骨之余，从其类而补之，则肾精日益，故不老。（《本草崇原·本经上品》）

### 4. 清·姚球注

鹿茸气温，禀天春升之木气，入足厥阴肝经；味甘无毒，得地中正之土味，入足太阴脾经。气味俱升，阳也。

肝藏血，脾统血，肝血不藏，则脾血不统，漏下恶血矣；鹿茸气温可以达肝，味甘可以扶脾，所以主之也。

寒热惊痫者，惊痫而发寒热也，盖肝为将军之官，肝血虚，则肝气亢，挟浊火上逆或惊或痫矣；鹿茸，味甘可以养血，气温可以导火，所以止惊痫之寒热也。

益气者，气温则益阳气，味甘则益阴气也，甘温有益阴阳之气，气得刚大而志强矣。鹿茸，骨属也，齿者骨之余也，甘温之味主生长，所以生齿。真气充足，气血滋盛，所以不老也。

制方：鹿茸同牛膝、杜仲、地黄、山萸、补骨、巴戟、山药、苁蓉、菟丝，治腰痛阴痿。同白胶、阳起石、苁蓉、枣仁、柏仁、黄芪、熟地、丹砂，丸，名斑龙丸，治诸虚。专用浸酒，治阳事虚痿。同菟丝、小茴、羊肾，丸，治腰痛不能转侧。（《本草经解·禽兽部·鹿茸》）

### 5. 清·徐大椿注

鹿茸之中，惟一点胚血，不数日而即成角，此血中有真阳一点，通督脉，贯肾水，乃至灵至旺之物也，故入于人身为峻补阳血之要药。又其物流动生发，故又能逐瘀通血也。余义见白胶条下。

鹿茸气体全而未发泄，故补阳益血之功多。鹿角则透发已尽，故拓毒消散之功胜。先后迟速之间，功效辄异，非明乎造化之机者，不能测也。（《神农本草经百种录·中品·鹿茸》）

### 6. 清·陈修园注

鹿为仙兽而多寿，其卧则口鼻对尾闾以通督脉；督脉为通身骨节之主，肾主骨，故又能补肾。肾得其补，则志强而齿固，以志藏于肾，齿为骨余也。督得其补，则大气升举，恶血不漏，以督脉为阳气之总督也。然角中皆血所贯，冲为血海，其大补冲脉可知也。凡惊痫之病，皆挟冲脉而作，阴气虚不能宁谧于内，则附阳而上升，故上热而下寒。阳气虚不能周卫于身，则随阴而下陷，故下热而上寒；鹿茸入冲脉，而大补其血，所以能治寒热惊痫也。至于长而为角，《别录》谓其主恶疮，逐恶气。以一点胚血，发泄已尽，只有拓毒消散之功也。（《神农本草经读·中品·鹿茸》）

### 7. 清·邹澍注

养骨，安胎，下气，杀鬼精物，不可近阴令痿。久服耐老。四月、五月解角时取，阴干，使自燥。马勃为之使。

角，味咸，无毒。主恶疮，痈肿，逐邪恶气，留血在阴中，除小腹血急痛，腰脊痛，折伤，恶血，益气。七月采。杜仲为之使。

血非与热搏，不为恶血、痈肿，犹可以性温者治之乎？岂知鹿角之自下上上，歧中出歧，两两相参，灿然并列，绝似足三阴经也。夫脾肝肾联处中下，均主引精血上奉，其有藏气不咸，无以蒸腾精血，而或为留结，或至渗泄，若不用性温之物何，以使留者行，陷者举耶！纵使恶疮、痈肿、邪恶气、留血在阴中有挟热者，不妨以他物别除其热。鹿角则仍引其中未败之血，隶原统之经而上萦焉，以免诛伐无过之咎，至于折伤、血淤，或血脉不续而腰脊痛，或血脉留阻而少腹急痛者，正须此通其流行之路，而后病可已。惟其性温，是以能致气行，惟其气行，是以能动留血，故《别录》归结其功而美之曰益气，无惭也已。凡兽血皆不能至角，惟鹿则角中有血，是本能引血至上者，况茸乃当旧角才解，积血盆涌，将欲作角之时，逞其曳引之力，正厚取其推送之势方张，而下溜转而上供，馁怯者易而雄骏，斯不特漏下恶血可止，即惊痫寒热中，且能为益其气、强其志矣。齿为骨之余，与角为骨之余，则能生角者不能转而生齿乎！《别录》所谓虚劳洒洒如疟，正以扩充《本经》惊痫寒热之旨见，不但能益气、强志已耳，就寒热洒洒如疟而赢瘦者，或兼有四肢酸疼，或兼有腰脊痛，或小便不固，或精自遗泄，或溺中有血，则此洒洒如疟者，不得徒以寒热视之，当知其精血不充，阴阳相贼害，宜建其作强之机，益其雄壮之势矣。其它主治则犹角之所能，而此更加灵耳。（《本经续疏·中品》）

### 8. 清·叶志诜注

角仙茸客，备物药笼，春萌茄紫，香染琼红，折歧误马，戴异称龙，何缘解絷，养性从容。（《神农本草经赞·中经》）

### 9. 清·黄钰注

甘温。漏下恶血，益气强志，惊痫寒热，生齿不老，大补肾脉。（《本草经便读·神农本草经·中品》）

# 羚　羊　角

【原文】羚羊角，味咸，寒。主明目，益气，起阴；去恶血注下；辟蛊毒恶鬼不祥；安心气，常不魇寐。久服强筋骨轻身。生川谷。（《神农本草经·中品·羚羊角》）

【注释】

### 1. 明·缪希雍注

疗伤寒时气寒热，热在肌肤，温风注毒伏在骨间，除邪气惊梦，狂越僻谬，及食噎不通。久服强筋骨，轻身，起阴益气，利丈夫。

疏：羊，火畜也。而羚羊则属木。《本经》：味咸气寒。《别录》：苦微寒，无毒。气薄味厚，阳中之阴，降也。入手太阴、少阴，足厥阴经。少阴为君主之官，虚则神明不守，外邪易侵。或蛊毒恶鬼不祥，或邪气魇寐，惊梦狂越僻谬。羚羊性灵能通神灵，逐邪气，心得所养而诸证除矣。其主伤寒时气寒热，热在肌肤，温风注毒伏在骨间者，皆厥阴为病。厥阴为风木之位，风热外邪伤于是经，故见诸证。入肝散邪，则诸证自除。经曰：壮火食气。又曰：热则骨消筋缓。火热太甚，则阴反不能起，而筋骨软。咸寒入下焦，除邪热则阴自起，气自益，筋骨强，身自轻也。肝热则目不明，肝藏血。热伤血则恶血注下，肝在志为怒，病则烦满气逆，噎塞不通。苦寒能凉血热，下降能平逆气，肝气和而诸证无不瘳矣。

主治参互：

同犀角、丹砂、牛黄、琥珀、天竺黄、金箔、茯神、远志、钩藤钩、竹沥，治惊邪魇寐，及癫痫狂乱等疾。同枸杞子、甘菊花、决明子、谷精草、生地黄、五味子、黄柏、密蒙花、木贼草、女贞实，治肝肾虚而有热，以致目昏生翳。

《外台秘要》：噎塞不通。羚羊角为细末，饮服方寸匕。

《千金方》：产后烦闷汗出，不识人。羚羊角烧末，东流水服方寸匕，未愈再服。

简误：凡肝心二经，虚而有热者宜之。虚而无热者不宜用。凡用有神羊角甚长，有二十四节挂痕甚明，内有天生木胎，此角有神力抵千牛，入药不可单用，须要不拆元对，绳缚，铁锉锉细末，尽处须重重密裹，恐力散也。避风捣筛极细，更研万匝如飞尘后入药，免刮人肠。（《神农本草经疏·兽部中品·羚羊角》）

### 2. 明·卢之颐注

出石城，及华阴山谷。今出建平、宜都，诸蛮山中，及西域。形似羊，毛青而粗，夜宿独栖，挂角木上，以远害也。两角者多，一角者最胜。其角有节，蹙蹙圆绕，以角湾深锐紧小，有挂痕者为真。修治：勿用山羊角。山羊角，仅一边有节，节亦疏；羚羊角，具二十四节，内有天生木胎者，此角有神。凡使不可单用，须要不拆元对，以绳缚之，用铁锉锉细，重重密裹避风，旋旋取用，捣筛极细，更研万匝，入药免刮入肠。

参曰：羚羊挂角而泯形，兽之至灵者也。性慈而不乐斗，虽有伪斗，亦往解之，因以被获。盖不惜身以济物者，故其角至神，能辟不祥，主不魇寐者，寂而惺也。节合二十有四气，而胎木者，宛如从甲而乙，起阴之气，以转生阳，所以益气也。如是则恶血自除，注下自上，上达肝窍，目眚自明，辟蛊毒恶鬼者，即转生阳以辟不祥耳。（《本草乘雅半偈·神农本经中品一·羚羊角》）

### 3. 明·徐彦纯注

丹溪云：属木，入厥阴经为捷，紫雪方中用之近理。（《本草发挥·羚羊角》）

### 4. 清·张志聪注

羚，古字作麢，今字作羚，俗写从省笔也……羚羊角气味咸寒，禀水气也。角心木胎，禀木气也。禀水气而资养肝木，故主明目。先天之气，发原于水中，从阴出阳。羚羊角禀水精之气，故能益肾气而起阴。肝气不能上升，则恶血下注。羚羊角禀木气而助肝，故去恶血注下。羚羊乃神灵解结之兽，角有二十四节，以应天之二十四气，故辟蛊毒恶鬼不祥而常不魇寐也。（《本草崇原·本经中品》）

### 5. 清·姚球注

羚羊角气寒，禀天冬寒之水气，入足少阴肾经；味咸无毒，得地北方之水味，入足太阳寒水膀胱经。气味俱降，阴也。

膀胱经起于目内眦，气寒可以清火，火清则水足而目明矣。益气者，咸寒益肾气之不足也。起阴者，咸寒益肾，肾足则宗筋强也。

味咸则破血，气寒则清热，故主恶血注下也。蛊毒，湿热之毒也，咸寒可清湿热，所以主之。羚羊性灵通神，故辟恶鬼不祥。咸寒益肾，肾水足则精明，所以常不魇寐也。

制方：羚羊角同犀角、丹砂、牛黄、琥珀、天竺黄、金箔、茯神、远志、竹沥、钩藤，治癫狂。同杞子、甘菊、谷精、生地、五味、女贞子、黄柏，治肝热目翳。（《本草经解·禽兽部·羚羊角》）

### 6. 清·陈修园注

羚羊角气寒味咸无毒，入肾与膀胱二经。主明目者，咸寒以补水，水足则目明也。益气者，水能化气也。起阴者，阴器为宗筋而属于肝，肝为木，木得烈日而萎，得雨露而挺也。味咸则破血，故主去恶血。气寒则清热，故止注下也。蛊毒为湿热之毒也，咸寒可以除之。辟恶鬼不祥、常不魇梦寐者，夸其灵异通神之妙也。（《神农本草经读·中品·羚羊角》）

### 7. 清·邹澍注

羚羊角中胎似木，其象疏以直，外廓似革，其象劲而曲，然直不能穿曲而上出，曲不能遮直使中止。卒至直者愈出愈微，曲者愈锐愈厚而后已。是直载曲以行，曲包直至竟，乃色白味咸气寒，出于火畜之巅则为温暖，间发金水清寒之化上出，而济木火之穷矣。木火之穷奈何？在《本经》则目不明也，心气不安也，常魇寐也，《别录》则邪气、惊梦、狂越、僻谬也。盖火出于上，必得阴济然后能明，犹灯之燃，终赖有膏，膏乏则灯暗，而遇风辄炮矣。起阴于至下，以交阳于极上，谓之益气亦何愧哉！凡阴坠阳中，能从阳化，非金水清寒之气，随其所在而醒之，又何能上出而与阳交，惟难挽其下溜之性，定至五液注漏而后已。醒其阴，使随木气而上出，此恶血注下所以止也。阳居阳位，最易灼阴，非金水清寒之气，随其所在而济之，又何能下归而从阴化，惟难改其上炎之性，必至格拒饮食而后止。济其阳使化津液而下润，此食噎不通所以止也。伤寒时气，阴化阳之病也。温风注毒，阳灼阴之病也。阴化阳而热仅在肌肤，则起其阴使与阳浃；阳灼阴而热伏在骨间，则导其气使出于表，不皆得相济而相化耶！信斯言也，则羚羊者必将胎温廓寒，外疏内劲而后可。今者寒无内外之分，且偏疏内而劲外，又何说以通之耶？盖伤寒时气寒热，热仅在肌肤，此厥阴厥热相循之候也。温风注毒，热伏在骨间，温疟热随汗发之候也。夫以厥深热亦深而言，则必热盛寒亦盛，惟其热中有寒，则寒中必复有热，是缘表里不相联而不解，使之联而欲其解，正用其疏内且性寒也。以汗出热发而言，则必汗止热亦止矣，惟其热因汗作，汗出热随，是缘表里相联而不解，使之联而欲其解，正用其劲外且性寒也。夫惟劲外以济其流，疏内以铲其本，本拨而流易清，流清而本遂彻，总因其体有歧而性无歧也。(《本经续疏·中品》)

### 8. 清·叶志诜注

效奇西域，节角伸灵，痕蠯圆握，鸣集侧听，摧牙缕解，击石冰零，智工悬木，防患宵瞑。(《神农本草经赞·中经》)

### 9. 清·黄钰注

咸寒。主明目益气，辟蛊毒而止注下，去恶血而起阴器，兼辟恶鬼不祥，常不梦寤魇寐。(《本草经便读·神农本草经·中品》)

# 鳖　甲

【原文】鳖甲，味咸，平。主心腹癥瘕，坚积寒热；去痞、息肉、阴蚀、痔、恶肉。生池泽。(《神农本草经·中品·鳖甲》)

【注释】

### 1. 明·缪希雍注

疗温疟，血瘕腰痛，小儿胁下坚。

肉；味甘。主伤中，益气补不足。恶矾石。

疏：鳖甲全禀天地至阴之气，故其味咸平无毒。润下作咸，象水明矣。本乎地者亲下，益阴何疑？甲主消散者，以其味兼乎平，平亦辛也。咸能软坚，辛能走散，故《本经》主癥瘕坚积寒热，去痞疾、息肉、阴蚀、痔核、恶肉。《别录》疗温疟者，以疟必暑邪为病。类多阴虚水衰之人，乃为暑所深中。邪入阴分，故出并于阳而热甚，入并于阴而寒甚。元气虚羸则邪陷而中焦不治，甚则结为疟母。甲能益阴除热而消散，故为治疟之要药，亦是退劳热在骨，及阴虚往来寒热之上品。血瘕腰痛，小儿胁下坚，皆阴分血病，宜其悉主之矣。劳复、女劳复为必须之药。劳瘦骨蒸，非此不除。产后阴脱，资之尤急。

主治参互：

仲景鳖甲煎丸，治疟母之要药。得牛膝、当归，佐以橘皮、何首乌、知母、麦门冬，治久疟。

同知母、石膏、麦门冬、贝母、竹叶，治温疟热甚、渴甚；无肺热病者，加人参；若疟发热甚、渴甚，又寒甚汗多，发时指甲黯，状若欲死，并加桂枝，有神；去桂枝，治瘅疟良。得青蒿、麦门冬、五味子、地黄、枸杞、牛膝，治骨蒸劳热；甚则加银柴胡、地骨皮、胡黄连。

〔附〕肉：主伤中，益气补不足，腹中结热，妇人漏下，阴虚羸瘦，性冷，补一切阴虚人，宜常食之。

简误：鳖甲，妊娠禁用。凡阴虚胃弱，阴虚泄泻，产后泄泻，产后饮食不消，不思食，及呕恶等证，咸忌之。（《神农本草经疏·虫鱼部中品·鳖甲》）

## 2. 明·卢之颐注

鳖，介虫也。水居陆生，穿脊连胁，与龟同类。四缘有肉如裙，故曰龟甲裹肉，鳖甲裹骨，无耳，以目为听，与蛇鼋为匹。夏月孕乳，其抱以影。陆佃云：鱼满三千六百，则蛟龙引之而飞，纳鳖守之则免，故一名守神，亦名河伯从事。修治：取绿色九肋，重七两者为上，用六一泥，固瓶子底，待干，置甲于中，欲治癥块，及寒心，用头醋三升，入瓶内，大火煎尽，去裙留骨，炙干用。欲治劳热，以童便一斗二升，煎尽，去裙留骨，焙干，石臼中捣成粉，以鸡肶皮裹之，取东流水三斗，以盆盛水，阁于盆上，一宿取用，力有万倍也。恶矾石、理石。

参曰：鳖无耳，以眼听，故其目不可瞥，识精于明，复识精于听也。不唯精专肝窍，胆亦异众而味大辛，穿脊连胁，胁亦少阳胆府所属，此木金交互，故得声色叠用，而肝为胆脏，取决更相亲耳。以余参之，若以胆开聋聩，必色斯明，声斯聪，彼施诸房术者，风斯下矣。味咸走血软坚，为厥阴肝，少阳胆、血分之气药也。盖肝藏血，设所藏非精，所守非神，致阴凝至坚，为癥瘕痞积、息肉恶肉、阴蚀痔核者，软之，决之，亦藉胆断使去者也。（《本草乘雅半偈·神农本经中品二·鳖甲》）

## 3. 清·张志聪注

管子云：鳖畏蚊，生鳖遇蚊叮则死，老鳖得蚊煮而烂。熏蚊者，复用鳖甲，物性相报复，如是异哉！甲以九肋者为胜，入药以醋炙黄用。

鳖生池泽，随日影而转，在水中必有津沫上浮，盖禀少阴水气，而上通于君火之日。又，甲介属金，性主攻利，气味咸平，禀水气也。主治心腹癥瘕，坚积寒热者，言心腹之内，血气不和，则为癥为瘕，内坚积而身寒热。鳖禀少阴之气，上通君火之神，神气内藏，故治在内之癥瘕坚积。又曰：去痞疾者，言癥瘕坚积，身发寒热。若痞疾，则身无热寒，而鳖甲亦能去也。夫心腹痞积，病藏于内。若息肉，阴蚀，痔核，恶肉，则病见于外。鳖甲属金，金主攻利，故在外之恶肉阴痔，亦能去也。（《本草崇原·本经中品》）

### 4. 清·姚球注

鳖甲气平，禀天秋收之金气，入手太阴肺经；味咸无毒，得地北方之水味，入足少阴肾经。气味俱降，阴也。

心腹者，厥阴肝经经行之地也，积而有形可征谓之癥，假物而成者谓之瘕。坚硬之积，致发寒热，厥阴肝气凝聚，十分亢矣。鳖甲气平入肺，肺平可以制肝，味咸可以软坚，所以主之也。

痞者肝气滞也，咸平能制肝而软坚，故亦主之。

息肉阴蚀痔恶肉，一生于鼻，鼻者肺之窍也；一生于二便，二便肾之窍也。入肺肾而软坚，所以消一切恶肉也。

制方：鳖甲同牛膝、当归、陈皮、首乌、知母、麦冬，治久疟。同知母、石膏、麦冬、贝母、竹叶，治温疟。同青蒿、麦冬、五味、生地、杞子、牛膝，治骨蒸劳。（《本草经解·虫鱼部·鳖甲》）

### 5. 清·陈修园注

鳖甲气平，禀金气而入肺；味咸无毒，得水味而入肾。心腹者，合心下大腹小腹，以及胁肋而言也。癥瘕坚硬之积，致发寒热，为厥阴之肝气凝聚；鳖甲气平，可以制肝，味咸可以软坚，所以主之也。痞者，肝气滞也，咸平能制肝而软坚，故亦主之。蚀肉、阴蚀、痔核恶肉，一生于鼻，鼻者肺之窍也；一生于二便，二便者肾之窍也；入肺肾而软坚，所以消一切恶肉也。（《神农本草经读·中品·鳖甲》）

### 6. 清·邹澍注

疗温疟、血瘕、腰痛、小儿胁下坚。肉，味甘，主伤中，益气，补不足。生丹阳池泽，取无时。（恶矾石。）

鳖无雄，以蛇为匹，蛇迅疾善窜，鳖则蹒跚不前而色青，是敛风于木也。鳖无耳，以视为听，是并水于木也。夫热不以风不清，风不以雨不息，以热生风者，因雨而遂和，此其性谓之水木之化。肉者，柔也，阴也。甲者，刚也，阳也。以肉裹甲，此其形为柔中有刚，阴中有阳。水木之化，乃钟于柔中有刚，阴中有阳之内，是故癥瘕坚积之在心腹者可除，痞疾之外有寒热者可去。凡窍之能开能阖者，属阳，口目是也；不能开阖者，属阴，耳鼻前后阴是也。鼻生息肉，后阴生痔核，前阴遭蚀腐，非柔中有刚，阴中有阳而何！故亦能去之。

仲景用药，在处宗法《本经》，又在处别出心裁，扩充物理精奥，以启悟后学，如病于外，根据于内者，用鳖甲煎丸，煮鳖甲令泛烂如胶漆，然后同诸药熬令成丸，是化刚为柔法，欲使刚者不倚岩附险，随柔俱尽也。邪盛于中，达于上而不得泄，用升麻鳖甲汤，则鳖甲与诸药不分次第，一概同煎，是以刚摧柔法，欲使柔者随刚通降也，何则？虽结为癥瘕，所苦仍在疟之不止，则可知昔日之有外无内，今日之重外轻内者，他时必至重内轻外，有内无外也，故于外仍不离桂枝汤、大柴胡汤、小柴胡汤、大承气汤之治。其葶苈、石韦、瞿麦之通水，四虫、桃仁、紫葳、牡丹之通血，犹不过随行逐队，去其闭塞，未有能使内者仍外，分者仍合者，故主以坚鞭之物，煮令稀稠，统率众品，并归于外之寒热，寒热遂亦差也。热毒壅结无论在阴在阳，皆咽与喉俱痛，惟验其面发赤，斑斑如锦文，且唾脓血者，为在阳；面目青，且身痛者，为在阴，并用升麻鳖甲汤治之者，以其病虽由于气不得升降，其源实由于血壅结不行。升麻之通，通其气耳，故必以水木并化，自下而上，直通于目之鳖甲以并之，且其味咸性平，清血热而主降主开，但得喉中之结解，则上下通和，邪热自然透达也。于此更可悟血以热结不通，热以血阻更增者，并宜鳖甲主之，推之后人所谓补阴补气除癖行淤，莫不由此矣。（《本经疏证·鳖甲》）

### 7. 清·叶志诜注

浮津穿脊，慕臭纷纷，知希九肋，愿妄重裙，形还沃焭，烟解驱蚊，鱼飞神守，摄甲策勋。（《神农本草经赞·中经》）

### 8. 清·黄钰注

咸平。能去痞疾，心腹寒热，癥瘕坚积，痔核恶肉，蚀肉阴蚀。（《本草经便读·神农本草经·中品》）

## 乌贼骨（乌贼鱼骨）

【原文】乌贼鱼骨，味咸，微温。主女子漏下赤白经汁，血闭，阴蚀肿痛寒热，癥瘕，无子。生池泽。（《神农本草经·中品·乌贼鱼骨》）

【注释】

### 1. 明·缪希雍注

乌贼鱼骨，主……惊气入腹，腹痛环脐，阴中寒肿。令人有子。又止疮多脓汁不燥。一名海螵蛸，一名乌鲗骨，一名墨鱼。

疏：乌贼鱼骨禀水中之阳气以生，故其味咸，气温微无毒。入足厥阴、少阴经。厥阴为藏血之脏，女人以血为主。虚则漏下赤白，或经汁血闭，寒热癥瘕。少阴为藏精之脏，主隐曲之地。虚而有湿，则阴蚀肿痛；虚而寒客之，则阴中寒肿。男子肾虚则精竭无子；女子肝伤则血枯无孕。咸温入肝肾，通血脉而祛寒湿，则诸证除，精血足，令人有子也。其主惊气入腹，腹痛环脐者，盖肝属木，主惊，惊入胆则荣气不和，故腹痛环脐也。入肝胆舒荣气，故亦主之。温能燥湿，故又主疮多脓汁也。按《素问》云：有病胸胁支满者，妨于食，病至则先闻腥臊臭，出清液，先唾血，四肢清，目眩，时时前后血，病名血枯。得之年少时，有所大脱血，或醉入房中，气竭肝伤，故月事衰少不来。治之以四乌鰂骨一蘆茹，为末，丸以雀卵，大如小豆。每服五丸，饮以鲍鱼汁，所以利肠中及伤肝也。观此则其入厥阴血分，为女人崩漏下血之要药可知矣。

主治参互：

《圣惠方》：赤白目翳。用乌鰂骨一两，去皮为末，入片脑少许点之。

《澹寮方》：聤耳出脓。海螵蛸半钱，麝香一字，为末。以绵杖绞净，吹入。

《圣惠方》：小儿脐疮出血及脓。海螵蛸、干胭脂，为末，油调搽之。

《圣济总录》：骨鲠在喉。乌贼鱼骨、橘红（焙），等分为末，寒食面和饧丸芡子大。每一丸含化。

《简便单方》：舌肿出血不止。乌贼骨、蒲黄各等分，炒为末，涂之。

简误：其气味咸温，血病多热者勿用。（《神农本草经疏·虫鱼部中品·乌贼鱼骨》）

### 2. 清·张志聪注

乌贼鱼生海中，形若革囊，口在腹下，八足聚生于口旁，无鳞有须，皮黑肉白。其背上只生一骨，厚三四分，两头小，中央阔，色洁白，质轻脆，如通草，重重有纹，以指甲可刮为末。腹中血及胆正黑如墨汁，可以书字，但逾年则迹灭，唯存空纸尔。其骨《素问》名乌鰂骨，今名海螵蛸。

乌贼骨禀金水之精，金能平木，故治血闭肿痛，寒热癥瘕。水能益髓，故治赤白漏下，女子无子。《素问》：治年少时，有所大脱血，或醉入房，中气竭肝伤，故月事衰少不来，病名血枯。治以四乌鰂骨，一茹蘆为末，丸以雀卵，大如小豆，每服五丸，饮以鲍鱼汁。（《本草崇原·本经中品》）

### 3. 清·姚球注

乌贼鱼骨气微温，禀天春和之木气，入足厥阴肝经；味咸无毒，得地北方之水味，入足少阴肾经。气味升多于降，阳也。

女子以血为主，肝为藏血之脏，肝血不藏，则赤白漏下；其主之者，气温以达之也。肝藏血，血枯则血闭；其主之者，味咸以通之也。

肾为藏精之脏，主阴户隐曲之地。肝为厥阴，其经络阴器。其筋结阴器，二经湿浊下注，则阴蚀肿痛。其主之者，气温可以燥湿，味咸可以消肿也。

寒热癥瘕者，癥瘕而发寒热也；乌贼骨，咸可软坚，温可散寒热也。

男子肾虚，则精竭无子；女子肝伤，则血枯无子；咸温入肝肾，通血益精，令人有子也。

制方：乌贼鱼骨同芦茹雀卵丸，治肝伤血枯。同橘红末，寒食面丸，治骨鲠。同蒲黄，末，治舌肿出血不止。同北味、杞子、淫羊藿、归身，丸，久服令人多子。（《本草经解·虫鱼部·乌贼鱼骨》）

#### 4. 清·邹澍注

令人有子，又止疮多脓汁不燥。肉，味酸，平。主益气，强志。生东海池泽，取无时。恶白蔹、白及、附子。

乌贼鱼生海中，形若革囊，口在腹下，八足聚生口旁，其背上只有一骨，厚三四分，状如小舟，形轻虚而白，又有两须如带甚长，遇风波即以须下碇粘石如缆，腹中血及胆正如墨，可以书字，但逾年则迹灭耳。皮黑色，肉白色，九月寒乌入水则化，此过小满则形缩小。（《图经》）

海舟遇风，势虞漂覆，则下碇。鱼非畏漂覆者，何以亦下碇，不知鱼固优游涵泳于水，若掀舞簸荡，非所乐也。况云九月寒乌入水所化，过小满则形缩小，是乌本以不胜风力，故下碇而为鱼，虽既为鱼，岂忘风猛且思休息，若不下碇，终无休息之期。小满已后，风力自微，而此物防范勇敢之气亦遂懈，是以形转小不曰瘠，而曰缩。人身之气犹风也，血犹水也，血由气而化，以气而行气，由血而泽，以血而安，若血有所脱，则气遂独胜而激扬飘骤，不能纲缊相感而相化，于是怒则促血妄出而成漏卮，弛则任血结聚而为癥瘕，得此轻虚洁白骨之似气者，既能从空际下碇于水而为鱼，转危殆为安居，复能水中下碇于石，更便安居牢固焉。可会意夫摄气入血，固气即所以固血，气顺而血不能不顺矣，若命曰涩，或命曰通，其理均有所隔。观其肉能益气、强志，不可为摄阳入阴之证耶！（《本经续疏·中品》）

#### 5. 清·叶志诜注

东游弃袋，海畔俘漂，化由鸽鹎，骨类螵蛸，缆风须劲，噀墨腹消，纵横文辨，白胜英瑶。（《神农本草经赞·中经》）

## 僵蚕（白僵蚕）

【原文】白僵蚕，味咸，平。主小儿惊痫，夜啼；去三虫；灭黑䵟，令人面色好；男子阴疡病。生平泽。（《神农本草经·中品·白僵蚕》）

【注释】

#### 1. 明·缪希雍注

女子崩中赤白，产后余痛，灭诸疮瘢痕。

疏：蚕属阳，而僵者又兼金木之化。《本经》：味咸。《别录》：辛平无毒。然详其用，应是辛胜咸劣，气微温之药也。气味俱薄，浮而升，阳也。入足厥阴，手太阴、少阳经。厥阴为风木之位，主藏血。小儿惊痫夜啼，女子崩中赤白，风热乘肝脏也。产后余痛，风寒入血分也。辛能祛散风寒，温能通行血脉，故主如上诸证也。肺主皮毛，而风邪客之，则面色不光润。辛温入肺，去皮肤诸风，故能灭黑䵟，及诸疮瘢痕，令人面色好也。男子阴疡，风湿浸淫也。辛平能散风热，兼能燥湿，是以主之。三虫亦湿热所化，故又能去三虫也。《药性论》治口噤发汗，《日华子》主中风失音，一切风疰，小儿客忤，男子阴痒痛，女子带下。苏颂治风喉痹欲绝。元素主皮肤诸风如虫行，皆取其性属阳，风热为阳邪，能入皮肤经络，发散诸邪热气也。

主治参互：

同丹砂、牛黄、胆星、全蝎、麝香、钩藤钩、犀角、金箔、天竺黄、蝉蜕，治小儿急惊客忤。

《仁存方》开关散，治急喉风痹。用白僵蚕（炒）、白矾（半生半烧）等分为末。每以一钱，用竹沥加姜汁调灌，得吐顽痰，立效。小儿加薄荷。一方用白梅和丸，绵裹含之。

《圣惠方》：小儿撮口噤风，面黄赤，气喘，啼声不出。由胎气挟热，流毒心脾，故令舌强唇青，撮口发噤。用白僵蚕二枚，去嘴略炒，为末。蜜调傅唇中，甚效。

《普济方》：治大人头风，及小儿惊风。并用大蒜七个，先烧红地，以蒜逐个于地上磨成膏。却以僵蚕一两，去头足，安蒜上，碗覆一夜，勿令泄气，只取僵蚕研末。每用嗜鼻，口内含水，有效。又方：治腹内龟病，诗云：人间龟病不堪言，肚里生成硬似砖。自死僵蚕白马溺，不过时刻软如绵。

《药性论》：灭诸疮瘢痕。白僵蚕衣、鱼鹰屎白等分，傅之。

《圣惠方》：瘾疹风疮疼痛。白僵蚕焙研，酒服一钱，立瘥。

《小儿宫气方》：小儿口疮通白者。白僵蚕炒为末，蜜和傅之，效。兼治内疳蚀疮。

简误：僵蚕性辛温，辛能散，其功长于祛风化痰，散有余之邪。凡中风口噤，小儿惊痫夜啼，由于心虚神魂不宁，血虚经络劲急所致，而无外邪为病者，忌之。女子崩中，产后余痛，非风寒客入者，亦不宜用。今世治小儿惊风，不问虚实，一概混施，误甚！误甚！（《神农本草经疏·虫鱼部中品·白僵蚕》）

### 2. 明·卢之颐注

白僵蚕，蚕病风死，其色自白，死且不朽也。今市肆多用中温死蚕，以石灰淹拌令白，服之为害最深。若痘疹必燥裂黑陷，若疮毒必黑烂内攻，不可不慎也。修治：用糯米泔浸一日，俟桑涎吐出，浮水上者，即掠去之，洗净漉起，微火焙干，净布拭去黄肉、毛，并黑口甲，捣筛如粉。

参曰：蚕，昆虫也。见明则食，食而不饮，三十日乃化。有引日多与少者，此寒温饥饱之为修短耳。三眠三起，起如卫气之出行阳道，眠如卫气之入行阴道，三十日大眠，则卫道已周，周则变而化，吐丝为经矣。不化者，风白为僵，故象形从治，内逆而为惊痫夜啼，伏匿而为三虫鬼疰，外显黑黯而不明，囊壳欲蜕而作痒者，此皆不能从蒸及变，顺之使出以从化也。《淮南子》云：蝉饮不食，蚕食不饮，饮滋经气，食益经隧，咸从任督，四布经络，变化相同，功能亦一也。(《本草乘雅半偈·神农本经中品二·白僵蚕》)

### 3. 明·徐彦纯注

洁古云：性微温，味微辛。气味俱薄，体轻浮而升，阳也。去皮肤诸风。

丹溪云：白僵蚕属火，而有土与金、木。老得金气，僵而不化。治喉痹者，取其火中清化之气，以从治相火，散浊逆结滞之痰耳。(《本草发挥·白僵蚕》)

### 4. 清·张志聪注

蚕处处可育，而江浙尤多，蚕病风死，其色不变，故名白僵，僵者死而不朽之谓。

《乘雅》云：今市肆多用中温死蚕，以石灰淹拌，令白服之，为害最深。若痘疹必燥裂黑陷，若疮毒必黑烂内攻，不可不慎也。

僵蚕色白体坚，气味咸辛，禀金水之精也。东方肝木，其病发惊骇，金能平木，故主治小儿惊痫。金属乾而主天，天运环转，则昼开夜合，故止小儿夜啼。金主肃杀，故去三虫。水气上滋，则面色润泽，故主灭黑黯而令人面色好。金能制风，咸能杀痒，故治男子阴痒之病。阴，前阴也。

蝉蜕、僵蚕，皆禀金水之精，故《本经》主治大体相同。但蝉饮而不食，溺而不粪。蚕食而不饮，粪而不溺，何以相同？经云：饮入于胃，上归于肺。谷入于胃，乃传之肺。是饮是食虽殊，皆由肺气之通调；则溺粪虽异，皆禀肺气以传化矣。又，凡色白而禀金气之品，皆不宜火炒。僵蚕具坚金之体，故能祛风攻毒。若以火炒，则金体消败，何能奏功。后人不体物理，不察物性，而妄加炮制者，不独一僵蚕已也。如桑皮炒黄，麻黄炒黑，杏仁、蒺藜皆用火炒。诸如此类，不能尽述，皆由不知药性之原，狃于习俗之所致耳。(《本草崇原·本经中品》)

### 5. 清·徐大椿注

蚕，食桑之虫也。桑能治风养血，故其性亦相近。僵蚕感风而僵，凡风气之疾，皆能治之，盖借其气以相感也。

僵蚕因风以僵，而反能治风者，何也？盖邪之中人也，有气而无形，穿经透络，愈久愈深，以气类相反之药投之，则拒而不入，必得与之同类者，和入诸药，使为向导，则药力至于病所，而邪与药相从，药性渐发，邪或从毛空出，或从二便出，不能复留矣，此即从治之法也。风寒暑湿，莫不皆然，此神而明之之道，不专恃正治奏功也。（《神农本草经百种录·中品·白僵蚕》）

### 6. 清·陈修园注

僵蚕气平为秋气，味辛为金味，味咸为水味，禀金水之精也。治惊痫者，金能平木也。治夜啼者，金属乾而主天，天运旋转，昼开夜阖也。杀三虫者，虫为风木所化，金主肃杀也，灭黑𪒟、令人面色好者，俾水气上滋也。治男子阴痒者，金能制风，咸能除痒也。

徐灵胎曰：僵蚕感风而僵，凡风气之疾，皆能治之，盖借其气以相感也。

或问：因风以僵，何以反能治风？曰：邪之中人也，有气而无形，穿经透络，愈久愈深。以气类相反之药投之，则拒而不入，必与之同类者，和入诸药，使为向导，则药力至于病所。而邪与药相从，药性渐发，或从毛孔出，或从二便出，不能复留矣。此即从治之法也。风寒暑湿，莫不皆然。此神而明之之道，不专恃正治奏功矣。（《神农本草经读·中品·白僵蚕》）

### 7. 清·邹澍注

女子崩中赤白，产后余痛，灭诸疮瘢痕。生颖川平泽，四月取自死者，勿令中湿，湿有毒不可用。（《本经续疏·中品》）

### 8. 清·叶志诜注

三起三眠，忽撄风扰，马首犹瞻，蛾眉罢扫，茧室休营，丝肠自绕，汤镬辞烹，知几及早。

李时珍曰：蚕三起三眠，二十七日而化，病风死者，其色自白。（《神农本草经赞·中经》）

### 9. 清·黄钰注

气味：咸辛而平。主治：小儿夜啼痫惊，灭黑𪒟而令人面色光好，去三虫而疗男子之痒在阴。陈修园曰：凡禀金气色白之药，俱不宜炒。（《本草经便读·神农本草经·中品》）

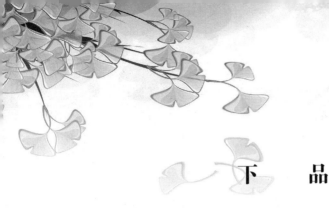

# 下　品

## 代　赭　石

【原文】代赭石，味苦，寒。主鬼疰，贼风，蛊毒；杀精物恶鬼；腹中毒邪气，女子赤沃漏下。一名须丸。生山谷。(《神农本草经·下品·代赭石》)

【注释】

### 1. 明·缪希雍注

味苦、甘，寒，无毒。主鬼疰，贼风蛊毒。杀精物恶鬼，腹中毒邪气，女子赤沃漏下，带下百病，产难，胎衣不出，堕胎，养血气，除五脏血脉中热，血痹，血瘀，大人小儿惊气入腹，及阴痿不起。入药煅赤醋淬三次，研，水飞过用。畏天雄、附子，干姜为之使。

疏：代赭石禀土中之阴气以生。《本经》：味苦气寒。《别录》加甘，无毒。气薄味厚，阴也，降也。入手少阴、足厥阴经。少阴为君主之官，虚则气怯而百邪易入，或鬼疰邪气，或精物恶鬼，或惊气入腹所自来矣。得镇重之性，则心君泰定而幽暗破，邪无从着矣。其主五脏血脉中热，血痹，血瘀，贼风，及女子赤沃漏下，带下百病，皆肝心二经血热所致。甘寒能凉血，故主如上诸证也。甘寒又能解毒，故主蛊毒，腹中毒也。经曰：壮火食气，少火生气。火气太盛则阴萎反不能起。苦寒泄有余之火，所以能起阴萎也。重而下坠，故又主产难，胞不出及堕胎也。

主治参互：

仲景旋覆花汤：治伤寒汗吐下后，心下痞硬，噫气不除者。代赭一两，旋覆花三两，人参二两，生姜五两，大枣十二枚，半夏半升，甘草三两，水一斗，煮取六升，去滓再煮，取三升，温服一升，日三。

《直指方》：急慢惊风，吊眼撮口搐搦不定。代赭石火烧醋淬七次，细研水飞，日干。每服一钱或半钱，煎真金汤调下，连进三服。儿脚胫上有赤斑，即是惊气已出，病当安也，无者不治。如慢惊，用冬瓜仁煎汤调，亦妙。

《普济方》：妇人血崩。代赭石煅为末，白汤服二钱。

简误：下部虚寒者不宜用，阳虚阴痿者忌之。（《神农本草经疏·玉石下品·代赭石》）

### 2. 明·卢之颐注

出代郡，及姑幕。《北山经》云：少阳之山，中多美赭。《西山经》云：石脆之山，灌水出焉，中有流赭。《管子》云：其山有赭，其下有铁。处处山中亦有之，西北者为良也。生山峡中者，赤红青色而有泽，上纹如浮沤，俗呼丁头赭。修事：细研，以腊水重重飞过，水上有赤色如薄云者去之。澄净去水，再以茗汁煮一伏时，取出，研万余匝用。铁铛烧赤，下白蜡一两，待化，投新汲水冲之，再煮一二十沸，取出，晒干用。先人云：去浮赤，夺其先声；烹白蜡，培其根本；肝与血，大获保任矣。

参曰：《灵枢》称卫气为帅气。隐居称大赭为血师，则大赭当为营气之司命矣。经云：命曰营气，以奉生身，莫贵乎此。先人云：鬼疰三证，大为生气之害，然必伏匿阴血中，乃肆毒恶。赭色丹青，承宣君相火，为血帅保任，仍令就规矩，会尺寸，以合五十营，奉身生气如常，营血安堵如故矣。（《本草乘雅半偈·神农本经下品一·代赭石》）

### 3. 明·徐彦纯注

成聊摄云：怯则气浮，重剂所以镇之。代赭之重，以镇虚逆。

海藏云：经言怯则气浮，重剂所以镇之。怯者亦惊也。入手少阳经、足厥阴经。（《本草发挥·代赭石》）

### 4. 清·张志聪注

《别录》名血师，研之作朱色，可以点书，故俗名土朱，又名铁朱。管子曰：山上有赭，其下有铁。《北山经》曰：少阳之山中多美赭。《西山经》曰：石脆之山灌水出焉，中有流赭皆谓此石。《别录》曰：代赭生齐国山谷，赤红青色，如鸡冠有泽，梁爪甲不渝者良。今代州，河东、江东处处山中有之，以西北出者为良。

赭石，铁之精也，其色青赤，气味苦寒，禀水石之精，而得木火之化。主治鬼疰贼风蛊毒者，色赤属火，得少阳火热之气，则鬼疰自消也。石性镇重，色青属木，木得厥阴风木之气，故治贼风蛊毒也。杀精物恶鬼，所以治鬼疰也。腹中毒，所以治蛊毒也。邪气，所以治贼风也。赭石，一名血师，能治冲任之血，故治女子赤沃漏下。（《本草崇原·本经下品》）

### 5. 清·姚球注

代赭石气寒，禀天冬寒之水气，入足少阴肾经；味苦无毒，得地南方之火味，入手少阴心经。气味俱降，阴也。

天地者阴阳之体，水火者阴阳之用也。肾为坎水，代赭气寒益肾，则肾水中一阳上升；心为离火，代赭味苦益心，则心火中一阴下降。水升火降，阴阳互藏其宅，而天地位矣，故鬼疰、邪气、精魅恶鬼、贼风毒邪不能相干，即或有邪，亦必祛逐也。寒可清热，苦可泄邪，所以又主蛊毒，及腹中邪毒也。

肾主二便，心主血，血热则赤沃漏下；苦寒清心，心肾相交，所以主女子赤沃漏下也。

制方：代赭石同旋覆花、人参、半夏、生姜、大枣、甘草，名旋覆代赭汤，治伤寒汗吐下后，心下痞硬，噫气不除。细研，真金汤下，治小儿惊证。（《本草经解·金石部·代赭石》）

### 6. 清·陈修园注

代赭石气寒入肾，味苦无毒入心。肾为坎水，代赭气寒益肾，则肾水中一阳上升；心为离火，代赭味苦益心，则心火中一阴下降。水升火降，阴阳互藏其宅，而天地位（居，处）矣。故鬼疰贼风精魅恶鬼，以及蛊毒腹中邪毒，皆可主之。肾主二便，心主血，血热则赤沃漏下，苦寒清心，心肾相交，所以主女子赤沃漏下。仲景旋覆花代赭汤，用之极少。后人昧其理而重用之，且赖之以镇纳诸气，皆荒经之过也！（《神农本草经读·下品·代赭石》）

### 7. 清·邹澍注

代赭石体重质坚而色赤，确是金从火化，金从火化，非血而谁？僧赞宁曰：“代赭石煮以酒醋，插铁钉于内，扇之能成汁，此其证矣。”夫血者，流行经络，卧则归肝，于以分布五藏，洒陈六府，而中焦金火之交媾，则其化源也。设金火交媾之际，乃有热焉，斯受气不清，迨归肝而日遗其热，积铢累寸，不至为腹中毒邪气不止，在女子则因是冲任不固，恶露绵绵，如沃泉之悬出而下漏。

代赭石之质之色，正帖切其化源，而味苦气寒，能去其热，源清则流自洁，斯其所以为主治欤！夫肝为风木之藏而藏魂，其病发惊骇，其经入毛际，绕少腹，环阴器。贼风者，肝热盛而生。鬼疰、精物、恶鬼则肝热而魂不安，幻为种种形象耳。即《别录》所谓“带下百病，产难，胞衣不出，阴痿不起”诸候，莫不在肝部分，血痹、血淤又莫非肝之运量不灵，而其最要是“除五藏血脉中热”一语，是一语者实代赭石彻始彻终功能也。仲景用代赭石二方，其一旋覆花代赭石汤，是邪在未入血脉已前。其一滑石代赭汤，是邪入血脉已久，盖同为下后痞鞕于心下，则热虽在化血之所而未入脉，若入脉则其气散漫不能上，为噫矣，惟其不见聚热之所，而辗转不适焉。斯所以为百脉一宗，悉致其病也，玩"百脉一宗，悉致其病"，核之"除五藏血脉中热"，可不谓若合符节也哉！（《本经疏证·代赭石》）

### 8. 清·叶志诜注

铁精上达，灌水流丹，祥凝牛角，泽润鸡冠，罨金色莹，拭剑光寒，徐粮并产，牡蛎訑谩。（《神农本草经赞·下经》）

### 9. 清·黄钰注

苦，寒气无毒。主鬼疰贼风，杀恶鬼精物，女子赤沃漏下，腹中邪气蛊毒。（《本草经便读·神农本草经·下品》）

# 附　子

【原文】附子，味辛，温。主风寒咳逆邪气；温中；金创；破癥坚，积聚血瘕；寒湿踒躄，拘挛膝痛不能行步。生山谷。（《神农本草经·下品·附子》）

【注释】

### 1. 明·缪希雍注

附子，味辛、甘，温、大热，有大毒。主风寒咳逆邪气，温中，金疮，破癥坚积聚血瘕，寒湿踒躄，拘挛膝痛，脚疼冷弱，不能行步，腰脊风寒，心腹冷痛，霍乱转筋，下痢赤白，坚肌骨，强阴，又堕胎。为百药长。冬月采为附子，春采为乌头。忌豉汁。得蜀椒、食盐可引之下行。地胆为之使。恶蜈蚣。畏防风、黑豆、甘草、黄芪、人参、童便、犀角。

疏：附子全禀地中火土燥烈之气，而兼得乎天之热气，故其气味皆大辛大热，微兼甘苦而有大毒。气厚味薄，阳中之阴，降多升少，浮中沉无所不至。入手厥阴，命门，手少阳三焦，兼入足少阴、太阴经。其性走而不守，得甘草则性缓，得肉桂则补命门。

《本经》主风寒咳逆邪气，寒湿踒躄，拘挛膝痛，脚疼冷弱，不能行步，以此诸病，皆由风寒湿三邪客之所致也。邪容上焦则咳逆，邪客下焦则成踒躄，拘挛膝痛，脚疼冷弱，不能行步。此药性大热而善走，故亦善除风寒湿三邪，三邪祛则诸证自瘳矣。癥坚积聚血瘕，皆血分虚寒，凝而不行所成。血得热则行，故能疗之。其主金疮，亦谓金疮为风寒所郁击，血瘀不活之证，而非血流不止之金疮也。

《别录》又主腰脊风寒，脚气冷弱，心腹冷痛，及脾虚寒客中焦为霍乱，客下焦肝肾之分为转筋。借诸补气药则温中，补血药则强阴坚肌骨。火能消物，气性热极，入血善行，故善堕胎，为百药长。引参、术、黄芪、茯苓，则温暖脾胃，除脾湿，祛肾寒，补下焦阳虚。佐之以桂，则除脏腑沉寒，三焦厥逆，湿淫腹痛，胃寒蛔动，气虚经闭，补阳虚，散虚壅。亦可入足太阳、少阴，故治督脉为病，脊强而厥。督脉夹脊而上，并足太阳膀胱经。膀胱者，肾之府，故主之也。天雄、乌头、附子，本是同生，第其形质有异，老嫩或殊，大热大毒则未始有别也。

主治参互：

附子得生干姜、桂枝，主伤寒直中阴经，温中散寒而能出汗。佐人参，兼肉桂、五味子，则补命门相火不足，回阳有神。得人参、肉桂，治元气虚人暴寒之气入腹，腹痛作泄，完谷不化，小水不禁。佐白术为除寒湿之圣药。得黄芪、人参、炙甘草、白芍药、橘皮、五味子，主痈疽溃后去脓血过多，以致饮食不进，恶心欲呕，饮食不化，不生肌肉；亦主久漏冷疮。得人参、白芍药、炙甘草、砂仁、橘皮，主小儿慢惊；加莲肉、白扁豆，则治吐泻不止。得术、桂、牛膝、木瓜、橘皮，主寒疝痛极，立止。得术、木瓜、石斛、萆薢、薏苡仁、橘皮、茯苓，治风湿麻痹，肿痛脚气之无热证者，辄验。得人参、橘皮，主久病呕哕反胃，虚而无热者良。经曰：肾苦燥，急食辛以润之。附子同肉桂之辛，入八味丸以润肾燥，阳虚无热证者宜之。

简误：附子既禀地二之火气，兼得乎天之热气以生，是阴阳凑合，无非火热为性，气味皆然，毒可知已。论其性质之所能，乃是退阴寒，益阳火，兼除寒湿之要药；引补气血药入命门，益相火之上剂。若非阴寒寒湿，阳虚气弱之病，而误用之于阴虚内热，血液衰少，伤寒，温病，热病，阳厥等证，靡不立毙。谨列其害如下。医师司命，宜详玩而深鉴之，亦生人之大幸也。

伤寒阳厥，其外证虽与阴厥相类，而其内实不相侔，何者？阳厥之病，若系伤寒温疫，其先必发热头疼口渴，其后虽头不疼而表热已除，然必面赤颧红，二便不利，小水必赤，或短少，是其候也，此当下之病也。产后血虚，角弓反张，病名曰痉。痉者，劲也。是去血过多，阴气暴虚，阴虚生内热，热则生风，故外兼现乎风证，其实乃阴血不足，无以荣养于筋所致，足厥阴肝家大虚之候。此宜益阴补血清热则愈也。故凡病人一见内热口干，咽干口渴，渴欲引饮，咳嗽多痰，烦躁，五心烦热，骨蒸劳热恶寒，阴虚内热外寒，虚火上攻齿痛，脾阴不足以致饮食无味，小便黄赤短涩及不利，大便不通或燥结，腹内觉热闷，喜饮冷浆及鲜果，畏火及日光，兼畏人声木声，虚阳易兴，梦泄不止。产后发热，产后血行不止，及恶疮臭秽，小产憎寒壮热，中暑厥晕，阴虚头晕，中暑暴泄，利下如火，赤白滞下。小儿中暑，伤食作泄，小便短赤，口渴思饮。血虚腹痛，按之即止。火炎欲呕，外类反胃而恶热焦烦，得寒暂止。中热腹中绞痛。中暑霍乱吐泻，或干霍乱。或久疟寒热并盛。或赤白浊，赤白淋，尿血，便血，血崩，吐衄，齿衄，舌上出血。目昏，神短，耳鸣，盗汗。汗血，多汗恶热。老人精绝阳痿，少年纵欲伤情，以致阴精不守，精滑。脑漏。妇人血枯无子，血枯经闭。肾虚小便余沥，血虚大便燥结，阴虚口苦舌干。心经有热，梦寐纷纭。下部湿热，行履重滞，湿热痿痹，湿热作泄，湿热脚气。小儿急惊内热，痘疮干焦黑陷，痘疮火闭不出，痘疮皮薄娇红，痘疮因热咬牙，痘疮挟热下利，痘疮余毒生痈。中风僵仆不语，中风口眼歪斜，中风语言謇涩，中风半身不遂，中风痰多神昏。一切痈疽未溃，金疮失血发痉。血虚头痛，偏头风痛。上来内、外、男、妇、小儿共七十余症，病属阴虚及诸火热，无关阳弱，亦非阴寒，法所均忌。倘误犯之，轻变为重，重者必死，枉害人命，此药居多。临证施治，宜谨审之。世徒见其投之阳虚之候，肺肾本无热证者，服之有起死之殊功，而不知其用之阴虚如上诸病，亦复下咽莫救。故特深著其害，以表其非尝试轻用之药也。业医君子，可不慎诸！（《神农本草经疏·草部下品之上·附子》）

**2. 明·卢之颐注**

出犍为山谷，及少室。近以蜀道绵州、龙州者良，他处虽有，力薄不堪用也。绵州即故广汉，领县凡八。唯彰明出附子，彰明领乡凡二十，唯赤水、廉水、昌明、会昌出附子，而赤水为多。每岁以上田熟耕作垄。取种于龙安、龙州、齐归、木门、青堆、小坪诸处。十一月播种，春月生苗。茎类野艾而泽，叶类地麻而厚。花则瓣紫甤黄，苞长而圆。实类桑椹子，细且黑。七月采根，谓之早水，拳缩而小，盖未长成耳。九月采者佳。其品凡七，本同而末异也。初种之化者为乌头；少有旁尖，身长而乌，附乌头而旁生，虽相须，实不相连者曰附子；左右附而偶生者曰鬲子；种而独生无附，长三四寸者曰天雄；附而尖者曰天锥；附而上出者曰侧子；附而散生者曰漏蓝子；皆脉络连实，如子附母，而附子以贵，故专附名也。凡种一而予六七以上则皆小；种一而子二三则稍大；种一而子特生则特大。而附子之形，以蹲坐正节、角少者为上，有节多鼠乳者次之，形不正，而伤缺风皱者为下矣。又附子之色，花白者为上，铁色者次之，青绿者为下。天雄、乌头、天锥，皆以丰实盈握者为胜。漏篮侧子，如园人乞役，卑卑不数也。漏篮，即雷公所谓木鳖子，《大明》所谓虎掌。鬲子即乌喙；天锥即天雄类，方书并无此名，功用当相同尔。然而易植难成，功疏质变，或种美而苗不茂，或苗秀而根不充，或已酿而腐，或已曝而挛，原属气化，又复化气成消，若有神物阴为之者，故园人常祷于神，目为药妖者以此。修事：入柳木灰火中，炮令皲折，竹刀刮去孕子，并底，劈破，于屋下平地，掘一土坑安之，至明取出，焙干。若阴制者，生去皮尖，及底，薄切作片，用东流水，及黑豆浸五日夜，取出，日中晒干。地胆为之使。恶蜈蚣。畏防风、黑豆、甘草、人参、黄芪。

参曰：附子、天雄、侧子，即乌头种子，奇生无偶者曰天雄，偶生旁立者曰附子，旁生支出者曰侧子。侧子青阳，附子显明，天雄巨阳耳。故附子司显明，主润宗筋，束骨而利机关也。显明阳虚，则宗筋纵，致跂蹷拘挛，膝痛不能行步矣。并司宗气不会呼吸，为咳逆，及血失气响，为癥坚积聚者，莫不繇风寒寒湿为痹因，不能则为病热之为形证者也。设肺热叶焦，发为跂蹷者，所当避忌。先人云：咳逆邪深，寒湿气死，机关已弛，坚凝固结者，匪此真火点化，未易开通耳。

青阳，少阳也；显明，阳明也；巨阳，太阳也。显明阳虚之跂蹷，太阴阴虚之跂蹷，差之毫厘，谬则千里。（《本草乘雅半偈·神农本经下品一·附子》）

### 3. 明·徐彦纯注

成聊摄云：附子之辛温，固阳气而补胃。又云：湿在经者，逐以附子之辛热。又曰：辛以散之，附子之辛以散寒。

洁古云：黑附子，其性走而不守，亦能除胸中寒甚。以白术为佐，谓之术附汤，除寒湿之圣药也。治湿药中宜少加之。通行诸经，引用药也，及治经闭。《主治秘诀》云：性大热，味辛甘，气厚味薄。轻重得宜，可升可降，阳也。其用有三：去藏府沉寒一也，补助阳气不足二也，温暖脾胃三也。然不可多用。慢火炮制，去皮脐用。又云：附子，热气之厚者，乃阳中之阳，故经云发热。又云：非附子不能补下焦之阳虚。

东垣云：黑附子味辛、甘，温。大热纯阳。治脾中大寒。主风寒咳逆，温中。又云：散藏府沉寒，其气亦寒，补诸不足。不宜多用，经曰壮火食气故也。用之则须以甘草缓之。辛热以温少阴经，以温阳气。散寒发阴，必以辛热。湿淫所胜腹中痛，用之补虚胜寒。蛔动胃虚，则气壅满，甘令人中满，去术加此，补阳散壅。

海藏云：附子入手少阳、足少阴，三焦、命门之剂。其浮中有沉，无所不至。味辛大热，为阳中之阳，故行而不止，非若干姜止而不行也。非身表凉、四肢厥者不可僭用。如用之者，以其治四逆也。

丹溪云：《衍义》论附子有五等，同为一物，以其形象命名而为用，至哉言矣。然犹有未明也。仲景八味丸，以附子为少阴之向导，其补自是地黄为主；后世因以附子为补药，误矣。附子之性，走而不守。但取其健悍走下之性，以行地黄之滞，可致远尔。乌头、天雄皆气壮形伟，可为下部药之佐。惜无表其害人之祸者，相习用之，为治风之药，杀人多矣。如治风治寒，有必须用附子、乌头者，当以童便而浸之，以杀其毒，且可以助行下之力。入盐尤捷也。（《本草发挥·黑附子》）

### 4. 清·张志聪注

附子以蜀地绵州出者为良，他处虽有，力薄不堪用也。绵州领县八，惟彰明出附子，彰明领乡二十，惟赤水、廉水、昌明、会昌四乡出附子，而又推赤水一乡出者为最佳。其初种而成者，为乌头，形如乌鸟之头也。其附母根而生，虽相须实不相连者为附子，如子附母也。旁生支出而小者，名侧子。种而独生无所附，长三四寸者，名天雄。附子之形以蹲坐正节，而侧子少者为上，有节多乳者次之。形不正而伤缺风皱者为下。其色以花白者为上，黑色者次之，青色者为下，俗呼黑附子，正以其色黑，兼以别于白附之子名耳。

附子禀雄壮之质，具温热之性，故有大毒。《本经》下品之药，大毒、有毒者居多，《素问》所谓毒药攻邪也。夫攻其邪而正气复，是攻之即所以补之。附子味辛性温，生于彰明赤水，是禀大热之气，而益太阳之标阳，助少阳之火热者。太阳阳热之气，不循行于通体之皮毛，则有风寒咳逆之邪气。附子益太阳之标阳，故能治也。少阳火热之气，不游行于肌关之骨节，则有寒湿踒躄拘挛，膝痛不能行走之证。附子助少阳之火热，故能治也。癥坚积散，阳气虚而寒气内凝也。血瘕，乃阴血聚而为瘕。金疮，乃刀斧伤而溃烂。附子具温热之气，以散阴寒，禀阳火之气，以长肌肉，故皆治之。

经云：草生五色，五色之变，不可胜视。草生五味，五味之美，不可胜极。天食人以五气，地食人以五味。故在天时，宜司岁备物；在地利，有五方五土之宜。附子以产彰明、赤水者为胜，盖得地土之专精。夫太阳之阳，天一之水也，生于膀胱水府，而彰明于上。少阳之阳，地二之火也，生于下焦之火，而赤日行天。据所出之地，曰彰明、曰赤水者，盖亦有巧符者矣。学者欲知物性之精微，而五方生产之宜，与先圣命名之意，亦当体认毋忽。今陕西亦莳植附子，谓之西附，性辛温，而力稍薄，不如生于川中者，土厚而力雄也。又，今药肆中零卖制熟附子，皆西附之类。盖川附价高，市利者皆整卖，不切片卖，用者须知之。

凡人火气内衰，阳气外驰，急用炮熟附子助火之原，使神机上行而不下殒，环行而不外脱，治之于微，奏功颇易。奈世医不明医理，不识病机，必至脉脱厥冷，神去魄存，方谓宜用附子。夫附子治病者也，何能治命？甚至终身行医，而终身视附子为蛇蝎。每告人曰：附子不可服，服之必发狂，而九窍流血；服之必发火，而痈毒顿生；服之必内烂五脏，今年服之，明年毒发。嗟嗟！以若医而遇附子之证，何以治之。肯后利轻名而自谢不及乎？肯自居庸浅而荐贤以补救乎？必至今日药之，明日药之，神气已变，然后覆之，斯时虽有仙丹，莫之能救。贤者于此，或具热衷，不忍立而视其死，问投附子以救之，投之而效，功也。投之不效，亦非后人之过。前医唯恐后医奏功，衹幸其死，死后推过，谓其死由饮附子而死。噫！若医而有良心者乎，医不通经旨，牛马而襟裾，医云乎哉。

如用附子，本身有一两余者，方为有力。侧子分两须除去之，土人欲增分两，用木杯将侧子敲平于上，故连侧子重一两五六钱者，方好。土人又恐南方得种，生时以戎盐淹之，然后入杯敲平。是附子本无咸味，而以盐淹之，故咸也。制附子之法，以刀削去皮脐，剖作四块，切片，用滚水连泡二次，去盐味、毒味，晒半燥，于铜器内炒熟用之。盖上古司岁备物，火气司岁，则备温热之药。经曰：司岁备物，专精者也。非司岁备物，气散者也。后世不能如上古之预备，故有附子火炮之说。近世皆以童便煮之，乃因讹传讹，习焉不知其非耳。（《本草崇原·本经下品》）

### 5. 清·姚球注

附子气温大热，温则禀天春和之木气，入足厥阴肝经；大热则禀天纯阳炎烈之火气，入足少阴肾经；补助真阳，味辛而有大毒，得地西方燥酷之金味，入手太阴肺经。气味俱厚，阳也。

其主风寒咳逆邪气者，肺受风寒之邪气，则金失下降之性，邪壅于肺，咳而气逆也；附子入肺，辛热可解风寒也。

寒湿之气，地气也，感则害人皮肉筋骨，而大筋软短、小筋舒长，拘挛痿躄之症成焉；附子入肝，肝主筋，辛可散湿，热可祛寒，寒湿散，而拘挛痿躄之症愈矣。膝痛不能行步者，肝肾阳虚，而湿流关节也；温热益阳，辛毒行湿，所以主之。

癥坚积聚血瘕者，凡物阳则轻松，阴则坚实，坚者皆寒凝而血滞之症也；附子热可软坚，辛可散结，温可行滞也。金疮寒则不合，附子温肺，肺主皮毛，皮毛暖，则疮口合也。

制方：附子佐人参、肉桂、五味，补肾真阳；佐白术，除寒湿。同人参、白芍、甘草、砂仁、陈皮，治慢惊。同白术、肉桂、牛膝、木瓜、青皮，治寒

疝。同人参、陈皮，治久病呕哕。同人参、白芍、甘草、桂枝、北味，治伤寒误汗下，真阳虚脱证。(《本草经解·草部上·附子》)

### 6. 清·徐大椿注

凡有毒之药，性寒者少，性热者多。寒性和缓，热性峻速，入于血气之中，刚暴驳烈，性发不支，脏腑娇柔之物，岂能无害，故须审慎用之。但热之有毒者，速而易见；而寒之有毒者，缓而难察，尤所当慎也。(《神农本草经百种录·下品·附子》)

### 7. 清·陈修园注

《素问》谓以毒药攻邪是回生妙手，后人立补养等法是模棱巧术，究竟攻其邪而正气复，是攻之即所以补之也。附子味辛气温，火性迅发，无所不到，故为回阳救逆第一品药。《本经》云：风寒咳逆邪气，是寒邪之逆于上焦也；寒湿痿躄、拘挛、膝痛不能行步，是寒邪著于下焦筋骨也；癥坚、积聚、血瘕，是寒气凝结，血滞于中也。考《大观本》，咳逆邪气句下，有"温中金疮"四字，以中寒得暖而温，血肉得暖而合也。大意上而心肺，下而肝肾，中而脾胃，以及血肉筋骨营卫，因寒湿而病者，无有不宜。即阳气不足，寒气内生，大汗、大泻、大喘、中风、卒倒等症，亦必仗此大气大力之品，方可挽回。此《本经》言外意也。

又曰：附子主寒湿，诸家俱能解到，而仲景用之，则化而不可知之谓神。且夫人之所以生者，阳也，亡阳则死。亡字分二字，一无方切，音忘，逃也，即《春秋传》出亡之义也；一微夫切，音无，无也，《论语》亡而为有，孟子问有余曰亡矣之义也。误药大汗不止为亡阳，如唐之幸蜀，仲景用四逆汤、真武汤等法以迎之；吐利厥冷为亡阳，如周之守府，仲景用通脉四逆汤、姜附汤以救之；且太阳之标阳外呈而发热，附子能使之交于少阴而热已。少阴之神机病，附子能使自下而上而脉生，周行通达而厥愈；合苦甘之芍、草而补虚，合苦淡之苓、芍而温固，元(因避玄烨讳而改，编者注)妙不能尽述。按其立法，与《本经》之说不同，岂仲景之创见钦？然《本经》谓"气味辛温有大毒"七字，仲景即于比悟出附子大功用。温得东方风木之气，而温之至则为热，《内经》所谓少阴之上，君火主之是也。辛为西方燥金之味，而辛之至则反润，《内经》所谓辛以润之是也。凡物性之偏处则毒，偏而至无可加处则大毒。因"大毒"二字，知附子之温为至极，辛为至极也。仲景用附子之温有二法：杂于苓、芍、甘草中，杂于地黄、泽泻中，如冬日可爱，补虚法也；佐以姜、桂之热，佐以麻、辛之雄，如夏日可畏，救阳法也。用附子之辛，亦有三法：桂枝附子汤、桂枝附子去桂加白术汤、甘草附子汤，辛燥以祛除风湿也；附子汤、芍药甘草附子汤，辛润以温补水脏也；若白通汤、通脉四逆汤，加人尿猪胆汁，则取西方秋收之气，保复元阳，则有大封大固之妙矣。后世虞天民、张景岳亦极赞其功，然不能从《本经》中细绎其义，以阐发经方之妙，徒逞臆说以极赞之，反为蛇足矣。(《神农本草经读·下品·附子》)

### 8. 清·邹澍注

腰脊风寒，心腹冷痛，霍乱转筋，下利赤白，坚肌骨肉，强阴又堕胎，为百药长。生犍为山谷及广汉。冬月采为附子，春采为乌头。地胆为之使，恶蜈蚣，畏防风、黑豆、甘草、黄芪、人参、乌韭。(《本经疏证·附子》)

### 9. 清·叶志诜注

附母旁萌，严冬盈积，蹲坐形端，乳垂甄摘，力薄缩拳，侧生连脉，畏恶猥多，祷神祈获。(《神农本草经赞·下经》)

# 半　夏

【原文】半夏，味辛，平。主伤寒寒热心下坚，下气；喉咽肿痛，头眩，胸胀，咳逆，肠鸣；止汗。一名地文，一名水玉。生川谷。(《神农本草经·下品·半夏》)

【注释】

### 1. 明·缪希雍注

消心腹胸膈痰热满结，咳嗽上气，心下急痛坚痞，时气呕逆，消痈肿，堕胎，疗痿黄，悦泽面目。生令人吐，熟令人下。用之汤洗，令滑尽。射干为之使。恶皂荚。畏雄黄、生姜、干姜、秦皮、鳖甲。反乌头。忌羊血、海藻、饴糖。

疏：半夏得土金之气，兼得乎天之燥气，故其味辛平苦温，火金相搏，则辛而有毒。洁古谓味辛苦，性温，气味俱薄，沉而降。好古谓其辛厚苦轻，阳中阴也。入足太阴、阳明、少阳，亦入手少阴经。柴胡为之使。辛温善散，故主伤寒邪在表里之间，往来寒热。苦善下泄，邪在胸中则心下坚，胸胀咳逆；邪在上焦则头眩；邪在少阴则咽喉肿痛。《别录》亦谓其消心腹胸膈痰热满结，咳逆上气，心下急痛坚痞，时气呕逆，亦皆邪在上焦胸中之所致，故悉主之也。中焦者，足太阴之所治也。有湿有热，清浊不分则肠鸣，湿热胜则自汗，入足太阴故并主之。辛能散结，故消痈肿。脾家湿热则面色痿黄，实脾分水燥湿，则前证俱除，面目因而滑泽矣。辛温有毒，故堕胎也。

主治参互：

张仲景《伤寒论》：小结胸痛，正在心下，按之则痛，脉浮而滑者，小陷胸汤主之。半夏半升，黄连一两，栝楼实大者一个，水六升，先煮栝楼至三升，去滓，纳二味，煮取二升，分三服。

又，治少阴咽痛生疮，不能言语，声不出者，苦酒汤主之。半夏七枚（打碎），鸡子一枚，头开一窍，去黄，纳苦酒令小满，入半夏在内，以环子坐于炭火上，煎三沸，去滓，置杯中，时时咽之，极验。未瘥更作。

《金匮要略》治支饮作呕，呕家本渴，不渴者，心下有支饮也。或似喘不喘，似呕不呕，似哕不哕，心下愦愦，并宜小半夏汤。用半夏泡七次，一升，生姜半升，水七升，煮一升五合，分温服。

又：治呕、哕、眩、悸，谷不得下。半夏加茯苓汤。半夏一升，生姜半斤，茯苓三两（切），以水七升，煎一升半，分温服之。

又：心下悸忪，半夏麻黄丸。半夏、麻黄等分，为末，蜜丸小豆大。每服三十丸，日三。

又：呕吐反胃，大半夏汤。半夏三升，人参三两，白蜜一升，水一斗二升和，扬之一百二十遍，煮取三升半，温服一升，日再服。亦治膈间支饮。

又：张仲景方。治黄疸喘满，小便自利，不可除热者。用半夏半斤，生姜半斤，水七升，煮一升五合，分温再服。有一人气结而死，心下暖，以此少许入口，其人遂活。

洁古《活法机要》方：风痰头晕，呕逆目眩，面青黄色，脉弦者。水煮金花丸。用生半夏、生天南星、寒水石（煅）各一两，天麻半两，雄黄二钱，小麦面三两，为末，水和成饼，水煮浮起漉出，捣丸梧子大。每服五十丸，姜汤下，极效。亦治风痰咳嗽，二便不通，风痰头痛。

又：治风痰喘逆，兀兀欲吐，眩晕欲倒。半夏一两，雄黄三钱，为末，姜汁浸，蒸饼丸梧子大。每服三十丸，姜汤下。已吐者，加槟榔。

又：治湿痰咳嗽，面黄体重嗜卧，兼食不消，脉缓者，白术丸。用半夏、南星各一两，白术一两半，为末，薄糊丸梧子大。每服五十丸，姜汤下。

又：治气痰咳嗽，面白气促，洒淅恶寒，愁忧不乐，脉涩者，玉粉丸。用半夏、南星各一两，官桂半两，为末，糊丸梧子大。每服五十丸，姜汤下。

《和剂局方》治停痰留饮，胸膈满闷，气短恶心，饮食不下，或吐痰水。茯苓半夏汤。用半夏（泡）五两，茯苓三两，每服四钱，姜七片，水一盏半，煎七分，甚捷径。

又：搜风化痰，安神定志，利头目。辰砂化痰丸。用半夏曲三两，天南星（炮）一两，辰砂、枯矾各半两，为末，姜汁打糊丸梧子大。每服三十丸，食后姜汤下。

又：治风痰喘急。千缗汤。用半夏（汤洗）七个，甘草（炙）、皂荚（炒）各寸许，姜三片，水一盏，煎七分，温服。

又：治停痰冷饮呕逆。橘皮半夏汤：用半夏水煮熟，陈橘皮各半两，每服四钱，生姜七片，水二盏，煎一盏，温服。

又：治胃寒哕逆，停痰留饮，藿香半夏汤。用半夏（汤泡，炒黄）二两，藿香一两，丁香皮半两，每服四钱，水一盏，姜七片，煎服。

又：治伏暑引饮，脾胃不和。消暑丸。用半夏（醋煮）一斤，茯苓半斤，生甘草半斤，为末，姜汁面糊丸梧子大。每服五十丸，热汤下。

又：治中焦痰涎，利咽，清头目，进饮食。半夏（泡七次）四两，枯矾一两，为末，姜汁打糊，或煮枣肉和丸梧子大。每姜汤下十五丸。寒痰，加丁香五钱；热痰，加寒水石（煅）四两，名玉液丸。

《御药院方》治膈壅风痰。半夏半斤，酸浆浸一宿，温汤洗五十遍，去恶气，日干，为末，浆水搜作饼，日干再研为末。每五两入生龙脑一钱，以浆水浓煮和丸鸡头子。纱袋盛，避风处阴干。每服一丸，好茶或薄荷汤嚼下。

叶氏方：治风痰，湿痰。青壶丸：半夏一斤，天南星八两，各汤泡晒干，为末，姜汁和作饼，焙干，入神曲半两，白术末四两，枳实末二两，姜汁面糊丸梧子大。每服五十丸，姜汤下。作三仙丸，能化痰利气。

《斗门方》消痰开胃，去胸膈壅滞。用半夏洗泡焙干为末，自然姜汁和作饼，湿纸裹，煨香，以熟水二盏，同饼二钱，入盐五分，煎一盏，服之，大压痰毒，及酒食伤，极验。

《机要》又治结痰不出，语音不清，年久者亦宜。玉粉丸：半夏半两，桂心一字，草乌半字，为末，姜汁浸蒸饼丸芡实大。每服一丸，夜卧含咽。

《活幼口议》治小儿痰吐，或风壅所致，或咳嗽发热，饮食即呕。半夏（泡七次）半两，丁香一钱，以半夏末水和包丁香，用面重包，煨熟，去面为末，生姜自然汁和丸麻子大。每服二三十丸，陈皮汤下。

《肘后方》治冒寒霍乱腹胀。用半夏、桂枝等分为末，每服方寸匕。又：治产后晕绝，半夏末，冷水和丸大豆大，纳鼻中即愈。即扁鹊法也。

《永类钤方》：打扑瘀痕。水调半夏末涂，一宿即没。

魏元君方：卒死不瘟。用半夏末搐鼻中，即活。

《子母秘录》治五绝急病：一曰自缢，二曰墙压，三曰溺水，四曰魇魅，五曰产乳。并以半夏末，纳大豆一丸入鼻中，心温者，一日可活也。

刘长春《经验方》，治吹奶肿痛。半夏一个，煨研，酒服，立验。一方：

以末，随左右搐鼻效。

《箧中方》治蝎虿螫人，用半夏末，水调涂之，立止。

简误：半夏，辛温性燥而有毒，虽能祛湿分水实脾，开寒湿痰，气郁结痰，而其所大忌者，乃在阴虚血少，津液不足诸病。故古人立三禁，谓血家、渴家、汗家也。故凡一切吐血、衄血、咯血、齿衄、舌上出血、金疮、产后失血过多、尿血、便血，肾水真阴不足发渴、中暑发渴、阳虚自汗、阴虚盗汗、内热烦躁出汗诸证，皆所当禁者也。然三禁之外，应忌者尚多，兹更详列于后：凡咳嗽由于阴虚火空上炎，烁肺喉痒因而发嗽，内热煎熬津液凝结为痰所致，而不由于寒湿，病本乎肺而不本乎脾。呕吐由于火冲胃热，而不由于寒湿痰壅。饮食不化由于脾阴不足，而不由于因湿脾慢。呕、哕、眩、悸，谷不得下，由于胃气虚弱；见食厌恶，而不由于寒湿邪所干。霍乱腹胀由于脾虚邪热客中焦，而不由于寒湿饮食停滞。咽痛由于阴虚，肾水不足则水涸而阳无所附，故火空上炎而发咽痛，而不由于伤寒少阴病邪热不解。气喘由于气虚，而不由于风寒气郁。头痛由于血虚，而不由于痰厥。小儿吐痰由于伤热，而不由于脾胃。不寐由于心络血少，而不由于病后胆虚。自汗由于表虚腠理不固，而不由于湿热内客自胜。如上诸证，法所同禁。其所最易误而难明者，世医类以其能去痰，凡见痰嗽莫不先投之，殊不知咳嗽吐痰，寒热骨蒸，类皆阴虚肺热津液不足之候，误服此药，愈损津液，则肺家愈燥，阴气愈虚，脓痰愈结，必致声哑而死。若合参、术，祸不旋踵。盖以其本脾胃家药，而非肺肾药也。寒湿痰饮作嗽，属胃病者固宜，然亦百之一二。其阴虚火炽，煎熬真阴，津液化为结痰，以致喉痒发咳者，往往是也。故凡痰中带血，口渴咽干，阴虚咳嗽者大忌之。又有似中风痰壅失音，偏枯拘挛，及二便闭涩，血虚腹痛，于法并忌。犯之过多，则非药可救，吉凶贸理，悔不可追，责在司命。谨诸！戒诸！（《神农本草经疏·草部下品之上·半夏》）

### 2. 明·卢之颐注

出槐里川谷，槐里属扶风。今青州、齐州、吴中、浙中亦有之，生丘泽田野间。二月发苗，一茎，或三茎，高八九寸，茎端叶三，浅绿色。夏至半夏生，连缀茎下也。形似羊眼，圆白者为胜。江南一种大径寸，南人特重之，乃舓跋，误作半夏也。又一种绝似半夏，但咬着微酸者，名白傍芪子，并不入药用。

修事：每半夏四两，用白芥子末三两，以酽醋先调芥子末，次将半夏投入洗之，涎尽为度，否则令人气逆怒满也。射干为之使。恶皂荚。畏雄黄、生姜、干姜、秦皮、龟甲、乌头。

参曰：月令半夏生，盖当夏之半也。天地相遇，品物咸章之时矣。以纯乾决尽，至姤而一阴见，故主阴阳开阖之半，关键之枢，如半欲开，半欲阖，半欲开阖者，莫不从令，训释主治，先人详悉题药矣。

从半欲开处居多，如伤寒寒热头眩，少阳之枢半欲开也；咽喉肿痛，少阴之枢半欲开也；心下坚胸满咳逆，身形之半欲开也，肠鸣亦身形之半欲开半欲阖也；下气及汗出，此则身形之中欲阖，外欲阖也。（《本草乘雅半偈·神农本经下品一·半夏》）

### 3. 明·徐彦纯注

成聊摄云：辛者散也。半夏之辛，以散逆气，以除烦呕。辛入肺而散气。辛以散结气，辛以发音声。

洁古云：半夏治寒痰，及形寒饮冷伤肺而咳。大和胃气，除胃寒，进饮食。治太阴痰厥头痛，非此不能除。《主治秘诀》云：性凉，味辛、苦，气味俱薄，沉而降，阴中阳也。其用有四：燥脾胃湿一也，化痰二也，益脾胃之气三也，消肿散结四也。渴则忌之。又云：去痰用半夏，热痰加黄芩，风痰加南星，胸中寒痰痞塞，用陈皮、白术。然多用则泻脾胃。

东垣云：半夏主中风，除痰，生温熟寒，健脾胃，止呕吐，去胸中痰满。又云：渴者禁半夏。

丹溪云：半夏属金与土。仲景用于小柴胡，取其补阳明也，岂非有燥脾土之功欤。（《本草发挥·半夏》）

### 4. 清·张志聪注

《月令》：五月半夏生，盖当夏之半也。《脉解篇》云：阳明者，午也。五月盛阳之阴也，半夏生当夏半，白色味辛，禀阳明燥金之气化。主治伤寒寒热者，辛以散之也。阳明胃络上通于心，胃络不通于心，则心下坚。胸者，肺之部，阳明金气上合于肺。金气不和于肺，则胸胀咳逆。半夏色白属金，主宣达阳明之气，故皆治之。金能制风，故治头眩，以及咽喉肿痛。燥能胜湿，故治肠鸣之下气而止汗也。（《本草崇原·本经下品》）

### 5. 清·姚球注

半夏气平，禀天秋燥之金气，入手太阴肺经；味辛有毒，得地西方酷烈之金味，入足阳明胃经、手阳明大肠经。气平味升，阳也。

主伤寒寒热心下坚者，心下脾肺之区，太阴经行之地也，病伤寒寒热而心下坚硬，湿痰在太阴也；半夏辛平，消痰去湿，所以主之。胸者肺之部也，胀者气逆也；半夏辛平，辛则能开，平则能降，所以主之也。咳逆头眩者，痰在肺，则气不下降，气逆而头眩晕也。东垣曰：太阴头痛，必有痰也。半夏辛平消痰，所以主之。

咽喉太阴经行之地，火结则肿痛，其主之者，辛能散结，平可下气，气下则火降也。肠鸣者，大肠受湿，则肠中切痛，而鸣濯濯也；辛平燥湿，故主肠鸣。下气者，半夏入肺，肺平则气下也。阳明之气本下行，上逆则汗自出矣；平能降气，所以止汗也。

制方：半夏同黄连、栝蒌实，名小陷胸汤，治心下坚。同甘草、防风、生姜，治痰厥中风。同神曲、南星、白术、枳实、姜汁，治风痰湿痰。同甘草，治风痰喘急。同黄芩、姜汁，治上焦热痰。同白芍、甘草、黄芩，治身热吐泻。同瓜仁，治肺热咳。同陈皮，治痰饮。同白茯，治水饮。同人参，治反胃。同白茯、甘草，丸，名消暑丸，治伏暑。同人参、白茯、白术、甘草、陈皮，名六君子汤，治脾湿生痰，不思饮食。(《本草经解·草部上·半夏》)

### 6. 清·徐大椿注

半夏色白而味辛，故能为肺经燥湿之药。

肺属金，喜敛而不喜散，盖敛则肺叶垂而气顺，散则肺叶张而气逆。半夏之辛，与姜桂之辛迥别，入喉则闭不能言，涂金疮则血不复出，辛中带涩，故能疏而又能敛也。又辛之敛，与酸之敛不同，酸则一主于敛，辛则敛之中有发散之意，尤与肺投合也。(《神农本草经百种录·下品·半夏》)

### 7. 清·陈修园注

半夏气平，禀天秋金之燥气，而入手太阴；味辛有毒，得地西方酷烈之味，而入手足阳明。辛则能开诸结，平则能降诸逆也。伤寒寒热、心下坚者，邪积于半表半里之间，其主之者，以其辛而能开也。胸胀咳逆、咽喉肿痛、头眩上气者，邪逆于巅顶胸膈之上，其主之者，以其平而能降也。肠鸣者，大肠受湿，则肠中切痛而鸣濯濯也；其主之者，以其辛平能燥湿也。又云止汗者，别著其辛中带涩之功也。仲景于小柴胡汤用之治寒热，泻心汤用之以治胸满肠鸣，少阴咽痛亦用之，《金匮》头眩亦用之，且呕者必加此味，大得其开结降逆之旨。用药悉遵《本经》，所以为医中之圣。

又曰：今人以半夏功专祛痰，概用白矾煮之，服者往往致吐，且致酸心少食，制法相沿之陋也。古人只用汤洗七次，去涎，今人畏其麻口，不敢从之。余每年收干半夏数十斤，洗去粗皮，以生姜汁、甘草水浸一日夜，洗净，又用河水浸三日，一日一换，滤起蒸熟，晒干切片，隔一年用之，甚效。此盖药是太阴、阳明、少阳之大药，祛痰却非专长。故仲景诸方加减，俱云呕者加半夏，痰多者加茯苓，未闻以痰多加半夏也。(《神农本草经读·下品·半夏》)

### 8. 清·邹澍注

消心腹胸膈痰热满结，咳嗽，上气，心下急痛坚痞，时气，呕逆，消痈肿，堕胎，疗痿黄，悦泽面目。生令人吐，熟令人下，用之汤洗，令滑尽。一名守田，一名地文，一名水玉，一名示姑。生槐里川谷，五月、八月采根，暴干。射干为之使，恶皂荚，畏雄黄、生姜、干姜、秦皮、龟甲，反乌头。

半夏味辛气平，体滑性燥，故其为用，辛取其开结，平取其止逆，滑取其入阴，燥取其助阳，而生于阳长之会，成于阴生之交。故其为功，能使人身正气自阳入阴，能不使人身邪气自阳入阴。使正气自阳入阴，则《内经》所谓"卫气行于阳，不得入于阴，为不寐，饮以半夏汤，阴阳既通，其卧立至"是也。不使邪气自阳入阴，则《伤寒论》所谓"若能食不呕，为三阴不受邪"，半夏则止呕专剂也。伤寒寒热，阳证也。伤寒寒热而心下坚，则阳去入阴证矣。咳逆，里证也，胸胀而咳逆，则表里参半证矣。头为诸阳之会，阳为阴格则眩；咽喉为群阴之交，阴为阳搏，则肿痛。肠鸣者，阳已降而不得入。气逆者，阳方升而不得降。汗出者，阳加于阴，阴不与阳和。凡此诸证，不必委琐求治，但使阴不拒阳，阳能入阴，阴阳既通，皆可立已。是故半夏非能散也，阴不格阳，阳和而气布矣。半夏非能降也，阳能入阴，阴和而饮不停矣。不容殚述之功，赘此数言，孰曰尚有遗义哉！

大小柴胡汤、柴胡加芒消汤、柴胡加龙骨牡蛎汤、柴胡桂枝汤，治伤寒寒热心下坚之剂也。小青龙汤、小青龙加石膏汤、射干麻黄汤、厚朴麻黄汤、泽漆汤、越婢加半夏汤、桂苓五味甘草去桂加干姜细辛半夏汤，治胸胀咳逆之剂也。小半夏加茯苓汤，治头眩之剂也。苦酒汤、半夏散及汤，治咽喉肿痛之剂也。半夏泻心汤、生姜泻心汤、甘草泻心汤，治肠鸣之剂也。葛根加半夏汤、黄芩加半夏生姜汤、竹叶石膏汤、麦门冬汤、大半夏汤，下气之剂也。《本经》主治惟"止汗"一语，仲景无专方，余则悉相印合。

或问："半夏伤寒寒热，非心下坚者不用，咳逆非胸胀者不用，以及咽肿、肠鸣，无不可属之下气。今以葛根加半夏、黄芩加半夏生姜等汤系之，岂治呕即所谓下气欤？"曰："他物下气，未必不止呕，如《本经》橘柚、吴茱萸之类是也；他物下气，未必尽止呕，如《本经》旋覆花、杏核仁之类是也。半夏下气，未必尽因止呕，如心下坚、胸胀、咽肿、肠鸣是也；半夏止呕，又未必不尽因下气，如《金匮要略》厚朴七物汤、白术散、竹叶汤是也。盖非气逆则不呕，故《千金方·妇人虚损篇》远志汤，若其人心胸气逆者加半夏；淡竹茹汤，气逆者加半夏；竹叶汤，气逆者加半夏；小柴胡汤，胸中烦而不呕者去半夏。可见呕缘气逆，气逆由水与气相激，则半夏允为的对之剂矣。"

曰："然则《本经》著他物之功，凡曰上气者与此盖有别矣。其所以别者安在？"曰："考《本经》菖蒲、五味子、牡桂、射干、芫花、杏核仁，皆着其功曰主上气，然未有不连及咳逆者，是知凡主上气之病，皆能使逆气自上焦而降。"半夏等主下气，则仅能使气不自中焦逆，为其别矣。虽然《金匮要略》曰："火逆上气，咽喉不利，止逆下气者，麦门冬汤主之。"论证则曰上气，论治则曰下气，又可见诸气凑于肺者，谓之上气；气自中焦上逆，不必至肺，即谓之上气亦无不可，特半夏主中焦气逆，不治诸气奔迫于肺也。且《本经》于杏核仁，既曰主咳逆上气，又曰下气，则又可见上气、下气终不可混。上气、下气终不可混，则半夏下气之功，断在中而不在上，又何可混耶！

同以姜夏二味成方，或为小半夏汤，或为半夏干姜散，或为生姜半夏汤，此姜夏之殊性可测识，姜夏之功能可循按也。夫姜夏同以味辛为用，姜之性主于横散，夏之性主于降逆。呕也，哕也，喘也，莫非上逆之病，特呕者有声有物，干呕与哕皆有声无物。有物者为实，无物者为虚，干呕与哕又有虚实之殊，盖干呕者气动而不宁，哕者气定而相搏，是干呕者虚中之虚，哕则虚中之实矣。观小半夏汤主"诸呕谷不得下"，主"支饮不渴"，主"黄疸，小便色不变，欲自利，腹满而喘，因除热为哕"。半夏干姜散主"干呕，吐逆，吐涎沫"。生姜半夏汤主"病人胸中似喘不喘，似呕不呕，似哕不哕，彻心中愦愦然无奈"。一则气逆而实，一则气逆而虚。实者佐以走而不守之生姜，虚者佐以守而不走之干姜，又夏之性烈于姜之性，然姜适足以制夏之烈，故实者夏倍于姜，虚则夏姜相等，此小半夏汤与半夏干姜散非特意义不同，抑且制剂迥别。实则多与而叠与焉，虚则仅服方寸匕，又用浆水煎之以和其性，固难并日语矣。若夫生姜半夏汤证，全在病人意中，而不见诸形象，迷闷之极，谅不能以降逆一途冀其发越，故倍生姜捣治取汁，先煎半夏而后内之，使姜之气锐，夏之气醇，散力迅疾，降力优柔，其与小半夏汤用意正相胡越，尤断断不能相提并论矣。凡以半夏下气者，须识此裁成辅相之宜，乃不贻胶柱鼓瑟之诮。

半夏之用，惟心下满及呕吐为最多，然心下满而烦者不用，呕吐而渴者不用，前既言之详矣。其治咽喉，犹有在少阴喉痛外者乎！其亦有宜用不宜用者乎！夫"咽中伤，生疮，不能语言，声不出者，苦酒汤"，但"咽中痛者，半夏散及汤"，此少阴证也。"咳而上气，喉中水鸡声，射干麻黄汤。""火逆上气，咽喉不利，止逆下气者，麦门冬汤。""妇人咽中如有炙脔者，半夏厚朴汤。"此则非少阴证也。炙脔言其形，水鸡言其声，生疮不能语言，声不出，言其痛楚之状，不利言其有所阻碍，于此可见半夏所治之喉痛，必有痰有气阻于其间，呼吸食饮有所格阂，非如甘草汤、桔梗汤、猪肤汤徒治喉痛者可比矣。非特其治咽喉有宜忌也，即其治眩治肠鸣，亦莫不各有宜忌。如曰："卒呕吐，心下痞，膈间有水气，眩悸者，小半夏加茯苓汤。"曰："假令瘦人脐下有悸，吐涎沫，颠眩者，五苓散。"于此即可见眩因于水，乃为半夏所宜，然水在膈间则用，水在脐下则不用，此眩之宜忌矣。半夏泻心汤、生姜泻心汤、甘草泻心汤，皆有肠鸣，皆兼下利，则知肠鸣而不下利者，非半夏所宜矣。

"发汗后，腹胀满者，厚朴生姜甘草半夏人参汤主之。""先渴后呕，为水停心下，小半夏加茯苓汤主之。""卒呕吐，心下痞，膈间有水，眩悸者，小半夏加茯苓汤主之。""妊娠呕吐不止，干姜人参半夏丸主之。""妇人咽中如有炙脔，半夏厚朴汤主之。"伤寒固与杂证不同，表已解者亦与杂证不异，妊娠又与杂证不同，然有病者亦何能大异于无妊之病，是故四方者，其中皆有小半夏汤在，乃所治之病，迥不相侔，何耶？夫小半夏汤治中宫气水相忤，欲逆于上之剂也。水胜于气则加茯苓，气虚水逆则加人参，气水并盛结而阻阂胃脘则加厚朴、紫苏、茯苓，原理密相贯，半夏之功用并未异于常也。若夫伤寒表解里未和，其气既不上冲，又不下泄，徒胀满于胸中，不日晡潮热，不绕脐痛，不口燥咽干，不汗出，不小便自利，则不得为阳明而用承气。不手足自温，不脉缓，不时痛时止，则不得为太阴而用理中。然徒胀满，则于太阴为近，阳明为远，盖气无约束则胀，水无约束则满，既胀且满，又何能不上逆为呕，下泄为利耶！加理中之半于小半夏汤中，使半夏、生姜斡旋中宫，俾勿上逆；使人参、甘草填补中宫，俾勿下泄，然又恐其补胜于和也，故于承气中择厚朴之除满者，与补相对待焉，不得为补剂，亦不得为泄剂，又不得为汗剂，实为和中之剂，其着力处全在小半夏汤，半夏之用，神明变化极矣。（《本经疏证·半夏》）

### 9. 清·叶志诜注

候生夏半，水玉明涵，白苎圆上，绿竹隅三，芥消涎滑，姜渝咀甘，火风寒湿，饼曲详谙。（《神农本草经赞·下经》）

## 大　黄

【原文】大黄，味苦，寒。主下瘀血，血闭，寒热；破癥瘕，积聚，留饮宿食；荡涤肠胃，推陈致新，通利水谷，调中化食，安和五脏。生山谷。（《神农本草经·下品·大黄》）

**【注释】**

**1. 明·缪希雍注**

疏：大黄禀地之阴气独厚，得乎天之寒气亦深，故其味至苦，其气大寒而无毒。入足阳明、太阴、厥阴，并入手阳明经。气味俱厚。味厚则发泄，故其性猛利，善下泄，推陈致新无所阻碍，所至荡平，有戡定祸乱之功，故号将军。味厚则入阴分，血者，阴也，故主下瘀血，血闭寒热，癥瘕积聚，留饮宿食，荡涤肠胃，通利水谷。其曰调中化食，安和五脏者，概指脏腑积滞既去，则实邪散而中自调，脏自和也。《别录》又云：平胃下气，除痰实，肠间结热，心腹胀满，女子寒热，女子因寒血凝闭而作胀，少腹痛因于血闭，及诸老血留结，皆由通利开导之力所致也。总之，此药乃除实热燥结，下有形积滞之要品。随经随证以为佐使，则奏功殊疾矣。

主治参互：

大黄君、枳实、厚朴，为小承气汤，治伤寒热病，邪结中焦。

治伤寒病发于阴而反下之，心下满而不痛，按之濡，此为痞也，大黄黄连泻心汤主之。大黄二两，黄连一两，以麻沸汤二升渍之，须臾绞汁，分作二次温服。

洁古用以泻诸实热不通，及泻心下痞满由于实。皆本仲景法也。亦治滞下赤白初起，壮实之人可用枳壳、槟榔、当归、甘草、滑石，作丸投之。是迎而夺之之法也。然不可过剂，过剂则伤胃气。同碱及白蔹、炒陈小粉、没药、乳香、醋、蜜，调傅作痈肿围药。凡实热湿痰为病，以锦纹大黄酒蒸八两，入前胡八两，橘红四两外，另外青礞石二两，同焰硝二两，入砂罐固济，煅红研末二两。上各取末，以水和为丸梧子大。每常服一二十丸，小病五六十丸，缓病七八十丸，急病一百二十丸，温水吞下，即卧勿动，候药逐上焦痰滞，次日先下糟粕，次下痰涎，未下再服。惟妊娠，水泄忌之。

仲景《金匮玉函方》云：凡人食已即吐，此胸中有火也。大黄一两，甘草（炙）二钱五分，水一碗，煮半升，温服。此真方滚痰丸也。治一切因痰发为怪证。若入霞天膏为丸，更妙。西大黄拌蜜及竹沥，九蒸九晒，粉糊为丸如麻子大，薄荷汤吞三钱，治中上二焦有热痰，因发偏头风，诸药不效，目将损者有殊功。又治中焦脾胃湿热下流客肾，以致饱后夜卧即梦遗，临卧以升麻、陈皮汤，吞三四钱，湿热去即止。

简误：经曰：实则泻之。大黄气味大苦大寒，性禀直逐，长于下通，故为泻伤寒、温病、热病实热，热结中下二焦，二便不通，及湿热胶痰滞于中下二焦之要药。祛邪止暴，有拨乱反正之殊功。第具峻利之性，猛烈之气，长驱直捣，一往不返。如武王伐纣，前徒倒戈，血流漂杵，虽应天顺人，救民水火，然亦不免于未尽善之议矣。故凡血闭由于血枯，而不由于热积；寒热由于阴虚，而不由于瘀血；癥瘕由于脾虚胃弱，而不由于积滞停留；便闭由于血少肠燥，而不由于热结不通；心腹胀满由于脾虚中气不运，而不由于饮食停滞；女子少腹痛由于厥阴血虚，而不由于经阻老血瘀结；滞下初起即属胃虚，当以补养胃气，清消湿热为本，而不可以妄加推荡；疟病伤于暑气，而不由于山岚湿热；吐衄血由于阴虚火起于下，炎铄乎上，血热妄行溢出上窍，而不由于血分实热；腰脚风气由于下元先虚，湿热下流，因兹致病，而不专由于风湿外侵；骨蒸积热本于阴精不足，而非实热所致；偏坠由于肾虚，湿邪乘虚客之而成，而不由于湿热实邪所犯；乳痈肿毒由于肝家气逆郁抑不舒，以致荣气不从，逆于肉里，乃生痈肿，而不本于膏粱之变，足生大疔，血分积热所发，法咸忌之。以其损伤胃气故也。故伤寒家，调胃承气汤中用甘草以和之，正谓是也。轻发误投，多致危殆。戒之！戒之！（《神农本草经疏·草部下品之上·大黄》）

### 2. 明·卢之颐注

出河西山谷，及陇西者为胜。益州北部汶山、西山者次之。二月卷生黄赤，放叶时，四四相当，宛似羊蹄叶，粗长而厚。茎高三尺许，味酸而脆，颇堪啖也。三月花黄，五月实黑，八月采根。根形亦似羊蹄根，大者如碗，长二尺许。切片阴干，理文如锦，质色深紫。

修事：切作薄片，以文如縠纹，紧厚者佳。锉细蒸之从巳至未，取出晒干，又以腊水润透，蒸之从未至亥，凡七遍。晒干，更以淡蜜水拌蒸一伏时，色如乌膏为度，乃晒干收用。黄芩为之使。

先人云：大黄称将军，将军者，所以行君令，裁祸乱，拓土地者也。味大苦，气大寒，似得寒水正化，而炎上作苦，苦性走下，不与炎上者反乎。《参同》云：五行相克，更为父母。《素问》云：承乃制，制则生化，是故五行之体以克为用，其润下者正炎上之用乎。则凡心用有所不行，变生疢难者，舍同类之苦巽以入之，不能彰其用矣。盖心主夏，主热火，主神，主血脉，主病在五脏，主心腹部位，若肠胃之间，心腹之分，夏气热火之郁，神情血脉之结，瘀闭宿留，致成癥瘕积聚，变生寒热胀满者，皆心用不行。大黄能荡涤之，是谓推陈；推陈者，正所以行君之令，辟土地，安人民，阜生物，是谓致新。致新者，即所以调中化食，安和五脏者也。客曰：开土地，涤肠胃，利水谷，皆脾所司。何为行火用也？曰：火有用而灵，正当生土；火无用而息，正当泻土。顾其名，自得之矣。（《本草乘雅半偈·神农本经下品一·大黄》）

### 3. 明·徐彦纯注

成聊摄云：大黄谓之将军，以苦荡涤。又云：宜下必以苦，大黄之苦寒以下瘀热。又云：肠燥胃强，以苦泄之。大黄、枳实之苦，下燥结而泄胃强也。

洁古云：大黄之性，走而不守，泻诸实热，大肠不通，荡涤肠胃间热，专治不大便。《主治秘诀》云：性寒，味苦。气味俱厚，沉而降，阴也。其用有四：去湿热一也，除下焦湿二也，推陈致新三也，消宿食四也。用之酒浸煨熟，寒因热用也。又云：味苦纯阴。热淫所胜，以苦泄之。酒浸入太阳经，酒洗入阳明经，余经不用酒。又云：腹中实热者，用大黄、芒硝。又云：大黄苦味之厚者，乃阴中之阴，故经云泄下。

海藏云：味苦寒，阴中之阴也。下泄推陈致新，去陈垢而安五藏。谓如戡定祸乱，以致太平无异，所以有将军之名。入手足阳明经。以酒引之，上至高巅；以舟楫载之，可浮胸中。本苦泄之性，峻至于下。以酒将之，可至至高之分。若物在高巅，人迹不及之处，必射以取之也。故太阳阳明、正阳阳明、承气汤俱用酒浸。惟少阳阳明为下经，故小承气汤不用酒浸也。襟证方有生用者，有用面裹蒸熟者，其制不一。

《衍义》云。仲景治心气不足，吐血、衄血，泻心汤用大黄、黄芩、黄连。或曰：心气不足矣，而不用补心汤，更用泻心汤，何也？答曰：心气独不足，则不当吐衄也。此乃邪热因不足以客之，故吐衄。以苦泄其热，就以苦补其心，盖两全之。有此证者用之，无不效，量虚实而用之。

丹溪云：大黄属水与火，苦寒而善泄。仲景用之以治心气不足而衄血者，名曰泻心汤。正是因少阴经之阴气不足，本经之阳气亢甚，无所辅著，以致阴血妄行而飞越，故用大黄，泄去亢甚之火，使之和平，则血归经而自安矣。夫心之阴气不足，非一日矣。肺与肝俱各受火而病作，故以黄芩救肺，黄连救肝。盖肺者阴之主，肝者心之母，血之舍也。肺肝之火既退，阴血自复其旧矣。《衍义》不与明说，而曰热因不足而客之，何以明仲景之意，开后人之盲聩乎？（《本草发挥·大黄》）

### 4. 清·张志聪注

大黄《本经》谓之黄良，后人谓之将军，以其有伐邪去乱之功力也。古时以出河西、陇西者为胜，今蜀川河东、山陕州郡皆有，而以川中锦纹者为佳。八月采根，根有黄汁，其性滋润、掘得者，竿于树枝上，经久始干。

大黄味苦气寒，色黄臭香，乃肃清中土之剂也。其性走而不守，主下瘀血血闭。气血不和，则为寒为热，瘀血行而寒热亦除矣。不但下瘀血血闭，且破癥瘕积聚，留饮宿食。夫留饮宿食，在于肠胃，癥瘕积聚，陈垢不清，故又曰：荡涤肠胃，推陈致新。夫肠胃和则水谷通利，陈垢去则化食调中，故又曰：通利水谷，调中化食也。《玉机真藏论》云：五脏者，皆禀气于胃。胃者，五脏之本也。胃气安则五脏亦安，故又曰：安和五脏。愚按：大黄抑阳养阴，有安和五脏之功，故无毒，而《本经》名曰黄良。但行泄大迅，下瘀破积，故别名将军，而列于下品。

西北之人，土气敦厚，阳气伏藏，重用大黄，能养阴而不破泄。东南之人，土气虚浮，阳气外泄，稍用大黄，即伤脾胃，此五方五土之有不同也。又，总察四方之人，凡禀气厚实，积热留中，大黄能养阴，而推陈致新，用之可也。若素禀虚寒，虽据证当用大黄，亦宜量其人而酌减，此因禀质之有不同也。至《伤寒·阳明篇》中，三承气汤，皆用大黄。大承气、调胃承气与芒硝同用，所以承在上之火热而调其肠胃，使之下泄也。小承气但用大黄，不用芒硝，所以行肠胃之燥结也。燥结行而阴阳上下内外皆和。今人不知伤寒精义，初起但发散而消食，次则平胃而挨磨，终则用大黄以攻下，不察肌表经脉之浅深，不明升降出入之妙义。胸隔不舒，便谓有食；按之稍痛，更云有食。外热不除，必绝其谷，肠虚不便，必下其粪，处方用药，必至大黄而后已。夫禀质敦厚，或感冒不深，虽遭毒害，不即殒躯，当一二日而愈者，必至旬日，当旬日而愈者，必至月余。身愈之后，医得居功。若正气稍虚，或病邪猖獗，亦以此医治之，此医但知此法，鲜不至死。噫，医所以寄死生，可以盲瞽不明者，而察秋毫之末乎。不思结网，但知羡鱼，耻也。旁门管窥，居之不疑，耻更甚焉。（《本草崇原·本经下品》）

### 5. 清·姚球注

大黄气寒，禀天冬寒之水气，入手太阳寒水小肠经；味苦无毒，得地南方之火味，入手少阴心经、手少阳相火三焦经。气味俱降，阴也。

浊阴归六腑，味厚则泄，兼入足阳明胃经、手阳明大肠经，为荡涤之品也。味厚为阴，则入阴分，血者阴也，心主者也，血凝则瘀；大黄入心，味苦下泄，故下瘀血。

血结则闭，阴不和阳，故寒热生焉；大黄味苦下泄，则闭者通。阴和于阳而寒热止矣，癥瘕积聚皆有形之实邪，大黄所至荡平，故能破之。

小肠为受盛之官，无物不受，传化失职则饮留食积矣；大黄入小肠而下泄，所以主留饮宿食也。味厚则泄，浊阴归腑；大黄味厚为阴，故入胃与大肠而有荡涤之功也。消积下血，则陈者去而新者进，所以又有推陈致新之功焉；其推陈致新者，以滑润而能通利水谷，不使阻碍肠胃中也。肠胃无碍，则阳明胃与太阴脾调和，而食消化矣。饮食消化则阴之所生，本自五味，五脏主藏阴，阴生而脏安和矣。

制方：大黄同黄芩、沉香、礞石丸，名滚痰丸，治痰症。同当归、槟榔，治痢初起。同甘草，治胃火食入即吐。（《本草经解·草部下·大黄》）

### 6. 清·徐大椿注

大黄色正黄而气香，得土之正气正色，故专主脾胃之疾。

凡香者，无不燥而上升。大黄极滋润达下，故能入肠胃之中，攻涤其凝结之邪，而使之下降，乃驱逐停滞之良药也。（《神农本草经百种录·下品·大黄》）

### 7. 清·陈修园注

大黄色正黄而臭香，得土之正气正色，故专主脾胃之病；其气味苦寒，故主下泄。凡血淤而闭，则为寒热；腹中结块，有形可征曰癥，忽聚忽散曰瘕；五脏为积，六腑为聚，以及留饮宿食，得大黄攻下，皆能已之。自"荡涤肠胃"下五句，是申明大黄之效。末一句是总结上四句，又大申大黄之奇效也。意谓人只知大黄荡涤肠胃，功在推陈，抑知推陈即所以致新乎？人知大黄通利水谷，功在化食，抑知化食即所以调中乎？且五脏皆禀气于胃，胃得大黄运化之力而安和，而五脏亦得安和矣，此《本经》所以有黄良之名也。有生用者，有用清酒洗者。（《神农本草经读·下品·大黄》）

### 8. 清·邹澍注

平胃，下气，除痰实、肠间结热、心腹胀满、女子寒血闭胀、小腹痛、诸老血留结。一名黄良。生河西山谷及陇西，二月、八月采根，火干。得芍药、黄芩、牡蛎、细辛、茯苓，疗惊恚怒，心下悸气。得消石、紫石英、桃仁，疗女子血闭。黄芩为之使，无所畏。

大黄之用，人概知其能启脾滞，通闭塞，荡积聚而已。予以谓卢芷园"行火用"一语，实得火能生土之机括，何者？大黄色黄气香，固为脾药，然黄中通理，状如锦文，质色深紫，非火之贯于土中耳。《千金·诸风门》仲景三黄汤，心近热者加大黄。《肝脏门》犀角地黄汤，喜忘如狂者，加大黄。《解五石毒门》人参汤，嗔盛者，加大黄。以此见土气必得火气贯入，而后能行，火气必得土气之通，而后能舒。火用不行，则积聚、胀满、癥瘕遂生；土气不行，则烦懊、谵妄、嗔恚并作。两相济而适相成，胥于此识之矣。或谓如是，则《本经》首推大黄通血，固不妄矣。乃仲景偏以为承气，何哉？曰："自金元，人以顺释承，是理遂不可通尔。"试以《六微旨大论》"亢则害，承乃制"之义参之，则承气者非血而何？夫气有余即是火，而火不徒燃，必着于物，是故津、液、精、唾、便、溺、涕、渧（音涕）、留饮、宿食及血，皆火之膏也。因火盛而膏耗，膏耗则火愈燃，火愈燃则膏更易竭，故必增膏以配火，斯火复而膏亦复，然其所着不一，故为病亦不一。治之者，黄芩、知母、门冬、地黄，皆所以增膏靖火者也。其所着之物不一，则其所着之处亦不一，故黄芩主着肺与脾者，知母主着肺、肾与胃者，门冬主着心、肺与胃者，然诸味所治，皆火仅着津液精唾，未必涉血，其同为着于血，又同归心与脾者，惟地黄与大黄为然，特地黄气薄味厚为阴中之阴，大黄气味并厚为阴中之阳，故地黄所主是血虚火盛，大黄所主是火盛着血。缘血虚而盛者，究系无根之火，故能着血，能着津液精唾，不能着留饮、宿食，若夫火盛而能着血，则无处不可着矣。故着隧道则为血闭、寒热，着横络则为癥瘕、积聚，着肠胃则为留饮、宿食。大黄通血闭，贯火用于土中，在隧道则隧道通，在横络则横络通，在肠胃则停滞下。《本经》着其功曰："荡涤肠胃，推陈致新，通利水谷，调中化食，安和五脏。"讵有滥欤！乃或者以其推逐迅疾，斤斤然计较其不可用之处，累牍连篇，殊不知执定缘火盛着物，非缘"阴虚阳亢"二语，又岂有他歧之误耶。

桃核承气汤、抵当汤、抵当丸、下瘀血汤，下瘀血者也。柴胡加龙骨牡蛎汤、鳖甲煎丸，除血闭寒热者也。大黄䗪虫丸、大黄牡丹汤，破癥瘕积聚者也。大陷胸汤、大陷胸丸、己椒苈黄丸、大黄甘遂汤、桂苓五味甘草加姜辛半杏大黄汤，祛留饮者也。厚朴七物、厚朴三物汤、厚朴大黄汤，推宿食者也。火有微盛，着有浅深，宜缓宜急，为汤为丸，审而处之，而后知用大黄之法也。

血液、津溺、涕唾，人身已化之水气也；饮，人身未化之水气也。火气着于血液、津溺、涕唾，则血液、津溺、涕唾结而不行，遂不能泄泽骨节，滑利诸窍，用大黄去着于血液、津溺、涕唾之火，使血液、津溺、涕唾得复其常可已。未化之饮，非血液、津溺、涕唾比也，火亦着之，仍可以大黄去其结耶？是则不然。盖大黄之用，惟在火结于人身实有之物，饮之为饮，虽已在人身，未与人身浃，则犹在虚处，未在实处也。未在实处之物，纵为火着，即以大黄去火，火去，饮能仍留为患，故大陷胸汤丸、己椒苈黄丸、大黄甘遂汤，皆有藉乎甘遂、葶苈，不全恃大黄已。然则湿热发黄者，亦用大黄。夫湿又非饮比，乃弥漫雾露之气也，又何能与火结？而茵陈蒿汤、栀子大黄汤、大黄消石汤，均不离大黄之峻且速耶？是又不然。盖发黄之湿，非外感之湿，所谓弥漫雾露者也。考《伤寒》《金匮》所载疸证，一则曰："但头汗出，余处无汗，齐颈而还，小便不利，则当发黄。"再则曰："发热，汗出，此为热越，不能发黄。"夫汗即津也，小便乃溺也，所谓湿乃缘津与溺，外不得越，下不得泄而生，则仍是人身实有之物，反非如饮之未化者矣。虽然观所谓谷疸者，曰："食饱则微烦，头眩，小便难。"曰："风寒相搏，食谷即眩，谷气不消，胃中苦浊，浊气下流，小便不通，阴被其寒，热流膀胱。"曰："食即头眩，心胸不安。"是谷疸者兼有食而非徒湿矣。酒疸曰："小便不利，胸中热，足下热。"曰："腹满欲吐，鼻燥，脉沉弦。"曰："心中懊憹或热痛。"是酒疸之热之盛，又非谷疸可比矣。于此见大黄之用，火不盛者必滞兼实滞，乃为得当也。或曰："柯韵伯曰：'厚朴倍大黄为大承气，大黄倍厚朴为小承气。'是承气者在枳朴，应不在大黄矣。"曰："此说亦颇有理，但调胃承气汤不用枳朴，亦名承气，则不可通耳。"三承气汤中有用枳朴者，有不用枳朴者，有用芒消者，有不用芒消者，有用甘草者，有不用甘草者，惟大黄则无不用，是承气之名，固当属之大黄。况厚朴三物汤即小承气汤，厚朴分数且倍于大黄，而命名反不加承气字，犹不可见承气不在枳朴乎！夫气者血之帅，故血随气行，亦随气滞，气滞血不随之滞者，是气之不足，非气之有余，惟气滞并波及于血，于是气以血为窟宅，血以气为御侮，遂连衡宿食，蒸逼津液，悉化为火，此时惟大黄能直捣其巢，倾其窟穴。气之结于血者散，则枳朴遂能效其通气之职，此大黄所以为承气也，不然，验其转失气，何以反赘于小承气下，不责之倍用枳朴之大承气耶！

柯韵伯谓："凡药之生者，气锐而先行；熟者，气纯而和缓。"故大承气之用，仲景欲使芒消先化燥屎，大黄继通地道，而后枳朴除其痞满，此言是也。夫缓则久留，锐则退速，故大陷胸汤先煎大黄，后入他物。茵陈蒿汤先煎茵陈，后入大黄、栀子。一以结胸热实，按之石鞕，且脉沉紧，从心下至少腹鞕满，痛不可近，是上下皆痹，虽用甘遂、芒消之锐，犹恐其暂通复闭，则反使大黄当善后之任，变峻剂为缓剂；一以湿热不越，淤热于里，渴饮水浆，小便不利，是内外皆痹，究之一身面目悉黄，势必不能一下皆退，故为内急外缓，则大黄、栀子当前茅，茵陈为后劲。峻者任其峻，缓者益其缓，一物而处以权，则其物应之而适当病情，更可知药之性固所宜究，用药之巧尤所宜参矣。惟《伤寒论》以泻心汤治心下痞，《金匮要略》以泻心汤治心气不足、吐血、衄血。痞者，实证，大黄用麻沸汤绞汁；吐血，虚证，大黄与他药同煮。岂不以实非真实，故锐药锐用，能使其无所留恋；虚则真虚，故锐药缓用，能使其从容不迫耶！然究两证之源，似皆不得指为实热，而并用大黄者，其义何居？魏念庭曰："病本阴邪入里，何以反用寒药？盖关上脉浮，其阳勃勃欲出，是阳为阴格也，故名之曰气痞。气痞，阳也，若以阳药济之，阳益浮于上，不几成关格乎！惟急泻其阴，阳亦随之以降，阴邪凝结者去，真阳于是流布矣。此《伤寒论》之义也。"

大黄之用，至赜而不可恶，于四方见之矣。他如六气之中，风引汤治风；

大黄附子汤治寒；茵陈蒿汤、大黄消石汤、栀子大黄汤治湿；调胃承气汤、麻仁丸治燥；大陷胸汤丸、大黄甘遂汤治水。六经之中，调胃承气汤、大陷胸汤丸治太阳；大小承气汤、茵陈蒿汤、麻仁丸治阳明；大柴胡汤治少阳；桂枝加大黄汤治太阴；大承气汤治少阴。气血之中，大小承气汤、厚朴七物汤、厚朴三物汤、厚朴大黄汤治气；桃仁承气汤、抵当汤丸、鳖甲煎丸、大黄䗪虫丸、大黄牡丹汤、下瘀血汤治血，亦可谓至动而不可乱矣。虽然于此中，犹当举一以反三焉，如厚朴三物汤、厚朴大黄汤、小承气汤，药味同而方名异；茵陈蒿汤、大黄消石汤、栀子大黄汤，均治黄而佐使殊，皆不可不辨其所以然，得其所以然，而用大黄之精意愈显矣。原夫三物成汤，其制方之意，岂不以大黄通其阴，枳朴通其阳乎！然就通阳之中，又有朴通上、枳通下之别，小承气汤较之大承气汤，大黄之分数同，厚朴得大承气四之一，枳实得二之一。厚朴三物汤则与大承气同。在承气汤，则曰其热不潮未可与承气汤，若腹大满不通可与小承气汤，微和胃气，勿令大泄下。在厚朴三物汤，则曰痛而闭，夫痛而闭与腹大满不通，亦非大相径庭，何以阳药之多，至于此极，盖阴主痛，阳主满，言满不言痛，是阳病阴不病；言痛不言满，是阴病阳不病。病者为不足，不病者为有余，重泄其有余以就不足，轻泄其不足以配有余，观小承气之三物同煎，则欲大黄之有余力。厚朴三物汤之先煎枳朴，后纳大黄，是欲大黄之无余威，非特小承气用大黄多，厚朴三物用枳朴多，且可证惟其治血乃为承气矣。若夫厚朴大黄汤之治是饮，饮在阴而阳亦滞，不能为之运动，与诸结胸证不殊，故大陷胸汤用大黄六两，大陷胸丸用大黄八两，此亦用六两，为非无因矣，明乎此方，可知大黄分数之宜慎。栀子大黄汤之候曰："酒疸，心中懊侬或热痛。"茵陈蒿汤之候曰："谷疸，寒热不能食，食即头眩，心胸不安。"大黄消石汤之候曰："腹满，小便不利而赤，此表和里热。"懊侬，太阳证也，故佐以栀豉；谷疸，阳明经证也，故佐以茵陈；表和里实，阳明府证也，故佐以消石、黄檗。府证者倍大黄，阳明经证半之，太阳证又半之，明乎此，又可知大黄佐使之宜，择斯二者，俱了然豁然，则大黄功能庶几无余蕴矣。（《本经疏证·大黄》）

### 9. 清·叶志诜注

色美黄良，西羌东蜀，牛舌伸舒，羊蹄踯躅，斑紧波旋，紫铺锦缛，剑戟中心，顽坚凌触。（《神农本草经赞·下经》）

# 葶苈子（葶苈）

【原文】葶苈，味辛，寒。主癥瘕积聚结气，饮食寒热；破坚逐邪，通利

水道。一名大室，一名大适。生平泽及田野。(《神农本草经·下品·葶苈》)

**【注释】**

**1. 明·缪希雍注**

下膀胱水，伏留热气，皮间邪水上出，面目浮肿，身暴中风热痱痒，利小腹。久服令人虚。得酒良。

疏：葶苈禀阴金之气以生，故其味辛苦，大寒无毒。气薄味厚，阳中阴也。为手太阴经正药，故仲景泻肺汤用之。亦入手阳明、足太阴经。肺属金，主皮毛；膀胱属水，藏精液。肺气壅塞则膀胱与焉。譬之上窍闭则下窍不通，下窍不通则水湿泛溢，为喘满，为肿胀，为积聚，种种之病生矣。辛能散，苦能泄，大寒沉阴能下行逐水，故能疗《本经》所主诸病。《十剂》云：泄可去闭，葶苈之属是矣。至苦极寒，有泻无补，暂用尚能损真，久服宁不令人虚也。

主治参互：

《金匮》方：肺痈喘急不得卧，葶苈大枣泻肺汤主之。葶苈炒黄捣末，蜜丸弹子大。每用大枣二十枚，水三升，煎取二升，入葶苈一丸，更煎取一升，顿服。亦主支饮不得息。

《外台秘要》：通身肿满。苦葶苈（炒）四两，为末，枣肉和丸梧子大，每服十五丸，桑白皮汤下，日三。大效。

《千金方》：腹胀积聚。葶苈子一升，熬，以酒五升浸七日，日服三合。

《箧中方》：痰饮咳嗽，含奇丸。用葶苈子一两，纸衬炒令黑，知母、贝母各一两，枣肉半两，砂糖一两半，和丸弹子大。每以新绵裹一丸，含之咽津，甚者不过三丸。

简误：葶苈，泻肺利小便，治肿满之要药。然味大寒，走而不守，不利于脾胃虚弱，及真阴不足之人。凡肿满由于脾虚不能制水，水气泛溢；小便不通由于膀胱虚，无气以化者，法所咸忌。犯之则轻病重，重必危，慎之！近世甜、苦二种，据《本经》云：辛苦，则甜者非矣！总之，疗体皆以行水泄闭为用，多服久服，咸不宜耳。(《神农本草经疏·草部下品之上·葶苈》)

**2. 明·卢之颐注**

出藁城平泽田野间，汴东、陕西、河北州郡亦有之。近以彭城、曹州者为胜，他处者不堪用也。春生苗叶，高六七寸，似荠根而色白，枝茎俱青。三月开花，微黄色，遂结角，列子亭亭，扁小如黍粒，微长而黄，味苦入顶，微甘者狗荠也。月令孟夏靡草死。注云：狗荠，葶苈之属是也。一种单茎向上，叶端出角，其实肥大而短；一种叶近根下，作奇生，如芥叶，其角细长者，此皆异种，不可不辨。修事：以糯米合置㷉上微焙，俟米熟，去米，捣碎用。榆皮为之使，得酒良，恶白僵蚕、石龙芮。

参曰：水止曰亭，行止曰历。《史记》云：决河亭水而注之海，盖以功用为名。故决渎水道，诚急方之泄剂也。若气结为癥瘕，为积聚，为饮食寒热，皆止固不迁，决而泄之。《十剂》云：泄可去闭，葶苈之属是矣。（《本草乘雅半偈·神农本经下品二·葶苈》）

### 3. 明·徐彦纯注

成聊摄云：葶苈、杏仁之苦、甘，所以泄满。

东垣云：葶苈苦寒。熬与辛酸同用，以导肿气。

海藏云：葶苈，仲景用苦者。余方或有用甜者，或有不言甜苦者。大抵苦则下泄，甜则少缓，量病虚实用之，不可不审。本草虽云甜苦主治同，然甜苦之味，安得不异？仲景葶苈大枣泻肺汤用之。

丹溪云：葶苈属火与水，性急，善逐水。病人稍虚者，宜远之。其杀人甚速，何待久服，而后致虚也。（《本草发挥·葶苈》）

### 4. 清·张志聪注

李杲曰：《本草十剂》云：泄可去闭，葶苈、大黄之属二味，皆大苦寒，一泄血闭，一泄气闭，盖葶苈之苦寒，气味俱厚，不减大黄，又性过于诸药，以泄阳分肺中之闭，亦能泄大便，为体轻象阳故也。《别录》云：久服令人虚。朱丹溪谓：葶苈属火性急，善逐水，病患稍涉，虚者宜远之，且杀人，甚健何必久服而后虚也。李时珍曰：葶苈子有甜苦二种，正如牵牛黑白二色，急缓不同。又如葫芦甘苦二味，良毒亦异，大抵甜者下泄之性缓，虽泄肺而不伤胃，苦者下泄之性急，既泄肺而兼伤胃，故古方多以大枣辅之。若肺中水气膹满急者，非此不能除，但水去则止，不可过剂，既不久服，何至杀人。《淮南子》云：大戟去水，葶苈愈胀，用之不节，及反成病，亦在用之有节与不耳。（《本草崇原·本经下品》）

### 5. 清·姚球注

葶苈子气寒，禀天冬寒之水气，入足太阳寒水膀胱经、手太阳寒水小肠经；味辛无毒，得地西方之金味，入手太阴肺经。气味降多于升，阴也。

其主癥瘕积聚结气者，气结聚而成积，有形可征者谓之癥，假物成形者谓之瘕；葶苈入肺，肺主气，而味辛可以散结也。小肠为受盛之官，饮食入肠，寒热之物皆从此运转，如调摄失宜，则寒热之物积矣；葶苈气寒可以去热，味辛可以散寒，下泄可以去积也。破坚者，辛散之功，逐邪者下泄之力。《十剂》云：泄可去闭，葶苈是也。肺者通调水道，下输膀胱，葶苈入肺入膀胱，辛寒下泄，所以通利也。

制方：葶苈炒成末，蜜丸，大枣同煎，治肺痈喘急，及支饮不得息。同枣肉，丸，治通身浮肿。专酒浸，治腹胀积聚。（《本草经解·草部下·葶苈子》）

### 6. 清·徐大椿注

葶苈滑润而香，专泻肺气，肺为水源，故能泻肺，即能泻水。凡积聚寒热从水气来者，此药主之。

大黄之泻从中焦始，葶苈之泻从上焦始。故《伤寒论》中承气汤用大黄，而陷胸汤用葶苈也。（《神农本草经百种录·下品·葶苈》）

### 7. 清·陈修园注

大黄之泻，从中焦始；葶苈之泻，从上焦始。故《伤寒论》中承气汤用大黄，而陷胸汤用葶苈也。（《神农本草经读·下品·葶苈》）

### 8. 清·邹澍注

葶苈根白子黄，味辛气寒，恰合从肺至脾之用，其萌芽于寒水，得润下之性，长茂于风木，具通达之能，收成于火令，擅速急之长，从肺及脾自上抵下，通达远急，又何忧乎癥瘕不消，积聚不散，结气不化，饮食停滞，得为寒热哉！然此犹上脘、中宫之患也，其最切近于肺，为极上之害者，尤莫如水。《水热穴篇》曰："夫水其本在肾，其末在肺，故肺为喘呼，肾为水肿，肺为逆不得卧，分为相输俱受者，水气之所留也。"盖水虽就下，满则必溢，溢则盛于皮毛，攻其所合而反上动下宁，若欲循其本，从下泄之，其留于上与外者，必不能随之顺流而下，故当从上泄之，此《本经》主治所以及破坚逐邪、通利水道，《别录》主治所以及皮间邪水、上出面目浮肿也。《淮南子》云："大戟去水，葶苈愈胀。"于此可见肿而不胀，非上气喘逆者，非葶苈所宜矣。

"肺痈，喘不得卧""肺痈，胸满胀，一身面目浮肿，鼻塞，清涕出，不闻香臭、酸辛，咳逆上气，喘鸣迫塞，支饮不得息者。"皆与葶苈大枣泻肺汤。水证"胃家虚烦，咽燥欲饮水，小便不利，水谷不化，面目手足浮肿，与葶苈丸下水"，则葶苈之用，前说不可云不善矣。惟是牡蛎泽泻散，治腰以下水气；鳖甲煎丸，治疟母；己椒苈黄丸，治肠间水气，其病皆不在上，又何以用之殊？不知葶苈《本经》原主"癥瘕，积聚，结气，破坚逐邪，通利水道"，故凡水气坚留一处，有碍肺降者，宜用之，如腰下水气，疟母条中，原不具证，惟肠间有水气者，明摘腹满、口舌干燥为据，犹不可识肠为肺合，为水所留，能使气阻化热，致口舌干燥，则葶苈之功，不难即此窥之矣。矧大戟、芫花、甘遂等，非不治坚癖难下之水，特其水皆汪洋四射，不比葶苈所治

之水直上不下，故古人多以泄气闭，目之也。（《本经疏证·葶苈》）

### 9. 清·叶志诜注

朋济糜草，亭室何须，黍粒黄细，荞荚青粗，异根歧角，别植长须，种分甘苦，酸味休渝。（《神农本草经赞·下经》）

### 10. 清·黄钰注

辛寒。结气，饮食寒热，癥瘕积聚，破坚逐邪，水道通利。（《本草经便读·神农本草经·下品》）

# 连　翘

【原文】连翘，味苦，平。主寒热，鼠瘘，瘰疬，痈肿，恶创，瘿瘤，结热，蛊毒。一名异翘，一名兰花，一名折根，一名轵，一名三廉。生山谷。（《神农本草经·下品·连翘》）

【注释】

### 1. 明·缪希雍注

疏：连翘感清凉之气，得金水之性，《本经》虽云味苦平无毒，平应作辛，乃为得之。洁古谓其性凉，味苦。气味俱薄，轻清而浮，升也，阳也。海藏以为阴中阳也。入手足少阳，手阳明经，亦入手少阴心经。其主寒热、鼠瘘瘰疬、瘿瘤结热者，以上诸证皆从足少阳胆经气郁有热而成。此药正清胆经之热，其轻扬芬芳之气又足以解足少阳之郁气，清其热，散其郁，靡不瘳矣。痈肿恶疮，无非荣气壅遏，卫气郁滞而成。清凉以除瘀热，芬芳轻扬以散郁结，则荣卫通和而疮肿消矣。蛊毒，非热非辛则不成，热解则蛊自消。湿热盛则生虫，清其热而苦能泄，虫得苦即伏，故去白虫。甄权用以通利五淋，小便不通，除心家客热。《日华子》用以通小肠，排脓治疮疖，止痛通月经。东垣用以散诸经血结气聚，消肿。丹溪用以泻心火，除脾胃湿热，及治中部血证以为使。海藏用以治气秘火炎之耳聋。一皆清热散结，下气燥湿之功也。

主治参互：

得贝母、白芷、甘草、金银花、玄参、薄荷、夏枯草、白及，能消瘰疬。加牡鼠粪、人爪、山豆根、蒲公英，消乳痈、乳岩。

《简便方》治瘰疬结核。连翘、脂麻等分，为末，时时食之。洁古治项边马刀，属少阳经，连翘二斤，瞿麦一斤，大黄三两，甘草半两。每用一两，煎，食后热服。十余日后，灸临泣穴二七壮，六十日决效。

《集验方》治痔疮肿痛。连翘煎汤熏洗后，以刀上飞过绿矾，入麝香贴之。

简误：连翘清而无补之药也。痈疽已溃勿服。火热由于虚者勿服。脾胃薄弱，易于作泄者勿服。（《神农本草经疏·草部下品之下·连翘》）

## 2. 明·卢之颐注

出太山山谷，今汴京，及河中、江宁、润、淄、泽、兖、鼎、岳、利诸州，皆有之，独蜀中者为胜。有大翘、小翘两种。大翘生下湿地，或山冈上，叶青翠如榆叶水苏辈，茎高三四尺而色稍赤，独茎梢开花，黄色可爱，三秋着子，似莲实之房，亦若椿实之未开者，翘出众草，壳小坚外完，无跗萼，剖之中解，气甚芳馥，实才干，振之即落，若不着茎，根如青蒿之白硬也。小翘，生冈原之上，茎叶花实，皆似大翘，但细小耳。古者茎叶花实并用，今惟用实，未见茎叶也。南方一种，茎短叶小，惟实黄黑，子如粟粒，乃旱莲。又一种如菡萏，壳柔软，外有跗萼，抱之且无解脉，亦不芳香，干之不落，久着茎上，功用殊别也。

参曰：《内经》常以车盖喻脉状，曰蔼蔼如车盖者，阳结也，亦阳盛也。《本经》乃以连翘名药。《左传》云：翘翘车乘，连连翘翘如车乘尔，此形相似，亦病相类也。其主热结，俨若阳结阳盛乎。一名连轺，轺亦小车也；盖车者，引重致远，以济不通。《周礼》云：车有天地之象，是合阴阳内外而言，诚开阖之枢键也。故主热结在中，为寒热鼠瘘瘰疬，其本在脏，其末在颈腋间也。若蛊毒，此但沉于脏；瘿瘤痈肿，此但浮于脉，咸属寒热为病因，热结为形证者也。其功力与夏枯相等，但夏枯偏于从本，秉寒水化令，故上彻巅顶，下及跗踵；连翘偏于从末，秉容平气味，故外弥肤腠，内偏五中，至于解从结心，理则一矣。先人云：连翘治鼠瘘痈肿疮瘤，咸从结气所生，取其象形易落，而能自散也。《纲目》谓状似人心，故入心，以痛痒疮疡，皆属心火也。东垣谓十二经疮药中，不可无此，何必似人心状乎？顾独茎赤色，及结实在上，原具心象。又云：散血结气聚，此以结治结，当用上声之散，不当用去声之散，散则自散而省力，散则分散而有为，此先人备言所治之证，颐但略言能治之因，合能所生成，则命名之义了然矣。（《本草乘雅半偈·神农本经下品一·连翘》）

## 3. 明·徐彦纯注

洁古云：连翘性凉微苦，气味俱薄，轻清而浮，升阳也。其用有三：泻心经客热一也，去上焦诸热二也，疮疡须用三也。

东垣云：连翘十二经，疮药中不可无，乃结者散之之义。能散诸经血结气聚，此疮疡之神药也。又云：诸经客热，非此不能除。

海藏云：入手足少阳经，治疮疡瘤气，瘿起结核，有神。与柴胡同功，须分气血之异尔。与鼠粘子同用，治疮疡，别有神效。（《本草发挥·连翘》）

### 4. 清·张志聪注

连翘味苦性寒，形象心肾，禀少阴之气化。主治寒热鼠瘘瘰疬者，治鼠瘘瘰疬之寒热也。夫瘘有内外二因，内因曰鼠瘘，外因曰瘰疬，其本在脏，其末在脉。此内因而为水毒之瘘，故曰鼠瘘也。陷脉为瘘，留连肉腠，此外因而寒邪薄于肉腠之瘘，故曰瘰疬也。是鼠瘘起于肾脏之毒，留于心主之血脉。瘰疬因天气之寒，伤人身之经脉。连翘形象心肾，故治鼠瘘瘰疬也。痈肿恶疮，肌肉不和。瘿瘤结热，经脉不和。连翘味苦，其气芳香，能通经脉而利肌肉，故治痈肿恶疮，瘿瘤结热也。受蛊毒者在腹，造毒者在心。苦寒泄心，治造毒之原。芳香醒脾，治受毒之腹，故又治蛊毒。

《灵枢·寒热论》岐伯曰：鼠瘘寒热之毒气也，留于脉而不去者也。其本在于水脏，故曰鼠。上通于心主之脉，颈腋溃烂，故曰瘘。鼠瘘寒热之毒气者，言鼠瘘水毒而为寒，上合心包而为热也。主治寒热鼠瘘者，治鼠瘘之寒热也。今人不解《本经》，祗事剿袭，以寒热二字句逗，谓连翘主治寒热，出于神农之言。凡伤寒中风之寒热，一概用之，岂知风寒之寒热起于皮肤，鼠瘘之寒热起于血脉，风马牛不相及也。嗟嗟！为医者可不知《内经》乎？《灵枢》论营卫血气之生始，出入脏腑经脉之交合贯通，乃医家根本之学，浅人视为针经而忽之，良可惜也！

李时珍曰：连翘状似人心，两片合成，其中有仁甚香，乃少阴心经，厥阴包络气分主药。诸痛痒疮疡皆属心火，故为十二经疮家圣药，而兼治手足少阳、手阳明之经气分之热也。

翘根，气味甘寒平，有小毒。主治下热气，益阴精，令人面悦好，明目。久服轻身耐老。

《本经》翘根生嵩高平泽，二月八月采。陶隐居曰：方药不用，人无识者。王好古曰：此即连翘根也。张仲景治伤寒瘀热在里，身色发黄，用麻黄连轺赤小豆汤。注云：连轺即连翘根。今从之。（《本草崇原·本经下品》）

### 5. 清·姚球注

连翘气平，禀天秋平之金气，入手太阴肺经；味苦无毒，得地南方之火味，入手少阴心经、手厥阴心包络经。气味俱降，阴也。

心包络者，臣使之官，喜乐出焉，其经别属三焦，出循喉咙，出耳后，合少阳，郁则包络之火上炎经络，而成寒热鼠瘘瘰疬矣；连翘轻清平苦，轻而扬之、因而越之，结者散而寒热愈也。痈肿恶疮，皆生于心火；连翘味苦清心，所以主之。

瘰瘤结热，亦心包络之郁结火也；其主之者，轻扬有散结之功也。蛊毒因辛热而成，辛热则生虫也；连翘平能清而苦能泄，热解虫化而蛊自消也。

制方：连翘同脂麻，治瘰疬。同贝母、白芷、甘草、金银花、玄参、薄荷、夏枯草、白及，治同上。（《本草经解·草部下·连翘》）

### 6. 清·徐大椿注

凡药之寒热、温凉，有归气分者，有归血分者。大抵气胜者治气，味胜者治血。连翘之气芳烈，而性清凉，故凡在气分之郁热，皆能已之。又味兼苦辛，应秋金之令，故又能除肝家留滞之邪毒也。（《神农本草经百种录·下品·连翘》）

### 7. 清·邹澍注

连翘赤茎独上，秋来结萼，茎端花后，分瓣作房，中含黑子，干则振之皆落而不着茎，其房剖之即解，片片相比，气甚清馥，其形属火，其气属金，当夫溽暑之候，诸气懈弛，血脉偾涌，懈弛者，多颠踬；偾涌者，易壅淤。僻仄径折，最善颠踬之所也，故鼠瘘、瘰疬，气多于血之候，恒生于颈腋；平原旷荡，尤善壅淤之地也，故痈肿、恶疮，血多于气之候，恒生于背腹。及夫结为瘿，漫为瘤，又何？莫非气遭炎歊而颠踬壅淤，迨至凉飙倏动，万象清明，庶类遂剥落纷纭，顿然改旧，故草凋于上，叶辞于树，水凅于溪，与连翘之治寒热郁结，何以异哉！虽然《本经》以寒热起，以热结终，而胪列诸证，其间当亦必有意。盖鼠瘘、瘰疬无偏寒偏热之证，痈肿、恶疮、瘿瘤则有但因寒结者，故宜以"寒热、鼠瘘、瘰疬"为句，以"痈肿、恶疮、瘿瘤、热结"为句，而用连翘斯无误矣。

《伤寒论》伤寒瘀热在里，身必发黄，麻黄连轺赤小豆汤主之。因"瘀热在里"句，适与连翘功用不异。郭景纯《尔雅注》："一名连苕，苕轺声同字异耳。"而今本《伤寒论》注曰："连轺即连翘根。"遂以《本经》有名未用翘根当之。陶隐居云："方药不用，人无识者。"故《唐本草》去之，岂仲景书有此，六朝人皆不及见，至王好古忽见之耶！噫亦必无之事矣。（《本经疏证·连翘》）

### 8. 清·叶志诜注

小大翘分，形藏阖捭，榆叶狭长，莲房中解，热散心凉，声通耳骇，芬馥含仁，脱茎潇洒。（《神农本草经赞·下经》）

### 9. 清·黄钰注

苦平。寒热，鼠瘘瘰疬，痈肿疮疖，兼疗瘿瘤，蛊毒热结。（《本草经便读·神农本草经·下品》）

# 夏　枯　草

【原文】夏枯草，味苦，辛寒。主寒热，瘰疬，鼠瘘，头疮，破癥，散瘿结气，脚肿，湿痹。轻身。一名夕句，一名乃东。生川谷。（《神农本草经·下品·夏枯草》）

【注释】

### 1. 明·缪希雍注

疏：夏枯草得金水之气，故其味苦辛，而性寒无毒。为治瘰疬、鼠瘘之要药。入足厥阴、少阳经。丹溪谓其补厥阴肝家之血，又辛能散结，苦寒能下泄除热，故治一切寒热，及消瘰疬鼠瘘，破癥散瘿结气。头疮皆由于热，脚肿湿痹无非湿热所成，热消结散湿去，则三证自除而身亦轻矣。

主治参互：

夏枯草得连翘、忍冬藤、贝母、玄参、薄荷、栝楼根、紫背天葵、蓖麻子仁、甘草，治一切瘰疬有效。得蒲公英，治一切乳痈、乳岩，方具蒲公草条下，单取数两水煮浓汁，入生甘菊、紫花地丁、忍冬藤、连翘、白及、白蔹、甘草、生地黄、白芷、半枝莲，消一切痈疽肿毒，止痛有神。此复方也。

《简要济众方》治肝虚目睛疼，冷泪不止，血脉痛，羞明怕日。夏枯草半两，香附子一两，为末，每服一钱，茶调下。

《衍义》云：古方用以烧灰，合洁面药。初生嫩时作菜食之，须浸洗淘去苦水。

此草无毒，除治瘰疬鼠瘘，以散瘿结气，消痈肿乳毒之外无别用，故不著"简误"。（《神农本草经疏·草部下品之下·夏枯草》）

### 2. 明·卢之颐注

出蜀郡川谷，所在亦有，生平泽原野间。冬至后生苗，渐高至一二尺许，茎微方。叶对节生，似旋覆叶而长大，边有细齿而背白。三四月茎端作穗，长一二寸，穗中开淡紫碎花，似丹参花，结子亦作穗，一穗四子。五月便枯，宜四月收采。土瓜为之使。伏汞砂。

参曰：冬至生，夏至枯，具三阳之正体，寒水之正化，故从内达外，自下彻上，以去寒热气结，及合湿成痹也。瘰疬曰寒热病。经云：瘰疬者，皆鼠瘘寒热毒气，留于脉而不去也。其本在于脏，其末出于颈腋之间，浮于脉中而未内，与着于肌肉，而外为脓血者易去也。治之奈何？请从其本，引其末，可使衰去，而绝其寒热，审按其道以予之，徐往徐来以去之。决其死生，反其目视之，中有赤脉上下贯瞳子者，见一脉，一岁死；见一脉半，岁半死；见二脉，二岁死；见二脉半，二岁半死；见三脉，三岁而死；见赤脉不下贯瞳子者，可治也。若瘰则但浮于脉，瘕则但着于脏，脚肿唯下，头疮唯上，虽非本末，统名寒热病也。楼全善用治目珠疼，《简要济众方》用治目睛痛，此得《灵枢》意旨。有赤脉贯瞳子者相宜，否则涉寒，非对待法也。（《本草乘雅半偈·神农本经下品二·夏枯草》）

### 3. 明·徐彦纯注

丹溪云：夏枯草无臭味，治瘰疬。郁臭草有臭味，方作紧而药，即芜蔚是也。明是两物。俱生于春，但夏枯草先枯而无子，郁臭草后枯而结黑子。又云：有补养厥阴血脉之功。三月、四月开花，五月夏至时候便枯。盖禀纯阳之气，得阴气则枯也。（《本草发挥·夏枯草》）

### 4. 清·张志聪注

夏枯草禀金水之气，故气味苦辛寒，无毒。主治寒热，瘰疬鼠瘘颈疮者，禀水气而上清其火热也。破癥瘕瘿结气者，禀金气而内削其坚积也。脚肿乃水气不行于上，湿痹乃水气不布于外。夏枯草感一阳而生，能使水气上行环转，故治脚气湿痹，而且轻身。（《本草崇原·本经下品》）

### 5. 清·姚球注

夏枯草气寒，禀天冬寒之水气，入足太阳膀胱寒水经；味苦辛无毒，得地火金之味，入手少阴心经、手太阴肺经。遇火令而枯，禀金水之气独全，水制火，金平木，故专主少阳相火，风木胆经之症。气味轻清，少阳也。

太阳主表，表邪外入，则太阳有病而恶寒发热矣；其主之者，味辛可以散表寒，味苦可以清热也。瘰疬鼠瘘，皆少阳胆经风热之毒；夏枯草禀金水之气味，所以专入少阳，解风热之毒也。头乃太阳行经之地，膀胱湿热则生头疮；其主之者，气寒清热，味苦燥湿也。

积聚而有形可征谓之癥，乃湿热结气也；味辛可以散结，味苦可以燥湿热，所以主之也。瘿亦少阳之癥，其主之者，以夏枯草专治少阳之癥，而辛散之功也。湿邪伤下，脚肿湿痹，无非湿也；苦能燥湿，所以主之。且入肺与膀胱，而有祛湿之力，湿胜则身重，既有祛湿之功，所以能轻身也。

制方：夏枯草末，治血崩不止，及赤白带下。夏枯草可代柴胡升发，可代甘菊清肝。同白茯、白术、黄柏，治湿热。同连翘、金银花、贝母、元参、薄荷、花粉、紫背天葵、甘草，治瘰疬有功效。用数两煎汤，煮甘菊、紫花地丁、金银花、连翘、白及、白蔹、甘草、生地、白芷、半枝莲，消一切肿毒甚神。（《本草经解·草部下·夏枯草》）

### 6. 清·徐大椿注

凡物皆生于春，长于夏，惟此草至夏而枯。盖其性禀纯阴，得少阳之气勃然兴发，一交盛阳，阴气将尽，即成熟枯槁。故凡盛阳留结之病，用此为治，亦即枯灭，此天地感应之妙理也。凡药之以时候荣枯为治者，俱可类推。（《神农本草经百种录·下品·夏枯草》）

### 7. 清·邹澍注

夏枯草冬至后生苗，至春高一二尺，茎微方，叶对节生，似旋覆叶而长大，有细齿，背白，三四月于茎端作穗，长一二寸，穗中开淡紫小花，似丹参花，结子亦作穗，一穗四子，交夏至便枯，于未枯前采之。（《纲目》参《唐本》）

刘潜江曰："人身之阳在上则化阴，在下则化于阴；人身之阴在下则生阳，在上则生于阳。"夏枯之种在地阴也，而遇一阳则生苗焉。由是以渐，挺茎发叶，结穗开花成实，皆为阳效其用矣。而遇一阴则枯瘁，犹不可谓阴在下能生阳，阳在上能化阴乎！结症、脚肿、湿痹，皆阴陷于下，不生阳也。瘰疬、瘿气、鼠瘘、头疮，皆阳极于上不化阴也。得此又乌能不愈乎！况有阴以成阳，则阳之用不穷，用阳以化阴，则阴之源遂裕。阳用穷则无以生血，阴源裕则有以化气，故古人称其治目珠疼至夜辄甚，及点苦寒药剧者，苦寒止能折阳，此并能化血也。又称其治失血后不寐，仿半夏汤意代以夏枯草，半夏仅能导阳入阴，此又能使阳从阴化也。后世扩充其旨，如用以补肝明目，治女子血崩、产后血晕，当识此义。（《本经续疏·下品》）

### 8. 清·叶志诜注

方茎对节，铁色非汗，三冬莩茂，九夏摧枯，理通阳复，气感阴徂，臭郁莶蔚，荣悴潜符。（《神农本草经赞·下经》）

### 9. 清·黄钰注

寒，苦而辛。寒热瘰疬，破癥散瘿，疗鼠瘘头疮与结气，治脚肿湿痹而轻身。（《本草经便读·神农本草经·下品》）

## 川楝子（楝实）

【原文】楝实，味苦，寒。主温疾，伤寒，大热烦狂；杀三虫，疥疡，利小便水道。生山谷。（《神农本草经·下品·楝实》）

【注释】

### 1. 明·缪希雍注

楝实……即金铃子。

根：微寒，疗蛔虫，利大肠。

疏：楝实禀天之阴气，得地之苦味，故其味苦气寒。极苦而寒，故其性有小毒。气薄味厚，阴也，降也。入足阳明，手足太阴经。经曰：冬伤于寒，春必病温。其主温疾、伤寒大热，烦狂者，总因寒邪郁久，至春变为温病，邪在阳明也。苦寒能散阳明之邪热，则诸证自除。膀胱为州都之官，小肠为受盛之官。二经热结，则小便不利。此药味苦气寒，走二经而导热结，则水道利矣。湿热郁积则内生诸虫，湿热浸淫则外为疥疡，得大寒极苦之物，则湿热散，故能疗诸虫及疥疡也。

根：气味相同，故亦主杀虫，利大肠耳。

主治参互：

同牛膝、木瓜、橘核、荔枝核、杜仲、巴戟天、乌秫树子、茴香，治肾虚疝气。

《澹寮方》楝实丸：治癞疝肿痛，或钩肾偏坠，痛不可忍。用川楝子肉五两，分作五分，一分用破故纸二钱炒黄；一分用小茴香三钱，食盐半钱同炒；一分用斑蝥七枚，去头足同炒；一分用莱菔子一钱同炒；一分用牵牛子三钱同炒。炒完，拣去食盐、莱菔子、牵牛、斑蝥，只留故纸、茴香，同研为末，以酒打面糊丸梧子大。每服五十丸，空心酒下。

根，同白芜荑、槟榔、鹤虱、黄连、牵牛、雷丸、使君子、锡灰、乌梅、芦荟，杀肠胃一切虫。

《集简方》：治小儿蛔虫。楝根皮，同鸡卵煮熟，空心服之。次日虫下。

简误：脾胃虚寒者，不宜用。（《神农本草经疏·木部下品·楝实》）

### 2. 明·卢之颐注

出荆山山谷，及蜀中所在有之，蜀中者胜。木高数丈，向长甚速，叶密如槐而长。三四月开花红紫色，芬芳满境。实如金丸，生青熟黄。叶可浣衣，蛟龙畏之，獬豸食之。修治：熬干，酒拌令透，蒸之，俟实皮软，去皮取肉。凡使核不使肉，使肉不使核。如使核，捶碎，浆水煮一伏时，晒干用。

参曰：楝可浣衣，具清肃之金用。气寒味苦，具澄湛之水体。獬豸食之，火兽也，喜其洁。蛟龙畏之，木虫也，激其怒。怒则飞云弄雨，以消溽暑，此其功力。如三虫疝瘕，从蛰伏中，激之杀之，反其性耳。（《本草乘雅半偈·神农本经下品二·楝实》）

### 3. 明·徐彦纯注

洁古云：楝实入心经，止下部腹痛。又云：味酸、苦，阴中之阳。心暴痛

者，非此不能除。（《本草发挥·楝实》）

**4. 清·邹澍注**

根，微寒，疗蛔虫，利大肠。生荆山山谷。

凡物耐寒者，必畏热；耐热者，必畏寒。惟楝实届夏已生，迄冬在树，故世俗之讪，不甚长进，不易倾覆者，曰楝树子。整年如此，是则其遇暑而不浥烂，逢寒而不拆裂，凝定守正，遂可谓坚持元气之补剂欤？殆非也。夫楝实在夏，则核嫩裹津充满于壳；在冬，则津消核敛，表里相悬，裹津待暑，是布阴以使阳和，即其主温疾、伤寒、大热、烦狂也。敛核御寒，是戢阴以让阳通，即其利小便水道也。湿不混于热，热已化于水，水逞阳通而下行，曾何虫之不除，疥疡之不瘳耶！即后世专以之治疝，疝独非阴缚其阳，阳困于阴乎？阴既戢而阳得伸，阳垂和而阴已布，亦无非赖小便之利，水道之通，与前义不相悖，即其止上下部腹痛义，亦岂能外哉！（《本经续疏·下品》）

**5. 清·叶志诜注**

低昂红紫，花信风周，金铃摇曳，珠弹轻柔，资供雏食，善种雌求，区分肉核，性不相谋。（《神农本草经赞·下经》）

**6. 清·黄钰注**

苦寒。温疾，大热狂烦，杀三虫而疗疡疥，利小便而治伤寒。（《本草经便读·神农本草经·下品》）

# 地龙（白颈蚯蚓）

**【原文】**白颈蚯蚓，味咸，寒。主蛇瘕，去三虫、伏尸、鬼疰、蛊毒，杀长虫。仍自化作水。生平土。（《神农本草经·下品·蚯蚓》）

**【注释】**

**1. 明·缪希雍注**

疗伤寒伏热狂谬，大腹黄疸。一名土龙。畏葱、盐。

疏：蚯蚓得土中阴水之气，故其味咸寒，无毒大寒。能祛热邪，除大热，故主伏尸鬼疰，乃疗伤寒伏热狂谬。咸主下走，利小便，故治大腹黄疸。诸虫瘕，咸属湿热所成。得咸寒之气，则瘕自消，虫自去，而蛊毒之热亦解矣。昔一道人，治热病发狂，用白颈蚯蚓十数条，同荆芥穗捣汁，与饮之，得臭汗而解。其为治伤寒伏热狂谬之明验也。

主治参互：

《肘后方》：伤寒热结六七日，狂乱见鬼欲走。以大白颈蚯蚓半斤，去泥，用人溺煮汁饮。或生绞汁亦可。

《斗门方》：小便不通，因湿而得者。用蚯蚓捣烂，浸水，滤取浓汁半碗，服立通。

《胜金方》：耳卒聋闭。蚯蚓入盐，安葱管内，化水点之，立效。

《保命集》：瘰疬溃烂流串者。用荆芥根下段煎汤，温洗良久，看疮破紫黑处，以针刺去血，再洗三四次。用韭菜地上蚯蚓一把，五更时收取，炭火上烧红为末。每一匙入乳香、没药、轻粉各半钱，穿山甲九片，炙为末，麻油调傅之，神效。

简误：蚯蚓，气大寒，能除有余邪热，故伤寒非阳明实热狂躁者，不宜用。温病无壮热，及脾胃素弱者，不宜用。黄疸缘大劳腹胀，属脾肾虚，尸疰因阴虚成劳瘵者，咸在所忌。性复有小毒，被其毒者，以盐水解之。（《神农本草经疏·虫鱼部下品·白颈蚯蚓》）

### 2. 清·张志聪注

蚯蚓生湿土中，凡平泽膏壤地中皆有之，孟夏始出，仲冬蛰藏，雨则先出，晴则夜鸣，其坌如丘，其行也引而后伸，故名蚯蚓。能穿地穴，故又名地龙。入药宜大而白颈，是其老者有力。《日华子》曰：路上踏杀者，名千人踏，入药更良。

蚯蚓冬藏夏出，屈而后伸，上食稿壤，下饮黄泉，气味咸寒，宿应轸水，禀水土之气化。主治尸疰虫蛊，盖以泉下之水气上升，地中之土气上达，则阴类皆从之而消灭矣。蜈蚣属火，名曰天龙。蚯蚓属水，名曰地龙。皆治鬼疰，蛊毒，蛇虫毒者，天地相交，则水火相济，故禀性虽有不同，而主治乃不相殊。（《本草崇原·本经下品》）

### 3. 清·邹澍注

蚓性下行，从土中致水，以化其热，热消则风熄，阴畅则阳和矣。非特此也，蚓之出地必以夜，而其便土也，不于地下而于地上，则是在下能化无形之热，致有形之水；在上能去有形之滞，退无形之热，故凡其治耳聋、鼻瘜、舌肿、牙疼、喉痹、头风，可一贯推之矣。（《本经续疏·下品》）

### 4. 清·叶志诜注

饮泉食块，心慧操廉，碧云晴漏，翠雨湿沾，逶迤春画，绾结冬潜，泥封六一，莫保触盐。（《神农本草经赞·下经》）

# 水　蛭

【原文】水蛭，味咸，平。主逐恶血、瘀血、月闭（《御览》作水闭）；破血瘕积聚；无子；利水道。生池泽。（《神农本草经·下品·水蛭》）

【注释】

### 1. 明·缪希雍注

又堕胎。俗名蚂蟥。

疏：水蛭生于溪涧阴湿之处，其味咸苦，气平有大毒。其用与虻虫相似。故仲景方中往往与之并施。咸入血走血，苦泄结，咸苦并行，故治妇人恶血，瘀血月闭，血瘕积聚因而无子者。血蓄膀胱则水道不通，血散而膀胱得气化之职，水道不求其利而自利矣。堕胎者，以其有毒善破血也。

主治参互：

入抵当汤，治伤寒蓄血下焦，因而发狂。入大黄䗪虫丸，兼治虚劳骨蒸咳嗽，内有干血，皮肤甲错。入鳖甲煎丸，消疟母。以上皆仲景方。《古今录验方》：坠跌打击内伤，神效。水蛭一两，烧令烟出，为末，入麝香一两，每酒服一钱，当下蓄血。未止再服，其效如神。

简误：水蛭、虻虫，皆破逐瘀血、血瘀发病之恶药，而水蛭入腹，煅之若尚存性，尚能变为水蛭，啮人肠脏，非细故也。破瘀消血之药尽多，正足选用，奚必用此难制之物？戒之可也。如犯之，以黄泥作丸吞之，必入泥而出。（《神农本草经疏·虫鱼部下品·水蛭》）

### 2. 明·卢之颐注

生雷泽池泽，处处河池田坂有之。色黄褐，间黑纹数道，腹微黄，背隆腹平，中阔，两头尖，都有嘴呐者，可引可缩，两头哑人，及牛马胫股，不满其欲，不易落也。虽燔汤烈火，煅研成末，入水变生，子入人腹，为害弥深，唯蓄血人，随血下陨，方堪药用，否则不敢当也。修治：五月六月采取，用米泔浸一宿，曝干，以冬猪脂煎令焦黄用。

参曰：水蛭，一名至掌、马蟥也。盖蛭类有三：曰山蛭，曰草蛭，药用水蛭也。生水中，喜唼人及马牛足股，蛭唼若莫知至而至者，果复性遂，蛭乃去，否则确乎其不可拔，宁断两头，入骨为患。故主力逐恶血瘀血，力破血瘕积聚，此皆血留而盈；至若太冲脉过盛，任脉不通，月事不以时下，月闭无子者，平其太冲，辟其妊娠，月事仍以时下而有子。有余于血者，则用此法；不足于血者，不在用之。利水道者，此湿生虫，水族也。用利水道，故特易易，盖水入于经而血成，不行焉，为恶为瘀，水蛭乃行不留，则留者行，亦可留不行，则行者留，非留行安能时下而有子，此行而后留，读农经者，大宜着眼。（《本草乘雅半偈·神农本经下品·水蛭》）

### 3. 明·徐彦纯注

成聊摄云：苦走血，咸胜血，虻虫、水蛭之咸苦以除畜血。

海藏云：苦走血，咸胜血，仲景抵当汤用虻虫、水蛭咸苦以泄畜血也。经云：有故无殒也，虽可用之，亦不甚稳。莫若四物汤加酒浸大黄各半，用之为妙。（《本草发挥·水蛭》）

### 4. 清·张志聪注

水蛭乃水中动物，气味咸苦，阴中之阳也。咸苦走血，故主逐恶血瘀血，通月闭。咸软坚，苦下泄，故破血癥积聚及经闭无子。感水中生动之气，故利水道。仲祖《伤寒论》治太阳随经瘀热在里，有抵当汤，内用水蛭，下瘀血也。（《本草崇原·本经下品》）

### 5. 清·徐大椿注

凡人身瘀血方阻，尚有生气者易治，阻之久，则无生气而难治。盖血既离经，与正气全不相属，投之轻药，则拒而不纳，药过峻，反能伤未败之血，故治之极难。水蛭最喜食人之血，而性又迟缓善入，迟缓则生血不伤，善入则坚积易破，借其力以攻积久之滞，自有利而无害也。（《神农本草经百种录·下品·水蛭》）

### 6. 清·邹澍注

后人以虻虫、水蛭，仲景每兼用之，遂以谓攻坚破瘀，莫过二味，试问攻坚破瘀者甚多，独抵当汤、抵当丸、大黄䗪虫丸，何以用此二味，又何以并联用此二味，至桃核承气汤、鳖甲煎丸、下瘀血汤，亦未尝不欲其攻坚破瘀，又何以二味俱不用，成氏所见进乎是矣。云："咸胜血，血畜于下，胜血者必以咸为主，故以水蛭为君；苦走血，血结不行，破血者，必以苦为助，故以虻虫为臣。"此二味联用之故也，而未及所以用此之故。张隐庵、张令韶之见更进乎是矣。云："虻虫、水蛭一飞一潜，皆吮血之虫也。在上之热，随经而入，飞者抵之；在下之血，为热所瘀，潜者当之。"此二味所以并用之故也，而未及所以不用此之故。夫虻虫固治血积、坚痞、癥瘕、寒热，似与疟久不愈相当矣，而不用者，则以鳖甲煎丸之瘕结于胁下，今抵当汤、抵当丸、大黄䗪虫丸曰少腹硬满，曰少腹鞕，曰腹满，则可见虻虫之所主在腹与少腹，不在胁下也，然则腹中有瘀，血着脐下，宜用虻虫之至矣。乃下瘀血汤方后注云："当新血下如豚肝。"是其瘀尚新，则虻虫止治腹中、脐下已凝之瘀，不能治新瘀矣。水蛭者，《本经》固言其能利水道，抵当汤丸证水道本利，故假此使血随水下。桃仁承气汤证不言小便自利，并不言腹满，是非特水蛭不得用，虻虫亦不得用矣。合而推之，虻虫之性飞扬，故治血结于下而病在上者；水蛭之性下趋，故治血结于上，欲下达而不能。其逐瘀破积两者相同，而一为搜剔之剂，一为滑利之品，惟其滑利，故能堕胎，惟其搜剔，故治喉痹结塞耳。（《本经疏证·水蛭》）

**7. 清·叶志诜注**

三断三成，清冷水性，卤汁携行，寒菹任病，龟宅安归，鲛巢莫令，一纪超形，人功物命。（《神农本草经赞·下经》）

**8. 清·黄钰注**

气平，咸苦有毒。主利水道，恶瘀能逐，善破血瘕，月闭可服。（《本草经便读·神农本草经·下品》）

# 土鳖虫（䗪虫）

**【原文】**䗪虫，味咸，寒，主心腹寒热洗洗，血积癥瘕；破坚，下血闭，生子，尤良，一名地鳖。生川泽。（《神农本草经·下品·䗪虫》）

**【注释】**

**1. 明·缪希雍注**

䗪虫，味咸，寒，有毒。

疏：䗪虫生于下湿土壤之中，故其味咸，气寒。得幽暗之气，故其性有小毒。以刀断之，中有白汁如浆，凑接即连，复能行走，故今人以之治跌扑损伤，续筋骨有奇效。乃足厥阴经药也。夫血者，身中之真阴也。灌溉百骸，周流经络者也。血若凝滞则经络不通，阴阳之用互乖，而寒热洗洗生焉。咸寒能入血软坚，故主心腹血积，癥瘕血闭诸证，血和而荣卫通畅，寒热自除，经脉调匀，月事时至，而令妇人生子也。又治疟母为必用之药。

主治参互：

同自然铜、血竭、乳香、没药、五铢钱、黄荆子、麻皮灰、狗头骨，治跌扑损伤神效。

仲景方：大黄䗪虫丸，治产妇腹痛有干血。用䗪虫二十枚去足，桃仁二十枚，大黄二两，为末，炼蜜杵和，分为四丸，每以一丸，酒一升，煮取二合，温服。当下血也。仲景鳖甲煎丸：治久疟成癖。

董炳《集验方》治跌扑闪挫。用土鳖阴干一个，临时旋研，入乳香、没药、自然铜、龙骨各等分，麝香少许，为末。每服三分，入土鳖末，以酒调下。须先整定骨乃服，否则接挫也。又可代仗。

简误：无瘀血停留者，不宜用。（《神农本草经疏·虫鱼部中品·䗪虫》）

### 2. 明·卢之颐注

生川泽及沙中，入家墙壁下，土中湿处。大者寸余，无甲而有鳞。修治：十月采，曝干。

参曰：䗪虫，一名地鳖，形类鳖也。一名过街，逢申过街，立建以冲曰破也。盖䗪者众多，掌除毒蛊，亦以功用诠名耳。是主寒热洗洗，致血积癥瘕者。冲其街舍，而破除之，故能破坚，下血闭。（《本草乘雅半偈·神农本经中品四·䗪虫》）

### 3. 清·张志聪注

《别录》名土鳖，以其形扁如鳖也。又名簸箕虫，亦以其形相似也。陆农师云：䗪逢申日则过街，故又名过街。生人家屋下土中湿处及鼠壤中，略似鼠妇而圆，大寸余，无甲有鳞。李时珍云：处处有之，与灯蛾相牝牡。

《金匮》方中治久病结积，有大黄䗪虫丸。又治疟痞，有鳖甲煎丸。及妇人下瘀血汤方并用之。今外科、接骨科亦用之。乃攻坚破积，行血散疟之剂。学者以意会之可也。（《本草崇原·本经中品》）

### 4. 清·邹澍注

刘潜江云："仲景治畜血用水蛭、虻虫；治干血则复加䗪虫、蛴螬，为其能化血导血，助水蛭、虻虫以成功，而不济其悍以致决裂。"为干血因于虚劳故也。试观鳖甲煎丸止用䗪虫、蜣螂，而置虻虫、水蛭，则可知破血之功不在䗪虫、蛴螬矣。产后瘀血腹痛仍用抵当汤，内之大黄、桃仁，却以䗪虫代虻虫、水蛭，其义亦可思矣。愚谓参土瓜根散，䗪虫之用益可知也，夫经一月再见而曰不利，乃桂枝所主，所谓通中不通者也。满痛不在胁下、腹中而在少腹，乃芍药所主，所谓阴结阳不布也。二病者由于带下，则因带而经络泣涩，用土瓜根，是滑泽其涂径，用䗪虫是连络其断续也。且通而谓之不利，必其经脉仍通，泣涩则在络，土瓜根本治络中泣涩之物，䗪虫则治络中断续之物矣。陆农师谓："䗪虫于申日过街，故名曰过街虫。"夫曰过则从横穿可知，直行曰经，横行曰络，络固经之横者也。䗪虫之主络中泣涩断续，其亦取象于此欤！（《本经疏证·䗪虫》）

### 5. 清·叶志诜注

墉壁湿生，含污渍涅，扬簸张箕，蹒跚跛鳖，襁负儿嬉，街游壤别，牝牡灯蛾，妍媸媚悦。（《神农本草经赞·中经》）

### 6. 清·黄钰注

有毒，咸寒。主心腹洗洗寒热，破癥瘕而下血闭。（《本草经便读·神农本草经·中品》）

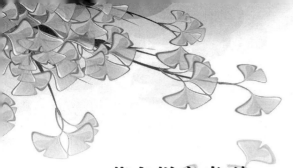

# 药名拼音索引